Für Monika, Nicola und Stefanie

W. H.

*NOTFALL* MEDIZIN, Band 15

# Neurologische Intensivmedizin

W. Hacke, Aachen,
unter Mitarbeit von H. Zeumer, J. Kindler, H. Buchner,
A. Ferbert

Mit Beiträgen von
Gabriele Korbmacher, Rita Schlimgen, D. Adelt, W. Behrendt,
J. Bröcheler, W. Glöckner, M. Hassel, R. Hündgen

Geleitwort von K. Poeck

perimed Fachbuch-Verlagsgesellschaft mbH
D-8520 Erlangen

Anschrift des Autors:

Priv.-Doz. Dr. med. Werner Hacke
Abt. Neurologie der Med. Fakultät
RWTH Aachen
Pauwelsstraße
5100 Aachen

CIP-Kurztitelaufnahme der Deutschen Bibliothek

**Hacke, Werner:**
Neurologische Intensivmedizin /
W. Hacke. Unter Mitarb. von H. Zeumer . . . Mit Beitr. von
Gabriele Korbmacher . . . Geleitw. von K. Poeck.
– Erlangen – perimed Fachbuch-Verlagsgesellschaft 1986.
(Notfall-Medizin ; Bd. 15)
ISBN 3-88429-062-2

NE: GT

ISBN: 3-88429-062-2



Satz und Druck: Kösel, Kempten

# Inhalt

## Intensivmedizin einzelner neurologischer Krankheiten

## Fachübergreifende Probleme der neurologischen Intensivmedizin

# Geleitwort

Die rasche Entwicklung, die die Neurologie in den vergangenen 15 Jahren genommen hat, beruht nicht auf der Einführung bestimmter diagnostischer Techniken (bildgebende Verfahren, elektrophysiologische Registrierungen, Ultraschall-Dopplersonographie) und auch nicht auf der Umsetzung von Erkenntnissen der Grundlagenforschung, z. B. aus der Immunologie in die Therapie.

Vielmehr hat sich eine entscheidende konzeptionelle Wandlung vollzogen. Neurologie ist nicht mehr eine vorwiegend diagnostisch, und hier wieder topisch diagnostisch ausgerichtete Disziplin – bei den Aufgaben der Lokalisation stehen uns heute Meßmethoden zur Verfügung, die objektive und reproduzierbare Daten liefern. Neurologie versteht sich heute als ein therapeutisch aktives Fach, in dem medikamentöse und interventionell neuroradiologische Verfahren einen hohen Stand erreicht haben. Sie ist auch ein wichtiger Teil der Notfallmedizin geworden und hier aus der Akutversorgung an größeren Krankenhäusern als eigenständige Disziplin nicht mehr fortzudenken. Das beweisen die steigende Zahl von neurologischen Intensivstationen, die radikal veränderte Zusammensetzung der stationär behandelten Patienten und eigene Fachtagungen, die das Gesamtniveau der Kentnisse auf gleichem Stand halten.

Nur durch einen raschen Austausch der Erfahrungen kann der Anspruch, mit dem unser Fach heute auftritt, erfüllt werden. Diesem Austausch dient das hier vorgelegte Buch. Es ist von *einer* Arbeitsgruppe geschrieben: Das gibt der Darstellung die Überzeugungskraft, die aus dem täglichen Umgang mit neurologichen Notfallpatienten in einem Team gewonnen wird, in dem oft mit großer Leidenschaft über diagnostische und therapeutische Prinzipien ebenso wie über deren Anwendung auf den einzelnen Patienten diskutiert wird.

Ich wünsche dem Buch die Verbreitung, die es verdient, rasch folgende weitere Auflagen, in die der Fortschritt der Medizin ebenso eingearbeitet wird wie die kritischen Bemerkungen der Fachkollegen. Vor allem aber soll diese zusammenfassende Darstellung auch den Kollegen der Nachbarfächer die Möglichkeiten der neurologischen Intensivmedizin deutlich machen.

Aachen, Februar 1986 Klaus Poeck

# Vorwort

Fortschritte in der Diagnostik und Therapie schwerer, früher nicht behandelbarer neurologischer Krankheiten haben zu einem wachsenden Interesse an neurologisch-intensivmedizinischen Fragestellungen geführt: Ärzte im Notdienst und auf Intensivstationen anderer Fachdisziplinen werden immer wieder mit neurologischen Krankheiten konfrontiert. Neurologen und Psychiater kommen im Konsiliardienst mit intensivmedizinischen Fragestellungen in Berührung. An vielen neurologischen Kliniken bestehen eigene Intensivstationen oder werden interdisziplinäre Intensivstationen von Neurologen mitbetreut.

Im ersten Teil des Buches wird eine Darstellung von Definition und Ursachen der Bewußtseinsstörungen, der klinisch-neurologischen Notfalluntersuchungen und der apparativen Zusatzuntersuchungen gegeben. Sie soll dem neurologisch weniger erfahrenen Arzt mehr Sicherheit bei der Beurteilung des neurologischen Status bewußtloser Patienten und bei der Planung einer ökonomischen Zusatzdiagnostik geben.

Im zweiten Teil des Buches wird die neurologische Intensivmedizin verschiedener Krankheiten besprochen. Jede Krankheit wird definiert. Leitsymptome und typische klinische Symptome, die Notfalldiagnostik und die Intensivtherapie mit exakten Behandlungsvorschlägen werden beschrieben. Pathophysiologische und ätiologische Hinweise erfolgen nur, wenn dies für die Therapieentscheidung wesentlich ist.

Im dritten Teil des Buches sind fachübergreifende Therapiekonzepte und ein Kapitel zum Hirntod enthalten.

Viele Therapiekonzepte in der neurologischen Intensivmedizin sind bislang unvollständig belegt, andere einem ständigen Wandel unterzogen. Änderungen ergaben sich schon in der Zeit zwischen Fertigstellung des Manuskriptes und Drucklegung. Wir haben versucht, das Gebiet der neurologischen Intensivmedizin möglichst umfassend darzustellen. Es wäre vermessen anzunehmen, daß dieses Ziel beim ersten Anlauf auch nur annähernd zu erreichen ist. Wir hoffen, mit Hilfe der Leser die zwangsläufigen Lücken schließen zu können, und bitten um kritische Ergänzungen zum Inhalt wie auch um Hinweise auf andere Therapieansätze und Dosierungsänderungen.

Wir beschreiben die neurologische Notfalldiagnostik und Intensivtherapie, wie sie in der Aachener Neurologischen Klinik durchgeführt wird. Wichtige alternative Behandlungskonzepte werden ergänzend beschrieben und erwähnt. Dosierungsangaben beziehen sich, wenn nicht anders angegeben, auf 70–75 kg schwere Erwachsene. Neben den internationalen Freinamen sind einige geläufige und bei uns eingeführte Präparate ohne Anspruch auf Vollständigkeit oder Wertung nicht genannter Präparate aufgeführt.

Neurologische Intensivmedizin verlangt interdisziplinäre Zusammenarbeit, vor allem mit Anästhesisten, Internisten und Neurochirurgen. Bei vielen Patienten mit lebensbedrohlichen neurologischen Krankheiten bestehen gravierende internistische Begleitkrankheiten, die für Prognose und Verlauf entscheidend sein können. Ein Kapitel des Buches beschäftigt sich daher mit Aspekten der Intensivmedizin innerer Krankheiten unter Berücksichtigung neurologischer Leitsymptome. Das Buch kann nicht Lehrbücher der inneren Medizin ersetzen, soll aber dem in der neurologischen Intensivmedizin tätigen Arzt die Informationen vermitteln, die ihn in die Lage versetzen, die Basisversorgung bei internistischen Begleiterkrankungen einzuleiten, um dann mit Hilfe des Internisten die definitive Therapie festzusetzen.

Auch die Abschnitte, die sich mit primär neurochirurgischen Krankheiten einschließlich der Neurotraumatologie beschäftigen, wurden ausführlich gefaßt, zumal in manchen Krankenhäusern, in denen keine neurochirurgischen oder neurologischen Abteilungen bestehen, der neurologische Konsiliararzt auch Patienten nach Schädel-Hirn-Traumen zu betreuen hat.

Ich danke an dieser Stelle den Mitautoren, Frau Priv.-Doz. Dr. *Schlimgen* und Priv.-Doz. Dr. *Behrendt* (Abt. Anästhesie), Prof. Dr. *Kindler* und Priv.-Doz. Dr. *Glöckner* (Abt. Innere Medizin II), Dr. *Bröcheler* und Dr. *Adelt* (Abt. Neurochirurgie) sowie den Kollegen aus der Neurologischen Klinik, Frau Dr. *Korbmacher,* Dr. *Buchner*, Dr. *Ferbert,* Dr. *Hassel*, Dr. *Hündgen* und Prof. Dr. *Zeumer* für ihre Bereitschaft, an diesem Projekt mitzuarbeiten.

Ohne die Diskussion und den Erfahrungsaustausch mit den in der neurologischen Abteilung des Klinikums der RWTH Aachen tätigen Ärzten, namentlich Dr. *Sehring*, Dr. *Wulfinghoff,* Dr. *Dagge,* Dr. *Kreiten,* Dr. *Wilbers*, Dr. *Leonard* und Priv.-Doz. Dr. *Ringelstein* und die aufopfernde und sachkundige Hilfe durch die Schwestern und Pfleger unserer Intensivstation wäre dieses Buch nicht zustande gekommen. Sehr wichtige Informationen und Anregungen verdanke ich den Ärzten der von mir in den letzten Jahren konsiliarisch betreuten Intensivstationen anderer Abteilungen.

Die Sekretärinnen der neurologischen Klinik, Frau *Pude,* Frau *Seidel,* und Frau *Firoze* haben die verschiedenen Versionen der einzelnen Kapitel dieses Vielautorenbuches mit dankenswerter Geduld geschrieben.

Herrn Prof. Dr. *K. Poeck* bin ich für seine Unterstützung bei der Vorbereitung dieses Buches, für seine kritische Hilfe bei verschiedenen Kapiteln und für die Bereitschaft, das Geleitwort zu schreiben, zu besonderem Dank verpflichtet. Die von Prof. *Poeck* verwirklichte Struktur der Neurologischen Klinik, die eine besonders enge Zusammenarbeit der auf der Intensivstation tätigen Ärzte mit den Kollegen der Neuroradiologie und der klinischen Neurophysiologie ermöglicht, hat mich erst ermutigt, dieses Projekt in Angriff zu nehmen.

Aachen, im Winter 1985/86 Werner Hacke

# Klinische Untersuchung und apparative Zusatzdiagnostik

# Klinische Untersuchung

Neurologische Notfälle, die einer intensivmedizinischen Behandlung bedürfen, manifestieren sich meist mit folgenden Leitsymptomen, die auch in Kombination auftreten können:
- Traumatische Schädigung des ZNS
- Akute, intermittierende oder schnell progrediente Lähmungen
- Akute oder langsam progrediente Bewußtseinsstörungen
- Nackensteifigkeit und Kopfschmerzen
- Akute oder schnell progrediente Querschnittssymptomatik
- Fokale oder generalistierte epileptische Anfälle.

Auch andere Symptome wie isolierte Hirnnervenlähmungen, akute Störungen des Visus oder eines Gesichtsfeldes, Störungen der Bewegungskoordination oder der Gleichgewichtsregulation, vegetative Reiz- oder Ausfallerscheinungen und isolierte neuropsychologische Syndrome, vor allem Aphasie oder Störungen der Orientierung, können erste Zeichen eines neurologischen Notfalls sein.
Bei diesen Notfallpatienten wird oft nach nur kurzer Beobachtung und orientierender körperlicher Untersuchung die Behandlung lebensbedrohender Funktionsstörungen erforderlich. Für die Behandlung neurologischer Notfälle gilt daher, daß zunächst die Vitalfunktionen stabilisiert werden müssen. Bedrohliche Störungen von Atmung und Kreislauf müssen erkannt, behandelt und kontrolliert sein, bevor man eine weiterführende neurologische Diagnostik überhaupt erwägen darf. Zuverlässige Kenntnisse in Diagnostik und Therapie der Vitalstörungen sind daher eine Voraussetzung für die Behandlung neurologischer Notfälle.

Solange ein Patient wach und kooperativ ist, unterscheidet sich die neurologische Notfalluntersuchung kaum von der üblichen klinisch-neurologischen Untersuchung. Häufig ist man versucht, bei Patienten eine symptomorientierte, abgekürzte neurologische Untersuchung durchzuführen, gewissermaßen einen „lokalen Neurostatus". Auch versteht der Patient manchmal nicht, warum der Untersucher zunächst die Hirnnerven und die Reflexe der Arme untersucht, wenn seine Beschwerden beispielsweise so eindeutig in Rücken oder Bein lokalisiert sind. Es kann daher aus psychologischen Gründen wichtig sein, daß man sich zunächst um den lokalen Befund bemüht, anschließend gehört aber in jedem Fall die vollständige neurologische Untersuchung hinzu. Auch kann man nicht, wie bei der Untersuchung von Bewußtlosen, einzelne Untersuchungsschritte als weniger wichtig abtun oder vielleicht überspringen. Oft sind es gerade die nicht geprüften Reaktionen, die gefehlt haben, um die richtige Diagnose zu stellen und die notwendigen weiterführenden Untersuchungen zu veranlassen. Der geübte Neurologe sollte bei der Notfalluntersuchung die gleiche Untersuchungsreihenfolge beibehalten, wie er sie auch sonst anwendet. Eine Abweichung vom üblichen Untersuchungsgang führt fast immer dazu, daß einige Untersuchungsschritte vergessen werden. Die nicht speziell neurologisch ausgebildeten Untersucher müssen versuchen, eine einigermaßen umfassende Befunderhebung zu dokumentieren. Ein abteilungsintern einheitlicher Befundbogen bietet hier 2 Vorteile: Beim Ausfüllen dieses Bogens wird man immer wieder auf Untersuchungsschritte, die man vergessen hat, hingewiesen und kann diese noch nachholen. Daneben bieten solche Bögen auch den Vorteil, daß sie Grundlagen für Verlaufsuntersuchungen darstellen. Es ist nicht Aufgabe dieses Kapitels, den neurologischen Untersuchungsgang vorzustellen, auch kann das reine Beschreiben der Untersuchung nicht die notwendige Übung in der neurologischen Befunderhebung ersetzen. Es wird auf die einschlägigen Lehrbücher der Neurologie verwiesen.

Die neurologische Notfalluntersuchung eines bewußtlosen Patienten ist dagegen in vielen Punkten von der Untersuchung eines bewußtseinsklaren und kooperativen Patienten zu unterscheiden. Der Nachweis weiterer, für die Diagnose wesentlicher Begleitsymptome wird durch die Bewußtseinsstörung und die fehlende Kooperationsfähigkeit des Patienten erschwert. Dennoch können mit der neurologischen Notfalluntersuchung auch bei tief komatösen Patienten eine Reihe von Befunden erhoben werden, die eine ätiologische, topische und z. T. auch prognostische Aussage zulassen. Das wichtigste Leitsymptom des neurologischen Notfalls ist daher die akute Bewußtseinsstörung, deren Definition und verschiedene Ausprägungsgrade im folgenden beschrieben werden sollen.

## Bewußtseinsstörungen

### Klassifikation der Bewußtseinsstörungen

In der älteren psychiatrischen Literatur unterschied man *quantitative* und *qualitative Bewußtseinsstörungen*. Qualitative Bewußtseinsstörungen entsprechen Störungen des inhaltlichen Bewußtseins oder der *Bewußtheit*. Quantitative Bewußtseinsstörungen beschreiben Einschränkungen des *Wachbewußtseins* und der *Reagibilität*. Begriffe wie Somnolenz, Sopor, Koma, Verwirrtheit oder apallisches Syndrom werden vielerorts sehr unterschiedlich verstanden und benutzt. Dabei ist die Unterscheidung, ob ein Patienten nur erheblich bewußtseinsgetrübt oder schon komatös ist, gerade für den Informationsaustausch zwischen den überweisenden Ärzten und dem konsiliarisch zugezogenen Neurologen sehr wichtig, da sie wichtige Informationen über den Verlauf der Krankheit nach der Erstuntersuchung beinhaltet.

Leider gibt es noch keine einheitliche Klassifikation der Schwere des Komas, die auch die prognostisch wichtigen bewußtseinsunabhängigen Symptome berücksichtigt. Die verschiedenen Vorschläge zur Komastadieneinteilung sind in manchen Punkten kontrovers. Oft werden viele Einzelsymptome nebeneinander gestellt, ohne daß klar gemacht wird, welches die für die Klassifikation entscheidenden klinischen Befunde sind. Auch die Beobachtungsbögen auf verschiedenen neurologischen Intensivstationen sind bislang nicht miteinander vergleichbar. Bei Verlaufsuntersuchungen komatöser Patienten ist es kaum möglich, vollständige neurologische Untersuchungsbefunde mehrfach täglich miteinander zu vergleichen. Aus diesem Grunde sind Komaskalen wichtig und sinnvoll.Sie entsprechen jedoch noch nicht den theoretischen Ansprüchen einer wissenschaftlich begründeten Skalierung. Im internationalen Schrifttum ist die *Glasgow-Koma-Skala* von *Jennett* sehr verbreitet. Diese Skala differenziert aber im Koma selbst nur wenig, sie überprüft in verschiedenen Bereichen die besten möglichen Reaktionen und skaliert auch Reaktionen, die man im Koma nicht findet.

Ein Beispiel: Wir werden Koma als einen Zustand definieren, in dem die Augen nicht geöffnet werden können (s. S. 19). Die Glasgow-Koma-Skala kennt aber in der Kategorie „Augenöffnen" 4 Skalenpunkte, von denen sich 3 auf die erhaltenen Möglichkeiten des Augenöffnens beziehen. Lediglich der letzte Skalenpunkt – mit Punktwert 1 – bedeutet „fehlendes Augenöffnen". Erst hierbei handelt es sich um ein Symptom, wie es sich im Koma findet. Auch die Kategorie „beste motorische Antwort" skaliert Leistungen, die an eine erhaltene Reagibilität gebunden sind. Als Komaskala scheint uns die Glasgow-Skala nicht sehr brauchbar, als *Glasgow-„Reaktionsskala"* ist sie jedoch sinnvoll einsetzbar.

| |
|---|
| **Bewußtseinstrübung**<br>– Schläfriger bis schlafähnlicher Zustand – Augen werden spontan oder auf Anruf und/oder leichte Schmerzreize geöffnet<br>– Einfache Aufforderungen können befolgt werden **(Somnolenz)**<br>– Tiefschlafähnlicher Zustand, der nur mit erheblichen Außenreizen, die zu kurzem Erwachen führen, unterbrochen werden können **(Sopor)** |
| **Bewußtlosigkeit (Koma)**<br>– Patient ist unerweckbar, die Augen sind meist geschlossen<br>– Reaktionsmöglichkeit auf Schmerzreize, zephale Reflexe, Tonus und Spontanatmung definieren die Komatiefe<br>**Koma I:** Auf Schmerzreize gezielte Abwehrbewegungen in nichtparetischen Extremitäten<br>Keine Pupillenstörungen<br>Bulbi konjugiert<br>Okulozephaler Reflex deutlich positiv<br>**Koma II:** Auf Schmerzreize konstant ungezielte Abwehrbewegungen<br>Anisokorie möglich, Lichtreaktion erhalten<br>**Koma III:** Auf Schmerzreize inkonstante, ungezielte Bewegungen, evtl. Streck- und Beugesynergismen<br>Erhöhter Muskeltonus<br>Zephale Reflexe ± erhalten<br>Okulozephaler Reflex pathologisch<br>Vestibulookuläre Reflexe pathologisch<br>Pupillen variabel, eher eng, Anisokorie möglich, Lichtreaktion ±<br>**Koma IV:** Keine Schmerzreaktion, evtl. seltenes spontanes Strecken, Pupillen weit und reaktionslos<br>Zephale Reflexe fallen kraniokaudal aus |

**Tab. 1 Klassifikation und Leitsymptome der Störungen des Wachbewußtseins.**

Bei der Häufigkeit von unterschiedlichen Ursachen der Bewußtlosigkeit und bei der Bedeutung, die auch prognostische Angaben aus dem frühen Komaverlauf gewinnen können, muß das Fehlen einer geeigneten, testtheoretisch fundierten Komaskala bedauert werden. Hier liegt ein wichtiges Feld weiterer, intensiver Forschung, die eine einfache und brauchbare Skala zur Komabeurteilung entwickeln muß. Die reine Aneinanderreihung von Einzelsymptomen und die freie Belegung solcher Symptome mit Punktwerten hält strengen wissenschaftlichen Überlegungen nicht stand. Bislang, so muß man gestehen, ist die Glasgow-Skala noch das beste, weil auch am weitesten verbreitete Instrument für eine Komaklassifizierung.

Aus neurologischer Sicht muß schließlich bedacht werden, daß die meisten Autoren sich mit der Beschreibung des Komas bei Patienten mit Hirntraumen auseinandergesetzt haben. Hier findet man bei bestimmten Läsionen die typische Abfolge von Symptomkonstellationen (s. S. 20), die durch die fortschreitende Beteiligung einzelner Hirnstammstrukturen erklärt werden kann. Bei neurologischen Notfällen ist aber mit atypischen Syndromen zu rechnen, die ihre Ursache nicht immer in einer durch Einklemmung bedingten Funktionsstörung des Hirnstamms haben.

Eine Differenzierung der meisten Stadien von Bewußtseinsstörungen ist mit einigen einfachen

Kriterien möglich. Atypische Verläufe lassen sich manchmal schlecht mit diesen Parametern erfassen. Es ist aber nicht die Aufgabe einer Klassifikation, alle seltenen Varianten zu erfassen. Statt dessen soll die Mehrzahl der Fälle zuverlässig eingeordnet werden. Der Einzelfall kann ohnehin besser durch die Beschreibung des gesamten klinischen Befundes als durch die Etikettierung zu bestimmten Komagraden charakterisiert werden. Für diagnostische und wissenschaftliche Zwecke ist die Vereinheitlichung der Nomenklatur unerläßlich.

Wenn an dieser Stelle in Tabelle 1 ein Klassifikationsvorschlag für die Einteilung der Bewußtseinsstörungen folgt, so geschieht das nicht, um neue Verwirrung durch eine neue Tabelle zu stiften. Wir beziehen uns weitgehend auf die Einteilung und Beschreibung der Stadien der Bewußtlosigkeit, wie sie in der Neurochirurgie für die Klassifikation traumatischer Bewußtseinsstörungen vorgeschlagen wird. In einzelnen Punkten wurde eine Modifikation nötig, um auch nichttraumatisch bedingte Ursachen der akuten Bewußtseinsstörung besser erfassen zu können.

Die Begriffe *Somnolenz* und *Sopor,* die nur im deutschen Sprachraum verbreitet sind, sind in unseren Klassifikationsvorschlag eingefügt. Die Bezeichnung *Stupor,* die im angelsächsischen Schrifttum als Oberbegriff für Bewußtseins- und Antriebsstörungen benutzt wird, wollen wir wegen der Verwechslungsmöglichkeit mit dem psychiatrischen Stuporbegriff vermeiden. Wir unterscheiden die *Bewußtseinstrübung* von der *Bewußtlosigkeit.* Entscheidend für die Klassifikation der Bewußtseinsstörung ist auf jeder Stufe die beste Reaktionsmöglichkeit auf Außenreize. Diese Reize können akustisch, visuell und somatosensibel sein. Öffnet der Patient, auf welchen Reiz auch immer, die Augen, so ist er nicht komatös, sondern bewußtseinsgetrübt, auch wenn er dann nicht kooperativ ist bzw. gezielt reagiert. Im Koma werden die Reaktionen auf Schmerzreize zum entscheidenden Untersuchungsbefund.

## Störungen des Wachbewußtseins

### Bewußtseinstrübung

Der bewußtseinsgetrübte Patient ist zwar schläfrig oder kann in einem schlafähnlichen Zustand sein, auf Anrufen oder kräftiges Berühren öffnet er jedoch die Augen. Man kann kurzfristig Kontakt mit ihm aufnehmen und, wenn neurologische Herdsymptome dies nicht verhindern, kann der Patient einfache Aufforderungen befolgen. Er kann dann auch kurze Angaben zur Vorgeschichte machen. Häufig dämmert der Patient danach wieder ein und muß durch neue Außenreize wieder geweckt werden. Dieser Zustand wird *Somnolenz* genannt. Wenn der Patient nur mit ganz erheblichen, schon schmerzhaften Reizen kurz geweckt werden kann und dann immer wieder, auch bei Fortbestehen oder Wiederholung dieser Reize wieder hinwegdämmert, so bezeichnet man diesen Zustand als *Sopor.* Im Sopor wird also immer wieder ein neues, höheres Reizniveau verlangt, um den Patienten noch zur Zuwendung oder Reaktionen zu veranlassen.

### Koma

Im Koma ist der Patient nicht mehr erweckbar. Die Augen sind fast immer geschlossen. Die Tiefe des Komas wird durch 4 Variablen definiert:
- Die beste motorische Reaktion auf Anrufen oder Schmerzreize
- Den Muskeltonus
- Die Funktion von Hirnstammreflexen einschließlich der Okulomotorik und der Beurteilung von Pupillenform und Pupillenreaktion
- Die Beurteilung der Spontanatmung.

Im *Komastadium I* reagiert der Patient auf Schmerzreize mit *gezielten Abwehrbewegungen* in nichtparetischen Extremitäten. Bei Patienten, deren Koma nicht durch supratentoriell raumfordernde Läsionen (s. S. 175) mit beginnender Einklemmung, sondern durch primäre Hirnstammerkrankungen ausgelöst wurde, kann

durch den Ort der strukturellen Läsion schon früh eine schwere Störung der Okulomotorik oder auch der Atmung vorliegen, ohne daß ein tiefer zu klassifizierendes Koma vorliegen würde. Diese Patienten können sogar noch wach oder nur bewußtseinsgetrübt sein. Erst wenn die übergeordnete Reaktion auf Außenzeize, vornehmlich Schmerzreize, ausgefallen ist, gewinnt die Beurteilung der zephalen Reflexe, des Muskeltonus und der Spontanatmung für die Klassifikation des Komas an Bedeutung (vgl. auch „körperliche Untersuchung", S. 30).
Asymmetrische Paresen oder andere neurologische Herdsymptome sollen nicht für die Klassifikation der Komatiefe herangezogen werden. Ihr Einfluß auf die Reaktionsmöglichkeiten des Patienten muß jedoch bedacht werden: Wenn ein bewußtloser Patient auf Schmerzreize einen Arm nicht bewegt, den anderen jedoch zielgerecht zur Schmerzabwehr einsetzt, so wird die bessere Reaktionsmöglichkeit für die Klassifikation der Komatiefe genutzt. Gleichzeitig kann die fehlende Schmerzreaktion als Zeichen einer zentralen Parese interpretiert werden.

Im *Komastadium II* sind die Abwehrbewegungen *ungerichtet* oder zeigen sich als grobe Massenbewegung auf der Seite des Schmerzreizes, selten auch auf der Gegenseite. Die Bulbi divergieren in diesem Stadium meist, und erste Pupillenstörungen werden gefunden.

Der Übergang von ungerichteten Abwehrbewegungen zu einseitigen oder bilateralen *Beuge- und Strecksynergismen* leitet über zum *Komastadium III*. Beuge- oder Streckkrämpfe sind bei den klassischen kraniokaudal fortschreitenden traumatischen Komaformen lokalisatorisch zu verwerten (s. S. 175). Streck-Beugesynergismen werden in höheren Hirnstammstrukturen ausgelöst als die generalisierten Streckbewegungen (s. S. 35), die oft mit Krampfanfällen verwechselt werden. Der Muskeltonus ist in diesem Komastadium meist erhöht, und man kann spontane Pyramidenbahnzeichen beobachten.

Im *Komastadium IV* finden sich auf Schmerzreize nur noch inkonstante Streckbewegungen, die schließlich völlig fehlen. Der Muskeltonus wird schlaff, die zephalen Reflexe fallen in kraniokaudaler Reihenfolge aus. Die Spontanatmung ist noch erhalten, das Atemmuster aber fast immer pathologisch (s. S. 42). Die Pupillen werden weit und reaktionslos. Diese tiefe Komaform leitet über zum dissoziierten Hirntod.

## Das traumatische Mittelhirn- und Bulbärhirnsyndrom

Ein alternatives Konzept der Komaeinteilung stammt von *Gerstenbrand* und *Lücking*. Auch diese Einteilung wurde bei Patienten mit traumatischem Koma erstellt. Die Syndrome lassen sich ohne große Mühe in die Komastadien, wie oben beschrieben, einreihen. Da die Begriffe *Mittelhirnsyndrom* und *Bulbärhirnsyndrom* in der Neurotraumatologie weit verbreitet sind, sollen sie kurz vorgestellt werden:

### Das akute Mittelhirnsyndrom

Im akuten Mittelhirnsyndrom unterscheidet man 4 Phasen:

In *Phase 1* sind die Patienten noch wach, aber benommen. Sie zeigen eine verzögerte Reaktionsfähigkeit. Häufig finden sich spontane Massen- und Wälzbewegungen. Die Abwehrreaktionen auf Schmerzreize oder Drohgebärden sind gerichtet. Pyramidenbahnzeichen finden sich nicht, die Muskeleigenreflexe können lebhaft sein. Die Bulbi sind konjugiert und zeigen gelegentlich konjugierte spontane Bewegungen (schwimmende Bulbi, s. S. 40).

In *Phase 2* ist der Patient schläfrig, der Muskeltonus ist erhöht, die Beine sind überstreckt. Die Arme bewegen sich noch spontan und symmetrisch. Pyramidenbahnzeichen (s. S. 42) können hinzutreten. Die Bulbi wechseln zwischen Konvergenz und Divergenz, die Pupillen sind eng und zeigen eine verzögerte Lichtreaktion. Der okulozephale Reflex wird positiv (s. S. 40).

In *Phase 3* ist der Patient bewußtlos, gezielte Abwehrbewegungen fehlen. Die oberen Extremitäten befinden sich in Beuge-, die unteren in Streckstellung. Meist divergieren die Bulbi, und der okulozephale Reflex ist träge und wenig ausgiebig, manchmal dissoziiert.

In *Phase 4* sind die Arme und Beine gestreckt und zeigen auf Außenreize simultane Strecksynergismen. Der Muskeltonus ist stark erhöht, der Kornealreflex kann fehlen. Der okulozephale Reflex ist träge, dissoziiert oder ausgefallen. Tachypnoe, Maschinenatmung, Tachykardie und erhöhter Blutdruck sowie Hyperthermie treten als vegetative Reizerscheinungen hinzu.

### Das akute Bulbärhirnsyndrom

Das traumatische Mittelhirnsyndrom der Phase 4 kann in das akute Bulbärhirnsyndrom der *Phase 1* übergehen. Der Muskeltonus nimmt ab, die Strecksynergismen lassen nach. Die Muskeldehnungsreflexe fallen langsam aus. Die Pupillen werden weit, und die Bulbi divergieren. Der okulozephale Reflex und die vegetativen sympathischen Enthemmungserscheinungen bilden sich zurück.

In *Phase 2* des Bulbärhirnsyndroms fehlen die Spontanmotorik und jede Reaktion auf Schmerzreize, die Pupillen sind weit, der Kornealreflex und der okulozephale Reflex fehlen. Nur die Spontanatmung ist erhalten.

## Schwere Hirnstammsyndrome ohne Verlust der Wachheit

### Apallisches Syndrom (persistierender vegetativer Zustand)

Als apallisches Syndrom bezeichnet man einen Zustand, in dem Patienten wach zu sein scheinen, jedoch nicht fähig sind, mit der Umwelt Kontakt aufzunehmen. Im angloamerikanischen Schrifttum nennt man das Syndrom „persistent vegetative state“ (persistierender vegetativer Zustand). Diese Bezeichung betont die Diskrepanz zwischen erhaltenen vegetativen Funktionen und verlorenen kognitiven Möglichkeiten. Ein apallisches Syndrom kann entstehen, wenn eine sehr schwere Hirnschädigung überlebt wird: Die Patienten werden nach längerer Bewußtlosigkeit wieder wach, die Augen öffnen sich, und der Schlaf-Wach-Rhythmus stellt sich wieder ein. Die Patienten fixieren nicht und nehmen keinen Blick- oder anderen Kontakt auf. Die Augen folgen Fixationsobjekten nur inkonstant. Der optokinetische Nystagmus kann erhalten sein. Die Extremitäten sind in generalisierter Beugestellung fixiert oder Arme gebeugt – Beine überstreckt, so daß sich Kontrakturen einstellen. Der Muskeltonus ist erhöht, Pyramidenbahnzeichen können vorhanden sein. Atmung und Kreislauf sind ungestört. Die Nahrungsaufnahme ist meist nur über eine Sonde möglich. Bei guter Pflege kann dieser Zustand Monate und Jahre überlebt werden.
Die Bezeichung apallisches Syndrom legt nahe, daß dem Syndrom eine Abkoppelung des Hirnstamms vom Neokortex zugrunde liegt. Neuropathologisch findet man sehr unterschiedliche Befunde. Normale Kortexstrukturen können ebenso gefunden werden wie laminare Nekrosen, Gliose, Nervenzellverluste, kleine Blutungen und ausgedehnte bilaterale Schädigungen des Marklagers, des Hypothalamus und der Stammganglien. Die EEG-Befunde im apallischen Syndrom sind unspezifisch, Nullinien-EEGs werden beschrieben. RCBF-Messungen sollen eine mäßige Minderung der gesamten Hirndurchblutung zeigen.

### Akinetischer Mutismus

Diese Patienten zeigen keine spontane Motorik und geben auch keine verbalen Äußerungen von sich. Sie wirken wach. Nur selten findet sich eine Tonuserhöhung oder die Beugehaltung des apallischen Syndroms, die Pyramidenbahnen scheinen daher intakt. Auch diese Patienten haben einen Schlaf-Wach-Rhythmus. Ursachen des akinetischen Mutismus sollen dienzephale, von dorsal her wirkende raumfordernde Läsionen in Höhe des 3. Ventrikels sein. Das Syndrom wurde jedoch auch bei bilateralen subkortikalen hemisphärischen Läsionen (Grenzzoneninfarkte, ausgedehnte Demyelinisierung [SSPE], CO-Vergiftung), beim Hydrocephalus communicans und bei großen bilateralen Läsionen in den Stammganglien beschrieben. Das Syndrom ist umstritten. Es beschreibt nach unserer Meinung einen vegetativen Zustand, der sich nur durch die geringere bzw. fehlende Schädigung der Pyramidenbahn und die hierdurch bedingte andere Körperhaltung vom apallischen Syndrom unterscheidet.

### Locked-in-Syndrom (deefferenzierter Zustand)

Bei diesem Syndrom liegt eine ausgedehnte supranukleäre, also rostral von den Hirnnervenkernen gelegene Schädigung der Pyramidenbahn und der extrapyramidalen Bahn vor. Es resultiert eine vollständige Lähmung aller Extremitäten (Tetraparalyse) und nahezu aller motorischer Hirnnerven. Das Bewußtsein ist erhalten. Die Patienten sind wach und nehmen ihre Umgebung wahr. Elektrophysiologische Methoden können die erhaltene Perzeption objektivieren: Sowohl die kortikale Verarbeitung somatosensibler Reize (SEP, s. S. 69) als auch die Verarbeitung akustischer Reize (AEP mittlerer Latenz) können nachgewiesen werden. Die Patienten können sich nicht sprachlich äußern (daher die Bezeichnung „deefferenzierter Zustand").

In manchen Fällen bleibt die Möglichkeit willkürlicher vertikaler Augenbewegungen und des Lidschlusses erhalten. Diese Restmotorik wird zur letzten kodierbaren Kommunikationsform, wenn die vertikalen-Augenbewegungen und der Lidschluß mit „ja" und „nein" belegt werden. So kann der Kontakt mit der Umwelt aufrecht erhalten werden. Ursachen des Locked-in-Syndroms sind primäre Hirnstammerkrankungen wie Basilaristhrombosen, Hirnstammblutungen oder Hirnstammkontusionen. Manchmal können auch Erkrankungen der peripheren Nerven, z. B. beim Guillain-Barré-Syndrom mit vollständiger Beteiligung der motorischen Hirnnerven, ein Locked-in-Syndrom vortäuschen (Panparalyse). Beim Locked-in-Syndrom ist die Formatio reticularis mit ihrem aktivierenden aufsteigenden Anteil intakt. Sie liegt dorsal von den zerstörten efferenten motorischen Bahnen. Dorsal verlaufende Teile des hinteren Längsbündels, das die Okulomotorik regelt, können ebenfalls funktionsfähig bleiben und die vertikalen Augenbewegungen steuern.

Die Unterscheidung dieses Syndroms vom apallischen Syndrom und vom akinetischen Mutismus ist aus 2 Gründen wichtig: Auch ein Patient, der sich nicht mehr bewegen kann und bewußtlos wirkt, kann, wenn ein Locked-in-Syndrom vorliegt, seine Umgebung wahrnehmen und dann die Kommentare und Bemerkungen, die achtlos gemacht werden, verstehen. Die oben beschriebene Möglichkeit der Kommunikation muß ebenfalls bekannt sein. Ob man sie wahrnimmt, ist weniger eine medizinische als eine menschliche Frage. Nach unserer eigenen Erfahrung hat noch kein Patient ein Locked-in-Syndrom überlebt, in der Literatur wird über einige Überlebende berichtet. Wir sedieren daher Patienten mit einem Locked-in-Syndrom immer stark, um sie die sicherlich quälende Eingeschlossenheit in ihre vermutlich irreversible Paralyse nicht erleben zu lassen.

## Störungen der Bewußtheit

Patienten mit Störungen der Bewußtheit, d. h. des inhaltlichen Bewußtseins, sind nicht bewußtlos. Ihr Bewußtsein ist jedoch verändert. Daneben können Wahrnehmung, Reizverarbeitung und Orientierung gestört sein. Manchmal treten Störungen der Merkfähigkeit und des Antriebs hinzu. Der Begriff *Verwirrtheit* beschreibt eine akute, subakute oder chronisch progredient auftretende Denkstörung, die mit einer Bewußtheitsstörung einhergehen kann. Die Patienten sind wach oder leicht erweckbar. Charakteristisch ist spontan oder reaktiv inadäquates Verhalten bei verschiedenen Gelegenheiten. Die Umgebung und die Personen, die sich mit dem

Patienten beschäftigen, werden verkannt. Die *Orientierung* zu Ort, Zeit und selten auch zur eigenen Person (Lebensalter) können gestört sein. Bei subakuten und chronischen Verwirrtheitszuständen kennt man den Übergang zur *Demenz* mit langsam fortschreitender Desorganisation verschiedener Funktionen wie Affektivität, Antrieb und Gedächtnis.

Das *Delir* (s. S. 202) ist gekennzeichnet durch ängstliche psychomotorische Unruhe, Übererregbarkeit, Desorientiertheit und Suggestibilität. Die Patienten lesen Texte von weißen Flächen ab oder greifen nach imaginären Gegenständen. Beim Bulbus-Druckversuch können bunte, bewegte Szenen suggeriert werden. Illusionäre Verkennungen, Halluzinationen, überwiegend optisch, selten auch akustisch und taktil, treten hinzu. Die Patienten sind manchmal agressiv. Ein delirantes Syndrom tritt am häufigsten als meta-alkoholische Erkrankung auf. Dann treten Tremor, Tachykardie und vermehrtes Schwitzen hinzu. Aber auch bei anderen, toxisch-metabolischen Störungen des Nervensystems, nach Traumen oder bei Infektionen *(Fieberdelir)* können delirante Syndrome gefunden werden. Diese Patienten sind weniger suggestibel und zeigen fast nie vegetative Symptome *(„trockenes Delir")*.

Bei Patienten, die aus einer traumatischen Bewußtlosigkeit erwachen, kann eine *traumatische Psychose* mit sehr vielfältigem, psychopathologischem Bild auftreten. Fluktuierende Bewußtseinslage, Desorientiertheit, Unruhe, ängstliche Erregung und Halluzinationen können im Vordergrund stehen. Manche Patienten sind dagegen eher antriebsarm und aspontan, andere zeigen nur eine gehobene, euphorische Stimmung ohne jede produktive Symptomatik oder mit der Neigung zu Konfabulationen.

Die *Wernicke-Enzephalopathie* (s. S. 204) ist gekennzeichnet durch Verwirrtheit, Halluzinationen, Gedächtnisstörungen und Hirnstammsymptome (Augenmuskelparesen, Nystagmus, Ataxie). Halluzinationen und Verwirrtheit können manchmal im Hintergrund stehen und nur eine leichte Störung der Wachheit, kombiniert mit den beschriebenen neurologischen Symptomen, Ausdruck einer beginnenden oder perakut verlaufenden Wernicke-Enzephalopathie sein. Bei perakut verlaufenden Formen ist dagegen ein initiales, tiefes Koma möglich (s. S. 204).

Desorientiertheit, Gedächtnisstörungen und Konfabulationen, manchmal auch kombiniert mit Umtriebigkeit und psychomotorischer Unruhe kennzeichnen das *Korsakow-Syndrom*. Ein Delir oder eine Wernicke-Enzephalopathie können in ein Korsakow-Syndrom übergehen. Auch nach Traumen, Enzephalitiden und Insulten kann ein Korsakow-Syndrom resultieren.

Merkstörungen begleiten häufig akute Verwirrtheitszustände. Der Übergang von einer akuten Verwirrtheit, z. B. einer exogenen deliranten Psychose in eine Bewußtseinstrübung, aber auch der umgekehrte Weg aus der Bewußtlosigkeit in ein Stadium mit motorischer Übererregbarkeit, Desorientiertheit und Gedächtnisstörungen (vgl. traumatische Psychose) ist möglich. Die *amnestische Episode* ist auf eine bilaterale, reversible Funktionsstörung in beiden medialen Temporallappen und ihrem efferenten Leitungsapparat zu rückzuführen (s. S. 212).

Eine kontinuierliche Skala, die vom Koma über Bewußtseinstrübung bis zur Verwirrtheit reichen würde, existiert nicht. Aus Gründen der Anschaulichkeit ist es jedoch günstig, sich zu merken, daß Bewußtseinsstörungen auf Funktionsstörungen in den phylogenetisch jüngeren Hirnstammstrukturen zurückzuführen sind. Als anatomisches Substrat für die verschiedenen Formen der Bewußtheitsstörungen gilt das *limbische System,* das Teile des Zwischenhirns mit entwicklungsgeschichtlich alten Großhirnanteilen (Hippokampus, Inselrinde, Gyrus cinguli) verknüpft.

## Störungen der Bewußtheit versus akute neuropsychologische Ausfälle

Die Verwechslung von Störungen der *Bewußtheit* mit *neuropsychologischen Symptomen* ist nicht selten. Patienten mit einer Wernicke-Aphasie oder einer globalen Aphasie können auf den Ungeübten psychotisch, verwirrt oder stuporös wirken. Manche Patienten mit einer globalen Aphasie zeigen initial keinen Sprachantrieb und sind auch nicht in der Lage, Aufforderungen zu befolgen, entweder weil sie die Anweisungen nicht verstehen oder weil gleichzeitig noch eine *Apraxie* vorliegt. Diese kann auch die mimische Muskulatur betreffen (Gesichtsapraxie). Oft schauen die Patienten „verwundert" oder „ratlos" umher. Hat man den Eindruck, daß die Patienten keinen Blickkontakt mit dem Untersucher aufnehmen, muß man sich vergewissern, ob nicht zusätzlich eine zentrale Gesichtsfeldeinschränkung (Hemianopsie) vorliegt. Solche Patienten werden nicht selten mit der Verdachtsdiagnose einer akuten Psychose oder als „bewußtlos" in die Klinik eingewiesen. Die Verwechslung ist problematisch, da eine Aphasie oder eine andere akut auftretende neuropsychologische Störung als neurologisches Herdsymptom aufzufassen ist, während eine akut exogene Psychose ein unspezifisches Allgemeinsymptom ist. Bei vaskulären Läsionen der hinteren Mediaastgruppe, bei atypisch gelegenen Blutungen oder bei hämorrhagischen Enzephalitiden kann zudem eine auffällige Diskrepanz zwischen dem Schweregrad einer Aphasie und einer relativ gering ausgeprägten Parese oder Sensibilitätsstörung gefunden werden.

## Ursachen der akuten Bewußtlosigkeit

Nahezu jede Bewußtseinsstörung ist durch eine funktionelle oder morphologische Läsion des aufsteigenden, aktivierenden Teils der *mesenzephalen Formatio reticularis* des Hirnstamms bedingt. Die Ursachen für diese Läsionen sind vielfältig und können direkt (primär) oder indirekt (sekundär) wirken.

Bei primärer Bewußtlosigkeit kommt es zu einer direkten Beeinträchtigung des Hirnstamms, z. B. durch eine Hirnstammblutung, eine Basilaristhrombose oder eine Hirnstammkontusion.

Die sekundäre Bewußtlosigkeit kann durch intrakranielle oder extrakranielle Auslöser verursacht werden. Intrakranielle Ursachen sind supratentorielle Läsionen (Trauma, Blutung, Insult, Tumor, Abszeß, Enzephalitis), die, wenn sie raumfordernd sind, durch die transtentorielle Einklemmung bei intrakranieller Druckerhöhung eine sekundäre Schädigung des Hirnstamms verursachen können. Extrakranielle Ursachen des Komas sind alle Erkrankungen, die zu einer Minderperfusion, einer Hypoxie, einer metabolischen oder toxischen Hirnstammfunktionsstörung führen.

Bei Patienten, die nach Herz-Kreislauf-Stillstand und Reanimation bewußtlos bleiben, ist die Bewußtlosigkeit also durch die sekundäre Funktionsstörung des Hirnstamms begründet und muß nicht durch eine neurologische Grunderkrankung erklärt werden. Dies gilt auch für Patienten, die im hypovolämischen Schock bewußtlos werden oder die metabolisch entgleisen und komatös werden. Auch Bewußtseinsstörungen nach der Dialyse sind zwar „neurologisch" begründet, machen jedoch nicht grundsätzlich eine neurologische Abklärung erforderlich. Eine zusätzliche intrakranielle Ursache der Bewußtlosigkeit muß in solchen Fällen nicht postuliert werden. Sicher gibt es aber auch Ausnahmen: Leukämiepatienten mit Gerinnungsstörungen, die komatös werden, können eine diffuse Purpura cerebri, lokale oder multiple intrazerebrale Blutungen erlitten haben. Auch bei Patienten, die einen Herzinfarkt erlitten haben, kann aufgrund lokaler Thrombenbildung ein embolischer Hirninfarkt auftreten. In diesen Fällen findet man bei der Notfalluntersuchung fokale neurologische Störungen.

In Tabelle 2 sind die 6 häufigsten pathogenetischen Ursachen zusammengestellt, die zu einer akuten Bewußtlosigkeit führen können. Jede dieser Gruppen zeigt eine Reihe charakteristischer Symptome, die eine Zuordnung ermöglichen. Hiermit können Hinweise auf die sinnvolle weitere Diagnostik gefunden werden. Hat man die Gelegenheit, Patienten im Koma längere Zeit zu beobachten, so geben zusätzlich auch die Veränderungen der Einzelsymptome Hinweise auf den Läsionstyp und Läsionsort. Fallen z. B. die Hirnnervenreflexe kraniokaudal aus, so spricht dies für eine raumfordernde supratentorielle Läsion mit Einklemmung.

| | |
|---|---|
| **1. Primär infratentorielle Läsionen**<br>– Meist akuter Komabeginn mit fokalen Hirnstammfunktionsstörungen<br>– Überwiegend bilaterale Ausfälle, nur geringe Asymmetrie<br>– Primäre Hirnnervenläsionen<br>– Spontane Strecksynergismen, bilaterale Myoklonien<br>– Keine klassischen Stadien der Komaklassifikation<br>– Ungewöhnliche Atemtypen und frühe Kreislaufregulationsstörungen | **4. Koma nach Kreislaufversagen oder Hypoxämie**<br>– Akuter Beginn<br>– Symmetrische, meist schlaffe motorische Störungen ohne fokale Symptome<br>– Zuordnung der Syndrome zu definierten Hirnstammläsionen<br>– Kraniokaudale Verschlechterung, die sich bei Stabilisierung des Zustands wieder nach kranial hin verbessern kann<br>– „Klassische“ Atemtypen<br>– Einnässen und Einkoten |
| **2. Supratentorielle raumfordernde Läsionen mit beginnender transtentorieller Einklemmung**<br>– Beginn mit halbseitigen, zumindest asymmetrischen neurologischen Ausfällen<br>– Subakuter bis akuter Komabeginn<br>– Relativ klare Zuordnung der Syndrome zu definierten Hirnstammstrukturen (vgl. Mittelhirn- und Bulbärhirnsyndrom)<br>– Kraniokaudale Veränderung der Funktionsstörung<br>– Fokale oder sekundär generalisierte Anfälle im Vorfeld<br>– „Klassische“ Atemtypen | **5. Postparoxysmale Bewußtseinsstörung**<br>– Blutiger Speichel, Einnässen, Zungenbiß<br>– Tiefe, forcierte Atmung, motorische Unruhe<br>– Postparoxysmale Parese, die sich zurückbildet<br>– Fortbestehende fokale Anfälle |
| **3. Metabolisches Koma**<br>– Vorangehende Verwirrtheit oder Verlangsamung<br>– Langsame Entwicklung des Komas<br>– Häufige bilaterale motorische Reiz- und Ausfallserscheinungen (Tremor, Asterixis, Myoklonien, generalisierte und fokale Anfälle)<br>– Praktisch keine Hirnnervensymptome | **6. Psychogene „Bewußtseinsstörung“, (besser Reaktionslosigkeit)**<br>– Augenlider und Mund oft aktiv geschlossen<br>– Zusätzlicher Augenschluß nach leichtem Berühren der Wimpern<br>– Okulozephaler Reflex unterdrückt<br>– Vestibulookuläre Reflexe erhalten<br>– Keine pathologischen Reflexe bei wechselndem Muskeltonus<br>– Wechsel von Hyperventilation und Apnoe<br>– Oft vollständig unterdrückte Schmerzreizreaktionen |

**Tab. 2 Charakteristische Symptome bei verschiedenen Ursachen der Bewußtlosigkeit (in Anlehnung an *Plum* und *Posner* 1983).**

### Primär infratentorielle Läsionen

Primär infratentorielle Läsionen führen oft perakut zum Koma. Ausnahmen gibt es bei vaskulär-ischämischen Erkrankungen und bei Hirnstammtumoren. In beiden Fällen ist dann eine Prodromalphase mit leichter Bewußtseinstrübung häufig. Das Koma selbst tritt aber auch in diesen Fällen schlagartig auf. Die neurologischen Ausfälle sind meist bilateral und zeigen nur eine geringe Asymmetrie. Hirnnervenausfälle, bilaterale Myoklonien und spontane Strecksynergismen (s. S. 35) sind typisch. Die klassischen Komastadien, wie sie aus dem traumatischen Koma bekannt sind (s. S. 20), haben keine Gültigkeit. Schon früh kann es zur Kreislaufdysregulation kommen. Die Atmung ist ataktisch, manchmal findet sich auch eine Gruppenatmung (s. S. 43). Primär infratentorielle Läsionen können zum isolierten Hirnstammtod führen.

### Supratentorielle raumfordernde Läsionen mit beginnender Einklemmung

Häufig findet man in der Vorgeschichte halbseitige oder asymmetrisch verteilte neurologische Ausfälle. Das Koma beginnt meist langsam, die Syndrome lassen sich gut definierten Hirnstammstrukturen zuordnen. Die Funktionsstörung nimmt typischerweise kraniokaudal zu. Fokale oder sekundär generalisierte Anfälle können sich auch noch im Koma finden. Die Atemstörungen entsprechen meist den klassischen Atemtypen.

### Metabolisches Koma

Das Koma entwickelt sich langsam, eine vorangehende Verwirrtheit oder Verlangsamung wird beschrieben. Nicht selten wird über generalisierte Anfälle oder bilaterale motorische Reizsymptome wie Tremor oder Myoklonien berichtet (s. S. 35). Hirnnervenausfälle finden sich im metabolischen Koma praktisch nie. Lateralisierte oder asymmetrische neurologische Herdsymptome sind selten. Gruppenatmung und Cheyne-Stokesche Atmung sind die charakteristischen Atemstörungen (s. S. 42).

### Koma nach Kreislaufversagen oder Hypoxämie

Diese Komaformen beginnen akut und zeigen symmetrische, oft schlaffe motorische Ausfälle, die Patienten können aber auch psychomotorisch unruhig sein. Fokale Störungen fehlen meist. Treten Herdsymptome auf, deutet dies meist auf eine zusätzliche supratentorielle Läsion hin. Die Symptome lassen sich definierten Hirnstammfunktionsstörungen gut zuordnen. Die typischen umschriebenen Hirnstammsyndrome werden oft schnell durchlaufen und bilden sich manchmal ebenso schnell wieder zurück. Die Atemstörungen entsprechen den typischen Atemmustern.

### Postparoxysmale Bewußtseinsstörungen

Die paroxysmalen und postparoxysmalen Bewußtseinsstörungen bieten manchmal vom Aspekt schon eine Zuordnungshilfe, wenn blutiger Speichel, ein Zungenbiß oder Urinabgang gefunden werden. Die Patienten sind oft motorisch unruhig, postparoxysmale Paresen, die sich oft schnell zurückbilden, können gefunden werden. Bestehen im Koma die fokalen Anfälle fort, so kann eine iktale Bewußtseinsstörung, also eine Bewußtseinsstörung bei fortbestehenden epileptischen Anfällen, vorliegen. In diesen Fällen ist das EEG die entscheidende diagnostische Sofortmaßnahme.

### Psychogene Bewußtseinsstörungen

Hierbei handelt es sich nicht um eine echte Bewußtlosigkeit, sondern um eine psychogen bedingte Reaktionslosigkeit. Die Augenlider und der Mund sind oft aktiv geschlossen, beim Berühren der Wimpern bzw. beim Öffnen der Augen wird aktiver Widerstand entgegengesetzt. Der okulozephale Reflex (s. S. 40) ist noch unterdrückt, vestibulookuläre Reflexe sind erhalten. Trotz wechselndem Muskeltonus finden sich keine pathologischen Reflexe. Die Atmung wechselt zwischen Hyperventilation und Apnoe. Überstreckte Kopf- und Körperhaltung erinnern an einen Meningismus. Kombiniert mit der typischen Pfötchenstellung der Hände findet sich diese Haltung bei psychogener Hyperventilation. Schmerzreaktionen können selbst für starke Schmerzreize reaktionslos unterdrückt werden.

## Maßnahmen beim bewußtlosen Patienten

Bei der Erstversorgung eines bewußtlosen Patienten arbeitet man unter Zeitdruck. Oft gehen Befunderhebung und erste therapeutische Reaktionen Hand in Hand. Schon nach kurzer Beobachtung und Untersuchung muß nach Hinweisen auf die Ursache der Bewußtlosigkeit gefahndet werden. Verzögerungen der Therapieeinleitung durch nicht indizierte diagnostische Maßnahmen müssen vermieden werden. Die *Notfalldiagnostik* zielt daher darauf ab, die häufigsten Ursachen der akuten Bewußtlosigkeit aus neurologischer Sicht, also Blutungen, Traumen, metabolische Störungen, hypoxische Störungen oder Krampfanfälle, wahrscheinlich zu machen oder auszuschließen. Hierbei können die im vorherigen Kapitel beschriebenen charakteristischen Veränderungen bei den verschiedenen Komaursachen helfen. Es muß sichergestellt sein, daß die geplante diagnostische Maßnahme auch beim Notfallpatienten suffizient ausgeführt werden kann, ohne daß wertvolle Zeit dadurch vergeht, daß man mit apparativen Unzulänglichkeiten kämpfen muß. Insgesamt muß eine diagnostische Ökonomie angestrebt werden, bei der mit möglichst wenigen, aber aussagekräftigen diagnostischen Methoden und einem geringen zeitlichen Aufwand eine große diagnostische Sicherheit erreicht wird. Überlegungen der finanziellen Ökonomie müssen hier hintanstehen. Jede Diagnostik muß dabei unterbrochen werden, wenn aktuelle Störungen von Vitalfunktionen

1. Atmung und Kreislauf stabilisieren
   Säure-Basen-Ausgleich
2. Glukose und Thiamin (Vit. B 1) geben
   Notfallblut (Labor) abnehmen, zusätzliche Blutprobe für weitere, z. Z. nicht abzusehende Untersuchungen asservieren
3. Hirndruck senken
   - Lagerung
   - Hyperventilation
   - Osmotherapie
   - Dexamethason(?)
   - Kurzwirksame Barbiturate (beachte 5.)
4. Anfälle behandeln
5. Weitere Überlegungen
   - Elektrolytausgleich
   - Fiebersenkung und Infektbehandlung (vorher Untersuchungsmaterial sichern)
   - Bei offensichtlicher Vergiftung und bekannter Substanz entsprechende Behandlung
   - Sedierung unruhiger Patienten erst nach sicherem neurologischem Ausgangsbefund

**Tab. 3 Vorrangige Notfallmaßnahmen bei komatösen Patienten.**

vorliegen. Daher besprechen wir zuerst die *Notfallbehandlung* beim bewußtlosen Patienten, bevor auf die *Notfalluntersuchung* eingegangen wird, obwohl in der Praxis Diagnostik und Therapie in der Notfallsituation nebeneinanderstehen.

### Prinzipien der Notfallbehandlung

Tabelle 3 gibt eine Übersicht über die Stufen der Notfallbehandlung bei akut bewußtlosen Patienten. An 1. Stelle steht die Stabilisierung von Atmung und Kreislauf. In Anlehnung an *Plum* und *Posner* haben wir die Behandlung einer möglichen Hypoglykämie mit Glukose, schon bevor die Notfallaborwerte vorliegen, an die 2. Stelle der Notfallmaßnahmen gesetzt. Finden sich Zeichen eines erhöhten Hirndrucks oder treten gehäuft epileptische Anfälle auf, so müs-

sen diese behandelt werden. Weitere Überlegungen betreffen eine initiale Infektbehandlung und Fiebersenkung. Erst an letzter Stelle, und dies unter Vorbehalt, steht die Sedierung der Patienten. Gerade dieser Schritt erfordert eine vorherige exakte und kundig durchgeführte neurologische Befunderhebung, da durch die Sedierung den nachfolgenden Untersuchern eine Reihe wichtiger Beurteilungskriterien nicht mehr zugänglich sein kann.
Die Initialbehandlung mit Naloxon, die im amerikanischen Schrifttum in den Vordergrund tritt, haben wir noch nicht in die Notfalltherapie aufgenommen.

### Stabilisierung von Atmung und Kreislauf

Zu den Grundlagen der Behandlung vitaler Atmungs- und Kreislaufstörungen wird auf die internistische und anästhesiologische Fachliteratur verwiesen. Nur einige Punkte, die bei neurologischen Notfallpatienten von besonderer Bedeutung sein können, sollen herausgestellt werden. Bei neurologischen Ursachen einer akuten Bewußtlosigkeit mit Atem- und Kreislaufstörungen wird das ohnehin vorgeschädigte Gehirn durch den Versorgungsmangel mit Sauerstoff und Glukose einer zusätzlichen Gefährdung ausgesetzt. Daher muß bei solchen Patienten die Indikation zur *Intubation* und *Beatmung* noch früher gestellt werden, als dies bei anderen Patienten der Fall ist. Auch muß bedacht werden, daß einige neurologische Erkrankungen mit Lähmungen der Atem- und Schlundmuskulatur einhergehen. Nach akut aufgetretenen Hirndruckkrisen oder nach epileptischen Anfällen sind Mund und Rachen nicht selten mit Erbrochenem oder Blut ausgefüllt, beides muß schnell beseitigt werden. Liegen Zeichen eines Schädel-Hirn-Traumas vor, kann bei diesen Patienten auch eine *Luxationsfraktur* der oberen Halswirbelsäule möglich sein. In diesem Fall muß bei der Intubation die Hyperextension des Kopfes vermieden werden.
Bei Verdacht auf einen erhöhten Hirndruck ist eine gute Oxygenierung des Bluts mit gleichzeitiger Hyperventilation wichtig (vgl. Hirndruckbehandlung, S. 246). Anzustreben sind ein $paCO_2$ um 30 mmHg und ein $paO_2$ über 100 mmHg. Arterielle Blutgasanalysen müssen so früh wie möglich gewonnen werden. *Pathologische Atemmuster* deuten auf die Gefahr einer zunehmenden Fehlsteuerung der Atmung hin und zeigen, wie lauch ängere Atempausen bei noch guten Atemgasen, die drohende zentrale respiratorische Insuffizienz an.
Ist die Oxygenierung des Blutes gesichert, muß ein ausreichender systemischer Blutdruck garantiert werden. Unter normalen Umständen existiert ein Autoregulationsmechanismus, der für einen relativ konstanten Mitteldruck der arteriellen Hirndurchblutung verantwortlich ist. Bei manchen Krankheiten ist der Autoregulationsmechanismus gestört. Blutdruckspitzen können dann einerseits nicht mehr kompensiert werden, andererseits führt ein zu niedriger systemischer Blutdruck auch zu einer globalen Minderperfusion des Gehirns. Grundsätzlich reicht ein systemischer Mitteldruck, wie er zur Erhaltung der Nierenfunktion wichtig ist, auch für eine ausreichende Hirndurchblutung aus. Ist der intrakranielle Druck jedoch erhöht, so muß man diesen zusätzlichen Druckwiderstand zum erforderlichen Mitteldruck addieren. Daher sollte bei primär neurologischen Erkrankungen immer ein arterieller systemischer Mitteldruck von *mindestens 80–90 mmHg* angestrebt werden. Die verschiedenen blutdrucksteigernden Katecholaminderivate eignen sich alle gleich gut für die Aufrechterhaltung der Hirndurchblutung. Auswahl und Dosierung der Präparate richten sich daher überwiegend nach internistischen Kriterien (Niere, Herzfrequenz, Herzrhythmusstörungen).
Volumensubstitution, Säurebasenausgleich, Gabe von Antiarrhythmika, Bilanzierung von Elektrolyten und frühzeitige Sicherung eines zentralen Venenzugangs erfolgen nach den üblichen notfallmedizinischen Richtlinien (vgl. auch S. 274). Problematisch ist manchmal auch die *Blutdrucksenkung*. Ein zu hoher systemischer Druck muß wegen der Gefahr zusätzlicher Hirndruckspitzen, vor allen Dingen bei primärem Hirndruck, gesenkt werden. Dramatische Senkungen des systemischen Blutdrucks sind jedoch nicht

indiziert. Bei Patienten mit lange bekanntem Hypertonus sollte der systolische Druck nicht unter 160 mmHg gesenkt werden. Auch bei Aneurysmablutungen wird eine systemische Hypotension nicht mehr empfohlen (*kontrollierte Hypertension,* S. 109).

### Hypoglykämiebehandlung

Hypoglykämie ist eine häufige Komaursache. Deshalb geben wir bei Patienten mit unklarem Koma Glukose (20–25 g als 20%ige Glukoselösung i.v.), noch bevor die Blutzuckerwerte vorliegen. In diese Infusion können 100 mg Thiaminhydrochlorid (Vitamin $B_1$) gegeben werden, um eine frühzeitige Behandlung der seltenen, aber oft foudroyant verlaufenden Wernike-Enzephalopathie einzuleiten. Die Gabe von Glukose kann zwar ein diabetisches oder hyperosmolares Koma verschlechtern, die Gefahr einer hypoglykämischen, irreversiblen Hirnschädigung veranschlagen wir jedoch höher als die Gefahr, die durch eine kurzfristige Erhöhung der Osmolalität oder des Blutzuckers für den Patienten zu erwarten ist.

### Senkung des Hirndrucks

Die Entstehung und Behandlung des erhöhten intrakraniellen Drucks werden später ausführlich besprochen. Deshalb werden hier nur 4 Therapiekonzepte kurz aufgeführt, exakte Dosierungsanweisungen finden sich auf Seite 246ff.

*Hyperventilation und Lagerung*

Die einfachsten und effektivsten ersten Maßnahmen zur Senkung des Hirndrucks sind Kopfhochlagerung und Hyperventilation. $paCO_2$-Werte um 30 mmHg vermindern das zerebrale Blutvolumen durch Vasokonstriktion in den großen und mittleren Hirnarterien. Der hirndrucksenkende Effekt tritt schnell ein, ist jedoch von kurzer Dauer.

*Osmotherapie*

Die Osmotherapie besteht in der schnellen Infusion oder Bolusgabe von hyperosmolaren Substanzen. Zur Verfügung stehen Mannit, Sorbit und Glyzerin. Durch die Erhöhung der Osmolalität des Blutes wird Flüssigkeit aus dem Gewebe mobilisiert und ausgeschieden.

*Glukokortikoide*

Dexamethason kann beim vasogenen Ödem eine schnelle Ausschwemmung bewirken, wirkt bei zytotoxischen Ödemen (z.B. nach Schlaganfällen) jedoch nicht. Bei drohender Einklemmung unklarer Ursache wird Dexamethason in hoher Initialdosierung (100 mg im Bolus) gegeben.

*Barbiturate*

Kurz wirksame Barbiturate sind in der Lage, bei erhöhtem intrakraniellem Druck sekundäre Druckspitzen zu unterdrücken. Ob sich hieraus eine Indikation zur Gabe von Thiopental am Notfallort ergeben wird, ist kontrovers. Wir setzen kurz wirksame Barbiturate nur in Einzelfällen ein. Diese Therapie sollte auf der Intensivstation nur unter gleichzeitiger kontinuierlicher Hirndruck- und EEG-Überwachung durchgeführt werden.

### Behandlung von Krampfanfällen
(vgl. S. 165ff.)

Der einzelne epileptische Anfall bedarf keiner notfallmäßigen Behandlung. Die enge Aufeinanderfolge von Grand-Mal-Anfällen oder Grand-Mal-Status ist initial behandlungsbedürftig. Medikamente der ersten Wahl sind Benzodiazepinabkömmlinge und Phenytoin (s.S. 166). Fokale Anfälle mit erhaltenem oder nur leicht getrübtem Bewußtsein sollten ebenfalls nicht am Notfallort akut behandelt werden. Myoklonien (s.S. 35) sind selten stoffwechselaktiv und bedürfen daher auch keiner Initialbehandlung.

### Weitere Maßnahmen

Nach Vorliegen der Notfallaborwerte müssen Hypo- und Hyperglykämie, Störungen des Säure-Basen-Haushalts und des Elektrolythaushalts behandelt werden. Diese Maßnahmen unterscheiden sich in der neurologischen Intensivmedizin nicht von denen auf anderen Intensivstationen. Eine frühe *antibiotische* Behandlung vor Resistenztestung ist nur im septischen Schock und bei schweren Menigitiden indiziert. In beiden Fällen sollten vor Gabe der Medikamente Blutkulturen angelegt und der Liquor abgenommen sein. Bei offensichtlicher, anamnestisch oder durch die Umstände gut gesicherter Vergiftung muß das geeignete Antidot früh, eventuell schon am Notfallort verabreicht werden.

Vor jeder *Sedierung* muß die neurologische Notfalluntersuchung stehen. Eine Sedierung kann selbstverständlich notwendig werden, wenn durch die Unruhe eine suffiziente Beatmung verhindert wird. So wichtig eine frühe Sedierung und Schmerzbehandlung im allgemeinen ist, so gefährlich kann sie bei neurologisch Kranken sein. Die Sedierung kann die Zeichen einer sich entwickelnden Bewußtseinsstörung verwischen. Die Aussage, daß eine körperliche Untersuchung wegen der großen Unruhe des Patienten nicht möglich sei und daß daher eine Sedierung erforderlich wäre, ist falsch. Im Gegenteil: Die Beobachtung des psychomotorisch unruhigen Patienten bietet sehr viele Informationen, die in den neurologischen Befund eingehen. Wegen der Gefahr der Verschleierung der Untersuchungsbefunde sollte gerade bei Verlegungen die Indikation zur Sedierung streng gestellt werden. In jedem Fall sind exakte Angaben über Art und Dosierung der eingesetzten sedierenden Pharmaka erforderlich. Zum Thema Sedierung in der neurologischen Intensivmedizin siehe Seite 259 ff.

## Die Notfalluntersuchung

Die im vorherigen Abschnitt beschriebene Notfallbehandlung eines bewußtlosen Patienten setzt erste Ergebnisse der Notfalluntersuchung voraus: Zeichen des Hirndrucks, Anfälle, Meningismus oder zentrale Atemstörungen mußten früh erfaßt sein, um sie rechtzeitig behandeln zu können. Tabelle 4 faßt den Ablauf der neurologischen Notfalluntersuchung mit Stichworten zur Anamnese, zur Inspektion und zur körperlichen Untersuchung zusammen.

### Anamnese und Inspektion

Kurze Angaben zur Vorgeschichte und zur Entwicklung des Notfalls können von richtungsweisender Bedeutung sein. Initiale Berichte von Verwandten, Freunden, Passanten, von Krankenwagenfahrern und dem zuerst behandelnden Notarzt sind oft besser verwertbar als die nach längerer Zeit veränderten und manchmal „überarbeiteten" fremdanamnestischen Angaben. Hinweise auf eine psychiatrische Vorgeschichte, auf frühere Erkrankungen oder mögliche Intoxikationsursachen können durch einfache Fragen gewonnen werden. Manchmal haben die Patienten, noch bevor sie bewußtlos wurden, erste Symptome ihrer Erkrankung mitteilen können. So wird auch bei schwer verlaufenden aneurysmatischen Subarachnoidalblutungen von den Angehörigen berichtet, daß die Patienten noch über einen vernichtenden Kopfschmerz geklagt haben. Hierdurch wird die gesamte neurologische Befunderhebung wesentlich vereinfacht, weil dann schon eine Reihe von Ursachen der Bewußtlosigkeit ausgeschlossen werden kann. Wesentliche anamnestische Daten, die man wenn möglich erfragen sollte, sind im 1. Teil von Tabelle 4 stichwortartig zusammengefaßt.

In wenigen Augenblicken kann man durch aufmerksame Beobachtung der *Umgebung des Patienten* am Notfallort (Tablettenschachteln, Alkohol, umgestürzte Einrichtungsgegenstände, verwahrloste Umgebung oder aufgeräumte Wohnung) oder des Patienten selbst Hinweise auf Ursache, Entwicklung und Tiefe des Komas gewinnen. Der aufmerksame Beobachter nimmt schon wahr, wenn er sich dem Patienten nähert, ob dieser noch spontan atmet oder wie sein

**Anamnestische Daten**
- Abrupter oder langsamer Beginn des Komas
- Kopftrauma in der jüngeren Vorgeschichte
- Progrediente oder intermittierende Lähmung
- Fieber, Kopfschmerz
- Diabetes, Hypertonie, Herzinfarkte
- Frühere Insulte
- Bekannte Epilepsie
- Psychiatrische Anamnese, Alkohol, Drogen, Tabletten

**Körperliche Inspektion**
- Spontanatmung, Atemmuster
- Kopfhaltung (Überstrecken, Kopfwendung)
- Spontane Bewegungen symmetrisch oder asymmetrisch
- Fokale Anfälle oder Myoklonien
- Spontane Streck- oder Beugesynergien
- Verletzungen
- Erbrochenes, Urinabgang
- Allgemeine Hautveränderungen, Exsikkose, Kachexie
- Umgebung: Tablettendosen, Injektionsnadeln, Alkoholflaschen, Unordnung

**Untersuchungsschritte**
1. Beste Reaktion auf lautes Anrufen
   - Sprachäußerung: orientiert – verwirrt – aphasisch – fehlend
   - Augenöffnen: Zuwendung – ohne Zuwendung
2. Beste Reaktion auf Schmerzreize
   - Abwehrbewegungen: gerichtet – ungerichtet – fehlend
   - Streck- und Beugesynergien, Myoklonien, Wälzen
   - Keine Reaktion
3. Nackensteifigkeit und Kopfwendung
4. Pupillen
   - Weite: Isokorie – Anisokorie
   - Reaktion direkt und konsensuell: vorhanden – verzögert – ausgefallen
5. Bulbus
   - Bulbusstellung spontan: konjugiert – mittelständig – Fixation – ohne Fixation divergierend – schwimmende Bewegungen – konjugierte Deviation – spontaner Nystagmus
6. Okulozephaler Reflex
   - Durch Fixation aufgehoben
   - Ausgedehnt positiv: konjugiert – diskonjugiert
   - Gering positiv: konjugiert – diskonjugiert
   - Dissoziierte, tonische Restreaktion
   - Fehlend
7. Schutzreflexe
   - Korneal- und Blinkreflex: Vorhanden – einseitig gestört – fehlend
   - Reflektorisches Augenschließen bei Drohbewegungen in beiden Gesichtsfeldhälften
   - Würgereflex
8. Muskeltonus
   - Schlaff – normal – gesteigert – wechselnd – asymmetrisch (Sehnenreflexe – Pyramidenbahnzeichen)
9. Auskultation der Halsgefäße, eventuell Orbita
10. Zentrale Atemstörungen und vegetative Regulationsstörungen

**Tab. 4** Neurologische Notfalluntersuchung bei bewußtlosen Patienten.

Atemtyp ist. Auch die *Körperhaltung* und die *spontanen Bewegungen* des bewußtlosen Patienten geben viele Informationen: Fehlende oder einseitig fehlende Spontanmotorik können erste Hinweise auf die Tiefe des Komas oder eine Lähmung geben. Befindet sich der Patient in einer Streck- oder Beugehaltung? Ist der Kopf nach hinten überstreckt (Opisthotonus)? Findet sich eine kontinuierliche Kopfwendung, vielleicht mit Blickwendung? Werden die Extremitäten seitengleich bewegt oder eine Körperhälfte vernachlässigt? Stereotype rhythmische Bewegungen in einer oder mehreren Extremitäten können fokale Anfälle oder Myoklonien sein. Weiter achtet man auf Blutspuren, die auf ein Trauma oder einen Zungenbiß schließen lassen. Hat der Patient eingenäßt? (Im Zweifelsfall reicht ein kurzes Berühren der Kleidung, um sich hierüber zu vergewissern.) Noch während man sich dem Patienten nähert, wird man feststellen, ob der Patient psychomotorisch unruhig oder agitiert ist, Schmerzlaute oder unverständliche Laute von sich gibt. Finden sich Zeichen einer schweren konsumierenden Erkrankung? Wirkt der Patient verwahrlost oder gepflegt? Finden sich offensichtliche Ödeme, auffällige Hautveränderungen, ein einseitiger oder doppelseitiger Exophthalmus? Sicher gibt es viel mehr Hinweise als hier aufgezählt, die aus der akuten Beobachtung gewonnen werden können und die, richtig eingeordnet, eine große Hilfe bei der weiteren Planung von Notfalluntersuchung und Behandlung sein könnten.

### Körperliche Inspektion

Die neurologische Notfalluntersuchung eines bewußtlosen Patienten ist einfach und kann in sehr kurzer Zeit durchgeführt werden. Die notwendigen Untersuchungsschritte konzentrieren sich auf:

- Die Beurteilung der Bewußtseinslage
- Die besten motorischen Reaktionen bei Außenreizen
- Die Atmung und der Atemtyp
- Die Beobachtung spontaner oder induzierter Bewegungen der Bulbi
- Die Pupillenweite und die Pupillenreaktionen
- Prüfung der Nackensteifigkeit
- Prüfung des Muskeltonus
- Einige Hirnstammreflexe
- Die spontane Motorik.

Es empfiehlt sich, eine bestimmte Untersuchungsfolge einzuüben. Dann kann eine umfassende neurologische Notfalluntersuchung in wenigen Minuten durchgeführt werden. Man benötigt keine Untersuchungsinstrumente. Natürlich können eine Taschenlampe, ein Reflexhammer, Nadel, Watteträger und Stethoskop hilfreich sein, für die Notfalluntersuchung sind diese Hilfsmittel jedoch nicht unbedingt erforderlich.

Wir möchten in diesem Abschnitt den Untersuchungsablauf so vorstellen, wie wir ihn in der neurologischen Notfalluntersuchung durchführen. Die Bedeutung der einzelnen Untersuchungsergebnisse und wichtige neuroanatomische Voraussetzungen werden erst im nachfolgenden Abschnitt beschrieben, um eine möglichst flüssige Darstellung des eigentlichen Untersuchungsablaufs zu ermöglichen.

Nähert man sich dem Patienten, wird man ihn zunächst laut ansprechen und beobachten, ob er daraufhin die Augen öffnet und sich zuwendet. Geschieht dies nicht, wird man taktile Reize und danach schmerzhafte Reize im Gesicht und am Rumpf, z. B. in der vorderen Achselfalte, applizieren. Die Reaktion des Patienten auf die *Schmerzreize* wird registriert: Öffnet er die Augen? Wendet er das Gesicht zu oder ab? Grimassiert er? Macht er eine verbale Unmutsäußerung? Kommt es zu gezielten oder ungezielten Abwehrbewegungen, Beuge- oder Strecksynergismen?
Falls er die Augen öffnet und sich zuwendet, versucht man, verbalen Kontakt aufzunehmen: Antwortet er adäquat oder unzusammenhängend?
Werden die Augen nicht geöffnet, legt der Untersucher eine Hand unter den Hinterkopf des Patienten, die andere Handfläche wird auf die

Stirn gelegt. Mit Daumen und Zeigefinger werden beide Oberlider hochgezogen. Manchmal wehrt sich der Patient hiergegen und hält die Augen aktiv geschlossen, oft aber wird dem Augenöffnen kein Widerstand entgegengesetzt.
Es folgen die Beobachtung und Beurteilung der spontanen *Bulbusstellung*. Gleichzeitig ist bei Tageslicht das Öffnen der Lider auch der adäquate Reiz für den *Pupillenreflex*. Nur in relativ dunkler Umgebung wird man eine Taschenlampe für die endgültige Beurteilung der Pupillenreflexe benötigen. Abwechselndes einseitiges Ab decken der geöffneten Bulbi ermöglicht auch die Beurteilung der konsensuellen Reaktion. Durch passives Bewegen des Kopfes nach vorn, bis das Kinn an das Sternum geneigt ist, und nach seitwärts wird danach geprüft, ob eine *Nackensteifigkeit* vorliegt (Cave mögliche Luxationsfraktur der oberen Halswirbelsäule!). Liegt eine Nackensteifigkeit vor, so findet man einen erhöhten muskulären Widerstand gegen diese passiven Bewegungen, der manchmal nicht überwunden werden kann. Dann ist der Kopf oft primär überstreckt. Die gleichzeitige Prüfung des Lasègueschen Zeichens kann den muskulären Widerstand noch erhöhen. Die Prüfung auf Nackensteifigkeit kann zu Schmerzreaktionen (z. B. Beuge- oder Strecksynergismen) führen. Im tiefen Koma dagegen kann die Nackensteifigkeit bei generalisiertem Tonusverlust wegfallen!
Hält man nach der Prüfung der Nackensteife die Augen weiter geöffnet, kann das schnelle und brüske Nach-vorne-Bewegen des Kopfes auch zur Beurteilung des vertikalen *okulozephalen Reflexes* benutzt werden. Hieran schließt sich die Untersuchung des horizontalen okulozephalen Reflexes an: Der Kopf des Patienten wird jetzt horizontal rasch und ausgiebig in eine Richtung bewegt und die reflektorischen Bewegungen der Bulbi beobachtet. Danach folgt die Bewegung in die andere horizontale Richtung. Anschließend kann auch der *ziliospinale Reflex* überprüft werden. Mit der Hand, die unter dem Kopf des Patienten war, appliziert man kurze Schmerzreize am Trapeziusrand oder im Gesicht. Beim bewußtlosen Patienten kann es zu einer bilateralen, manchmal asymmetrischen Pupillenerweiterung kommen, wenn kein hohes Querschnittssyndrom vorliegt.
Bei weiter offengehaltenen Augen führt man mit der anderen Hand kurze *Drohgebärden* in beiden Gesichtsfeldhälften aus. Diese Drohgebärden sollten nur mit 1 oder 2 Fingern und mit einer relativ schnellen, jedoch deutlich vor dem Auge abgebremsten Bewegung durchgeführt werden, um einen Luftzug auf die Kornea (und damit die Auslösung des Kornealreflexes) zu verhindern. Bei bewußtseinsgetrübten Patienten kommt es im hemianopischen Gesichtsfeld nicht mehr zum optisch ausgelösten Schutzreflex, dagegen kann der Kornealreflex noch ausgelöst werden.
Den *Kornealreflex* überprüft man in üblicher Weise durch Berühren der Kornea mit einem kleinen Mulltupfer von lateral, manchmal reicht auch ein leichter Perkussionsschlag durch die geschlossenen Lider auf den Bulbus. Der perkutorische Kornealreflex erlöscht früher als der taktile. Kurzes Beklopfen des supraorbitalen Trigeminusaustrittspunktes löst den taktilen Blinzelreflex bilateral aus. Leichtes nach oben geführtes Berühren der Wimpern führt bei psychogener Bewußtseinstrübung zu einem verstärkten Lidschluß.

Die nächsten Untersuchungsschritte beziehen sich auf Mund, Mundhöhle, Zunge und Rachen. Zunächst achtet man auf eine *Asymmetrie* des Mundes. Bewußtlose Patienten mit einer zentralen Mundastlähmung atmen auf der Seite der Lähmung „blasend" aus. Man versucht, den Mund zu öffnen. Es wird geprüft, ob dies leicht, gegen Widerstand oder gegen aktives Gegenhalten gelingt. Manchmal ist die Kaumuskulatur aber so stark angespannt (Trismus), daß der Mund nicht oder nur mit vorsichtig eingeführten Hilfsmitteln geöffnet werden kann. Bei bewußtseinsgetrübten Patienten können durch die Annäherung von Gegenständen an den Mund orale *Greifreflexe* ausgelöst werden.
Wenn der Mund sanft und ohne Widerstand geöffnet werden kann, beurteilt man die Lage der Zunge im Mund und führt die Inspektion des Rachens aus. Hierbei wird durch kurzes, aber nachdrückliches Berühren beider Rachenhinterwände mit dem Spatel die Auslösung des *Würge-*

*reflexes* überprüft. Bei erhöhtem Hirndruck kann dieser Reflex enthemmt sein, und es kann zum Erbrechen mit Gefahr der Aspiration kommen. Bei der Inspektion von Mund und Rachen achtet man auch auf alte narbige Veränderungen der Zunge.

Am Ende der Untersuchung wendet man sich den Extremitäten zu. Der *Tonus* von Armen und Beinen wird durch bilaterale, abwechselnde, nicht rhythmische Bewegungen überprüft. Nochmals wird man zur Ergänzung der Untersuchung Schmerzreize an Armen und Beinen applizieren und die motorischen Reaktionen überprüfen. Durch Bestreichen des äußeren Fußrandes (dies kann mit dem Daumennagel oder auch mit einem Schlüssel geschehen) kann das *Babins*kische Zeichen ausgelöst werden. Kräftiges Bestreichen der Tibiavorderkante *(Oppenheim)* und grobes Zusammenpressen der Wadenmuskulatur *(Gordon)* führen bei Pyramidenbahnläsionen ebenfalls zu einer tonischen dorsalen Extension der Großzehe. Die Muskeldehnungsreflexe können untersucht werden, um Ausgangswerte für den weiteren Verlauf zu haben. Im akuten Koma kann sich der Reflexstatus jedoch sehr schnell ändern, dies gilt auch für den Nachweis oder das Fehlen von Reaktionen aus der Babinski-Gruppe.

Einen nur bewußtseinsgetrübten Patienten wird man schließlich auffordern, bestimmte Bewegungen durchzuführen, z. B. den Armhalteversuch, Beine gegen Widerstand strecken, Arme beugen. Oft reicht die Kooperationsfähigkeit der Patienten schon nicht mehr aus, auch koordinative Leistungen überprüfbar zu machen. Der Finger-Nase-Versuch und der Knie-Hacken-Versuch können versucht werden. Im allgemeinen wird gerade eine grobe Einschätzung der motorischen Leistungen beim bewußtseinsgetrübten Patienten möglich sein. Die *Auskultation* der Supraklavikulargrube, der Karotiden, des Herzens und der Lunge, soweit nicht schon bei den initialen Notfallmaßnahmen geschehen, beschließt die neurologische Untersuchung des bewußtseinsgestörten Patienten.

**Spezielle Aspekte einzelner Untersuchungsschritte**

*Beste Reaktion auf akustische Reize*

Öffnet der Patient auf lautes Anrufen die Augen, so bedeutet dies nicht, daß er auch fixieren oder Blickkontakt aufnehmen kann. Manche Patienten öffnen die Augen, blicken dann jedoch ziellos umher. Manchmal beobachtet man bei somnolenten Patienten, daß sie auf akustische Reize hin die Augen öffnen, jedoch den Untersucher nicht anblicken. Man hat aber den Eindruck, daß sie suchend in einer Seite ihres Gesichtsfeldes umherschauen. Dann sollte der Untersucher den Patienten von der anderen Körperseite her nochmals ansprechen, da er sich möglicherweise im hemianopischen Gesichtsfeld des Patienten aufgehalten hat. Es ist immer sinnvoll, bei offensichtlichen Paresen einen Patienten nur von der nicht paretischen Seite her anzusprechen.
Werden auf Anrufen die Augen geöffnet, muß der Untersucher versuchen, den Patienten zu einfachen verbalen Äußerungen zu bewegen. Die Fragen, die er stellen wird, werden sich immer auf den aktuellen Zustand beziehen, z. B. darauf, ob der Patient Schmerzen empfindet oder wie er heißt. Einfache Fragen zur Orientierung können möglich sein, lange Schilderungen überfordern den Patienten jedoch. Die verbalen Äußerungen können inhaltlich richtig und adäquat sein, manche Patienten wirken jedoch verwirrt und scheinen nicht adäquat zu antworten. Oft sind ihre Äußerungen nicht verständlich. Hierhinter kann sich bei bewußtseinsgetrübten Patienten eine Aphasie verbergen. Manche Patienten, die die Augen prompt öffnen und den Untersucher anblicken, machen wider Erwarten gar keine sprachlichen Äußerungen. Dies ist ein Befund, den man bei linkshirnigen Insulten in der Frühphase beobachten kann *(Anarthie)*. Diese Patienten sind nicht verwirrt, stuporös oder psychotisch und bedürfen daher auch keiner sedierenden oder neuroleptischen Therapie.
Manchmal löst man durch das laute Anrufen beim Patienten Blinzelreaktionen der Augen, Myoklonien im Gesicht oder generalisierte Myoklonien aus. In diesem Fall wird man auch mit

weiteren akustischen Reizen überprüfen, ob diese Reaktionen reproduzierbar sind (in die Hände klatschen). Akustisch ausgelöste Myoklonien findet man z. B. bei Enzephalitiden und pontinen Blutungen. Solange der Patient auf Ansprache die Augen öffnet und Kontakt aufnehmen kann, ist er nicht bewußtlos. Eine konventionelle neurologische Untersuchung muß dann durchgeführt werden. Treten auf lautes Anrufen keine der o. g. Reaktionen auf, werden als nächstes die Reaktionen auf taktile und Schmerzreize überprüft.

*Beste Reaktionen auf Schmerzreize*

Schmerzreize werden durch Kneifen oder kleine Nadelstiche appliziert. Man kann sie rumpfnah oder peripher anwenden. Kneifen in den Trapeziusrand, in die vordere Achselfalte oder an der Leiste sind häufig untersuchte rumpfnahe Reizorte. Nagelbettdruck, Achillessehnendruck und Wadendruckschmerz werden peripher appliziert. Im Gesicht reizt man am Kieferwinkel, durch Bulbusdruck (Pulskontrolle) oder am Nasenseptum. Die Schmerzreize müssen immer abwechselnd bilateral appliziert werden. Es ist nötig, die Reize mit ausreichender Stärke und Dauer einzusetzen. Daß hierbei eine Rötung und eventuell kleine Blutergüsse entstehen können, muß in Kauf genommen werden. Sie fallen weniger auf, wenn die Schmerzreize z. B. an der Innenseite der Oberarme oder Oberschenkel appliziert wurden. Wird bei der Notfallbehandlung eine Intubation notwendig und muß der Patient abgesaugt werden, kann auch die Reaktion des Patienten auf Absaugen für die Verlaufsbeobachtung genutzt werden. Auf die zentrale Bedeutung der besten motorischen Reaktion auf Schmerzreize für die Klassifikation der Komatiefe wurde wiederholt hingewiesen.
Zusätzlich ergaben sich aus unterschiedlichen Abwehrbewegungen bei bilateral applizierten Schmerzreizen Hinweise auf umschriebene Störungen. Reagiert der Patient bei Schmerzreizen auf einer Körperhälfte nicht, zeigt jedoch mit der gegenseitigen Extremität gezielte oder ungezielte Abwehrbewegungen, so spricht dies für eine motorische Lähmung auf der zuerst gereizten Seite. Zeigt ein Patient dagegen bei Applikation von Schmerzreizen auf einer Körperhälfte keine Reaktion, bei Applikation von Schmerzreizen auf der anderen Körperhälfte bilaterale motorische Antworten, so spricht dies für das Vorliegen einer sensiblen Leitungsstörung auf der zuerst gereizten Seite. Wird dies noch für Kopf, obere Extremität, Rumpf und untere Extremität nacheinander untersucht, kann man aus der Kombination der Reaktion auf Schmerzreize eine brauchbare Aussage über das Vorliegen sensibler oder motorischer Halbseitensymptome machen.

*Beuge- oder Strecksynergien* können im Koma als Antwort auf Schmerzreize auftreten. Beugesynergien können bilateral oder einseitig nachweisbar sein. Die Arme sind dabei adduziert und in den distalen Gelenken gebeugt. Die Beine sind innenrotiert mit überstreckten Füßen. Bei den Strecksynergien sind auch die Arme gestreckt und innenrotiert. Viel seltener findet man ein Streck-Beuge-Muster, bei dem die Arme gestreckt und innenrotiert, die Beine dagegen in den proximalen Gelenken gebeugt sind. Dieses Muster findet man bei primären Hirnstammschädigungen.
Die Beugesynergie ist durch eine uni- oder bilaterale Enthemmung der rubrospinalen Bahn bei gleichzeitig bestehender Pyramidenbahnschädigung zu erklären. Werden die rubrospinalen Bahnen bei Fortschreiten der Funktionsstörungen auf ein tieferes Mittelhirnniveau selbst geschädigt, führt dies zur Enthemmung der vestibulospinalen Bahnen und damit zu einem generalisierten Streckmuster.

*Myoklonien* auf Schmerzreize oder bei der Überprüfung des Muskeltonus können mit Beuge- oder Strecksynergien assoziiert sein. Nicht selten werden sie von Veränderungen im EEG begleitet, sie können aber auch ohne EEG-Äquivalente auftreten und ausschließlich im Hirnstamm generiert werden. Myoklonien können mit groben Tremorformen verwechselt werden. Der Flügelschlagtremor, ein unregelmäßiges asynchrones Zittern der Finger mit Abwärtsbewegungen der Hände (flapping tremor, *Asteri-*

*xis*) wird im Leberkoma, aber auch bei anderen endogenen metabolischen Komaformen gefunden. Myoklonien sind unspezifische Symptome und haben keine sichere lokaldiagnostische oder prognostische Bedeutung. Nicht selten treten sie nach hypoxischen Hirnstammschädigungen in Erscheinung.

Unter *Wälzen* versteht man spontane, grobe Hin- und Herbewegungen des gesamten Körpers. Sie sind nicht von Außenreizen abhängig. Wälzbewegungen findet man häufig, wenn Bewußtseinsstörungen rückläufig sind, z. B. beim Erwachen aus einem traumatischen Koma oder nach hypoxischen Hirnschädigungen, aber auch im akuten traumatischen Mittelhirnsyndrom der 1. Phase und postparoxysmal nach Anfällen.

*Nackensteifigkeit*

Im tiefen Koma kann nach Subarachnoidalblutungen oder bei schweren Meningitiden die reflektorische Nackensteifigkeit fehlen. Deuten Umstände des Notfalls darauf hin, daß eine traumatische hohe Querschnittsläsion vorliegen könnte – eine inital schlaffe Tetraparese bei nur geringer Bewußtseinsstörung kann hierauf weisen –, so hat die Prüfung auf Nackensteifigkeit zu unterbleiben. Ist man sich nicht sicher, ob tatsächlich eine Nackensteifigkeit vorliegt, kann die gleichzeitige Ventralflexion des Kopfes mit Prüfung des beidseitigen Lasègueschen Zeichens den Dehnungsreiz auf die Meningen verstärken.

Eine Tonuserhöhung der Nackenmuskulatur in der Parkinson-Krise, bei Tetanus und bei genereller Tonussteigerung im Mittelhirnsyndrom kann mit der einer Nackensteifigkeit verwechselt werden. Manche Patienten mit einer zerebralen Mikroangiopathie (s. S. 87) zeigen ebenfalls eine diffuse und generelle unspezifische Tonuserhöhung der Muskulatur, die sich auch in der Nackenmuskulatur auswirken kann („arteriosklerotische Tonuserhöhung“).

*Pupillenweite und Pupillenreaktionen*

Über dem parasympathischen Teil des N. oculomotorius *(Westphal-Edinger-Kern)* wird die Verengung der Pupillen bei Lichtreizen gesteuert. Über diesen Nerv verläuft auch der efferente Schenkel des Pupillenreflexes. Für die Pupillenerweiterung ist die zentrale Sympathikusbahn bis zum Centrum ciliospinale des Zervikalmarks verantwortlich. Dort wird umgeschaltet auf den sympathischen Grenzstrang (Ganglion cervicale superius). Die peripheren sympathischen Fasern begleiten die A. carotis interna und erreichen das Ganglion ciliare. Eine Schädigung der zentralen Sympathikusbahn führt zu einer bilateralen Pupillenverengung. Eine Schädigung der Okulomotoriuskerne oder des peripheren Nervs bei erhaltener Sympathikusbahn führt zur Pupillenerweiterung. Wenn beide Bahnen gestört sind, sind die Pupillen mittelweit und reagieren nicht mehr.

Bilaterale Änderungen der *Pupillenreaktion* und *-weite* sind für die Komaklassifikation (vgl. traumatisches Mittel- und Bulbärhirnsyndrom) von Bedeutung: Im akuten Mittelhirnsyndrom finden wir mittelweite, träge oder nicht reagierende Pupillen (Schädigung von Parasympathikus und Sympathikus). Im Bulbärhirnsyndrom sind die Pupillen eher weit und reagieren nicht. Die zunehmende Weite der Pupillen wird auf eine Eigenfunktion des Halssympathikus und eine mechanische Erschlaffung des M. sphincter pupillae zurückgeführt. Läsionen des N. oculomotorius oder ausgedehnte Halsweichteilverletzungen mit Beteiligung des Ganglion cervicale superius können ebenfalls Pupillenstörungen bewirken.

Der *Pupillenreflex,* die Verengung der Pupillen auf Lichtreize, hat seine Afferenz im N. opticus und seine Efferenz im N. oculomotorius. Fehlende direkte und konsensuelle (auf dem anderen Auge) Pupillenreflexe beim Beleuchten eines Auges, jedoch erhaltene direkte und konsensuelle Lichtreaktion beim Beleuchten des anderen Auges deuten auf eine prächiasmale Optikusläsion oder eine ophthalmologische Ursache dieser Störung hin. Weite, reaktionslose ipsilaterale Pupillen mit guter konsensueller Lichtreaktion auf der Gegenseite sprechen für eine ipsilaterale Okulomotoriusparese.

Der *ziliospinale Reflex* kann durch Applikation von Schmerzreizen im Gesicht und an der Halsaußenseite ausgelöst werden. Diese führen zu einer ipsilateralen, manchmal bilateralen Pupillenerweiterung. Die Reflexbahn verläuft außerhalb des Hirnstamms. Der Reflex ist im Koma enthemmt. Die differenzierende Aussagekraft dieses Reflexes ist nach unserer Meinung nicht besonders groß. Er eignet sich am besten zur Lokalisation hoher Querschnittssyndrome, wenn er vom Gesicht her nicht ausgelöst werden kann, vom Trapeziusrand dagegen wohl. Die Afferenz erfolgt über den Trigemius bzw. spinal-segmental, die Efferenz läuft über den Halssympathikus.

Als *Horner-Syndrom* wird eine einseitig verengte Pupille mit gleichzeitiger Ptose, bedingt durch die Parese des sympathisch innervierten *Müller*schen Muskels im Oberlid bezeichnet. Pathophysiologisch und pharmakologisch kann ein zentrales und ein peripheres Horner-Syndrom unterschieden werden. Das zentrale Horner-Syndrom wird durch Läsionen im Hirnstamm und im Centrum ciliospinale des Rückenmarks bewirkt. Die Pupille erweitert sich dann nicht auf Kokain. Das periphere Horner-Syndrom zeigt dagegen eine Denervierungsüberempfindlichkeit auf 0,1%iges Adrenalin.

Pupillenstörungen bei *Intoxikationen* können große Probleme in der Klassifikation der Komatiefe hervorrufen. Änderungen der Pupillenweite und -reaktion können bei regelmäßigen Kontrollen exakte Informationen über Fortschreiten oder Rückbildung von Hirnstammsyndromen geben. Die initiale exakte Beschreibung der Pupillenweite, wenn möglich in Millimetern, von Ausmaß und Geschwindigkeit (prompt oder träge) der Pupillenreflexe ist als Ausgangspunkt für eine engfristige Verlaufsuntersuchung auf Intensivstationen sehr wichtig. Aus diesem Grund ist es streng kontraindiziert, bei bewußtlosen Patienten die Pupillen pharmakologisch zu erweitern. Wer bei nicht weitgetropfter Pupille den Augenhintergrund nicht sicher einstellen kann, ist sicher auch nicht geübt genug, die Papille bei erweiterten Pupillen zu beurteilen. Durch den weit verbreiteten Einsatz von Sedativa wird jedoch die Bedeutung der Pupillenkontrolle bei bewußtlosen Patienten relativiert.

In unserer Zusammenstellung der Notfalluntersuchungen ist die Spiegelung des *Augenhintergrundes* bewußt nicht erwähnt. Die Beurteilung des Augenhintergrundes mit der Suche nach einer Stauungspapille ist nach unserer Meinung heute nicht mehr Teil der Notfalluntersuchung. Wenn der Nachweis einer Stauungspapille tatsächlich einmal früh gelingen sollte, birgt dies unzweifelhaft wichtige und gut verwertbare Informationen. Das Fehlen einer Stauungspapille hingegen schließt eine intrakranielle Drucksteigerung nicht mit genügender Sicherheit aus. Nach Einführung der Computertomographie haben wir lernen müssen, daß sehr große und manchmal schon länger vorhandene raumfordernde Läsionen oft keine Stauungspapille hervorrufen. In der neurologischen Klinik und auf der neurologischen Intensivstation wird selbstverständlich auch weiterhin die Untersuchung des Augenhintergrundes durchgeführt. In der Notfallsituation ist sie jedoch entbehrlich. Ähnliches gilt auch fur die Spiegelung des Augenhintergrundes vor der Liquorpunktion. Ist eine Lumbalpunktion tatsächlich indiziert, z. B. wenn nach Klinik oder CT ein Hirnabszeß möglich ist oder der Verdacht auf eine Subarachnoidalblutung besteht, so wird man auch bei bestehender Stauungspapille punktieren. In solchen Fällen haben wir die befürchtete akute Einklemmung nie gesehen. Diese Patienten werden von uns im Liegen punktiert, und wir lassen nicht mehr als 10 ml Liquor ab.

### *Okulomotorik*

Die Beurteilung der *Bulbusstellung* und der spontanen oder induzierten Bewegungen der Bulbi gibt Aufschluß über die Funktion eines ausgedehnten neuronalen Systems im Hirnstamm, das der Steuerung der Okulomotorik dient.

In ihm werden tiefe sensible Halsefferenzen, vestibuläre, akustische und visuelle Informationen verarbeitet. Kortikale Einflüsse vom frontalen und okzipitalen Augenfeld (Area 8 und Area 18 bzw. 19) erreichen ebenfalls dieses System. Alle Afferenzen werden miteinander verarbeitet und steuern die exakte Verknüpfung der 3 moto-

rischen Hirnnervenpaare, die in ihrer Funktion aufeinander abgestimmt werden müssen.
Ein Beispiel: Beim Seitwärtsblick oder beim Verfolgen eines Objektes müssen der ipsilaterale Abduzenskern für die Innervierung des M. rectus lateralis und der kontralaterale Okulomotoriuskern für die Aktivierung des M. rectus medialis synchron aktiviert werden. Die neurophysiologischen und neuroanatomischen Einzelheiten dieser Verschaltung sind sehr komplex und können an dieser Stelle nicht umfassend erläutert werden. Einige Aspekte sollen jedoch kurz erwähnt werden: Die Augenmuskelkerne beider Seiten des Hirnstamms werden durch das *mittlere Längsbündel (MLF)* miteinander verbunden. Die *paramediane Formatio reticularis (MRF)* des Hirnstamms ist für die Verarbeitung der verschiedenen Afferenzen verantwortlich. Vertikale Blickbewegungen werden im *mesenzephalen (MMRF)* und horizontale Bewegungen im *pontinen Teil (PMRF)* der paramedianen Formatio reticularis induziert. Rotatorische Augenbewegungen sollen im Rautenhirn induziert werden.
Bei der Beobachtung der Bulbi achtet man darauf, ob Position und Bewegung konjugiert oder diskonjugiert sind. Die Bulbi können konjugiert mittelständig sein, sie können aber auch in einer tonischen Seitwärtswendung *(Blickwendung)* konjugiert sein. Andererseits können die Bulbi asymmetrisch stehen oder zu verschiedenen Seiten von der Mittellinie abweichen. Oft zeigen die Bulbi bei bewußtlosen Patienten spontane, horizontale Bewegungen, die ebenfalls konjugiert oder diskonjugiert sein können („schwimmende Bulbi").
Eine horizontale leichte *Divergenzstellung* bis zu 15 Grad kann alleine durch den erschlafften Muskeltonus zustande kommen und kann auch bei leichter Narkose gefunden werden, ohne daß dies auf Augenmuskellähmungen oder auf Störungen des internukleären Leitungssystems zurückzuführen ist.
Auf einen spontanen, seitengerichteten *Nystagmus,* vielleicht auch auf einen Nystagmus mit *rotatorischer* Bewegungskomponente oder mit *vertikaler* Richtung muß geachtet werden. Diskonjugierte Bewegungen oder diskonjugiert stehende Bulbi deuten auf eine Funktionsstörung in der Verknüpfung der Augenmuskelkerne hin oder können durch direkte Schädigung der Augenmuskelkerne oder traumatische periphere Paresen bedingt sein. Es ist jedoch wichtig zu wissen, daß konjugierte Störungen der Okulomotorik ein Zeichen für eine weitgehend intakte internukleäre Verknüpfung der Augenmuskelkerne sind.

Ein Beispiel hierfür ist die konjugierte Blickwendung, die *Deviation conjugée* bei hemisphärischen Läsionen: Sie ist zum kortikalen Herd hin, also von der paretischen Körperseite fort gerichtet. Auch bei infratentoriellen Läsionen kann man eine Blickwendung finden, die dann auf die gelähmte Körperseite hin gerichtet ist. Diese Läsionen gehen jedoch sehr häufig mit einer zusätzlichen Funktionsstörung im Leitungsapparat einher, so daß dann die Blickwendung oft diskonjugiert ist. Die beschriebene Richtung der Blickwendung gilt nur bei hemisphärischen oder pontinen Funktionsausfällen. Liegt jedoch eine Übererregbarkeit, z. B. ein fokaler epileptischer Anfall, vor, erfolgt die Blickwendung in die entgegengesetzte Richtung. Der Patient schaut dann „von seinem Herd weg". Klinisch ist dies z. B. bei einem Adversivanfall zu beobachten, bei dem der Patient Kopf und Augen zu dem Arm wendet, in dem sich die fokalen epileptischen Anfälle manifestieren.
Eine tonische *Blickwendung* ist häufig mit einer horizontalen *Blickparese* zur Gegenseite kombiniert. Wache Patienten können dann die Augen nicht aktiv aus der Blickwendung lösen oder schaffen es gerade, die Augen in eine Mittelposition zu bringen. Ein Blick zur Gegenseite ist nicht möglich. Führt man bei diesen Patienten oder auch bei bewußtlosen Patienten mit einer Deviation conjugée eine Kaltspülung des gegenseitigen äußeren Gehörganges aus, können die Bulbi in die blickparetische Seite hinübergeschoben werden, da das mittlere Längsbündel intakt ist und die kalorische labyrinthäre Reaktion die Blickwendung aufhebt. Fixieren die Patienten, so gelingt es manchmal, durch eine langsame kontralaterale Kopfdrehung die Augen in die blickparetische Stellung zu bringen.

Bei bilateralen Großhirnläsionen oder bei Mittelhirnläsionen können periodisch alternierende, konjugierte Blickabweichungen zu beiden Extremstellungen auftreten *(Ping-Pong-Blickwendung)*. *Vertikale Blickabweichungen* nach unten finden sich bei dienzephalen Läsionen und bei hypoxischen metabolischen Komata. Ganz selten kann eine vertikale Blickdeviation nach oben gefunden werden, deren anatomisches Substrat nicht geklärt ist.

*Ocular-tilt-Reaktion:* Eine vertikale Schielstellung der Augen, bei der ein Bulbus tiefer als der andere steht, kann mit einer Zwangsdrehung des Kopfes, meist zur Seite des tieferstehenden Auges, verbunden sein. Diese vertikale Schielstellung wird als *ocular skew deviation* bezeichnet und ist nicht selten mit einer partiellen Okulomotoriusparese verbunden. Dann spricht diese Augenstellung für eine Mittelhirnläsion. Sie kann aber auch durch Läsionen der Kleinhirnschenkel oder des Rautenhirns gefunden werden.

Bei wachen Patienten mit Hirnstammläsion finden sich charakteristische Störungen der willkürlichen Augenbewegungen, die auf umschriebene Läsionsorte zurückgeführt werden können. Obwohl hier die Untersuchung bewußtseinsgestörter Patienten beschrieben wird, möchten wir einige Syndrome vorstellen, da ähnliche Muster auch bei den reflektorisch ausgelösten Augenbewegungen (okulozephaler Reflex, S. 40) gefunden werden können und dann eine lokaldiagnostische Bedeutung haben.

Internukleäre Ophthalmoplegie IOP (Läsion des mittleren Längsbündels)

Bei der internukleären Ophthalmoplegie wird beim Seitwärtsblick das abduzierende Auge innerviert, das adduzierende Auge kann jedoch nicht nasalwärts gerichtet werden. Bei doppelseitiger IOP findet man beim Blick zur anderen Seite einen spiegelbildlichen Befund: Wieder die normale Abduktion auf der einen Seite und die fehlende Adduktion auf dem anderen Auge. Die *Konvergenzbewegung* der Augen, bei der beide Bulbi simultan nasalwärts gerichtet werden müssen, um ein nahegelegenes Ziel zu fixieren, ist aber möglich. Dies beweist, daß beide Mm. recti interni innerviert werden können, daß aber die internukleäre Verschaltung mit der Abstimmung zwischen Abduzenskern und Okulomotoriuskern nicht gelingt (internukleäre Lähmung). Zusätzlich findet sich häufig noch ein dissoziierter, horizontaler Blickrichtungsnystagmus auf dem abduzierenden Auge. Die internukleäre Ophthalmoplegie kann unilateral und bilateral auftreten. Die einseitige Läsion der MLF, kombiniert mit einer horizontalen Blickparese zur anderen Seite, wird als *Eineinhalbsyndrom* bezeichnet.

Parinaud-Syndrom (Mittelhirnhaube)

Das *Parinaud*-Syndrom besteht aus einer vertikalen Blickparese nach oben – die Augen können also nicht über die Horizontale nach oben bewegt werden – und einer Konvergenzlähmung. Der Seitwärtsblick ist ungestört. Manchmal finden sich Pupillenstörungen. Das Puppenkopfphänomen kann hierbei erhalten sein, bei passiven Kopfbewegungen lassen sich dann die Bulbi doch noch über die Horizontale bewegen. Das Parinaud-Syndrom wird in die Mittelhirnhaube (Vierhügelregion) lokalisiert.
Vielen bewußtseinsgestörten Patienten ist es nicht möglich, nach oben zu schauen oder zu konvergieren. Dies bedeutet jedoch nicht, daß bei ihnen immer ein Parinaud-Syndrom vorliegen würde. Beide Bewegungen werden früh durch eine verminderte Vigilanz gestört.

Aquäduktsyndrom

Rhythmische Konvergenzbewegungen bei überschießender Konvergenzstellung der Augen deuten auf eine Läsion in der Nähe des Aquädukts hin. Das Vollbild des Aquäduktsyndroms besteht aus *Konvergenzspasmen*, einer *vertikalen Blickparese* und nach hinten gerichteten, spontanen, schnellen Bulbusbewegungen *(Nystagmus retractorius)* und Pupillenstörungen. Der optokinetische Nystagmus nach oben ist hierbei aufgehoben.

Bilaterale Abduzenslähmung

Manchmal findet man eine Störung der Augenmotilität, die wie das Negativ einer internukleären Ophthalmoplegie wirkt: Beim Seitwärtsblick kann das abduzierende Auge nicht innerviert werden, während die Adduktion gut funktioniert, zur Gegenseite ein spiegelbildlicher Befund. In den meisten Fällen liegt hier jedoch keine internukleäre Störung, sondern eine *bilaterale Abduzenslähmung* zugrunde. Bilaterale Abduzenslähmungen finden sich sehr häufig bei der *Wernicke-Enzephalopathie* (s. S. 204), posttraumatisch und bei entzündlichen Erkrankungen wie der *Polyneuritis cranialis* (s. S. 135) oder dem *Bannwarth-Syndrom* (s. S. 129).

Ocular bobbing und Schaukelnystagmus

Spontane, langsame Bewegungen der Bulbi nach unten und nach oben werden als „ocular bobbing“ bezeichnet. Man nimmt an, daß diese Störung im allgemeinen mit einer schlechten Prognose verknüpft ist. Schnelle, diskonjugierte horizontale, selten vertikale Sakkadenbewegungen werden als *Opsoklonus* bezeichnet und deuten auf eine diffuse Funktionsstörung der MLF hin. Manchmal sind sie mit rhythmischen Myoklonien in von kaudalen Hirnnerven versorgten Muskeln (Schlundmuskeln, Zungenbodenmuskeln) verbunden. Synchrone oder asynchrone, langsam schwimmende Seitwärtsbewegungen nennt man *„schwimmende Bulbi“*. Sind diese spontan schwimmenden Bewegungen auf beiden Augen völlig diskonjugiert, deutet auch dies auf eine ausgedehnte Schädigung des mittleren Längsbündels hin. Konjugiert schwimmende Bulbi finden sich aber auch bei vielen bewußtseinsgetrübten Patienten ohne morphologische Hirnstammläsionen. Als *Schaukelnystagmus* bezeichnet man konjugierte, pendelförmige Spontanbewegungen der Augen, wobei zusätzlich zu einer Drehbewegung das innenrotierte Auge nach oben und das außenrotierte Auge nach unten schaukelt. Dieser Befund ist charakteristisch für dienzephale Herde. Sehr selten ist ein *Konvergenznystagmus*, in den Retraktionen einschießen können. Er findet sich bei Läsionen der Mittelhirnhaube.

*Okulozephaler Reflex*

Mit der Untersuchung des okulozephalen Reflexes überprüft man beim bewußtlosen Patienten, der keine willkürlichen Augenbewegungen durchführen kann, die Funktion des internukleären Schaltapparats, speziell die Koordination von vestibulären Impulsen und Halsafferenzen mit der Okulomotorik.

Durchführung

Am liegenden Patienten werden die Augen durch eine Hand, die über der Stirn liegt, offengehalten. Die 2. Hand umfaßt Nacken oder Hinterkopf des Patienten. Abwechselnd zu beiden Seiten werden mit großer Beschleunigung passive Drehbewegungen des Kopfes durchgeführt. Die Reaktion der Bulbi wird beobachtet. Nach jeder Bewegung wird eine Pause von einigen Sekunden gemacht, um die reflektorische Auslenkung und die Rückstellung der Bulbi zu beurteilen. Eine Vor- und Rückwärtsbewegung des Kopfes kann ebenfalls durchgeführt werden.

Befunde

Der okulozephale Reflex wird beim wachen Patienten durch Efferenzen des okzipitalen Blickzentrums kontrolliert und unterdrückt. Der *wache, fixierende Patient* behält seinen Fixpunkt bei oder stellt, wenn der Fixpunkt durch sehr weites Drehen des Kopfes aus dem Gesichtsfeld bewegt wird, mit einer schnellen bilateralen ballistischen Einstellbewegung und kurzen Korrekturrucken einen neuen Fixpunkt ein. Der okulozephale Reflex ist daher beim wachen Patienten *negativ*. In den verschiedenen Stadien der Bewußtseinstrübung kann man unterschiedliche Ausprägungen des okulozephalen Reflexes finden. Diese sind durch Komatiefe und mögliche lokale Läsionen des internukleären Schaltapparats bedingt.
Bei bewußtseinsgetrübten Patienten findet man eine ausgedehnte, mittelschnelle, meist konju-

gierte Bewegung der Bulbi zu den der passiven Drehrichtung des Kopfes entgegengesetzten Seite. Ihr folgt eine langsame Rückstellung der Bulbi in die Ausgangsposition. Dies wird als *ausgiebig positiver* okulozephaler Reflex bezeichnet und deutet auf die Intaktheit der okulomotorischen Verschaltung bei Ausfall der kontrollierenden Einflüsse vom okzipitalen Augenfeld hin.
In Koma I und II sind die reflektorischen Auslenkungen weniger ausgiebig, man spricht von einem *schwach positiven* okulozephalen Reflex. Manchmal gelingt dann auch die kompensatorische Rückstellung der Bulbi nicht vollständig. Kommen lokale Herdsymptome hinzu, so kann man den okulozephalen Reflex manchmal zu einer Seite normal auslösen, zur anderen Seite findet man nur eine diskonjugierte Reaktion. Dann erinnern okulozephale Reflexantworten auch manchmal an eine internukleäre Ophthalmoplegie (Abduktion des zur Drehrichtung kontralateralen Auges, aber fehlende Adduktion). Im tiefen Koma kommt es zu inkonstant auslösbaren, langsamen tonischen Seitwärtsbewegungen ohne Rückstellbewegung. Im Bulbärhirnsyndrom ist der okulozephale Reflex erloschen (= *negativ*). Die Bulbi bleiben in ihrer Ausgangsstellung – konjugiert oder diskonjugiert – fixiert.

*Die kalorische Reizung des Labyrinths (vestibulookulärer Reflex)*

Der okulozephale Reflex kann auf der Intensivstation durch die kalorische Reizung des Labyrinths ergänzt werden. In der Intensivmedizin hat sich die Kaltspülung des äußeren Gehörgangs mit 10–15° C kühlem Wasser bewährt.

Durchführung

Eine 50-ml-Sondenspritze wird mit ca. 20 ml Eiswasser gefüllt und ein Stück einer Magensonde wird nach vorheriger Inspektion des Trommelfells (keine Perforation) in den äußeren Gehörgang geschoben. Es folgt eine ausgiebige Anspülung des äußeren Gehörgangs mit dem gesamten Inhalt der Spritze.

Befunde

Beim Gesunden findet man einen schnellen Nystagmus zur Gegenseite und – variabel – eine langsame tonische Deviation zur gereizten Seite.

Im Komastadium I und II überwiegt eine sehr ausgedehnte tonische Reaktion zum Reiz hin.
Im tiefen Koma kann diese tonische Reaktion dissoziiert, abgeschwächt und schließlich fehlend sein. Auch hier ist bei strukturellen Läsionen eine seitenunterschiedliche vestibulookuläre Reaktion möglich. Auf die Überwindung einer hemisphärischen Blickparese durch den vestibulookulären Reflex wurde schon hingewiesen.

*Korneal- und Blinzelreflexe*

Der *Kornealreflex* kann, wenn ein Tupfer zur Hand ist, beim bewußtlosen Patienten wie bei jedem wachen Patienten ausgelöst werden. Leichtes Berühren der Kornea von der Seite mit einem Watteträger führt im Normalfall zu einem unilateralen, manchmal bilateralen Schutzreflex. Die Abschwächung oder der Ausfall des Kornealreflexes findet sich im tiefen Koma oder bei Läsionen der einzelnen Teile des trigeminofazialen Reflexbogens. Bei der *peripheren Fazialisparese* wird man weder bei ipsi- noch kontralateraler Berührung der Kornea eine motorische Antwort im gelähmten M. orbicularis oculi finden. Dagegen führt das Berühren der Kornea auf der paretischen Seite zu einer Reflexantwort auf der gesunden Seite. Bei Ausfall der *Trigeminusafferenz* wird von dieser Seite keine Reflexantwort vermittelt. Im tiefen Koma ist der Kornealreflex zunächst abgeschwächt, später erloschen. Sehr leicht durchführbar ist die Variation des Kornealreflexes durch kurzes Beklopfen der Augen durch das geschlossene Lid. Mit der gleichen Methode wird auch der taktile Blinzelreflex (Beklopfen des Foramen supraorbitale) ausgelöst. Der akustisch ausgelöste Blinzelreflex (lautes In-die-Hände-Klatschen) ist nur bei wachen oder leicht bewußtseinsgetrübten Patienten positiv.

*Muskeltonus*

Die *spastische* Tonuserhöhung ist durch folgende Symptome gekennzeichnet:
- Erhöhung des Muskeltonus bei schnellen geführten Bewegungen.
- Dabei fühlbare Erhöhung des Widerstandes.
- Die Tonuserhöhung findet sich besonders in den der Schwerkraft entgegenwirkenden Muskeln.
- Kurze Phasen einer gegenregulatorischen Tonusverminderung (Taschenmesserphänomen) können die einschießende Tonuserhöhung bei der Bewegung unterbrechen.

Bei Patienten, die im Koma eine Beugestellung der oberen und eine Streckstellung der unteren Extremitäten zeigen, ist ein ähnlicher Mechanismus wie bei der Spastik anzunehmen. Vermutlich sind hier neben der Pyramidenbahn auch extrapyramidal hemmende Bahnen geschädigt. Bei bewußtlosen Patienten findet man nicht selten eine schwer zu charakterisierende generelle Erhöhung des Muskeltonus. Diese Tonuserhöhung zeigt dann nicht immer die typischen Zeichen der Spastik.
Ein *Rigor* ist im Koma selten zu finden. Manchmal findet man bei Patienten nach einer diffusen hypoxischen Ursache des Komas eine rigorartige Tonuserhöhung der Nackenmuskulatur, die an eine Nackensteifigkeit erinnert. Der Muskeltonus wechselt im akuten Koma oft sehr schnell. Im Bulbärhirnsyndrom ist der Muskeltonus schlaff.
Auch die *Muskeldehnungsreflexe* und die *Pyramidenzeichen* zeigen oft sehr inkonstante Befunde. Nicht selten ist die Vorspannung von Agonisten und Antagonisten so stark, daß man Muskeldehnungsreflexe nicht auslösen kann. Manchmal findet man aber auch bei eher schlaffem Muskeltonus noch sehr lebhafte Reflexe, Kloni und bilaterale Pyramidenbahnzeichen. In anderen Fällen mit generalisierter Tonuserhöhung gelingt dagegen der Nachweis des Babinskischen Zehenzeichens nicht. Die Untersuchung der Bauchhautreflexe kann in der Notfallsituation unterbleiben.

*Zentrale Atemstörungen*

Zentrale Störungen der Atmung können mit typischen Atemmustern bei verschiedenen Komatiefen und -ursachen gefunden werden.

Cheyne-Stoke-Atmung

Dieser Atemtyp ist durch eine wellenförmig an- und abschwellende Atemtiefe und Atemfrequenz gekennzeichnet. Die Patienten atmen zuerst sehr flach und mäßig schnell, führen dann immer größere und beschleunigte Atemexkursionen durch, dann nimmt die Atemtiefe wieder ab. Manchmal folgt eine Atempause. Diesen Atemtyp findet man bei metabolischen und toxischen Komaursachen ebenso wie bei supratentoriell raumfordernden Läsionen.

Ataktische Atmung

Bei der ataktischen Atmung sind der Atemrhythmus und die Atemtiefe sehr unregelmäßig. Es liegt eine abnorme Abstimmung der In- und Exspirationsphase vor. Eine gestörte Empfindlichkeit der zentralen $CO_2$-Rezeptoren ist nicht vorhanden. Die ataktische Atmung findet sich bei primären Hirnstammerkrankungen mit Läsion der medullären Formatio reticularis.

Maschinenatmung

Bei dieser Atemform kommt es zu einer regelmäßigen, tiefen Hyperventilation. Der $CO_2$-Partialdruck sinkt bei diesem Muster. Es handelt sich jedoch nicht um einen Autoregulationsmechanismus bei erhöhtem intrakraniellem Druck, sondern um Zeichen der Entkoppelung des noch intakten medullären Atemzentrums von seinen modifizierenden dienzephalen Reglern. Dieser Atemtyp findet sich bei supratentoriellen Läsionen mit akuter Einklemmung oder mesenzephalen Läsionen.

Posthyperventilatorische Apnoe (Gruppenatmung)

Bei manchen Patienten mit zentralen Atemstörungen kommt es zu längeren Pausen nach einer spontanen Hyperventilation. Diese Pausen können bis zu 30 Sekunden anhalten. Sie sind durch eine abnorme Empfindlichkeit der $CO_2$-Rezeptoren auf ein erniedrigtes $paCO_2$ bedingt.

Zentrale Rezeptorenstörung

Atemstörungen mit normalem Atemrhythmus und Atemtiefe, jedoch gestörten zentralen $CO_2$-Rezeptoren führen zu Hyper- und Hypokapnien. Sie werden nur durch regelmäßige Blutgasanalysen festgestellt.

*Vegetative Regulationsstörungen*

Temperaturregulationsstörungen

Bei hypothalamusnahen Läsionen, bei Ventrikeltamponaden, bei akuter transtentorieller Einklemmung und beim Hydrocephalus communicans oder occlusus finden sich Störungen der Temperaturregulation, die als zentrale Hyperthermie bezeichnet werden. Im akuten Mittelhirnsyndrom findet man einen initialen Temperaturanstieg. Beim Fortschreiten der Komatiefe und beim Übergang in den Hirntod kommt es zur stufenweisen, manchmal abrupten Temperaturabnahme. Die Diagnose der *zentralen Hyperthermie* wird wahrscheinlich zu häufig gestellt. Meist ist sie assoziiert mit einer gleichzeitigen arteriellen *Hypertonie* und *Tachykardie*. Die Hypertonie ist als wichtiges Differentialkriterium gegen eine Sepsis aufzufassen.

Kreislaufstörungen

Auch *Pulsfrequenz* und *Blutdruck* können in verschiedenen Komastadien unterschiedlich fehlgesteuert sein. Beim akuten Mittelhirnsyndrom finden wir eine Steigerung der Pulsfrequenz. Bei erhöhtem Hirndruck kann auch der Blutdruck erhöht sein (Cushing-Reflex). Hierdurch kommt es zu den das Hirnödem noch verstärkenden befürchteten Hirndruckspitzen mit Durchschlagen des systolischen Drucks. Im Mittelhirnsyndrom sind Tachyarrhythmien und Extrasystolien nicht ungewöhnlich. Erst im tiefen Bulbärhirnsyndrom kommt es zur reflektorischen Bradykardie, viel früher kann der Blutdruck abfallen.

EKG-Veränderungen

Ohne Zweifel gibt es bei Subarachnoidalblutungen, intrazerebralen Blutungen und anderen supratentoriell raumfordernden Läsionen *EKG-Veränderungen,* die oft sehr gravierend sein können. Andererseits kann es sehr gefährlich sein, unklare EKG-Veränderungen bei Patienten mit neurologischen Grundkrankheiten auf eine zentral nervöse Ursache zurückzuführen. Bei Patienten auf neurologischen Intensivstationen finden wir sehr häufig sekundäre pulmonale und kardiale Komplikationen, die alleine EKG-Veränderungen begründen und für die Prognose entscheidend sein können.

## Literatur


1. *Ash, P. R., J. L. Keltner:* Neuro-ophthalmic signs in pontine lesions. Médicine 58 (1979), 304–320
2. *Baumgarten, R.:* Neurophysiologische Grundlagen des Bewußtseins. In: Klinische Anästhesiologie und Intensivtherapie, Bd.XIX: Der bewußtlose Patient, S. 10–19. *Ahnefeld, F. W.*, et al. (Hrsg.). Springer, Berlin 1979
3. *Brandt, T. H., W. Büchele:* Augenbewegungsstörungen. Gustav Fischer, Stuttgart–New York 1983
4. *Bosch, E. P., S. S. Kennedy, C. A. Aschenbrener:* Ocular bobbing: The myth of its localisation value. Neurology 25 (1975), 949–953
5. *Butenuth, J., E. C. Fuchs, R. Schiffter, P. Wolf:* Klinische Kriterien zur Bestimmung der Komatiefe. Akt. Neurol. 2 (1975), 81–102
6. *Caroll, W. M., F. L. Mastaglia:* Locked-in coma. In: Postinfective polyneuropathy. Archs Neurol., Chicago 36 (1979), 46–47
7. *Caronna, J. J.:* The comatose patient. In: Current therapy in neurologic disease. *Johnson, R. T.* (ed.). BC Decker Inc., Philadelphia–Toronto 1985
8. *Cherington, M., J. Stears, J. Hodges:* Locked-in syndrome caused by a tumor. Neurology 26 (1976), 180–182
9. *Creutzfeldt, O.:* Physiological conditions of consciousness. In: Proc. 11th World Congress of Neurology, pp.

194–208. *den Hartog Jager, W. A., G. W. Bruyn, A. P. J. Heijstee* (eds.). Excerpta Medica, Amsterdam 1978

10. *Daroff, R. B., A. L. Waldmann:* Ocular bobbing. J. Neurol. Neurosurg. Psychiat. 28 (1965), 375–377
11. *Feldman, M. H., S. Sahrmann:* The decerebrated state in the primate. 2. Studies in man. Archs Neurol., Chicago 25 (1971), 517–525
12. *Fisher, C. M.:* Ocular bobbing. Archs Neurol., Chicago 11 (1964), 543–546
13. *Fisher, C. M.:* Some neuro-ophthalmological observations. J. Neurol. Neurosurg. Psychiat. 30 (1967), 383–392
14. *Fisher, C. M.:* The neurological examination of the comatose patient. Acta neur. scand. 45, Suppl. 36 (1969), 1–56
15. *Flügel, K. A., H. H. Fuchs, K. F. Druschky:* Das „Locked-in"-Syndrom: Pseudokoma bei Basilaristhrombose. Dt. med. Wschr. 102 (1977), 465–470
16. *Frowein, R. A., B. Terhaag, K. auf der Haar:* Frühprognose akuter Hirnschädigungen. Akt. Traumatol. 5 (1975), 203–211
17. *Gerstenbrand, F.:* Das traumatische apallische Syndrom. Springer, Berlin 1976
18. *Gerstenbrand, F., C. H. Lücking:* Die akuten traumatischen Hirnstammschäden. Arch. Psychiat. Nervkrankh. 213 (1970), 246–281
19. *Hartje, W., K. Poeck, W. Sturm:* Psychische Veränderungen bei Hirnschädigungen. Neuropsychologische Beschreibung und Untersuchung. In: Klinische Neurochirurgie, Bd. I. v. *Dietz, H., W. Umbach, R. Wüllenweber* (Hrsg.). Thieme, Stuttgart–New York 1982
20. *Hassler, R.:* Die neuronalen Steuerungssysteme für Wachsein, Schlaf und Bewußtseinsvorgänge. In: Klinische Anästhesiologie und Intensivtherapie, Bd. XIX: Der bewußtlose Patient, S. 1–9. *Ahnefeld, F. W.,* et al. (Hrsg.). Springer, Berlin 1979
21. *Jellinger, K.:* Zur Neuropathologie des Komas und postkomatöser Encephalopathien. Klin. Wschr. 80 (1968), 505–517
22. *Jennett, W. B., F. Plum:* The persistent vegetative state: a syndrome in search of a name. Lancet 1 (1972), 734–737
23. *Jennett, W. B., G. Teasdale:* Aspects of coma after severe head injury. Lancet 1 (1977), 878–881
24. *Jouvet, M.:* Coma and other disorders of conscionsness. In: Handbook of clinical Neurology, vol. III, pp. 62–79. *Vinken, P. J., G. Bruyn* (eds.). North Holland Publishing Comp., Amsterdam 1969
25. *Kemper, T. L., F. C. A. Romanul:* State resembling akinetic mutism in basilar artery occlusion. Neurology 17 (1967), 74–80
26. *Lausberg, G.:* Zentrale Störungen der Temperaturregulation. Acta neurochirg. (Suppl.) 19 (1972), 103–109
27. *Leigh, R. J., D. A. Shaw:* Rapid regular breathing in unconscious patients. Archs Neurol., Chicago 33 (1976), 356–361
28. *Lücking, C. H.:* Neurologische Diagnostik des Koma-Patienten. Intensivbehandlung 1 (1976), 65–70
29. *Plum, F., J. B. Posner:* Diagnosis of stupor and coma. Davis, Philadelphia 1983
30. *Regli, F., K. Foerster:* Der neurologische Untersuchungsgang beim bewußtlosen Patienten. In: Klinische Anästhesiologie und Intensivtherapie, Bd. XIX: Der bewußtlose Patient. *Ahnefeld, F. W.,* et al. (Hrsg.). Springer, Berlin 1979
31. *Schuster, H.-P.:* Der komatöse Patient – Erstversorgung und Differentialdiagnose. Internist 21 (1980), 245–251
32. *Senelick, R. C.:* „Ping-pong" gaze. Periodic alternating gaze deviation. Neurology 26 (1976), 532–535
33. *Walsh, F. B., W. F. Hoyt:* Clinical neuro-ophthalmology, 3rd ed., vol. 1. Williams and Wilkins Co., Baltimore 1969

# Apparative Zusatzuntersuchungen und Laboruntersuchungen

Die Aussagekraft und der sinnvolle Einsatz der apparativen Zusatzuntersuchung bei bestimmten Leitsymptomen werden in den folgenden Kapiteln beschrieben. Wir unterscheiden *neuroradiologische Untersuchungsverfahren, Methoden der klinischen Neurophysiologie* einschließlich *Ultraschalluntersuchungen* und *laborchemische Untersuchungen*. Die Liquordiagnostik und die Bestimmungen der Serumspiegelkonzentration von Antiepileptika sind unter den laborchemischen Verfahren für die Neurologie von besonderem Interesse. Manche dieser Untersuchungsverfahren können kontinuierlich auf Intensivstationen ausgeführt werden.

Die früher so wichtige *Echoenzephalographie* ist heute durch viel bessere Untersuchungsmethoden abgelöst worden. Sie wird in unserer Klinik nicht mehr durchgeführt, daher verzichten wir auf die Vorstellung dieser Methode. Die Zahl falsch-negativer Untersuchungsbefunde ist bei der Echoenzephalographie, auch in geübter Hand, im Vergleich zu anderen Untersuchungsverfahren zu hoch. Da bei einem pathologischen Befund in der Echoenzephalographie ohnehin eine weiterführende neuroradiologische Diagnostik erfolgen muß, aus einem negativen Echoenzephalogramm aber nie der Schluß gezogen werden darf, daß keine intrakraniell raumfordernde Läsion vorliegt, halten wir die Durchführung des Echo-EGs für nicht mehr indiziert und die hierfür benötigte Zeit im Notfall für verloren.

## Neuroradiologie

Die technischen und personellen Voraussetzungen für neuroradiologische Untersuchungen findet man heute überall, wo neurologische oder neurochirurgische Kliniken und neuroradiologische Abteilungen bestehen. Verfügt man nicht über die Möglichkeit der selektiven Angiographie und der Computertomographie, darf die im Notfall kostbare Zeit nicht bei der Anfertigung technisch und inhaltlich nicht ausreichender Untersuchungen verstreichen. Schon früh sollte dann allein nach klinischen Kriterien über eine Verlegung des Patienten an einen mit allen diagnostischen Möglichkeiten ausgestatteten Ort entschieden werden. Die magnetische Resonanztomographie (MR) wird trotz ihrer hervorragenden Detailerstellung die Computertomographie in der Diagnostik schwerstkranker oder polytraumatisierter Patienten in der nächsten Zeit nicht verdrängen können. Die noch notwendige Schichtdauer setzt eine entsprechend lange Stabilität des Zustands der Patienten voraus. Bei beatmeten Patienten kann die Methode noch nicht eingesetzt werden. Daher relativieren sich die Möglichkeiten der Sedierung für die Untersuchung. Im speziellen Teil des Buches wird jedoch bei einzelnen Krankheiten auf Befunde der MR hingewiesen.

In der folgenden Darstellung wird der ökonomische Einsatz neuroradiologischer Methoden bei verschiedenen Leitsymptomen beschrieben. Die für neuroradiologische Fragestellung wichtigen Leitsymptome sind:

- Traumatische Schädigung des zentralen Nervensystems
- Zentrale Halbseitenlähmung
- Bewußtseinsstörungen
- Nackensteifigkeit
- Querschnittssymptomatik.

Das Kapitel ist nicht als Einführung in die Neuroradiologie gedacht, sondern soll Wegweiser für eine sinnvolle Stufendiagnostik mit Mitteln der Neuroradiologie sein.

### Skelettdiagnostik (Röntgennativaufnahmen)

Durch die Einführung der Computertomographie (CT) ist die unmittelbare Beurteilung des ZNS möglich geworden, so daß die aus der Skelettdiagnostik zu gewinnenden indirekten Hinweise auf den Zustand des ZNS an Bedeutung verloren haben. Die CT kann auch für manche Fragen der Skelettdiagnostik hinzugezogen werden, entsprechende Befunde werden erwähnt.

#### Traumatische Schädigungen des ZNS

Bei Traumen ist die Bedeutung der Nativdiagnostik noch am höchsten. Der Nachweis einer Fraktur bei Röntgenaufnahmen des *Schädels in 2 Ebenen* gibt einen Hinweis auf den Schweregrad des Kopftraumas, nicht der Hirnbeteiligung. Das Fehlen einer Schädelfraktur macht daher keineswegs die weitere, strenge klinische Beobachtung zur Erkennung z. B. eines intrakraniellen Hämatoms überflüssig. Besser als die CT kann die konventionelle Skelettdiagnostik zur Abschätzung möglicher Begleitverletzung von Durastrukturen sein. *Temporoparietale Frakturen* verlaufen oft so, daß die Beteiligung des Felsenbeins durch Zielaufnahmen des Warzenfortsatzes nach *Schüller* am besten dargestellt wird. Der Verdacht auf eine Schädelimpressionsfraktur wird durch dislozierte Knochenfragmente oder sternförmige Frakturverläufe in Schädelübersichtsaufnahmen erhärtet. Die CT-Untersuchung gibt nicht nur Aufschluß über Begleitverletzungen des Gehirns, sondern auch über den Grad der Dislokation von Knochenfragmenten. Sie ist bei Verletzten oft wesentlich leichter als tangentiale Zielaufnahmen.

*Halbaxiale* Aufnahmen des Schädels sind erforderlich zur Darstellung von Frakturen des Os occipitale ohne überlagernde Gesichtsschädelstrukturen. Auch mittels *mentookzipital* eingestellter Aufnahmen der Nasennebenhöhlen wird man nicht immer entscheiden können, ob eine frontale Fraktur nur die Stirnhöhlenvorderwand oder auch die -hinterwand betrifft. Bei frontaler Schädelfraktur muß die Möglichkeit einer frontobasalen Verletzung mit den Komplikationen der Liquorfistel und der aszendierenden Meningitis bedacht werden. Die konventionelle tomographische Untersuchung der Frontobasis ist keine Notfalluntersuchung. Weichteilverschattungen der Kieferhöhle, auch wenn die Orbita in der Übersichtsaufnahme keine sichere Stufenbildung erkennen läßt, sollten an eine Blow-out-Fraktur denken lassen.

Oft wird vergessen, daß viele Kopftraumen mit einem Flexionstrauma der Halswirbelsäule einhergehen. Bei tief komatösen, traumatisierten Patienten kann eine Querschnittssymptomatik klinisch unbemerkt bleiben. Deshalb sind Nativdarstellungen der *Halswirbelsäule* notwendig. Beim traumatisierten und liegenden Patienten sind oft nur die oberen Halswirbel im seitlichen Strahlengang darstellbar. Im AP-Strahlengang ermöglicht die um 15–20 Grad kaudalwärts abweichende Strahlengangachse eine Beurteilung der unteren HWS hinsichtlich grober Veränderungen. Achsenabweichungen der Dornfortsätze im AP-Strahlengang weisen auf eine *Luxationsfraktur* hin. Die Einengung des Spinalkanals wird, nachdem zuvor mit konventionellen Röntgenaufnahmen eine Fraktur lokalisiert wurde, am verläßlichsten mit Hilfe der CT-Untersuchung dargestellt. Schwierig kann die Darstellung von Wirbelsäulenfrakturen im zervikothorakalen Übergang sein, da hier das Computertomogramm oft erhebliche Artefaktüberlagerungen aufweist. In diesem Fall hilft die räumliche Orientierung mit Hilfe konventioneller *Tomographie* im AP-Strahlengang. Bei einer Paraparese nach einem Trauma muß auch die *Brustwirbelsäule* untersucht werden, da bei einer inkompletten Rückenmarksläsion die Höhe des Läsionsortes klinisch oft falsch eingeschätzt wird. Ist bei einer BWS-Fraktur eine Untersuchung im seitlichen Strahlengang aus technischen Gründen nicht möglich, kann auch hier die CT bei der Suche nach dorsal dislozierten Knochenfragmenten hilfreich sein. Ähnliches gilt für lumbale

Wirbelfrakturen. Beim Verdacht auf pathologische Frakturen kann die CT die Diagnose durch den Nachweis von Weichteilinfiltrationen gegebenenfalls erhärten.

### Zentrale Halbseitenlähmung, Bewußtseinsstörungen, Nackensteifigkeit

Bei diesen Leitsymptomen tritt die Skelettdiagnostik in das zweite Glied der diagnostischen Maßnahmen zurück. Bei Nackensteifigkeit und Verdacht auf Meningitis oder bei Verdacht auf eine Sinusthrombose ist die gezielte Darstellung der belüfteten Hohlräume der Schädelbasis sinnvoll. In vielen Fällen sind diese Hohlräume aber auch im Computertomogramm bereits hinreichend beurteilbar, so daß nur noch selten bei einem Schwerkranken schwierig herzustellende Zielaufnahmen notwendig sind.

### Querschnittssymptomatik

Auf die Skelettdiagnostik beim traumatischen Querschnittssyndrom wurde oben bereits hingewiesen. Bei hohem Querschnitt mit Tetraparese gilt das besondere Augenmerk zunächst dem kraniospinalen Übergang. Mißbildungen in diesem Bereich sind als Ursache einer rasch auftretenden Querschnittssymptomatik wesentlich seltener als die *Gefügelockerungen* zwischen Atlas und Epistropheus, z. B. bei rheumatischen Erkrankungen. Ein vergrößerter Abstand zwischen Atlas und Dens und eine abnorme Mobilität der Wirbel gegeneinander sind charakteristische Befunde. Intraspinal extramedulläre *Tumoren* können in allen Etagen des Spinalkanals zu Usuren der Wirbelbögen führen. Die Erweiterung einzelner Intervertebralforamina bei Neurinomen (Sanduhrtumoren) stellt man mit Zielaufnahmen der HWS im 1. und 2. schrägen Durchmesser dar. Oft haben zum thorakalen Querschnitt führende Tumorläsionen einen großen intrathorakalen Anteil, der auf den Thoraxaufnahmen (seitlich und AP) gesehen werden kann. *Metastatische Osteolysen* betreffen besonders häufig zunächst die Bogenwurzeln, deren sorgfältige, seitenvergleichende Beurteilung deshalb zwingend ist. Dabei sind im Gebiet der oberen Brustkyphose nicht selten zusätzliche Zielaufnahmen mit kaudokranialem Strahlengang erforderlich.

Bei der Diagnostik nichttraumatischer Querschnittsläsionen ist die CT eine Maßnahme der 2., manchmal auch der 3. Stufe. Sie dient vor allem dazu, den extraspinalen Anteil eines Tumors oder den Weichteilanteil eines Knochentumors darzustellen (vgl. S. 51). In ihrer Anwendung als *Myelo-CT* erweitert sich die diagnostische Aussagekraft der CT wegen der kontrastmittelgefüllten Subarachnoidalräume erheblich. Der Inhalt des Spinalkanals kann so besser beurteilt werden. Der rationelle Einsatz dieses Verfahrens erfolgt am besten als Detailuntersuchung im Anschluß an eine Myelographie (s. S. 56ff.).

Der Nachweis gravierender degenerativer Veränderungen der HWS steht nur gelegentlich, wenn zusätzlich ein enger Spinalkanal vorliegt, im Zusammenhang mit einem sich entwickelnden Querschnittssyndrom. Große mediale Bandscheibenvorfälle entwickeln sich häufig aus noch wenig degenerierten Bandscheiben, die dann nativdiagnostisch oft nur als Chondrosis intervertebralis oder geringfügige Osteochondrose mit wenig reaktiven Veränderungen erscheinen. Eine massive Höhenminderung eines Zwischenwirbelraums ohne reaktive Veränderungen, begleitet von heftigen Schmerzen und Entzündungszeichen, weist auf eine *Spondylodiszitis* hin, die von einem epiduralen Abszeß begleitet sein kann. Ein *tuberkulöser* Wirbelsäulenprozeß führt meist erst zu Rückenmarksbeteiligung, wenn auch bereits eindeutige lokalisierbare spezifische Skelettveränderungen nachweisbar sind.

## Computertomographie (CT)

### Traumatische Läsionen des ZNS

Die Computertomographie erspart beim Verdacht auf ein *intrakranielles extrazerebrales Hämatom,* akute und chronische *subdurale* bzw. *epidurale Hämatome,* die Angiographie, da eine

Operation nach dem CT-Befund möglich ist. Auch die Lokalisation großer *Kontusionsblutungen* und die Entscheidung über ihre Operationsbedürftigkeit erfolgen mittels der CT. Geringe Mengen intrakranieller Luft sind bei Frakturen der Frontobasis bzw. der Felsenbeine leicht erkennbar. Begleitende blutige Ergüsse in den Siebbeinzellen oder in der Felsenbeinpneumatisation sind Hinweis auf den Ort einer Duraverletzung. Die weite Verbreitung von CT-Geräten führt mancherorts dazu, daß Verletzte schon sehr früh untersucht werden. Viele intrazerebrale, vor allem aber auch intrakranielle extrazerebrale Hämatome nehmen in den ersten Stunden nach dem Trauma noch beträchtlich an Größe zu. Daher sollte die CT stets erst im Anschluß an abgeschlossene Sofortmaßnahmen wie Beatmung, Kreislaufstabilisierung und dringliche allgemeinchirurgische Versorgungen durchgeführt werden. Es besteht sonst die Gefahr, daß bei zu früher Untersuchung intrakranielle Raumforderungszeichen unterschätzt werden und die klinische Verschlechterung durch die für die allgemeine chirurgische Versorgung notwendige Narkose verdeckt wird.

Bei *Impressionsfrakturen* liefert die CT Informationen über die Lage der Knochenfragmente, das Ausmaß ihrer Versetzung, begleitende Hirnverletzungen oder das Vorliegen einer offenen Hirnverletzung. Treten neurologische Herdsymptome mit einer Latenz von Stunden bis Tagen auf, so kann dies durch die Zunahme *intrakranieller Blutungen,* die Entwicklung eines *perifokalen Ödems* oder, wenn sich in der CT die typischen Kriterien eines *Territorialinfarkts* (s. S. 86) finden, durch ein embolisierendes, traumatisch bedingtes *Karotisdissekat* verursacht sein. Wenn nach Tagen, gelegentlich nach Wochen, eine sekundäre Verschlechterung mit Eintrübung und psychoorganischen Funktionsstörungen auftritt, so ist als Ursache hierfür nicht selten ein sich entwickelnder *Hydrocephalus communicans* im CT zu erkennen. Nach der Entlastung intrakraniell extrazerebraler Hämatome, insbesondere chronisch subduraler Hämatome, dehnt sich das Hirn nicht sofort wieder auf seine normale Größe aus, so daß z. T. erhebliche flüssigkeitsgefüllte Spalträume *(Hygrome)* zwischen Hirn und Kalotte verbleiben. Rezidivhämatome in diesen Spalträumen können bis zu 8 Wochen nach der Hämatomentlastung auftreten. Zur Erfassung subklinisch verlaufender Rezidive ist eine postoperative CT-Kontrolluntersuchung in der 6. Woche sinnvoll und ökonomisch.

**Zentrale Halbseitenlähmung**

Die häufigste Ursache der akut eintretenden Halbseitenlähmung ist der ischämische zerebrale Infarkt. Nicht jede akute Halbseitenlähmung bedarf der sofortigen computertomographischen Untersuchung. Liegt klinisch eine eindeutige Hemisphärensymptomatik mit erhaltenem Bewußtsein vor, so ist eine *ischämische Läsion,* die erst frühestens nach 12, oft erst nach 24 Stunden in der CT nachweisbar ist, wahrscheinlich. Sind Halbseitenlähmungen von einer gravierenden Bewußtseinsstörung begleitet, so ist die sofortige CT zum Ausschluß eines *intrazerebralen, raumfordernden Hämatoms* indiziert. Weisen die klinischen Zeichen durch gekreuzte Symptomatik oder eine begleitende Ataxie auf eine Läsion der hinteren Schädelgrube hin, so ist eine besonders strenge klinische Überwachung notwendig. Die sofortige CT-Kontrolle bei Eintrübung des Patienten wird erforderlich, da spontane intrazerebrale Hämatome oder große hemisphärische Infarkte im Kleinhirn oft erst mit Latenz zur bedrohlichen intrakraniellen Drucksteigerung führen. Nicht immer ist mit einfachen klinischen Mitteln eindeutig zu klären, ob eine Hemiparese durch eine Läsion im Stammhirn oder in den Hemisphären zustande gekommen ist. Als Faustregel kann man davon ausgehen, daß, wenn eine gravierende Parese über 24 Stunden anhält und keine Großhirnläsion in der CT nachzuweisen ist, dieser Befund auf eine *Stammhirnläsion* hinweist (cave: Gilt nicht bei Verdacht auf eine Enzephalitis [s. S. 125]!). Tritt eine Halbseitensymptomatik mit fokalen oder generalisierten epileptischen Anfällen auf, muß wegen des Verdachts auf eine *Sinusthrombose* sofort ein CT durchgeführt werden. Eine Sinusthrombose macht sich im CT gelegentlich mit einer erkennbaren Verdichtung der Sinus oder

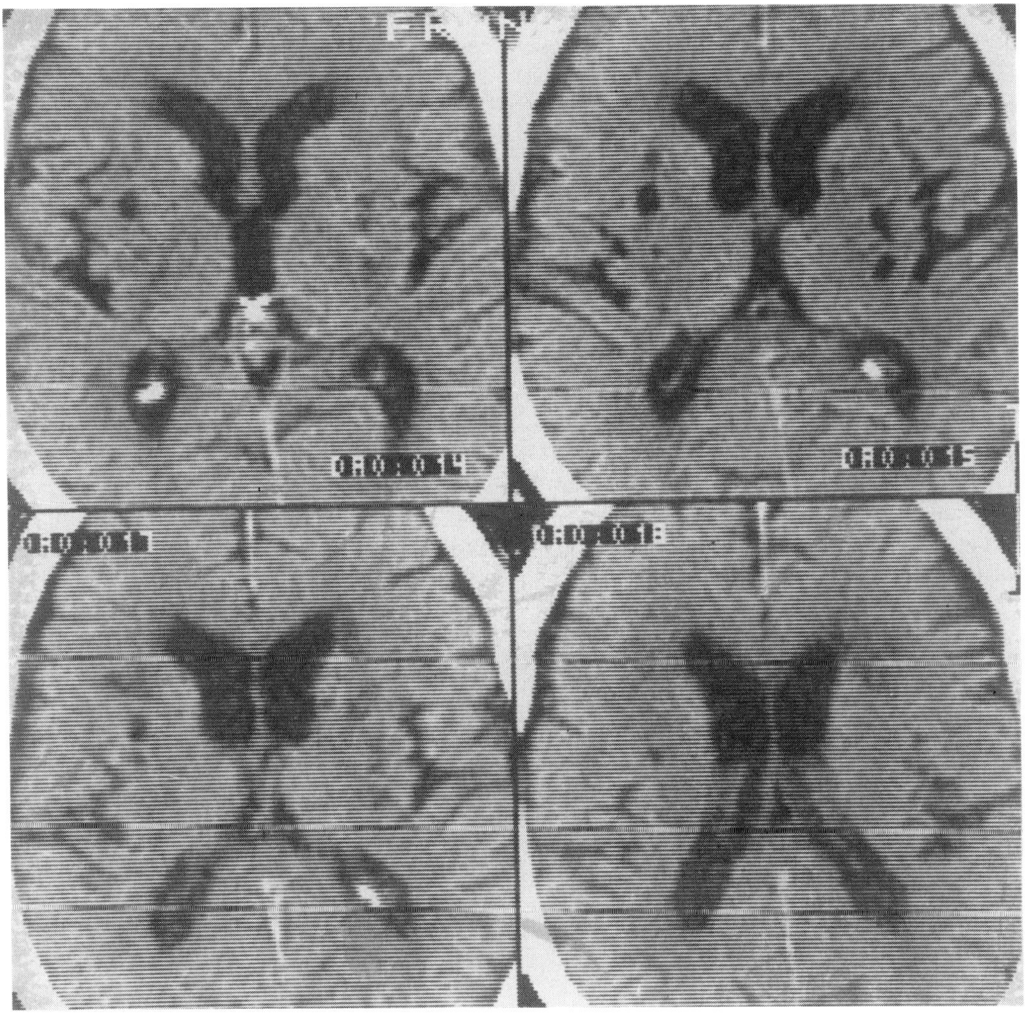

**Abb. 1 Computertomographische Darstellung multipler lakunärer Insulte in den Stammganglien.**

mit kleinen Stauungsblutungen, die meist parasagittal gelegen sind, bemerkbar (s. S. 98 ff.). Sind eindeutige Beweise für eine Sinusthrombose bei der CT nicht zu erhalten, ist im Zweifelsfall eine Angiographie angezeigt. Ein bislang unerkanntes apoplektisches Gliom kann sich mit ähnlicher Symptomatik bemerkbar machen, ist aber durch die CT leicht nachweisbar.

Bei fluktuierenden, meist beinbetonten *Hemiparesen* zeigt die CT häufig parasagittal, frontal gelegene hypodense Läsionen als Ausdruck einer Grenzzoneninfarzierung. Dieser Befund macht die weitere angiographische Diagnostik an den extrakraniellen Gefäßen dringend erforderlich. Ähnliches gilt für hypodense, auf das Marklager beschränkte Läsionen oberhalb des Balkenniveaus im Endstromterritorium der A. cerebri media. Bis zu 10 mm große hypodense Läsionen im Stammganglienkapselareal sind typisch für einen lakunären Infarkt durch Verschluß einer einzelnen A. lenticulostriata bei zerebraler Mikroangiopathie (Abb. 1). Eine Angiographie ist hier nur bei erheblichen Stenosen der extrakraniellen Gefäße erforderlich. Große Linsenkerninfarkte hingegen sind meist durch eine partielle Okklusion der A. cerebri media im Gebiet des Abgangs der Aa. lenticulostriatae begründet (vgl. S. 86). Eine angiographische Abklärung kann erforderlich werden. Weitere Einzelheiten zu CT und zu Angiographiebefunden im Schlaganfall siehe Seite 52.

Spontane intrazerebrale *Massenblutungen* infolge Hypertonie treten am häufigsten im Gebiet der Stammganglien auf. Bei anderen Lokalisationen muß mit weitaus größerer Wahrscheinlichkeit eine intrakranielle Gefäßmißbildung als Ursache in Betracht gezogen werden. Die CT mit Kontrastmittel ist in der akuten Phase oft wenig hilfreich, präoperativ ist die angiographische Untersuchung vorzuziehen.

**Bewußtseinstrübung**

Bei einer Bewußtlosigkeit unklarer Ursache ist es mit Hilfe der CT möglich, eine Reihe von Läsionen nachzuweisen, die infolge der durch sie verursachten Raumforderung zu einer Stammhirnschädigung oder durch diffuse Funktionsstörungen zum Koma geführt haben.
Bilateral symmetrische, hypodense Läsionen der Stammganglien finden sich beim Reye-Syndrom (s. S. 210), aber auch nach Methylalkoholvergiftungen. Werden oligämisch-hypoxische Hirnschädigungen infolge Herzstillstand überlebt, so finden sich im Erwachsenenalter nur selten hypodense Läsionen der Stammganglien und der Grenzzonenareale. Dies steht im Gegensatz zu den bilateral symmetrischen, hypodensen Läsionen, die sehr häufig infolge einer Kohlenmonoxydvergiftung gefunden werden. Ist im Falle einer tiefen Bewußtlosigkeit bei der CT keine Läsion nachweisbar und ist eine toxische Hirnstammschädigung oder ein postparoxysmaler Zustand ausgeschlossen, so sind vor allem entzündliche Erkrankungen oder frische vaskuläre Läsionen wahrscheinlich. Kann eine Enzephalitis aus dem klinischen Befund und Verlauf sowie dem Liquorbefund nicht zweifelsfrei gesichert werden, so muß angiographisch eine vaskulär bedingte Hirnstammschädigung oder Sinusthrombose ausgeschlossen werden.

**Nackensteifigkeit**

Die Diagnose einer *Meningitis* wird klinisch und liquordiagnostisch gestelllt. Der CT bleibt ein Beitrag zur Ursachenklärung und zur Erfassung von Komplikationen vorbehalten. Konventionelle Darstellung der normalerweise belüfteten Hohlräume der Schädelbasis sind beim schwerkranken Patienten oft schwierig und zeitraubend. Erweisen sich diese Hohlräume als flüssigkeitsgefüllt, so wird hierdurch der Verdacht einer fortgeleiteten Meningitis erhärtet. Ähnliches gilt im Fall des computertomographischen Nachweises eines Hirnabszesses, vor allem, wenn dieser sich frontobasal oder temporal befindet.
Bei den anamnestischen und klinischen Zeichen einer *Subarachnoidalblutung* – auch wenn noch keine Nackensteifigkeit besteht – sollte eine CT so früh wie möglich ausgeführt werden. Innerhalb der ersten 24 Stunden findet man bei einer Blutung aus einem Aneurysma nahezu immer Blut in den basalen Zisternen. Die Lokalisation des größten Blutkoagels gibt wesentliche Hinweise auf die Lage eines Aneurysmas. Hierdurch ist eine Ökonomisierung der notwendigen präoperativen angiographischen Diagnostik möglich. Bei blutig tingiertem Liquor, aber fehlendem Blutnachweis im Subarachnoidalraum sinkt die Wahrscheinlichkeit, angiographisch ein Aneurysma nachzuweisen. Für die Beurteilung sekundärer, meist in der 2. Woche auftretender neurologischer Symptome infolge einer Subarachnoidalblutung, ist die CT unverzichtbar. Nur so ist beim Vorliegen entsprechender morphologischer Zeichen die Differenzierung zwischen einer *Nachblutung*, den sekundär ischämischen Funktionsstörungen infolge eines sogenannten *Gefäßspasmus* und dem sich entwikkelnden *Hydrocephalus communicans* möglich (s. S. 210).
Tumorbedingte oder entzündliche meningeale Infiltrationen sind nur gelegentlich bei subtiler

Untersuchung unter Zuhilfenahme von Kontrastmittel computertomographisch nachweisbar. Diagnostisch überlegen ist hier die Liquordiagnostik.

### Querschnittssymptomatik

Abgesehen von den bereits erwähnten gezielten Indikationen in der Traumatologie (s. S. 46) ist die CT auch eine sekundäre, ergänzende Untersuchungsmethode. Bei kompletten Querschnittssyndromen ist selbst mit subtilen klinischen Methoden eine exakte Höhenlokalisation der Läsion schwierig. Langwierige Suchaktionen mit Hilfe der CT führen zu unnützen Zeitverlusten. Zudem ist der Inhalt des Spinalkanals ohne intrathekale Applikation von Kontrastmittel von den Segmenten C 3/4 bis L 1/2 kaum zu beurteilen. Dagegen kann die CT im Anschluß an eine Myelographie (s. S. 56) gezielt durchgeführt werden und genaueren Aufschluß über die Lage einer intraspinalen Läsion vermitteln. Bei konventionell-myelographisch komplett erscheinendem Kontrastmittelstopp gelangt oft noch so viel Kontrastmittel über diesen Stopp hinaus, daß es ausreicht, um mit Hilfe der CT die 2. Grenze einer intraspinal raumfordernden Läsion zu bestimmen.

Hier ist von der MR eine wesentliche Erweiterung der diagnostischen Sicherheit zu erwarten.

### Angiographie

Wir geben der *transfemoralen Katheterangiographie* den Vorzug gegenüber der mit einer höheren lokalen Komplikationsrate belasteten perkutanen Karotisangiographie. Die Benutzung eines Katheters gestattet nicht nur eine sichere selektive Darstellung des interessierenden Gefäßterritoriums, sondern auch die Ausdehnung der Untersuchung auf andere Gefäßterritorien, falls dies nach den Befunden erforderlich wird. Für die Darstellung der extrakraniellen Gefäße auf der rechten Seite oder aber die Darstellung der A. basilaris über die linke A. vertebralis kann gelegentlich die *retrograde Brachialisangiographie* in Betracht gezogen werden. Bei wachen, ansprechbaren und kooperativen Patienten kann auf eine Narkose verzichtet werden. In allen anderen Fällen muß die Untersuchung in Intubationsnarkose durchgeführt werden. Dies erscheint uns als das kleinere Übel verglichen mit wiederholten Kontrastmittelinjektionen oder qualitativ unzureichenden, nicht aussagefähigen Untersuchungsergebnissen. Zur ordnungsgemäßen Auswertung angiographischer Befunde in der Neuroradiologie ist besonders bei der Suche nach Veränderungen in der hinteren Schädelgrube oder in Schädelbasisnähe die *Filmsubtraktion* unverzichtbar.

Die *digitale venöse Subtraktionsangiographie (DSA)* wird vielerorts als eine nichtinvasive Methode angesehen. Eine Methode, bei der zur Applikation des Kontrastmittelbolus (40 ml) die Einbringung eines Katheters in die Vena cava erforderlich ist, kann nicht als harmlose nichtinvasive Methode bezeichnet werden. Das Ergebnis einer intravenösen Untersuchung ist bestenfalls mit einer Arkusangiographie vergleichbar, deren Aussagewert hinsichtlich therapierelevanter Befunde nicht größer ist als der der direktionalen Dopplersonographie. Die große Artefaktanfälligkeit der Methode und das Fehlen einer simultanen 2-Ebenen-Darstellung führen bei ausführlicher Untersuchung zu kaum noch vertretbaren Kontrastmitteldosen (Nebenwirkung: Nierenfunktionsstörungen). Die im Vergleich zur Filmangiographie geringe Ortsauflösung der Methode ist für die korrekte Beurteilung intrakranieller Gefäße in den meisten Fällen unzureichend. An den Orten, an denen die Dopplersonographie nicht zur Verfügung steht, wohl aber die DSA, kann deren Einsatz in der Akutdiagnostik als Suchmethode für extrakranielle Stenosen erwogen werden. Andererseits bietet die Methode dem Neuroradiologen in Verbindung mit *intraarterieller* Kontrastmittelapplikation enorme Vorteile, da durch die hierbei weitaus geringeren Kontrastmitteldosen das zerebrale Kontrastmittelrisiko wesentlich vermindert wird. Besonders hilfreich kann die intraarterielle DSA bei der interventionellen Neuroradiologie sein.

### Traumatische Schädigung des ZNS

Bei der Abklärung traumatisch entstandener intrakranieller Hämatome spielt die Angiographie heute kaum noch eine Rolle. Gelegentlich aber ergibt sich die Frage, ob ein intrakranielles Hämatom primäre Traumafolge oder aber das Trauma Folge einer intrakraniellen Blutung war. Präoperativ muß im Zweifelsfall bei großen *atypisch gelegenen Blutungen,* besonders wenn sie mit ausgedehnten Subarachnoidalblutungen auftreten, eine *Gefäßmißbildung* angiographisch ausgeschlossen werden. Bei Subarachnoidalblutungen mit der Betonung über einer Hemisphäre, aber auch bei chronisch subduralen Hämatomen, deren Entstehungsmechanismus bei nur geringfügiger Hirnvolumenminderung unbefriedigend erklärt ist, können angiographisch gelegentlich arteriovenöse *Durafisteln* nachgewiesen werden.

Kopftraumen sind sehr häufig mit stumpfen Halstraumen vergesellschaftet. Treten mit Latenz von Stunden bis Tagen nach einem Trauma auf eine Großhirnläsion hinweisende fokale Symptome auf, so besteht der dringende Verdacht auf eine Dissektion der A. carotis interna mit sekundärer Thrombosierung und Embolisierung in die intrakraniellen Gefäßterritorien. Vor Einleitung einer Heparinisierung ist die Diagnose angiographisch zu sichern. Embolien in die A. basilaris, die von einem Dissekat der A. vertebralis ausgehen, verlaufen oft tödlich.

### Zentrale Halbseitenlähmung

Auch für die Erkennung und Differentialdiagnostik intrakranieller raumfordernder Läsionen als Ursache einer zentralen Halbseitenlähmung eignet sich die CT meist besser als die Angiographie. Entscheidend für die Indikationsstellung zur Angiographie bei zerebrovaskulären Erkrankungen ist, ob durch das Angiographieergebnis die aktuelle Therapieentscheidung beeinflußt werden kann (vgl. S. 53). Der Angiographie haben immer die CT und die Dopplersonographie vorauszugehen. Dringliche Indikationen zur Angiographie sehen wir in folgenden Situationen:

- Dringlich chirurgisch behandlungsbedürftige Gefäßstenosen
- Häufig rezidivierende transiente ischämische Attacken
- Verdacht auf Basilaristhrombose
- Verdacht auf Sinusthrombose
- Verdacht auf eine akute Enzephalitis (s. S. 124)
- Beabsichtigte frühe Desobliteration eines A.-carotis-interna-Verschlusses.

Die Angiographie beim A.-carotis-interna-Verschluß dient weniger zum Nachweis des bereits dopplersonographisch erkannten Karotisverschlusses als vielmehr dem Nachweis der freien Durchgängigkeit der zum Verschluß *ipsilateralen A. cerebri media.* Der Nachweis einer sekundären Embolie in die A. cerebri media, nachgewiesen durch Angiographie der Kollateralkreisläufe, schließt eine sinnvolle Karotisdesobliteration aus.
Nicht selten leistet die Angiographie einen diagnostischen Beitrag in der Differentialdiagnose von zentral zerfallenden Tumoren und Hirnabszessen.

### Bewußtseinstrübung

Die Angiographie wird, wenn überhaupt, als letzte diagnostische Maßnahme unter Berücksichtigung der klinischen, computertomographischen, dopplersonographischen und liquordiagnostischen Erkenntnisse eingesetzt. Gelegentlich kann eine erhebliche Hirnschwellung bei generalisierender Sinusthrombose bereits zur Bewußtseinstrübung führen, ehe noch mittels CT Stauungsblutungen nachweisbar sind. Begründete Zweifel sind dann durch die Angiographie auszuräumen.
Treten die Bewußtseinstrübungen zusammen mit intermittierenden, wechselnden oder progredienten Hirnstammsymptomen auf und geben Begleitumstände und Liquordiagnostik keinen Hinweis auf eine Enzephalitis, so ist eine rasche Angiographie indiziert, auch wenn die Doppler-

sonographie keinen Hinweis auf *vertebrobasiläre Gefäßläsionen* gibt.

**Nackensteifigkeit**

Die präoperative Darstellung *intrakranieller Gefäßmißbildungen* ist eine Domäne der angiographischen Diagnostik. Die Suche nach kleinen Aneurysmen mit Hilfe der CT ist für das weitere Procedere nutzlos, zeitaufwendig und belastet den Patienten. Als Notfallmaßnahme wird eine Angiographie nur dann ausgeführt, wenn bei günstiger Ausgangslage eine frühe Operation angestrebt wird oder eine intrazerebrale, raumfordernde Blutung ein sofortiges operatives Eingreifen erforderlich macht. Die Angiographie sollte in jedem Fall *vor dem 3. Tag* (Beginn der sog. Spasmenphase) oder nach Rückbildung der neurologischen Symptome, spätestens *präoperativ am Ende der 2. Woche* erfolgen.

## Interventionelle Neuroradiologie als Notfallmaßnahme

Unter interventioneller Neuroradiologie versteht man transvaskuläre therapeutische Eingriffe mit den Mitteln der Neuroradiologie. Man unterscheidet okkludierende Verfahren mit Hilfe von Embolisationsmaterial und rekanalisierende Verfahren mit Hilfe fibrinolytisch wirksamer Medikamente oder mit Hilfe von Dilatationsballons zur Aufdehnung hämodynamisch wirksamer Stenosen.

**Okkludierende Verfahren**

*Nasen-Rachen-Fibrome* können zu unstillbaren Blutungen von lebensbedrohlichem Ausmaß führen. Die superselektive Karotisangiographie der A. maxillaris bzw. A. pharyngea ascendens erlaubt den selektiven Verschluß der Tumorgefäße und eine Blutstillung, selbst in Fällen mit so ausgedehntem Tumorwachstum, daß ein operativer Eingriff nicht mehr in Betracht kommt. Traumatische arteriovenöse Fisteln, wie z. B. bei *Sinus-cavernosus-Fisteln* oder *vertebrovertebrale Fisteln* stellen eine typische Notfallindikation der interventionellen Neuroradiologie dar. Der Fistelverschluß erfolgt mittels absetzbarer Ballons. Auch die schon erwähnten *Durafisteln* können neuroradiologisch verschlossen werden.

**Rekanalisierende Verfahren: Lokale intraarterielle Fibrinolyse bei vertebrobasilären Verschlüssen**

Doppelseitige vertebrobasiläre Verschlüsse, Thrombosen der mittleren A. basilaris und Embolie in die Basilarisspitze sind stets lebensbedrohlich (s. S. 95). Die Indikation zur Angiographie ergibt sich aus dem klinischen Verlauf und dem dopplersonographischen Befund. Bei Nachweis eines doppelseitigen vertebrobasilären Verschlusses wird diejenige A. vertebralis sondiert, deren Verschluß zu den vorliegenden klinischen Symptomen geführt hat oder in der frische Thromben nachweisbar sind. Ein Katheter von 1 mm Durchmesser wird zum Verschluß vorgeschoben.

*Durchführung:* Für die Behandlung in den ersten 2 Stunden werden 100000 I. E. Urokinase (Actosolv®) in 500 ml 5%iger Glukose gelöst. Für die Weiterbehandlung von der 3. Stunde an wird die Hälfte der Dosis benutzt (50000 I. E./h in 250 ml Glukose 5%). Liegt ein kompletter Gefäßverschluß vor, so wird das Lösungsvolumen in möglichst viele einzelne Bolusinjektionen (2–4 ml) aufgeteilt. Liegt kein kompletter Verschluß vor, so ist auch eine Dauerinfusion möglich. Bei den prognostisch ungünstigen sekundären Thrombosierungen der mittleren A. basilaris auf arteriosklerotischer Grundlage verfahren wir in gleicher Weise. Verschlüsse der Basilarisspitze treten häufig in Begleitung eines einseitigen, embolisierenden, intrakraniellen Vertebralisverschlusses auf. Die fibrinolytische Therapie erfolgt über die nicht verschlossene A. vertebralis. Sie wird in allen Fällen mit Antikoagulation mit 1000 I. E. Heparin/h kombiniert. Die angiographische Kontrolle erfolgt frühestens nach 6 Stunden.

*Voraussetzungen und Indikationen:* Durch die außerordentlich ernste vitale Gefährdung durch diese Erkrankung sind fast alle Gegenanzeigen relativ. Vorbestehene, intrakranielle Blutungen und präexistente ernste Störungen der Hämostase sowie der geringste Verdacht auf einen durch Gefäßdissektion entstandenen Vertebralisverschluß stellen jedoch eine absolute Kontraindikation dar. Bei länger als 6 Stunden bestehendem Koma, bereits in der CT nachweisbaren hypodensen Läsionen im Hirnstamm, ausgedehnten Kleinhirninfarkten und vollständigem Ausfall der neurophysiologischen Hirnstammpotentiale besteht auch bei technisch erfolgreicher Rekanalisation keine Aussicht auf klinische Besserung. Zu bedenken ist allerdings, daß der klinische Befund Funktionsstörungen repräsentiert und keinerlei Auskunft darüber gibt, ob diese ihre Ursache bereits in Nekrosen des Hirnstamms oder aber nur in reversiblen Funktionsstörungen ischämisch geschädigter Neurone haben. In vielen Fällen verläuft die Basilaristhrombose als progredienter Schlaganfall. Je mehr Funktionen bei klinischer und elektrophysiologischer Prüfung initial erhalten sind, desto größer ist die Aussicht, eine weitere Verschlechterung zu verhindern und darüber hinaus eine Rückbildung der klinischen Symptome zu erreichen.
Der angiographische Befund ist nur begrenzt als Maßstab für die Prognose zu werten. Ein ungünstiges angiographisches Kriterium ist auch bei Einsatz der lokalen intraarteriellen Fibrinolyse der Nachweis eines primär arteriosklerotischen Verschlusses der mittleren A. basilaris. Günstiger zu bewerten ist die Prognose bei den anfänglich oft inkomplett okkludierenden Embolien in die A. basilaris. Selbst die fehlende Kontrastierung der A.basilaris mangels ausreichender Aa. communicantes posteriores bei doppelseitigem vertebrobasilärem Verschluß ist kein Beweis für die Hoffnungslosigkeit einer Behandlung. Nur die Annahme zahlreicher, angiographisch nicht darstellbarer und vielleicht sehr schwach kalibrierter Kollateralen kann erklären, warum auch bei ausgedehnten Gefäßverschlüssen noch nach Stunden eine weitgehende Rehabilitation möglich ist. Beim progredienten Schlaganfall auf der Grundlage eines vertebrobasilären Verschlusses hängt die Prognose davon ab, daß die Entscheidung zur lokalen Fibrinolyse so früh wie möglich gefaßt wird, denn auch die lokale intraarterielle Fibrinolyse ist, wie alle Eingriffe an den hirnversorgenden Gefäßen, in erster Linie eine prophylaktische Maßnahme.

*Lokale intraarterielle Fibrinolyse im Karotisterritorium*

Je weiter ein Gefäßverschluß in der Peripherie gelegen ist, desto unwahrscheinlicher ist die Rekanalisation mit lokaler Fibrinolyse. Auch die Anoxieempfindlichkeit der Aa. lenticulostriatae begrenzt den Einsatz der lokalen Fibrinolyse: Werden bei einer Embolie in die A. cerebri media die Aa. lenticulostriatae okkludiert, so steigt spätestens jenseits der 6. Stunde das Risiko einer Blutung in die Stammganglien an, weil die Aa. lenticulostriatae als nicht kollateralisierte Endarterien infolge der Anoxieschädigung nicht mehr imstande sind, den normalen Blutdruck zu tolerieren.

*Durchführung:* Beim embolischen Verschluß der A. carotis interna auf Siphonniveau, d. h. bei erhaltener Perfusion der A. cerebri media über die A. communicans anterior, besteht bereits spontan das große Risiko der Mobilisierung des Embolus mit Spätverschluß der A. cerebri media. Um dies zu verhindern und um gleichzeitig die fibrinolytische Substanz in einer ausreichenden Konzentration an den Embolus zu bringen, wird die A. carotis interna auf dem Niveau des Bulbus caroticus mit einem *doppellumigen Ballonokklusionskatheter* zunächst partiell und nach gründlicher Ausspülung der A. carotis interna (3000 I. E. Urokinase auf 30 ml 5%iger Glukose) komplett verschlossen. In den nun beidseits verschlossenen Stumpf der A. carotis interna werden 40000 i. E. Urokinase/h, gelöst in 100 ml 5%iger Glukose, infundiert. Die Wiedereröffnung ist am besten durch intermittierende *Druckmessung* in der verschlossenen A. carotis interna zu erkennen. Die Rekanalisierung

führt zum Druckanstieg infolge retrograden Flusses in die A. carotis interna.
Dasselbe Verfahren kann angewandt werden, wenn die intrakranielle Teilung der A. carotis interna (Karotis-T) verschlossen ist. Man muß jedoch berücksichtigen, daß ein Verschluß bis auf das Niveau der Aa. lenticulostriatae reichen kann und so das Zeitlimit bis zum Beginn der Therapie bei etwa 5 Stunden liegt. Über die 6. Stunde hinaus wird keine fibrinolytische Therapie ausgeführt. Bis dahin inkomplette Rekanalisierungen vervollständigen sich trotz Abbruch der Therapie nicht selten spontan. Die Behandlung wird auch hier durch die Gabe von 1000 I. E. Heparin/h ergänzt. Angestrebt wird eine Verlängerung der TZ auf das Doppelte der oberen Normgrenze.

*Lokale intraarterielle Fibrinolyse bei generalisierter Sinusthrombose*

Segmentale Sinusverschlüsse werden nicht fibrinolytisch behandelt (s. S. 99). Nimmt eine generalisierende Sinusthrombose durch Hirnschwellung und nachfolgender Bewußtseinstrübung lebensbedrohlichen Charakter an, so wird die rechte A. carotis interna katheterisiert und hier ein dünner Perfusionskatheter plaziert. Hierüber werden für 6–8 Stunden 50000 I. E. Urokinase/h, gelöst in jeweils 250 ml 5%iger Glukose, appliziert. Bei der Kontrollangiographie wird man keine vollständige Auflösung der Thromben in den Sinus, wohl aber von Kontrastmitteln umspülte Thromben erkennen können. Dies ist ausreichend, die Urokinasebehandlung abzubrechen und nur die begleitende intravenöse Heparintherapie fortzusetzen.

*Intensivmedizinische Betreuung und Überwachung bei fibrinolytischer Therapie*

*Laboruntersuchungen:* Die initiale Bestimmung der Thrombozytenzahl, von PTZ, TZ, Serumfibrinogenspiegel und Antithrombin III ist zwingend notwendig, damit eine präexistente Gerinnungsstörung nicht übersehen wird. Bei der Therapie mit Urokinase sind zweistündige Kontrollen der Thrombinzeit und des Serumfibrinogenspiegels ausreichend, da im Gegensatz zur Behandlung mit Streptokinase bei den angewandten Dosen eine gefährliche *Plasminämie* nicht zu befürchten ist.
Die *neurologische intensivmedizinische Betreuung* im Anschluß an eine intraarteriell lokale Fibrinolysetherapie ist unverzichtbar. Alle Patienten weisen auch bei erfolgreicher Rekanalisation zunächst noch sehr erhebliche neurologische Funktionsstörungen auf. Passagere Atem- und Schluckstörungen sind häufig und erfordern eine Intubation. Bei Langzeitfibrinolysen, wie sie im vertebrobasilären System und bei Sinusthrombosen häufig vorkommen, wird der Patient nach Einführen des Perfusionskatheters auf die Intensivstation gebracht und hier die weitere Applikation des Fibrinolytikums unter den üblichen intensivmedizinischen Überwachungsbedingungen durchgeführt. Das femorale Kathetereinführungsbesteck und die Katheterenden werden während dieser Zeit mit einer wasserdampfdurchlassigen, transparenten Folie abgedeckt. Die Kontrollangiographie kann über den liegenden Perfusionskatheter erfolgen.

## Rekanalisierende Verfahren: Ballondilatation

Mit der von *Dotter* eingeführten und von *Grünzig* wesentlich verbesserten Methode der perkutanen transluminalen Angioplastie steht eine effiziente Methode zur Dilatation arteriosklerotisch eingeengter Gefäße zur Verfügung. Diese Methode kann in der Neuroradiologie bei Stenosen der A. subclavia und Abgangsstenosen der A. vertebralis eingesetzt werden. Sie ist strikt kontraindiziert bei arteriosklerotischen Stenosen der A. carotis interna, da hier ein außerordentlich hohes Embolisationsrisiko besteht.
Im Gegensatz zu den Stenosen der A. carotis interna sind die Abgangsstenosen der A. vertebralis fast ausschließlich fibröse Ringstenosen. Ulzerationen und Thrombusbildungen sind hier außerordentlich selten. Da einseitige Vertebralisläsionen ohne Einfluß auf die Hämodynamik sind, kommt eine Dilatationsbehandlung ausschließlich in den Fällen in Betracht, in denen

doppelseitige, hochgradige Vertebralisstenosen oder eine einseitige Stenose in Verbindung mit einer Hypoplasie der Gegenseite vorliegen.
Die akute klinische Symptomatik wird nur selten Anlaß zu einer notfallmäßigen Ballondilatation geben. Meist kommt es durch Instabilität der Hämodynamik zu rezidivierenden flüchtigen Hirnstamminsulten, so daß in der Regel keine akute Therapienotwendigkeit besteht. Eine Notfallindikation ergibt sich allerdings dann, wenn eine dringliche Operation (z. B. mit extrakorporalem Kreislauf) geplant ist. Die Dilatationsbehandlung erfolgt dann zur Verbesserung der Reservetransportkapazität mit dem Ziel einer besseren Toleranz gegenüber starken Blutdruckschwankungen.

## Myelographie

Da die Myelographie heute dank niederosmolarer, nicht dissoziierender und wasserlöslicher Kontrastmittel in allen Etagen des Spinalkanals ausgeführt werden kann, ist die Anwendung öliger Kontrastmittel nur noch in Ausnahmefällen indiziert. Eine optimale Myelographieeinrichtung für die Untersuchung mit wasserlöslichen Kontrastmitteln setzt ein möglichst mobiles Aufnahmesystem (C-Bogen an einem in Kopfhoch- und -tieflage kippbaren Tisch) voraus. Durch die Anordnung und Mobilität des Aufnahmesystems soll möglichst die Bewegung des Patienten in Beziehung zum Aufnahmesystem vermieden werden. Für thorakale und lumbale Einstellungen des Spinalkanals wird das Kontrastmittel stets über den lumbalen Zugang appliziert. Die zervikale Myelographie kann sowohl als aszendierende Myelographie, allerdings mit einem weitaus höheren Kontrastmittelaufwand, als auch mittels deszendierender Myelographie durch *zervikale laterale Punktionstechnik* in Höhe C1/2 ausgeführt werden.

### Traumatische Läsionen des ZNS

Nur beim Verdacht auf ein computertomographisch nicht eindeutig nachweisbares epidurales, intraspinales Hämatom ist eine Myelographie bei traumatischen Läsionen indiziert.

### Bewußtseinstrübung

Entfällt.

### Nackensteifigkeit

Akuter Rückenschmerz mit anschließender Nackensteifigkeit, Lasègueschem Zeichen und blutigem Liquor kann auf ein *spinales Angiom* hinweisen. Da das Risiko einer Arachnitis bei Applikation von Kontrastmittel in einen blutigen Liquor höher zu sein scheint, sollte die Myelographie zur Darstellung der typischen knäuel- und wurmförmigen Aussparungsfiguren des Angioms erst nach Normalisierung des Liquors durchgeführt werden.

### Querschnittssymptomatik

Die mit akuten Schmerzen auftretende schlaffe Paraplegie mit Blasen-Mastdarm-Störungen hat zwar häufig ihre Ursache in einem *medialen Bandscheibenvorfall*, der auch computertomographisch darstellbar ist, da es aber immer wieder vorkommt, daß kausal unbeteiligte Bandscheiben entfernt, Konusläsionen durch einen Tumor aber übersehen werden, ist in einem solchen Fall die Myelographie zur übersichtlichen Darstellung der Verhältnisse im lumbalen Spinalkanal vorzuziehen.
Eine der häufigsten Ursachen des akuten thorakalen Querschnittssyndroms sind *pathologische Wirbelfrakturen*. Das Ausmaß der intraspinalen Raumeinengung ist oft nativdiagnostisch bzw. mittels CT nicht zufriedenstellend abzuklären. Ist eine Entlastungsoperation geplant, so liefert die Myelographie, eventuell in Kombination mit der CT, die weitestreichenden Informationen.
Benigne intraspinale Tumoren können durch Gefäßkompression zu einer akuten Verschlechterung oft nur latenter klinischer Symptome führen. Dabei ist bei inkompletten Läsionen oft weder nativdiagnostisch noch klinisch eine ein-

deutige Höhenzuordnung möglich. Die exakte Höhenzuordnung ist aber mit Hilfe der Myelographie rasch und übersichtlich zu erhalten. Die CT-Untersuchung ist in solchen Fällen unökonomisch, zeitaufwendig und im Fall eines negativen Befundes nicht beweisend. Bei der Myelographie gewinnt man darüber hinaus *Liquor*, dessen Untersuchung eine weitere differentialdiagnostische Abklärung ermöglicht.

Gehen Rückenmarksaffektionen vom paraspinalen Bereich aus und ist eine Bestrahlung z. B. bei Tumormetastasen geplant, so sind vielfach Klinik und Nativdiagnostik zur Höhenlokalisation und Feststellung des Bestrahlungsfelds ausreichend. *Maligne Lymphome* jedoch metastasieren nicht selten in die spinalen Meningen und verursachen oft schwer zu lokalisierende klinische Symptome. Da eine notfallmäßige gezielte Bestrahlung indiziert und aussichtsreich ist, sollte die Entscheidung zur Myelographie möglichst rasch fallen.

# Neurophysiologische Untersuchungen

## Elektroenzephalographie (EEG)

### Definitionen

Bei der Elektroenzephalographie werden Potentialschwankungen mit über dem Skalp angebrachten Elektroden abgeleitet und registriert. Mit standardisierten Ableitepunkten (Elektrodenpositionen nach dem internationalen 10/20-System, vgl. Abb. 4) läßt sich die Aktivität bestimmter Hemisphärenabschnitte im Seitenvergleich untersuchen. Die Untersuchung ermöglicht auch Rückschlüsse auf die Funktionen subkortikaler und hoher Hirnstammstrukturen. Das EEG repräsentiert vermutlich das Summenpotential der postsynaptischen exzitatorischen und inhibitorischen Synapsen des Kortex. Im normalen EEG unterscheiden wir typische Wellenformen (Graphoelemente), die eine topographische Verteilung über den Hemisphären zeigen. Beim normalen Erwachsenen herrschen *Alpha*-Wellen vor, d. h. Wellen mit einer Frequenz zwischen 8–13 Hz und einer Amplitude zwischen 20–70 µV. Die Alpha-Wellen können durch Sinneseindrücke, z. B. durch Augenöffnen, blockiert werden. Langsamere Elemente deuten meist auf lokale oder globale Funktionsstörungen hin, schnellere Elemente (*Beta*-Wellen) treten als Medikamenteneffekte oder als genetisch determinierte Normvarianten auf. Die Frequenz der Beta-Wellen ist größer als 13 Hz, die langsameren Wellen werden als *Theta*- (3,5–7,5 Hz) und *Delta*- (0,5–3 Hz) Wellen bezeichnet. Änderungen des Kurvenbildes können in einer allgemeinen Verlangsamung *(Allgemeinveränderung: AV)*, in fokalen Asymmetrien *(Herdbefund)* oder durch plötzlich auftretende fokale oder allgemeine Potentialschwankungen *(paroxysmale Änderungen)* bedingt sein. Epilepsiehinweisende Elemente wie Spitzen, scharfe Wellen oder Spitze-Wellen-Komplexe *(Spike-wave-Komplexe)*, können ebenfalls fokal oder generalisiert gefunden werden. Das EEG zeigt spezielle Reaktionen auf Außenreize (Reagibilität). Im *Schlaf* kommt es zu charakteristischen Änderungen der vorherrschenden Grundfrequenzen. Die Kurve wird langsamer, die Amplituden höher, und es treten für die einzelnen Schlafstadien typische Schlafmuster auf. Das Fehlen spezifischer Schlafmuster bei zunehmender Verlangsamung des EEGs kommt bei Bewußtseinsstörungen vor.

Auch nach Einführung der neuen neuroradiologischen Techniken hat die Elektroenzephalographie ihre Bedeutung in der Diagnose neurologischer Notfälle nicht verloren. Die Fragestellung hat sich jedoch geändert. Die Suche nach fokalen und damit lokaldiagnostisch verwertbaren Veränderungen ist deutlich hinter die Bedeutung des EEGs als *Meßinstrument für die allgemeine Funktion* des Gehirns getreten. Immer, wenn funktionelle Störungen den definitiven morphologischen Läsionen, wie sie die Computertomographie ja erst mit Latenz nachweisen kann, vorausgehen, behält das EEG aber auch seine lokaldiagnostische Bedeutung:

Bei der Herpes-simplex-Enzephalitis (s. S. 124) ist die fokale Veränderung des EEGs bei normalem Computertomogramm ein ganz wichtiger

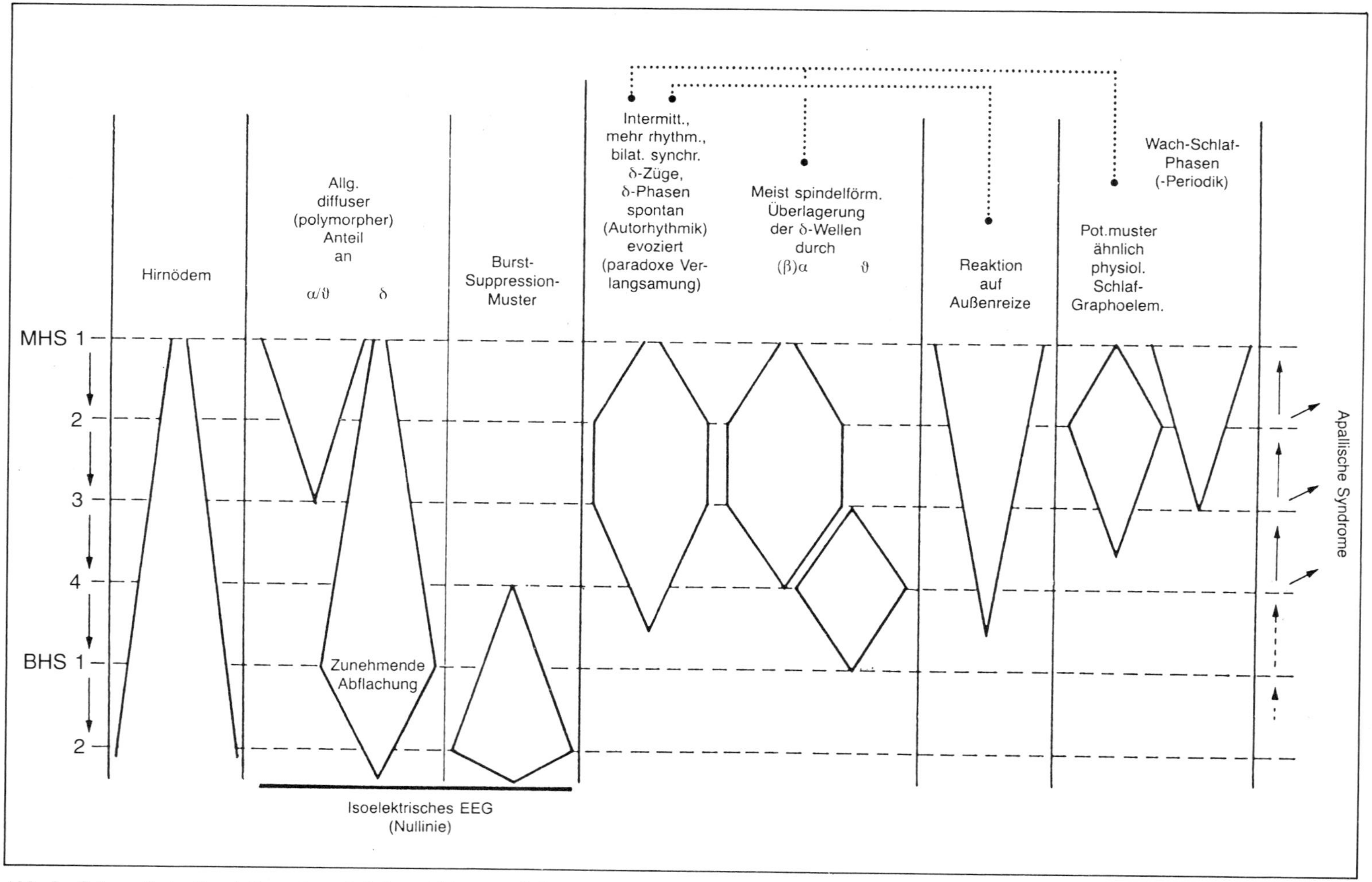


**Abb. 2** **Schematische Darstellung der möglichen elektroenzephalographischen Befunde und der Wahrscheinlichkeit ihres Auftretens in verschiedenen Komastadien: Mittelhirnsyndrom 1–4 und Bulbärhirnsyndrom 1–2 (vgl. S. 20) (nach *Zschocke*, unveröffentlichte Daten).**

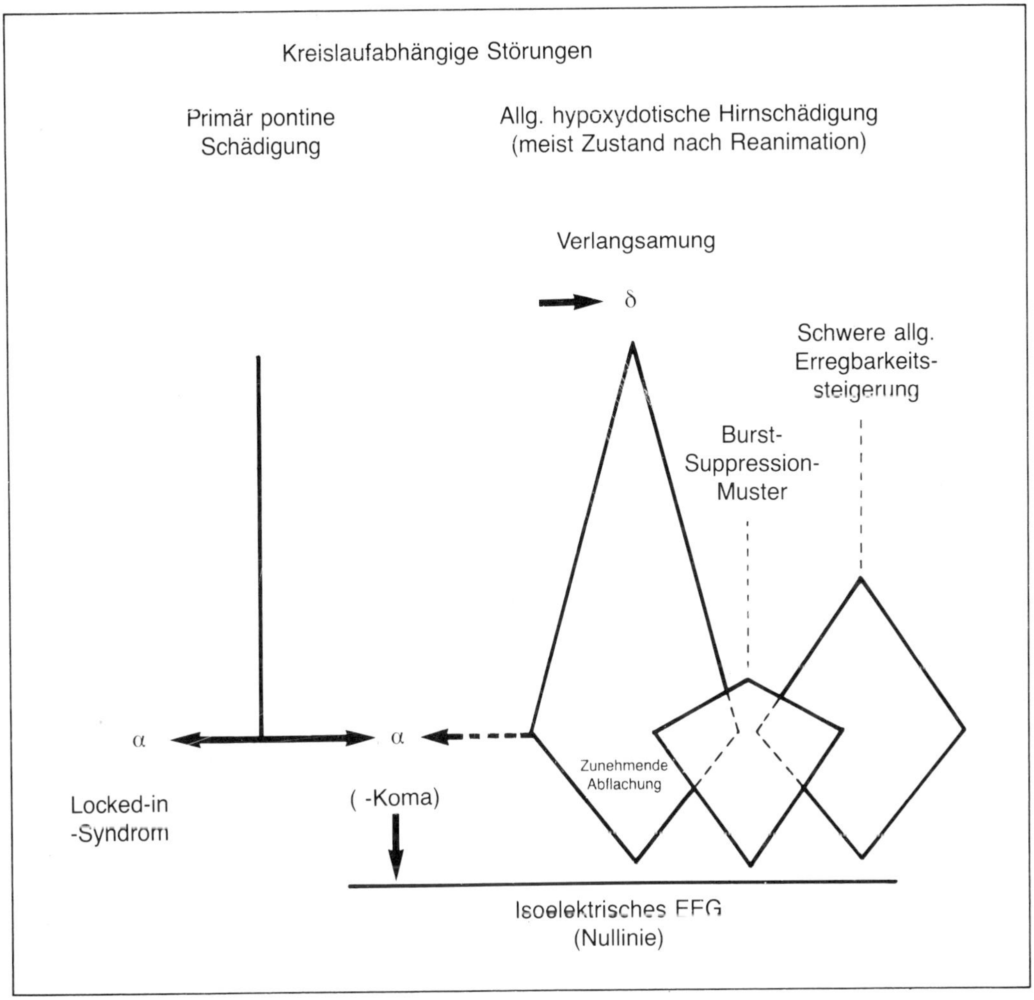


**Abb. 3 Darstellung der möglichen EEG-Muster nach hypoxisch oligämischen Hirnstammschädigungen (z. B. Zustand nach Reanimation) (nach *Zschocke*, unveröffentlichte Daten).**
**Übergänge zwischen schwerer allgemeiner Erregbarkeitssteigerung, Burst-Suppression-Muster und Kurvenverlangsamung im Deltabereich mit zunehmender Abflachung bis hin zur Nullinie, ein initiales Alpha-Koma und der Übergang zu einer Alpha-Aktivierung im Locked-in-Syndrom sind möglich.**
**Relativ selten findet sich der Übergang aus der allgemeinen Delta-Verlangsamung zurück in ein Alpha-Koma.**

Hinweis. Bei Patienten mit Migraine accompagnée sind die überdauernden schweren Herdbefunde im EEG bei zurückgebildeter Klinik und fehlendem Nachweis von ischämischen Läsionen im CT ein stützender Befund für diese Diagnose. In der Differentialdiagnose zwischen beginnendem Hirnabszeß und Hirntumor ist das EEG auch heute noch hilfreich.

## Das EEG im Koma

Mit Hilfe des EEGs kann zwischen psychogener Unansprechbarkeit und den verschiedenen Arten und Abstufungen des Komas unterschieden werden. Das EEG kann auch helfen, prognostische Hinweise im Koma zu finden. Bestimmte *EEG-Muster* helfen bei der ätiologischen Zuordnung der Komaursachen: Finden sich z. B. triphasische Wellen, so spricht dies mehr für eine metabolische Komaform (Leberkoma, Urämie); periodische Komplexe, besonders wenn sie zunächst lateralisiert sind, deuten wieder auf eine Herpes-simplex-Enzephalitis hin. Lateralisierte, steile Potentiale finden sich aber auch bei fokalen Epilepsien, Tumoren und drohenden Grenzzoneninfarkten. Die EEG-Befunde im Koma sind vielfältig. Einige typische Befunde sollen definiert werden, die Übergänge zwischen den verschiedenen Befundänderungen und deren prognostische Bedeutung sind in den Abbildungen 2 und 3 wiedergegeben.

*Spindelkoma*

Dieser Begriff ist umstritten. Spindeln sind krescendo-dekrescendoartige kurze Gruppen einer bestimmten Frequenz, meistens aus dem langsamen Alpha- oder schnellen Theta-Bereich. Das Auftreten von Spindeln bei komatösen Patienten wird von manchen Autoren als Hinweis auf eine schlechte Prognose gewertet. Die Spindeln selbst folgen oft langsamen Delta- oder Subdeltawellen, was an deformierte Schlafmuster erinnern kann. (Spindeln im Schlaf zeigen allerdings eine schnellere Frequenz.)

*Alpha-Theta-Koma*

Hierunter versteht man eine sehr monomorphe Aktivität aus dem Alpha- oder Theta-Bereich ohne Reaktion auf Anspruch oder Schmerzreize. Ein Übergang in das Burst-Suppression-Muster (SU) ist möglich. Langzeitableitungen zeigen, daß auch das Alpha- oder Theta-Koma in der Frequenz Fluktuationen zeigt und z. B. nächtliche Frequenzänderungen gefunden werden können. Die fehlende Reagibilität wird ebenfalls als Zeichen einer schlechten Prognose aufgefaßt.

*Arousal-Reaktionen*

Als Arousal-Reaktion bezeichnet man die Aktivierung bestimmter Graphoelemente bei einer anderen, vorher vorherrschenden Grundaktivität als Folge auf eine externe Reizung. Eine zu langsame Grundaktivität kann also durch Außenreize unterbrochen und blockiert werden, die paradoxe Verlangsamung dagegen beschreibt eine Reaktion, bei der aus einer relativ flachen und schnellen Grundaktivität heraus eine sehr langsame Aktivität als Reaktion auf Schmerzreize resultiert.

*Burst-Suppression-Muster*

Dieser Begriff beschreibt hochamplitudige, steile und unterschiedlich lange Ausbrüche hirnelektrischer Aktivität, die von einer vollständigen Kurvensuppression gefolgt werden. Die Kurvensuppression kann bis zu einigen Sekunden anhalten. Aber auch rhythmische, hohe und steile Elemente, die nur von einer relativen, jedoch nicht vollständigen Kurvenabflachung gefolgt werden, werden unter dem Begriff des beginnenden Burst-Suppression-Musters subsumiert. Der Übergang eines Burst-Suppression-Musters in ein *Nullinien-EEG* ist bekannt. Pharmakologisch wird ein Burst-Suppression-Muster bei schneller Injektion von kurz wirkenden Barbituraten oder von Etomidat bedingt. Der Versuch, eine Narkose nach dem Eintritt des Burst-Suppression-Musters zu steuern, ist nicht immer sinnvoll, da nicht bei jedem Patienten ein Burst-Suppression-Muster der Nullinie vorausgeht. Das Burst-Suppression-Muster ist ein Zeichen einer diffusen, intermittierenden Erregbarkeitssteigerung nach hypoxischen Hirnschädigungen. Nach Reanimationen finden wir z. B. auch EEGs mit diffuser kontinuierlicher Erregbarkeitssteigerung, die mit kontinuierlichen Spitzen oder poly-spike-Gruppen ablaufen können. Solche Befunde finden sich auch nach E 605- oder Strychnin-Intoxikationen.

## Methodik der konventionellen EEG-Ableitung im Notfall

Auf Intensivstationen und auch im Notfalldienst ist eine 8kanälige EEG-Ableitung sicher ausreichend und technisch zu beherrschen. Für bestimmte wissenschaftliche Zwecke sind selbst-

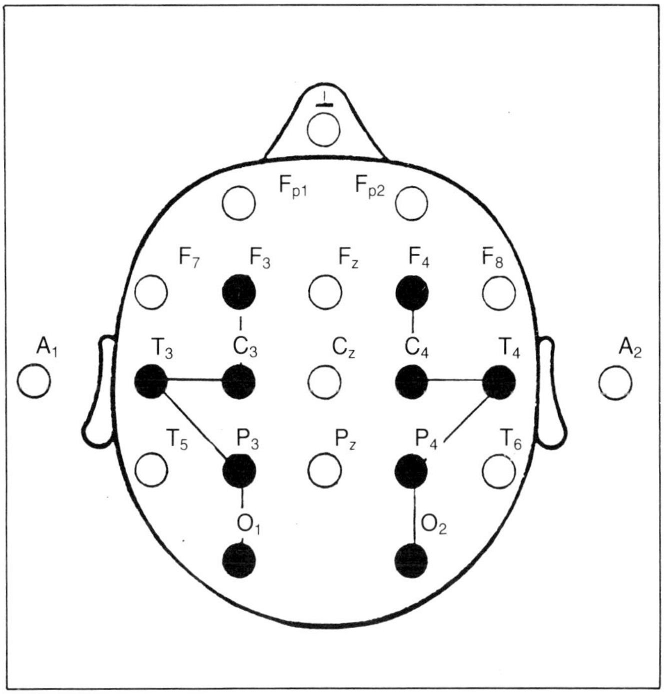


**Abb. 4 Elektrodenpositionen nach dem 10/20-Schema mit Markierung des 8kanäligen Notfallprogramms für Ableitungen auf der Intensivstation.**

verständlich in einigen Zentren polygraphische Ableitungen, eventuell mit Ganznachtableitung und unter Videokontrolle sinnvoll. Bei der Notfallableitung auf der Intensivstation müssen nicht immer alle Ableiteprogramme, wie sie in der konventionellen Elektroenzephalographie üblich sind, registriert werden. Wir haben in unserer Klinik ein Notfallprogramm ausgewählt, das bei allen neurologischen Notfällen und bei den Routinekontrollen beatmeter Intensivstationspatienten als Ableitungsgrundlage gilt. Konventionelle EEG-Ableitungen mit mehreren Schaltprogrammen werden nur auf besondere Anordnung durchgeführt. Das Notfallprogramm entspricht dem 4. Ableitungsprogramm der Routine-EEG-Untersuchung („Notfall 4"), hat jedoch den Vorteil, daß im Notdienst diese Ableitung von jedem Assistenzarzt und von den diensthabenden Röntgenassistenten abgeleitet werden kann. Das Schema dieser Notfallableitung ist in Abbildung 4 eingezeichnet. Es handelt sich um eine bipolare Längsreihenschaltung über temporal, die auch die Aktivität parietookzipital gut erfaßt, also Aussagen über die Grundaktivität und den „Wetterwinkel" der Temporalregion ermöglicht.

## EEG-Dauerableitung und EEG-Analyse

Bei der *Dauerüberwachung* des EEGs auf Intensivstationen haben computerassistierte Methoden an Bedeutung gewonnen. Eine 8kanälige Ableitung kann in der Überwachung noch zu aufwendig sein. Dies gilt vor allen Dingen, wenn längerfristige Ableitungen geplant sind. Im Prinzip beruhen alle computerassistierten Verfahren auf einer Reduktion der Datenmenge, die durch eine konventionelle EEG-Ableitung über längere Zeit zwangsläufig anfällt. Eine Datenreduktion erfolgt zunächst durch die Verminderung der abgeleiteten Kanäle: EEG-Ableitungen im Seitenvergleich im 2- oder 4-Kanal-Betrieb, nur selten im 8-Kanal-Betrieb, werden untersucht. Eine weitere Datenreduktion wird dadurch erreicht, daß die Verteilung der EEG-Aktivität in definierten Frequenzbereichen *(Spektralanalyse)* untersucht und analysiert wird. Methoden,

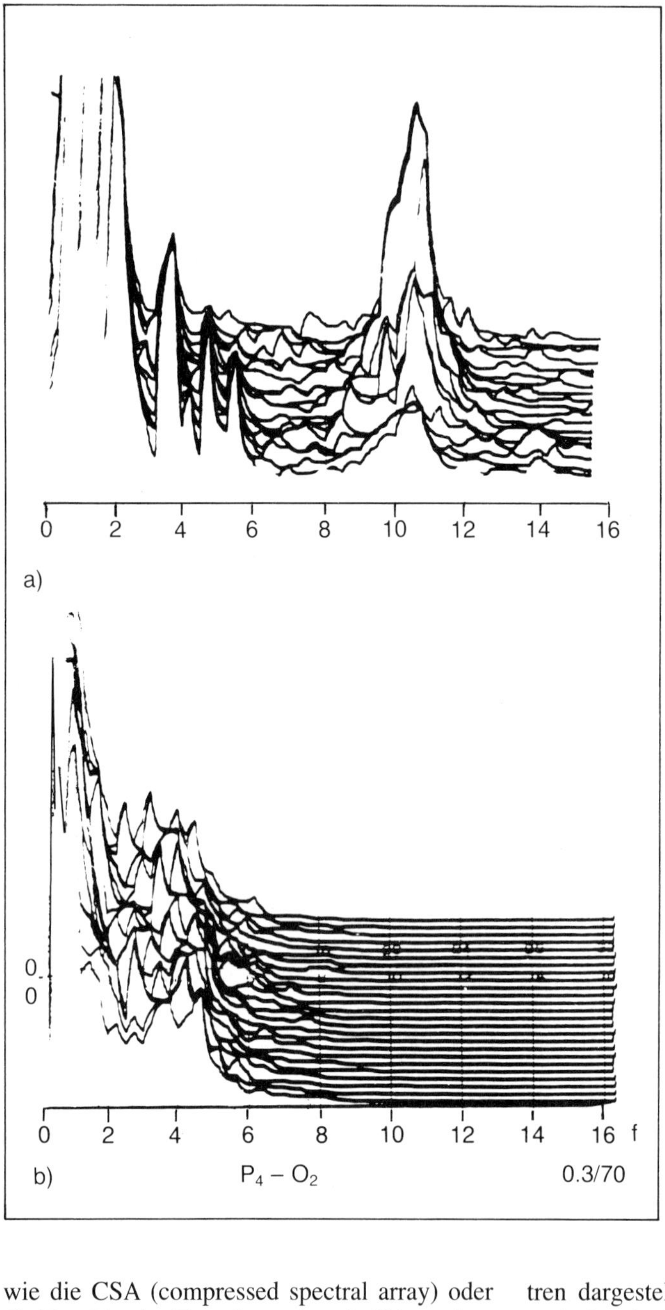


**Abb. 5 EEG-Frequenzanalyse.**
**a) Schnelle Fourier-Transformation eines normalen 9/s-Alpha-EEG (Einkanaldarstellung).**
**b) EEG-Frequenzanalyse bei schwerer Algemeinveränderung mit nahezu ausschließlicher Aktivität im Frequenzbereich 0–5 Hz. Jede Linie gibt die Frequenzanalyse einer 30 Sekunden dauernden EEG-Epoche wieder.**

wie die CSA (compressed spectral array) oder die Fast-Fourier-Transformation sind hier geläufig. Eine noch größere, vielleicht zu große Datenreduktion wird durch das Cerebral-function-monitoring-System (CFM) in Kauf genommen. Bei der schnellen Fourier-Transformation wird die EEG-Aktivität in Form von Frequenzspektren dargestellt. Diese Methode ermöglicht es auch dem in der Elektroenzephalographie weniger Geübten, grobe Änderungen in der Grundaktivität des EEGs zu erfassen. Paroxysmale, d. h. nur vereinzelt auftretende Potentiale im EEG werden jedoch weniger gut erfaßt, dies gilt vor allen Dingen für alle Kurvenänderungen, die einer intermittierenden, gesteigerten Erregbarkeit entsprechen. Abbildung 5a zeigt ein Beispiel der EEG-Spektralanalyse (Fast-Fourier-Transformation) eines normalen EEG-Abschnitts (einkanälige Darstellung), Abbildung 5b zeigt die Fourier-Transformation einer schweren Allgemeinveränderung, bei der nur noch hochgespannte Aktivität im Theta- und Delta-Spektrum zu finden ist.

Moderne bettseitige Routine-Monitoring-Systeme sind in der Lage, parallel zum EKG Temperatur, Blutdruck und andere Daten sowie auch ein 1- oder 2kanaliges EEG kontinuierlich zu registrieren. Die diagnostische Relevanz des EEGs und typische EEG-Befunde bei einzelnen Krankheiten werden im 2. Teil besprochen.

### Prognostischer Aspekt des EEGs

Bestimmte EEG-Muster, die man im Koma findet, sind mit einer eher guten oder schlechten Prognose verbunden: Solange eine Variabilität des EEGs und Reaktionen auf Außenreize im EEG gefunden werden, spricht dies für eine eher bessere Prognose. Ein monotones, areaktives EEG (Alpha-Theta-Koma, siehe dort) und/oder ein Spindelkoma sollen eine schlechtere Prognose haben, wenngleich etwa 1 Drittel der Patienten, die die Phase eines Alpha-Komas durchlaufen haben, mehr oder weniger behindert überleben sollen. Das Wiederauftreten von Schlafmustern im EEG wird als Hinweis auf eine bessere Überlebenschance gedeutet.

### Das EEG im Hirntod

Dem Hirntodsyndrom ist ein eigenes Kapitel gewidmet. Kann beim Vorliegen der maßgeblichen klinischen Zeichen des Ausfalls der Hirnfunktion unter Berücksichtigung bestimmter Ausschlußkriterien (vgl. S. 279) ein 30minütiges *Nullinien-EEG* artefaktfrei abgeleitet werden, so kann die Diagnose des Hirntodsyndroms ohne weitere Beobachtungszeit gestellt werden.

Hierfür sind spezielle Ableitungsvoraussetzungen (definierter Elektrodenabstand, weites Frequenzband, doppelte Verstärkung im Vergleich zur konventionellen EEG-Ableitung und mindestens 30minütige artefaktfreie Ableitung) Voraussetzung (vgl. Tab. 46). Auch wenn die Sensibilität dieser Methode nicht 100% erreicht, da primär infratentorielle Läsionen schon einen dissoziierten Hirnstammtod bei noch erhaltener hemisphärischer Restfunktion bewirken können, so muß die zentrale Bedeutung des EEGs in der Hirntoddiagnostik herausgehoben werden. Nicht vergessen darf man dabei jedoch, daß die Forderung nach einer 30minütigen artefaktfreien Ableitung des EEGs auf Intensivstationen und bei Intensivpatienten oft nur sehr schwer zu erfüllen ist.

## Elektromyographie (EMG) und Elektroneurographie (ENG)

Unter diesen Überbegriffen werden folgende Methoden subsumiert:

- Die elektrische Untersuchung der Muskulatur mit Nadelelektroden (EMG)
- Die Bestimmung der maximalen Nervenleitgeschwindigkeit (NLG) motorischer Nerven (motorische NLG)
- Die maximale Nervenleitgeschwindigkeit sensibler Nerven (sensible NLG)
- Die Funktionsuntersuchung der neuromuskulären Übertragung
- Reflexuntersuchungen.

### Elektromyographie (EMG)

Bei der elektromyographischen Untersuchung werden verschiedene Skelettmuskeln mit Nadelelektroden sondiert und ihre elektrische Aktivität in Ruhe, bei leichter und bei maximaler Willkürinnervation beobachtet. In Muskeln, deren motorische Nervenfasern eine axonale Schädigung aufweisen, findet man in Ruhe 10–14 Tage nach Beginn der Läsion *Spontanaktivität* in Form von kleinen Fibrillationspotentialen oder positiven scharfen Wellen. Dieser Befund ist für neurogene Läsionen sehr typisch, kann in seltenen Fällen aber auch bei entzündlichen Muskelerkrankungen (Dermatomyositis) oder stark progredienten, genetisch determinierten Muskelerkrankungen (Muskeldystrophie, myotone Dystrophie) gefunden werden. Bei Myotonien kann man in Ruhe typische myotone Entladungsmuster finden, die sowohl visuell als auch akustisch einen typischen Ablauf zeigen. Dieser Befund kann in seltenen Fällen bei Patienten mit stark zunehmender unklarer Schwäche, Atrophie und muskulärer Verspannung einen ätiologischen Hinweis geben (s. S. 158). Die elektrischen Entladungen aus der Muskulatur, die bei leichter Willkürinnervation abzuleiten sind, entsprechen der Aktivität einzelner *motorischer Einheiten*. Bei neurogenen und bei myopathischen Störungen werden diese motorischen Einheiten in charakteristischer Weise verändert:

- Bei *neurogenen Läsionen* finden sich, bedingt durch die kollaterale Aussprossung gesunder Nervenfasern, nach einiger Zeit eine Amplitudenerhöhung und Verlängerung sowie vermehrte Aufsplitterung *(Polyphasie)* der Potentiale motorischer Einheiten.
- Bei *Myopathien* werden die Potentiale kürzer und niedriger, können jedoch auch eine polyphasische Aufsplitterung zeigen. Dies kommt durch den teilweisen Ausfall von Muskelfasern im Versorgungsgebiet einer motorischen Einheit zustande.

Auch das *Aktivitätsmuster* hilft bei der Unterscheidung zwischen neurogenen und myopathischen Störungen. Ist der periphere Nerv erkrankt, so fallen bei maximaler Willküraktivität in Abhängigkeit von der Schwere des Krankheitsbildes einige oder viele motorische Einheiten aus. Es resultiert ein *gelichtetes Aktivitätsmuster* bei maximaler Willkürinnervation. Bei myopathischen Läsionen wird die zunehmende Schwäche mit einer vermehrten Aktivierung von motorischen Einheiten beantwortet. Daher kommt es zu einem *frühen, dichten Aktivitätsmuster,* das jedoch nur eine niedrige Amplitude zeigt. Die Elektromyographie kann daher bei unklaren neuromuskulären Erkrankungen, wenn nach dem Erkrankungsbeginn mehr als 12–14 Tage vergangen sind, eine ätiologische Hilfe bieten.

### Elektroneurographie

Bei der Elektroneurographie wird die maximale Nervenleitgeschwindigkeit motorischer oder sensibler Fasern untersucht. Die *motorische NLG* wird durch die Stimulation eines peripheren motorischen Nervs an 2 Reizpunkten und Ableitung von einem distalen Muskel nach der Geschwindigkeitsformel berechnet. Die distale motorische Überleitungszeit, in die auch die neuromuskuläre Übertragung und die elektromechanische Kopplung eingehen, wird hierbei, da sie sich auch in der proximalen Latenz wiederfindet, nicht für die NLG-Bestimmung benutzt. Bei sensiblen Nerven unterscheidet man je nachdem, ob die Nerven in physiologischer oder entgegen der physiologischen Leitungsrichtung untersucht werden, eine *orthodrome* und eine *antidrome sensible NLG*. Die *Refraktärzeitbestimmung* des sensiblen Nervs kann durch Doppelreizapplikation mit bestimmtem engem Reizabstand mit einfacher Methodik auch am Krankenbett oder auf der Intensivstation durchgeführt werden.

#### *F-Welle*

Bei der überschwelligen Reizung eines motorischen Nervs kann mit relativ konstanter Latenz variabel eine späte Potentialschwankung, die sogenannte F-Welle, abgeleitet werden. Dies entspricht einer retrograden Erregung der motorischen Vorderhornzelle, die dann wieder orthograd entlädt. Für die Auslösung der F-Welle wird der proximale Anteil eines peripheren Nervs gleich 2mal durchlaufen. Deutliche Verzögerungen der F-Welle, Ausfall der F-Wellen oder eine große Variabilität der F-Wellen-Latenzen bei normaler peripherer Überleitung werden als Hinweis auf eine proximale motorische Läsion (Plexus, Wurzelfaser, vgl. Guillain-Barré-Syndrom, S. 134) aufgefaßt.

Durch den Einsatz der F-Wellen und der Refraktärzeitbestimmung im sensiblen Nerv können frühe pathologische Veränderungen die Verdachtsdiagnose eines Guillain-Barré-Syndroms erhärten, zumal die Liquordiagnostik nicht selten erst zu einem späteren Zeitpunkt die typischen Veränderungen wie bei einer entzündlichen Polyradikulitis zeigen. Die einfache Bestimmung der motorischen und sensiblen Nervenleitgeschwindigkeiten wird oft erst mit deutlicher Verzögerung pathologisch. Durch die Elektromyographie und -neurographie können verschiedene Varianten der akuten entzündlichen Polyneuritis voneinander differenziert werden. Bei proximal betonten Läsionen findet man verlängerte F-Wellen-Latenzen und peripher normale Nervenleitgeschwindigkeiten. Distal betonte Läsionen zeigen früh eine Verzögerung der distalen Überleitungszeiten sowie eine Verzögerung und Aufsplitterung sensibler Nervenpotentiale bei pathologischer Refraktärzeit. Primär axonale Formen der akuten Polyneuritis können bei normalen Nervenleitgeschwindigkeiten lebhafte Spontanaktivität und verminderte Amplituden der Muskelantwortpotentiale zeigen.

### Untersuchung der motorischen Endplatte

Bei Verdacht auf eine *Myasthenie* oder andere *myasthene Syndrome* (s. S. 150 ff.) ist die Überprüfung der Übertragungsfunktion der motorischen Endplatte eine wichtige Zusatzuntersuchung. Die Methode wird im Abschnitt „myasthene Syndrome“ ausführlich besprochen.

### Reflexuntersuchungen

*Orbicularis-oculi-Reflex (OoR), Blinkreflex*

Der Orbicularis-oculi-Reflex (elektrisch ausgelöster Blinkreflex) ist von großer praktischer Bedeutung in der neurologischen Intensivmedizin. Der OoR wird durch eine einseitige elektrische Reizung des N. supraorbitalis ausgelöst und simultan von beiden Mm. orbicularis oculi abgeleitet (vgl. taktile Auslösung des Blinkreflexes in der neurologischen Notfalluntersuchung, S. 41). Bei unilateraler Reizung findet man auf der Reizseite im M. orbicularis oculi eine kurze amplitudenniedrige und synchronisierte frühe Reizantwort (R1), die nach etwa 10 ms auftritt. Nach einer kurzen Innervationsstille kommt es beim Gesunden bilateral mit seitengleichen Latenzen (zwischen 25–40 ms) zu einer langen, amplitudenhohen und desynchronisierten bilateralen Reflexantwort, den Reflexkomponenten R2 (ipsilateral) und R2' (kontralateral). Diesem Muster liegt eine Verschaltung des Reflexbogens im Hirnstamm zugrunde, die pontine und medulläre Strukturen umfaßt. In Abbildung 6 ist das Schema der Auslösung des Blinkreflexes, seine Verschaltung und die Ableitung des Reflexes dargestellt. Bei bilateraler, wiederholter Reizung können typische Ausfallmuster des Blinkreflexes gefunden werden, die lokaldiagnostisch bestimmten Hirnstammstrukturen zugeordnet werden. Eingeschränkt wird die Aussage des Blinkreflexes durch 2 Phänomene: Späte Reflexantworten, möglicherweise auch die frühen Reflexantworten, können durch akute supratentorielle Läsionen beeinflußt werden und hierdurch eine infratentorielle Ursache einer akuten Symptomatik vortäuschen. Die späten Reflexantworten sind zudem durch Vigilanz, Bewußtseinsstörung und zentral sedierende Pharmaka beeinflußt. Dennoch hat der Blinkreflex eine wichtige diagnostische und prognostische Bedeutung, da der vollständige Ausfall aller Reflexantworten einschließlich der frühen, monosynaptischen, ipsilateralen Reflexantworten in der Regel mit einer schlechten Prognose assoziiert ist.

*Masseterreflex (MR)*

Der Masseterreflex ist der einzige monosynaptische Muskeleigenreflex, der über Hirnnerven geleitet wird. Afferenz und Efferenz des Reflexbogens laufen über den N. trigeminus. Die Umschaltung erfolgt mesenzephal. Der MR kann in Ergänzung zum Blinkreflex bei Hirnstammläsionen oder kaudalen Hirnnervenläsionen untersucht werden. Beim Tetanus ist die Untersuchung der postreflektorischen Innervationsstille

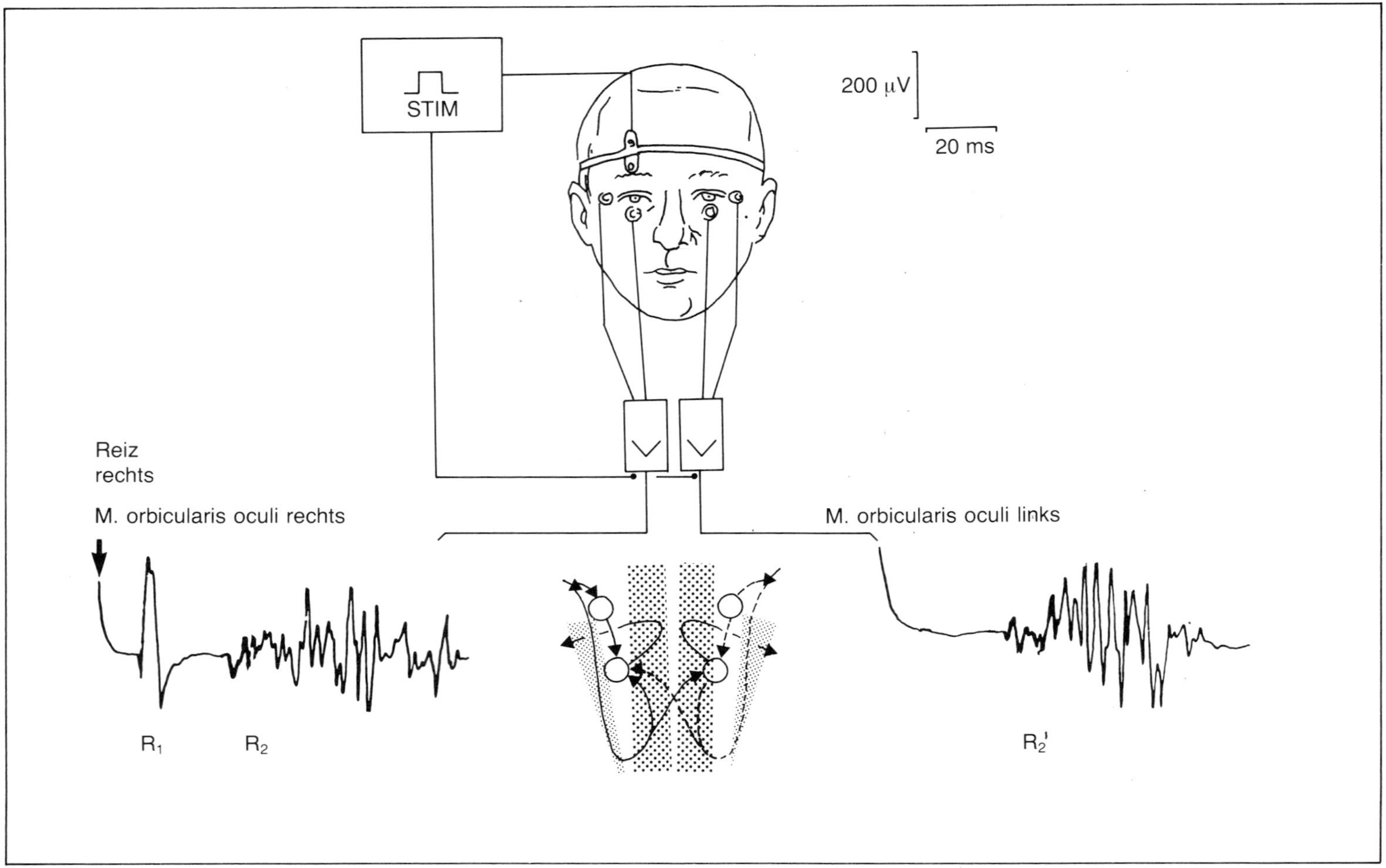


**Abb. 6 Elektrisch ausgelöster Orbicularis-oculi-Reflex. Im oberen Teil der Abbildung ist die schematische Untersuchungsanordnung des Blinkreflexes, im unteren Teil eine Darstellung des hypothetischen Reflexbogens (Mitte) und die Ableitung eines bilateralen Blinkreflexes bei Reiz auf der rechten Seite wiedergegeben (modifiziert nach *Stöhr* 1980 und *Hacke* 1983).**

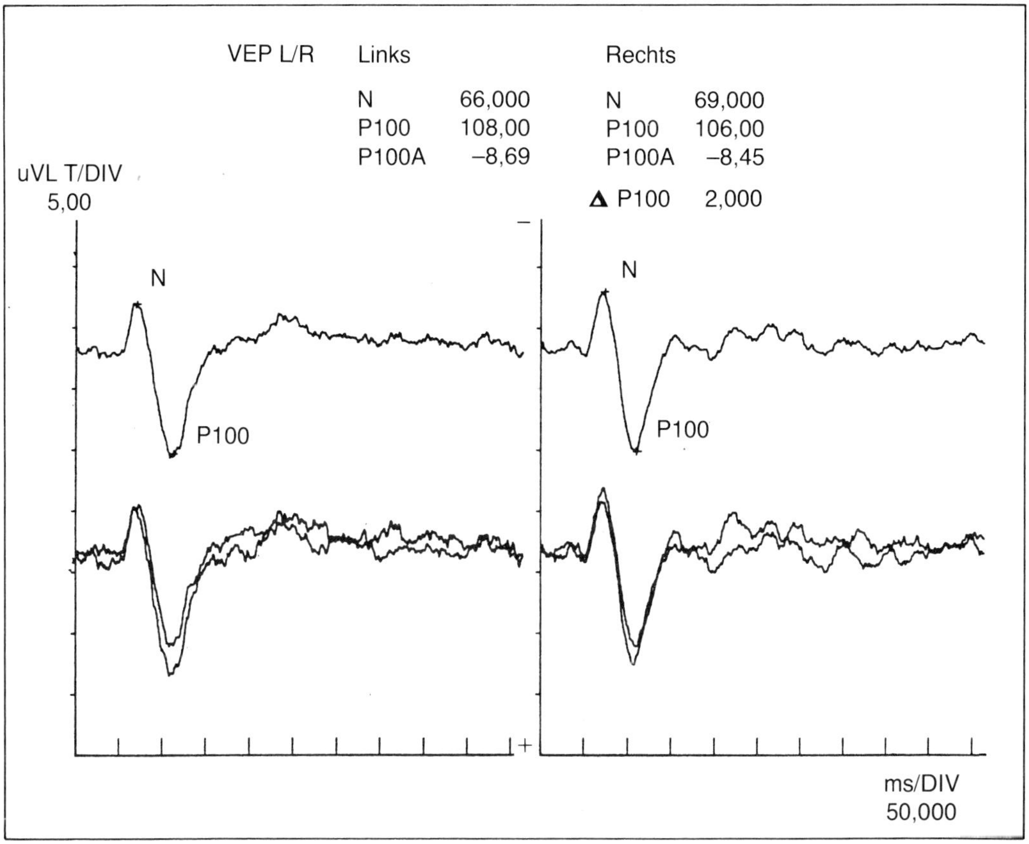


**Abb. 7 Visuell evozierte Potentiale (TV Stimulation) im Seitenvergleich: Untere Zeilen: 2 reproduzierte Einzeldurchgänge. Obere Zeile: Summiertes Potential.**

(s. *silent period*) nach Auslösung des MR von Interesse.

## Evozierte Potentiale (EP)

Die mit einem äußeren Reiz verbundenen Potentialschwankungen im EEG werden als evozierte Potentiale bezeichnet. Die meisten dieser Reaktionen sind so niedrig, daß sie in der Grundaktivität des EEGs untergehen. Durch die Technik der elektronischen Mittelwertbildung (averaging) lassen sie sich aus der zufällig verteilten Basisaktivität herausheben und reproduzierbar darstellen.

### Visuell evozierte Potentiale (VEP)

Visuell evozierte Potentiale (Abb. 7) können durch visuelle Reize (Schachbrettmuster mit Kontrastumkehr, Lichtblitze) ausgelöst werden. Bei Gesunden kommt es nach etwa 100 ms zu einer tiefen positiven Auslenkung (P100).

Visuell evozierte Potentiale sind Potentiale später Latenz und sehr großen intraindividuellen Schwankungen unterworfen. Störungen der Vigilanz, der Aufmerksamkeit, Bewußtseinsstörungen sowie medikamentöse Einflüsse können die visuell evozierten Potentiale stark verändern.

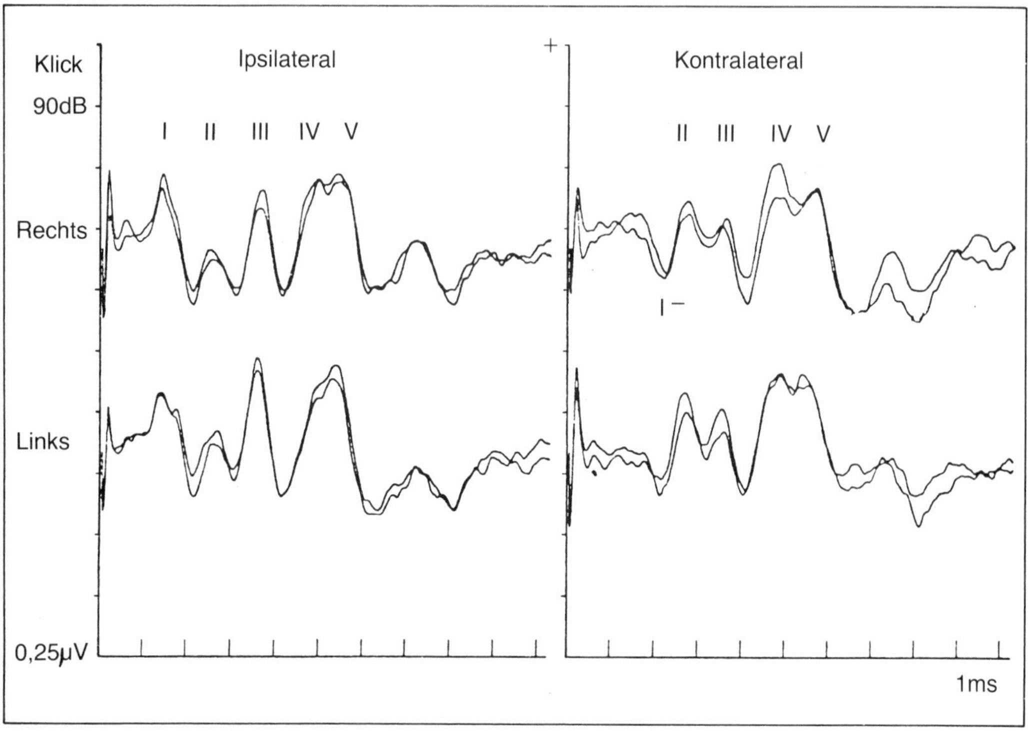


**Abb. 8 Akustisch evozierte Hirnstammpotentiale im Seitenvergleich: Ipsilaterale und kontralaterale Ableitung eines normalen akustisch evozierten Hirnstammpotentials mit alternierendem Reizmodus.**

## Akustisch evozierte Hirnstammpotentiale (AEHP)

Die frühen akustischen Hirnstammpotentiale (Abb. 8) sind sehr amplitudenniedrige Auslenkungen, die in den ersten 10 ms nach einem Schallreiz durch die sequentielle Erregung einzelner Strukturen der frühen zentralen akustischen Bahn generiert werden. Sie werden durch überschwellige Klickreize ausgelöst. Die in den letzten Jahren diskutierte enge Zuordnung der einzelnen Potentialelemente zu einzelnen Hirnstammstrukturen ist immer mehr in Zweifel gezogen worden. Die positiven Potentialanteile werden mit den römischen Ziffern I–V (VI) belegt. Heute geht man davon aus, daß die Elemente I und II im peripheren Nervus acusticus entstehen, die Wellen III und IV der Medulla oblongata zuzuordnen sind und die Welle V aus dem pontomesenzephalen Übergang stammt. Die akustisch evozierten Hirnstammpotentiale können bei der Untersuchung von *Rezeptorenstörungen* (cochleäre Hörstörung) und für die Untersuchung der zentralen *Hörbahn* eingesetzt werden. Für die Neurologie ist die Latenz zwischen den in der Regel sehr gut zu reproduzierenden Wellen I und V (Interpeak-Latenz I–V) von besonderer Bedeutung. Im Vergleich zu den visuell evozierten Potentialen und den somatosensibel evozierten Potentialen wird eine viel größere Anzahl von Einzelreizen benötigt, um ein gut reproduzierbares Potential zu erhalten. Werden engfristige intraindividuelle Kontrollen *(Monitoring)* erwartet, so kann die Reizfrequenz erhöht und die Anzahl der zur Analyse herangezogenen Einzeldurchgänge verringert werden, um schneller reproduzierbare Potentiale abzuleiten.

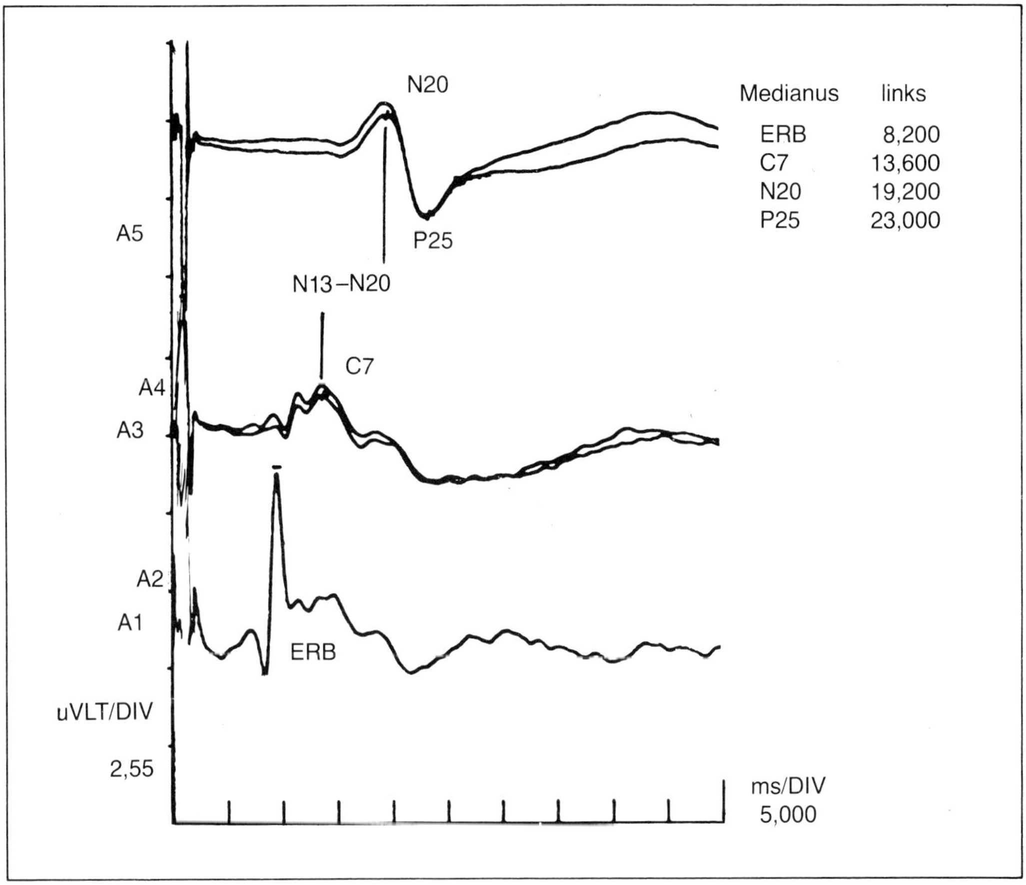


**Abb. 9 Medianus-SEP links: Untere Zeile: ERB-Punkt-Potential. Mittlere Zeile: Reproduzierbares Potential vom Dornfortsatz C7. Obere Zeile: Reproduzierbares kortikales somatosensibles Antwortpotential mit kortikalem primärem Komplex N20–P25. Die Latenz zwischen dem N13-Potential und dem N20-Potential beschreibt die zentrale Überleitungszeit.**

## Somatosensibel evozierte Potentiale (SEP)

Die am häufigsten verwendeten Reize zur Auslösung somatosensibel evozierter Potentiale (Abb. 9) sind Rechteckstromstöße, die auf periphere Nervenstämme appliziert werden. Man unterscheidet *kortikale* und *spinale* Ableitungen somatosensibler Potentiale. Bei einer ausführlichen Untersuchung kann auch die periphere sensible Leitung *(sensible Neurographie)* über den proximalen sensiblen Nerven und über dem Erbschen Punkt analysiert werden. Am leichtesten sind die *kortikalen* evozierten Potentiale abzuleiten. Bei Stimulation des Nervus medianus findet man eine kortikale negative Auslenkung nach 20 ms, die von einer positiven Auslenkung nach 25 ms gefolgt wird. Dieser kortikale Primärkomplex (die Potentialanteile werden nach ihrer Polarität und ihrer mittleren Latenz in einem Normalkollektiv mit $\overline{\text{N20}}$ und $\overline{\text{P25}}$ bezeichnet) gilt als evoziertes Potential mittlerer Latenz und ist relativ stabil gegen äußere Einflüsse (z. B. Medikamente oder Narkoseeffekte). Exakte Normwerte für die Latenzen des kortikalen Primärkomplexes liegen vor. Gleichzeitig kann auch eine spinale Ableitung mit Elektroden über dem Dornfortsatz C7 oder C2 durchgeführt werden. Über C7 findet man bei gesunden Probanden eine dreigipflige negative Auslenkung, deren Gipfel mit N11, N13 und N14 (negative Komponenten nach 12–14 ms) bezeichnet werden. Auch über C2 läßt sich ein negatives Potential ableiten, das annähernd die gleiche Latenz wie über C7 zeigt. Die Diskussion darüber, ob es sich bei dem bei C2 abgeleiteten Potential um die Antwort der Hinterstrangkerne im Hirnstamm handelt oder ob es sich um ein fortgeleitetes Potential vom Rückenmark handelt, ist noch nicht endgültig abgeschlossen. Neuere Befunde sprechen dafür, daß auch Hirnstammgeneratoren zum C2- und C7-Potential beitragen. Die Latenzdifferenz zwischen der N13- und der N20-Komponente wird als *zentrale Transmissionszeit* bezeichnet. Sie repräsentiert die zentrale Überleitung des sensiblen Impulses vom Rückenmark bis zum Eintreffen am Kortex und gibt so vom peripheren Nerv und von der Körpergröße unabhängige Daten über die zentrale sensible Leitung.

Die Potentiale werden im Ein- oder Mehrkanalbetrieb mit Nadel- oder Oberflächenelektroden von der Kopfhaut oder dem Nacken abgeleitet. Die Positionen der differenten Elektroden hängen vom Projektionsgebiet der Sinnesqualität ab. Spinale und subkortikal generierte Potentialanteile werden wegen der Entfernung zwischen Entstehungs- und Ableiteort auch als *Fernfeldpotentiale* bezeichnet. Diese Potentialanteile haben eine sehr niedrige Amplitude, lassen sich jedoch auch in der Intensivmedizin unter Berücksichtigung bestimmter methodischer Besonderheiten reproduzierbar darstellen.

In der neurologischen Intensivmedizin gewinnen evozierte Potentiale besondere Bedeutung, weil sie auch bei eingeschränkt untersuchbaren oder komatösen Patienten objektive Aussagen über sensible und sensorische Funktionen bei Störungen und Ausfällen einzelner Potentialanteile auch einen Rückschluß auf den Läsionsort erlauben.

Eine Methode zur Überprüfung der zentralen motorischen Bahn steht jetzt in Form der transkraniellen motorischen Stimulation (TKMS) zur Verfügung. Sie ist unproblematisch auch auf Intensivstationen durchführbar und kann bei bewußtlosen Patienten eingesetzt werden. Welchen Stellenwert diese Methode in der neurologischen Intensivmedizin einnehmen wird, ist zur Zeit noch nicht abzusehen.

### Anwendung der evozierten Potentiale in der Intensivmedizin

Für die Verlaufsüberwachung auf neurologischen Intensivstationen werden vorwiegend die *SEP* (spinal und kortikal mit Bestimmung der zentralen Überleitungszeit) und die *AEHP* eingesetzt. Die zentrale Überleitungszeit ist ein Maß für die sensible Leitung im zentralen Nervensystem und gibt an, wie lange der sensible Reiz vom Eintritt in das Rückenmark (N13) bis zur Ankunft am sensiblen Kortex (N20) braucht. Ob auch die Ableitung der Blitz-VEP, die als späte kortikale Potentiale sehr variabel sind und starken Medikamenteneinflüssen unterliegen, eine sinnvolle Ergänzung der Überwachung auf Intensivstationen darstellen wird, ist noch nicht sicher. Von Vorteil ist, daß die AEHP weitgehend stabil gegen Medikamenteneinflüsse sind und auch spinale SEP und die frühen kortikalen Komponenten der SEP nur sehr geringe Medikamenteneinflüsse zeigen. Daher eignen sich die AEHP und SEP gut zur intraindividuellen Verlaufsuntersuchung und zur Überprüfung von Therapieeffekten. In der Methodik der Ableitung evozierter Potentiale auf Intensivstationen gibt es keine wesentlichen Unterschiede zur klinischen Routinediagnostik: Die Ableitung mit Nadelelektroden erlauben schnellere Untersuchungsgänge und nahezu immer sicher reproduzierbare, niedrige Übergangswiderstände. Zur sicheren Ableitung der evozierten Potentiale kann eine Sedierung notwendig werden. Immer empfiehlt sich eine Untersuchung mit Artefaktunterdrückung. Die Speicherung der Untersuchungsergebnisse auf Datenträger, die eine spätere, weitergehende Datenanalyse ermöglichen, ist hilfreich.

Einige, in der neurologischen Intensivmedizin häufig zu findende Befunde bei der Überwachung evozierter Potentiale sollen im folgenden beschrieben werden. Die Befunde sind nicht pathognomonisch, sondern lassen lediglich den

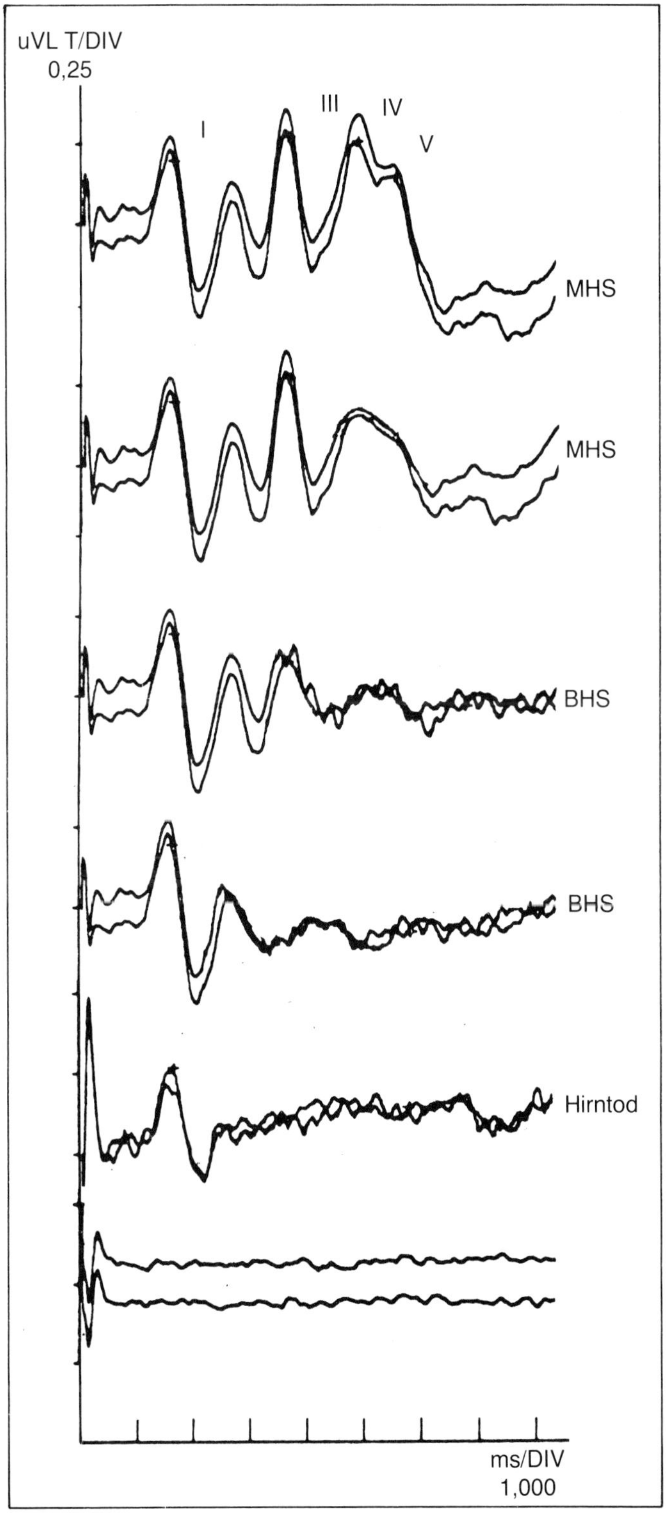


**Abb. 10 Verlauf der akustisch evozierten Hirnstammpotentiale bei kraniokaudaler Einklemmung und im Hirntod (MHS = Mittelhirnsyndrom, BHS = Bulbärhirnsyndrom).**

Rückschluß auf einen bestimmten Läsionstyp, manchmal auch einen Läsionsmechanismus zu.

Bei *Halbseitenläsionen,* die auch die sensible Bahn erfassen, findet sich eine Amplitudenminderung des kortikalen Primärkomplexes des SEP bei normalem spinalem (C7) Potential. Bei ausgedehnten Läsionen kommt es zum Ausfall des kortikalen Potentials, ohne daß dem Ausfall eine Verzögerung der zentralen Überleitungszeit (Latenz zwischen C7-Potential und N20-Komponente) vorausgeht.

Bei *Hirnstammläsionen* und thalamischen Läsionen ist eine Verlängerung der Hirnstammtransmissionszeit möglich, die N20-Komponente kann also auch ausfallen.

Bei *Polyneuropathien und Polyradikulitiden* kommt es zu pathologischen SEP-Latenzwerten und einer Amplitudenminderung der einzelnen Potentialkomponenten. Die Ergänzung der Untersuchung durch die sensible Neurographie vom Erbschen Punkt (oder einem weiter peripher gelegenen Ableitepunkt am peripheren Nerv, vgl. Elektroneurographie) kann sinnvoll sein. Zusätzlich kann mit Hilfe der AEHP in manchen Fällen auch der Nachweis einer Hirnstammbeteiligung bei einer Polyradikulitis geführt werden.
Die AEHP zeigen bei erhöhtem intrakraniellem Druck und beginnender kraniokaudaler Einklemmung einen charakteristischen Befund (Abb. 10). Zunächst kommt es zu einer Amplitudenreduktion des IV/V-Komplexes mit leichter Latenzverzögerung. Dieser Befund korreliert meist mit dem klinischen Stadium eines Mittelhirnsyndroms. Im Bulbärhirnsyndrom verschwindet der IV/V-Komplex, das Element III zeigt eine Amplitudenminderung. Beim Übergang in den Hirntod kommt es dann noch zur Amplitudenabnahme der Welle II und konsekutiv zum Verlust der Welle I- und der Welle I.
Somatosensibel evozierte kortikale Potentiale lassen sich im Mittelhirnsyndrom oft nicht mehr nachweisen. Das C7-Potential ist zunächst noch ableitbar, kann jedoch im Hirntod (vgl. S. 280) amplitudenreduziert nachweisbar sein.

## Dopplersonographie

### Transkutane Dopplersonographie

Die transkutane Beschallung der hirnversorgenden zervikalen Arterien mit kontinuierlicher Schallemission (Continuous-wave-[cw-]Dopplersonographie) ist die in der klinischen Routine am weitesten verbreitete neurosonologische Methode. Sie hat ihren festen Platz auch in der neurologischen Intensivmedizin.

*Methodische Grundlagen*

Wenn emittierter Ultraschall auf sich bewegende Strukturen, z. B. Membranen der roten Blutkörperchen, trifft und reflektiert wird, kommt es zum Dopplereffekt, d. h. zu einer Frequenzänderung des reflektierten Signals im Vergleich zum gesendeten Signal (Frequenzanstieg bei Bewegung auf die Sonde zu, Frequenzabfall bei Bewegung von der Sonde fort). Mit 4–5-MHz-Schallsonden, die gleichzeitig als Empfängersonden fungieren, lassen sich die hirnversorgenden Arterien am Hals gut untersuchen. Die Dopplersonographie darf sich nicht auf die Beschallung der Arterien des vorderen Kreislaufes beschränken, stets muß auch die Beschallung der Vertebralisabgänge, der Atlasschlingen und der Aa. subclaviae erfolgen. Die Methode der cw-Dopplersonographie auf der Intensivstation unterscheidet sich nicht von der Routineuntersuchung, wenn nicht besondere Bedingungen des Patienten (Intubation, Tracheostoma, lokale Verletzung, Jugularis-Katheter) Probleme bereiten. Mit Geräteartefakten, die die für die Beurteilung wesentliche akustische Wahrnehmung des Signals beeinflussen können, muß auf Intensivstationen immer gerechnet werden. Bei Patienten mit Verdacht auf erhöhten intrakraniellen Druck sollte man die Zeit der flachen Kopfreklination möglichst kurz halten und eine Untersuchung in halbsitzender Position bevorzugen.

Für die dopplersonographische Diagnostik sind Veränderungen der relativen Flußgeschwindigkeit und der Pulskurvenform bei der Identifikation extrakranieller und proximaler intrakraniel-

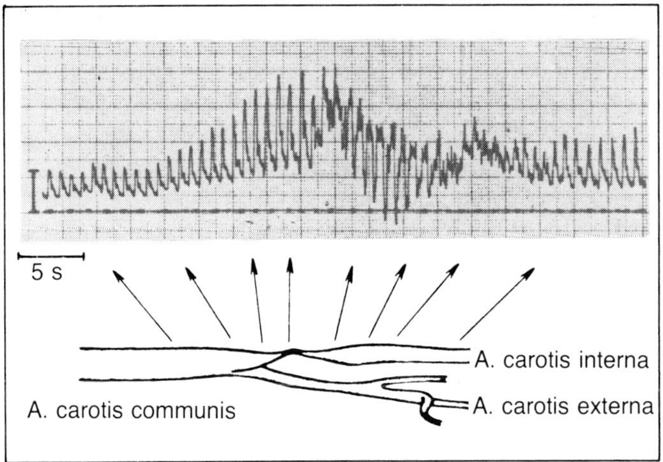


**Abb. 11 Befunde der cw-Dopplersonographie bei stenosierter A. carotis interna. Die bei den unterschiedlichen Lagen der Schallsonde gewonnenen Befunde sind durch die Pfeile in der oberen Bildhälfte dargestellt (modifiziert nach *Büdingen* et al. 1982).**

ler Gefäßstenosen entscheidend. Einzelne Befunde sollen kurz vorgestellt werden, zur speziellen Untersuchungsmethodik und diagnostischen Aussagekraft sei auf die einschlägigen Lehrbücher verwiesen.

*Untersuchungsbefunde*

Hochgradige Stenosen oder Verschlüsse der A. carotis interna

Bei hochgradigen Stenosen oder Verschlüssen der A. carotis interna unterhalb des Abgangs der A. ophthalmica kann man bei der Beschallung der A. supratrochlearis eine Strömungsumkehr finden, die durch Kompression der Gesichtsarterien (A. maxillaris, A. temporalis superficialis) modifiziert werden kann (Abb. 11).

In der A. carotis communis findet man eine verminderte Strömungsgeschwindigkeit. Die Befunde, die bei der Untersuchung der A. carotis interna selbst gefunden werden, sind je nach Lage von Verschluß oder Stenose unterschiedlich:
Über einer *proximalen Stenose* findet man – abhängig vom Schweregrad der Stenose – vor der Stenose eine verminderte Strömungsgeschwindigkeit, eine Strömungsbeschleunigung über der Stenose und poststenotisch Turbulenzen mit vor- und rückwärts gerichteten Strömungsanteilen.

Ist die A. carotis interna am Abgang *verschlossen,* so findet man kein Signal einer A. carotis interna.
Bei der *Pseudookklusion* der A. carotis interna kann in einem Teil der Fälle ein hochfrequentes Strömungssignal mit erhaltenen Pulsationen noch nachweisbar sein, das aber schwierig aufzufinden sein kann. Dies gilt auch für den poststenotischen Abschnitt, in dem die Strömung hochgradig vermindert ist. Dieser Befund ist Anlaß für eine sofortige angiographische Abklärung.
Bei weiter *distalen (z.B. embolischen) Verschlüssen* der A. carotis interna oder des Karotissiphons können verschiedene Befunde erhoben werden:
Liegt der Verschluß oder eine hochgradige Stenose *oberhalb* des Ophthalmikaabgangs, so kann man bei Beschallung der A. carotis interna ein Signal mit geringerem Fluß und geringer systolischer-diastolischer Amplitude finden *(Widerstandstyp)*. Bei Verschlüssen vor dem Ophthalmikaabgang findet man bei anterogradem Fluß in der Systole einen retrograden Reflux in der Diastole *(diastolischer Reflux)*.

Stenosen und Verschlüsse der Aa. vertebrales

Für die neurologische Notfalldiagnostik sind die dopplersonographischen Befunde bei vertebrobasilären Stenosen und Verschlüssen besonders wichtig. Bei *einseitigem hohem (intrakraniellem) Vertebralisverschluß* kann über dieser Arterie am Abgang und an der Atlasschleife wiederum ein Signal mit geringer systolischer Amplitude und fehlendem Fluß in der Diastole gefunden werden. Das Signal auf der kontralateralen Seite kann normal sein oder einen leicht vermehrten Fluß zeigen. Bei *doppelseitigen hohen vertebrobasilären Verschlüssen* ist das Widerstandssignal bilateral ableitbar. Dieser Befund ist charakteristisch für eine kaudale Basilaristhrombose. Liegt ein Verschluß einseitig *distal* des Abgangs der A. cerebri inferior posterior (PICA) vor, findet man über der entsprechenden A. vertebralis manchmal eine Pulskurve vom Widerstandstyp. Über beschallbaren Vertebralisabgangs- oder Atlasschleifenstenosen hört man Stenosegeräusche in Abhängigkeit vom Stenosegrad, die denen bei Carotis-interna- oder -externa-Stenosen vergleichbar sind.

Bei *rostralen* Basilarisstenosen oder Embolien kann die cw-Doppler-Sonographie Normalbefunde zeigen.

Die Befunde, wie sie bei hochgradigen intrakraniellen Vertebralisstenosen oder Vertebralisverschlüssen gefunden werden, dürfen nicht mit dem Signal verwechselt werden, das über einer hypoplastischen A. vertebralis zu finden ist: Das hier ableitbare Signal hat zwar auch nur einer geringe Amplitude, zeigt aber eine normale Pulswellenform. Die für distale Verschlüsse typische Einkerbung fehlt bei dem Signal über der hypoplastischen A. vertebralis.

Gefäßmißbildungen und Fisteln

Bei arteriovenösen Gefäßmißbildungen mit hohem Shuntvolumen kann die Strömung über der zuführenden, oft auch über der kontralateralen A. carotis interna beschleunigt sein. Bei Sinus-cavernosus-Fisteln gelingt es, über der V. angularis ein Signal mit pulssynchronem Charakter abzuleiten.

Hirntod

Im Hirntod findet man über beiden Aa. carotis internae und über beiden Aa. vertebrales ein charakteristisches Signal mit kurzem systolisch anterogradem und diastolisch retrogradem Fluß als Ausdruck des extrem über den systolischen Blutdruck erhöhten Schädelinnendruckes.

Dopplersonographische Befunde bei neurologischen Notfällen, die auf eine behandelbare akute Hirngefäßkrankheit (Pseudookklusion, embolischer Interna- oder Mediaverschluß, vertebrobasiläre Thrombosen) hindeuten, bedürfen der angiographischen Bestätigung, evtl. unter interventionell neuroradiologischen Bedingungen. Daher sollte beim Verdacht auf eine solche Krankheit die dopplersonographische Diagnose bei schwierigen Untersuchungsbedingungen nicht mit langwierigen Kontrolluntersuchungen zu erhärten versucht werden, sondern rechtzeitig die transfemorale Katheterangiographie (konventionell oder intraarterielle DSA) durchgeführt werden.

**Transkranielle Dopplersonographie (TK-Doppler)**

Mit der extrakraniell angewandten Dopplersonographie sind nur indirekte Hinweise auf weiter distal, intrakraniell gelegene Strömungshindernisse in den großen hirneigenen Arterien zu finden. Aufgrund der Reflexion des Schallstrahls vom Schädelknochen war eine direkte Beschallung der intrakraniellen Gefäße früher nur bei intraoperativen Untersuchungen möglich. Die neu entwickelte Technik der gepulsten Ultraschallaussendung mit einem 2-MHz-Schallkopf ermöglicht jetzt die Beschallung und damit die Bestimmung der Flußgeschwindigkeiten in den großen basalen Hirnarterien durch den intakten Schädelknochen. Die niedrige Sendefrequenz erlaubt die Durchdringung des Knochens. Mit einer Torschaltung kann die Tiefe bestimmt werden, in der gemessen werden soll (gepulste Dopplersonographie). Je nach Aufsetzwinkel des Schallkopfes und Tiefeneinstellung (3–8 cm) lassen sich die einzelnen Anteile der basalen Hirnarterien beschallen und aufgrund ihrer Pulswellenform und durch die Anwendung von Kompressionstests der A. carotis communis am Hals identifizieren (Abb. 12).

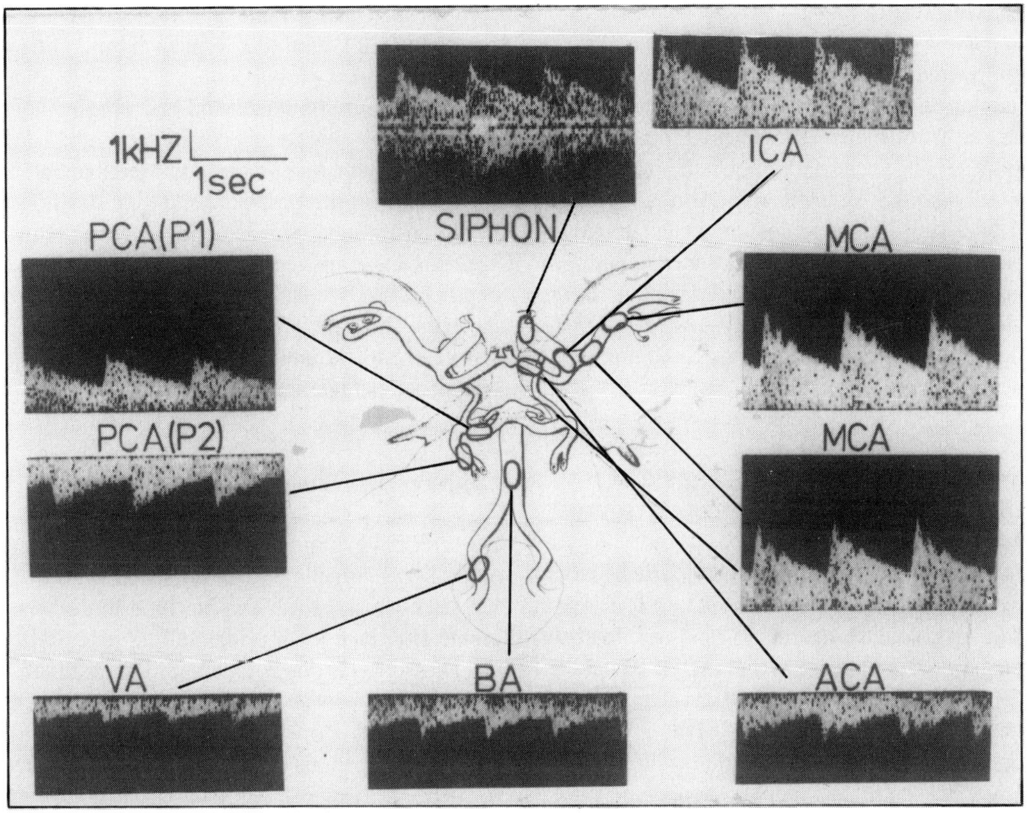


**Abb. 12 Dopplerfrequenzspektrum bei transkranieller Dopplersonographie mit normalen Flußgeschwindigkeiten und normalen Profilkurven der einzelnen intrakraniellen basalen Gefäßabschnitte (aus *Harders, S., J. Gilsbach:* Ultraschall 5 [1984], 237–235).**

Die TK-Dopplersonographie erweitert die Aussagekraft der Ultraschalluntersuchung. Berichte über die Anwendung in der neurochirurgischen und neurologischen Intensivmedizin lassen erwarten, daß die TK-Dopplersonographie nicht nur bei *intrakraniellen Stenosen* oder *Verschlüssen der basalen Arterien* (Stenosesignal, Signalverlust), sondern auch bei der Entwicklung und Beurteilung von *Gefäßspasmen* bei Subarachnoidalblutungen (Flußbeschleunigungen, Veränderungen des Frequenzspektrums) und zur Kontrolle der Funktionsfähigkeit eines *extra-intrakraniellen Bypasses* eingesetzt werden kann. Bei der *Subarachnoidalblutung* zeichnet sich ab, daß die transkraniellen Befunde die Wahl des Angiographie- und des Operationszeitpunktes beeinflussen können. Eine Korrelation zwischen Erhöhung der maximalen Frequenz im Frequenzspektrum und klinischen Folgen der Spasmen (kritische Spasmen, schwerste Spasmen mit musikalischen Wandgeräuschen) wurden beschrieben.

Zur Zeit ist es – auch aus Gründen der Validierung der Methode – notwendig, viele Befunde der transkraniellen Dopplersonographie selektiv angiographisch zu überprüfen. Nach Bestätigung des Initialbefundes kann aber auch die Möglichkeit der häufigen atraumatischen Kontrolle bei Patienten auf Intensivstationen genutzt werden und zur Überwachung der Effekte von Antikoagulation oder Fibrinolyse eingesetzt werden.

### B-Scan-Technik

Die zweidimensionale sonographische Darstellung nicht oder nur leicht stenosierender Plaques an der Karotisgabel (B-Scan, B-Mode-Imaging) kann bei der Suche nach der Quelle *rezidivierender Embolien* sinnvoll sein, tritt aber in der Anwendungsbreite hinter die Dopplersonographie zurück. In der Pädiatrie können mit Anwendung des *Duplex-Scan* durch die Fontanelle eine gleichzeitige Abbildung des Gehirns mit Gefäßen und die Dopplermessung durchgeführt werden.

## Intrakranielle Druckmessung (ICP-Überwachung)

Die Messung des intrakraniellen Drucks ist ein wesentlicher Teil der Diagnostik und Therapie in der neurologisch-neurochirurgischen Intensivmedizin. Die Druckregistrierung ist Bestandteil der technischen Intensivüberwachung, vergleichbar mit der Blutdruck-, Puls-, Atmung-, EKG-, EEG- und Temperaturkontrolle. Diagnostisch wird die Dekompensation einer primär intrakraniell raumfordernden Läsion (Blutung, Abszeß, Tumor, Hydrozephalus) sicher erfaßt. Therapeutisch sind bei intraventrikulärer Druckmessung entlastende Liquorentnahmen, z. B. bei okkludierenden Tumoren in der hinteren Schädelgrube, möglich (druckkontrollierte Liquordrainage), zwei Methoden der langfristigen intrakraniellen Druckregistrierung sind eingeführt. Beide haben Vor- und Nachteile. Sobald die Indikation zur Drucküberwachung gestellt ist, muß geprüft werden, welche der beiden Arten der Druckregistrierung im Einzelfall am sinnvollsten ist.

### Ventrikeldruckmessung

Die Messung des zentralen Liquordrucks im Seitenventrikel erfolgt über einen Silikonschlauch, der durch ein frontales Bohrloch über der nicht dominaten Hemisphäre in den Ventrikel eingelegt wird. Über einen Dreiwegehahn (Möglichkeit der Drainage, diagnostische Liquorentnahme) wird der Schlauch mit einem Druckaufnehmer verbunden.
Vorteile dieser Methode sind die Möglichkeit der häufigen Liquoruntersuchungen und die Möglichkeit zur *Instillation* von Medikamenten oder Kontrastmitteln. Nachteilig sind das hohe Infektionsrisiko sowie die unumgängliche Hirnverletzung. Computertomographisch sind häufig deutliche Defektkanäle nachweisbar. Bei Schädel-Hirn-Traumen kann die Punktion des oft schlitzförmig komprimierten Seitenventrikels technische Schwierigkeiten bereiten.

### Epidurale Druckmessung

Die epidurale Druckregistrierung erfolgt über einen Druckaufnehmer, der zwischen Dura und Knochen plaziert wird. Das hierfür erforderliche kleine Bohrloch kann prinzipiell an jede Stelle des Hirnschädels plaziert werden. Druckaufnehmer werden inzwischen von der Industrie in verschiedenen Formen angeboten, die von einfachen Gummiballons bis telemetrischen Sendern reichen.
Der Vorteil dieser Methode ist die *geringe Infektionsgefahr* (keine Duraverletzung) sowie die freie Plazierbarkeit der Sonde an jeder Stelle des Schädels. Nachteilig ist der fehlende Zugriff auf das Liquorsystem. Nach anfänglichen Schwierigkeiten scheint die epidurale Druckmessung ähnlich stabile Meßwerte wie die intraventrikuläre Druckmessung zu bringen.
Andere Meßmethoden wie subdurale oder lumbale Liquordruckmessung scheiden für die Langzeitüberwachung aus.
Der *normale intrakranielle Druck* oszilliert um Werte zwischen 10–14 mmHg.

### Pathologische Veränderungen des intrakraniellen Drucks

Die Erhöhung des intrakraniellen Drucks verläuft unter pathologischen Bedingungen nicht konstant, sondern phasisch. Bei der fortlaufenden Registrierung finden sich einige charakteri-

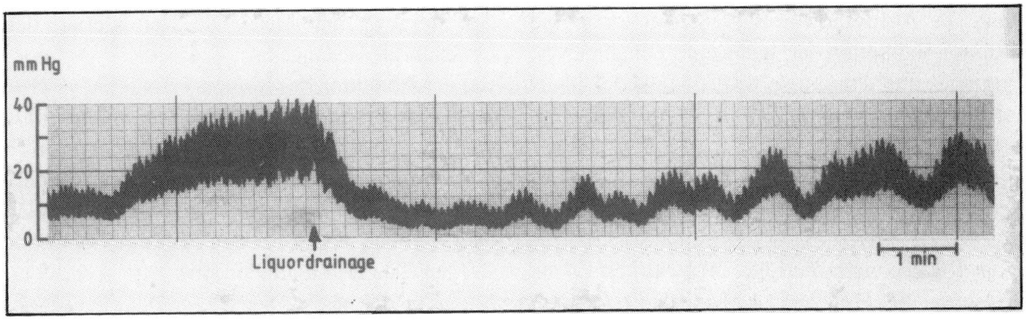


**Abb. 13 Kontinuierliche Liquordruckmessung mit intraventrikulärem Katheter: Eine Plateauwelle mit Spitzendrücken über 40 mmHg wird nach Liquordrainage abgebaut, anschließend entwickeln sich erneut B-Wellen.**

stische Liquordruckprofile. Die häufigsten Wellenformen sind:

*A- oder Plateauwellen*

Diese Wellenform (Abb. 13) ist immer pathologisch. Bei einer intrakraniellen raumfordernden Läsion kann der Schädelinnendruck relativ rasch, d. h. innerhalb von 1–2 Minuten, auf Werte über 30 mmHg ansteigen. Er verbleibt dann längere Zeit auf diesem erhöhten Niveau und fällt dann ebenso rasch wieder ab. Ursache der Plateauwellen ist eine vorübergehende Störung des zerebralen Gefäßtonus (Vasoparalyse) mit Zunahme des intrakraniellen Blutvolumens. Die Hirndurchblutung und das Gewebs-$PO_2$ nehmen jedoch ab. Plateauwellen bedeuten eine vitale Indikation zur raschen Therapie, da ein Plateauanstieg ohne weitere Vorboten in einen terminalen Anstieg des intrakraniellen Drucks auf arterielles Druckniveau und dann innerhalb von Minuten zum irreversiblen Hirntod führen kann. Ist die operativ-kausale Therapie nicht möglich, müssen konservative Maßnahmen zur Minderung des intrakraniellen Blutvolumens getroffen werden (s. S. 246).

*B-Wellen*

B-Wellen (Abb. 13) sind mit gewisser Regelmäßigkeit auftretende Schwankungen des intrakraniellen Drucks auf Werte bis maximal 40 mmHg. Sie wiederholen sich in Abständen von 1–2 Minuten. Ursache sind undulierende Schwankungen der Atemtiefe und -frequenz mit entsprechenden Schwankungen des $PaCO_2$. Es kommt zu rhythmischen Veränderungen der zerebralen Gefäßdurchmesser und damit zu Schwankungen des zerebralen Blutvolumens und des Schädelinnendrucks.

*R- oder Rampenwellen*

R-Wellen stellen eine Variante der B-Wellen dar und werden ebenfalls durch respiratorische Veränderungen verursacht. Sie treten meist bei schnarchenden Patienten auf. Der Liquordruck steigt progredient auf Werte bis 40 mmHg an, während der Patient zunehmend schwerer, d. h. unzureichend, atmet. Der Gipfel der Rampenwellen entspricht einem oder mehreren tiefen Atemzügen (Seufzer), die das Schnarchen unterbrechen. Die anschließende Hyperventilation führt zu einem steilen Abfall des intrakraniellen Drucks.

B- und R-Wellen haben vor allem diagnostische Bedeutung. Diese Wellenformen sind beim aktiven Hydrozephalus häufiger. Eine Vermehrung von B- und R-Wellen in der Schlafphase wird als Nachweis für die progrediente Aktivität der Liquorzirkulationsstörung angesehen und ist bei der Indikationsstellung zur Operation hilfreich. Ausgeschlossen werden müssen aber frische akute Hirnschäden, da in der Abklingphase des Hirnödems B-Wellen ebenfalls häufig zu finden sind. Das Auftreten von B-Wellen stellt nur eine Therapieindikation dar, wenn eine Zunahme von Frequenz und Amplitude zu Plateauwellen überleitet.

Ziel der Therapie der intrakraniellen Drucksteigerung ist die Sicherung eines ausreichenden *zerebralen Perfusionsdrucks (CPD)* (Perfusionsdruck gleich arterieller Mitteldruck minus intrakranieller Druck). Der zerebrale Perfusionsdruck darf nie unter eine kritische Grenze von etwa 50–60 mmHg fallen. Ein Perfusionsdruck von 0 ist gleichbedeutend mit dem zerebralen Kreislaufstillstand (s. S. 281).
Im Gegensatz zur transtentoriellen Einklemmung als Masseneffekt führt die diffuse intrakranielle Drucksteigerung zunächst zu kortikalen Schäden, wobei die Kompression oberflächlicher Brückenvenen eine wesentliche Rolle spielt.

## Liquordiagnostik

Der Liquor kann lumbal, subokzipital oder nach vorheriger Anlage eines Ventrikelshunts gewonnen werden. Manchmal kann die parallele Entnahme des Liquors lumbal und subokzipital sinnvoll sein (z. B. bei spinalen raumfordernden Läsionen). Die Messung des Liquordrucks beim liegenden Patienten sollte zur Routine gehören. Der Anstieg des Liquordrucks bei Bauchpresse, *Valsalva-Versuch* und Kompression der Vv. jugulares dient zum Nachweis der Durchgängigkeit des Spinalkanals. Auch diese Versuche können bei simultaner subokzipitaler und lumbaler Punktion mit Druckmessung (Steigrohr oder Manometer) durchgeführt werden *(Queckenstedt-Versuch)*. Sowohl bei Jugulariskompression als auch bei Kompression abdomineller Venen kommt es bei freier Liquorpassage an beiden Meßstellen in gleicher Weise zu einem Druckanstieg und nach Beendigung der Kompression ebenso zu einem Druckabfall. Ist die Passage gänzlich aufgehoben, bleibt in den der Kompressionsstelle entfernteren Steigröhrchen jede Druckänderung aus. Bei nur partieller Einschränkung der Druckausbreitung ist zunächst in den Steigröhrchen jenseits der Behinderung der Druckabfall verlangsamt.
Bei der Abnahme des Liquors erfolgt die *makroskopische Beurteilung*, ob der Liquor klar, blutig, trübe oder xanthochrom ist. Jeder blutige Liquor muß noch auf der Station zentrifugiert werden, damit die Farbe des Überstands (klar oder gelblich verfärbt [xanthochrom]) beurteilt werden kann. Xanthochromie tritt frühestens 6–12 Stunden nach einer Blutung in die Liquorräume auf. Der *Läppchentest* (einige Tropfen Liquor auf ein Mulläppchen fallen lassen) zeigt, ob der sich um den blutigen Liquor bildende Hof gelblich ist.
Die Bestimmung der Liquorzellzahl, des Liquorgesamteiweißes, des Liquorzuckers (immer Blutzucker mitbestimmen, Richtgröße: normale Liquorzuckerkonzentration entspricht der Hälfte der Blutzuckerkonzentration) und des Liquorlaktats muß zur Routine jedes Notfallabors gehören. Bei jedem Verdacht auf eine entzündliche Erkrankung muß die Liquorabnahme *vor* der Antibiotikagabe erfolgen.

Je nach Fragestellung sind gezielte Untersuchungen zur Immundiagnostik, zur virologischen oder bakteriologischen Diagnostik notwendig (Tab. 5). Serologische Untersuchungen zur Lues-Diagnostik und vergleichbare Untersuchungen in der Tumordiagnostik (Zytologie, Konzentration des karzinoembryonalen Antigens [CEA] in Liquor und Blut) können ebenfalls indiziert sein.

### Liquorstatus

*Zellzahl*

Die Zellzahl im lumbal entnommenen Liquor beträgt 1–4 Zellen/µl. Mancherorts ist noch die Angabe der Zellzahl in 1/3 Zellen (obere Grenze 12–15/3 Zellen) üblich. Im normalen Liquor überwiegen die Lymphozyten. 30% der Zellen sind monozytär. Ein Anstieg der granulozytären Elemente findet sich in den ersten Tagen der eitrigen Meningitis (bis zu 90% neutrophile Granulozyten). Die Zellzahl kann bis über 30000

| Untersuchung | Fragestellung | Methode | Normwerte |
|---|---|---|---|
| Liquordruck | Intrakranielle Raumforderung<br>Passagestörung<br>Sinusthrombose<br>Entzündung | Meßuhr<br>Steigrohr<br>„Queckenstedt“ | 5–20 cm $H_2O$ |
| Makroskopie | Blutung<br>Entzündung | Zentrifugieren<br>3-Gläser-Probe<br>Läppchentest | Klar versus trüb<br>Blutig versus xanthochrom |
| Mikroskopie<br>Zellzahl<br>Zelldifferenzierung | Entzündung: Artdiagnostik,<br>Blutung: Zeitpunktdiagnostik,<br>Art der Entzündung,<br>Tumorzellen | Phasenkontrastmikroskop<br>Färbetechniken | 0–5 Zellen/$cm^3$,<br>Lymphozyten ca. ⅔ der Zellzahl, Monozyten ca. ⅓ |
| Gesamteiweiß<br>Albumin<br>IgG | Entzündung,<br>Sperrliquor,<br>Schrankenstörung,<br>Autochtone IgG-Produktion | Biuret-Methode<br>Immundiffusion nach *Manzini*<br>Laser-Nephelometrie | 0,16–0,33 g/l lumbal<br>0,1 –0,3 g/l lumbal<br><br>0,01–0,04 g/l lumbal |
| Glukose<br>Liquor versus Blut | Entzündungen | Photometrie | ca. ⅔ des Blutglukosegehalts im Lumballiquor |
| Laktat | Meningitis, Enzephalitis<br>Insulte<br>Blutungen<br>Granulome | Photometrie | 1,1–2,2 mmol/l |

**Tab. 5 Liquordiagnostik.**

ansteigen. Plasmazellen finden sich besonders bei viralen Entzündungen und bei Multipler Sklerose, nach Subarachnoidalblutungen und bei Polyradikulitiden. Nach länger zurückliegenden Blutungen können mit Erythrozytenresten gefüllte Makrophagen *(„Siderophagen“)* gefunden werden.

*Liquoreiweiß*

Das Liquoreiweiß beträgt, je nach Entnahmestelle, zwischen 0,15 und 0,45 g/l. Eine Liquoreiweißerhöhung über 0,60 g/l ist immer pathologisch. Einen ersten Eindruck über eine mögliche Gesamteiweißerhöhung ist über die *Pandy-Re-*

*aktion* zu erhalten: 3–4 Tropfen Liquor werden in ein dunkles Uhrglasschälchen mit 2–3 ml Pandy-Reagenz vermischt. Es resultiert eine weißliche Trübung.

*Liquorlaktat und Liquorzucker*

Das Liquorlaktat liegt unter 1,5 mmol/l. Leicht erhöhte Werte scheinen charakteristisch für Virusenzephalitiden zu sein, Werte über 6 mmol/l sind charakteristisch für bakterielle (und tuberkulöse) Meningitiden. Derart hohe Laktatwerte gehen in der Regel mit erheblicher Senkung des Liquorzuckers einher. Auch granulomatöse Entzündungen können eine Erhöhung des Laktats mit gleichzeitiger Verminderung des Liquorzukkers zeigen.
Nach ischämischen Insulten ist das Liquorlaktat erhöht; diese Erhöhung soll mit dem Ausmaß der Läsion korrelieren.

## Liquorimmundiagnostik

Immunologische Methoden erlauben die Differenzierung einzelner Eiweißfraktionen in Blut und Liquor. Zur Funktionsdiagnostik der *Blut-Hirn-Schranke* eignet sich besonders die Albuminbestimmung in beiden Medien: Albumin wird nicht im Liquorraum produziert. Das im Liquor nachweisbare Albumin stammt vollständig aus dem Blut und tritt durch passive Diffusion in den Liquorraum über. Die Albuminkonzentration beträgt bei intakter Blut-Hirn-Schranke im lumbalen Liquor 50–70% des Blutalbumins. Das Alpha-2-Makroglobulin wird ebenfalls nicht intrathekal produziert. Aufgrund seines hohen Molekulargewichts tritt es jedoch bei intakter Blut-Liquor-Schranke kaum in den Subarachoidalraum über. Läßt sich eine hohe Liquorkonzentration des Alpha-2-Makroglobulin nachweisen, so spricht dies für eine Schrankenstörung, die bei Meningitiden, Meningoenzephalitiden, nach Blutungen, bei Tumoren und nach Insulten gefunden wird.
Bei einer Reihe von Erkrankungen kommt es auch zur *autochthonen* Produktion von Eiweißkörpern im Liquorraum. Immunglobuline können durch immunkompetente Zellen im Liquor produziert werden. Dann stammt nur ein Teil der intrathekal gefundenen Immunglobuline aus dem Serum. Oft sind nur wenige immunkompetente Zellen an der Produktion des intrathekalen IgM oder IGs beteiligt. Dies führt zu *oligoklonalen* intrathekalen Immunglobulinerhöhungen (sog. oligoklonale Banden). Der Nachweis der Immunglobuline erfolgt durch die radiale Immundiffusion oder durch die Lasernephelometrie. Man sollte sich nur auf den Nachweis einer Immunglobulinerhöhung im Liquor im Vergleich zum Serum verlassen. Einfache prozentuale Angaben des Immunglobulinanteils im Liquor im Verhältnis zum Gesamteiweiß sind zu ungenau. Die Konzentrationsgradienten zwischen Serum und Liquor, die zwischen einer autochthonen Immunglobulinerhöhung und einer Schrankenstörung differenzieren können, können mit dem Quotienten nach *Delpech-Lichtblau* berechnet werden. Die Formel lautet:

$$\mathrm{DL} = \frac{\mathrm{IgG\ Liquor/IgG\ Serum}}{\mathrm{Alb\ Liquor/Alb\ Serum}} \leq 0{,}5$$

Die graphische Darstellung der Konzentrationsgradienten (Abb. 14) ergibt eine zusätzliche Information über Kombinationen von autochthoner IgG-Erhöhung und Schrankenstörungen. Quotienten zwischen 0,5 und 0,85 sind verdächtig, Quotienten größer als 0,85 sind beweisend für eine intrathekale Immunglobulinproduktion. Eine autochthone Immunglobulinproduktion findet sich bei chronisch entzündlichen Erkrankungen wie Multipler Sklerose, SSPE, chronischen viralen Enzephalitiden, Neurosyphilis und in der Spätphase von Meningitiden und entzündlichen Polyradikulitiden.

## Virologische Liquordiagnostik

Die virologische Diagnostik akuter Infektionen des zentralen Nervensystems umfaßt den Versuch der *Virusisolierung* aus Liquor (oder Hirnbiopsiematerial), den Nachweis viraler Antigene im Liquor (oder Biopsiematerial) sowie den

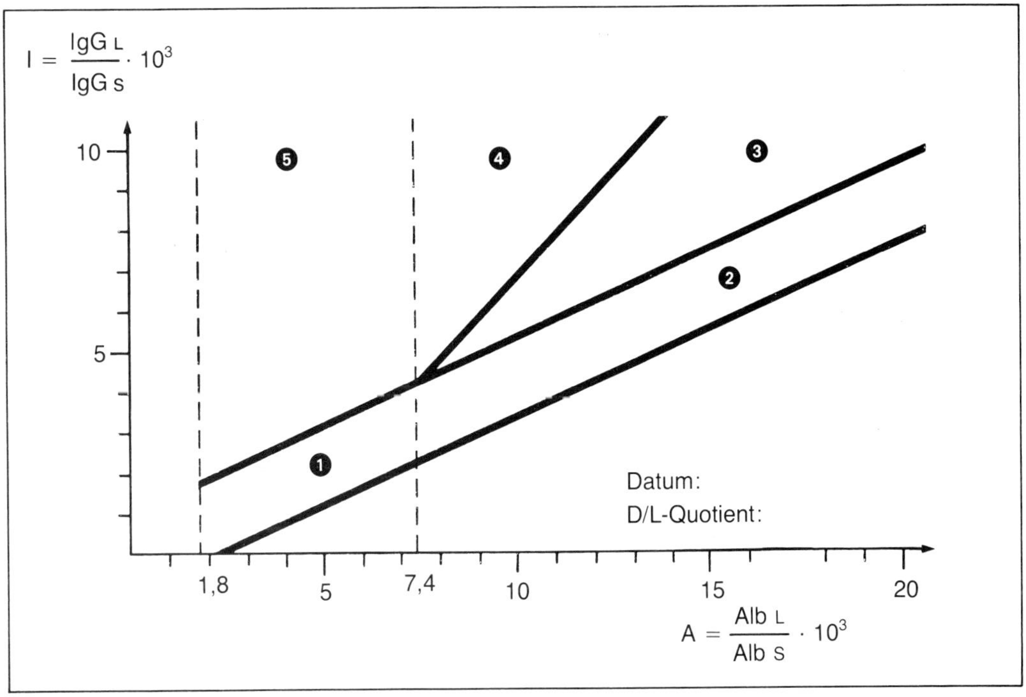


**Abb. 14 Graphische Darstellung der Liquorproteinprofile (modifiziert nach *Reiber* 1980).**
**I = Konzentrationsquotient für IgG (Liquor/Serum),**
**A = Konzentrationsquotient für Albumin (Liquor/Serum),**
**1 = Normalbereich ± 2 Standardabweichungen),**
**2 = Blut-Liquor-Schrankenstörung mit erhaltener Filterfunktion für große Serumproteine (z. B. bei Tumoren, nach Insulten),**
**3 = Schrankenstörung mit gesteigerter Durchlässigkeit großer Serumproteine in den Liquor (z. B. intrazerebrale Blutung, SAB),**
**4 = Schrankenstörung wie bei 2 mit zusätzlicher autochtoner IgG-Produktion (z. B. Enzephalitiden, luische Vaskulitis),**
**5 = isolierte autochtone IgG-Produktion ohne Schrankendefekt (z. B. MS).**

Nachweis virusspezifischer Antikörper im Liquor und Serum. Die Virusdiagnostik wird erschwert durch eine Reihe von Faktoren: Die Untersuchungen sind arbeits- und zeitaufwendig, da in der Regel die gesamte Palette potentiell neurotroper Viren beim Verdacht einer unklaren Virusinfektion des Nervensystems ausgetestet werden muß. Die meisten Virustiter sind nur bei *signifikantem Titeranstieg* im Serum und Liquor beweisend für eine akute Entzündung, daher vergehen meist bis zu 2 Wochen Zeit bis zum Nachweis des signifikanten Titeranstiegs. Für eine Reihe von Viren gibt es noch keine zuverlässigen diagnostischen Methoden. Der direkte Virusnachweis gelingt nur selten. Neue spezifische Untersuchungen auf früh gebildete Immunglobuline vom IgM-Typ gegen Kapselantigene einzelner Viren sind noch nicht überall verfügbar. Diese Methode könnte jedoch die Diagnosesicherheit im akuten Stadium viraler Infekte erhöhen, da ein einmaliger Nachweis eines sicher erhöhten Titers für die Infektion beweisend sein kann. Für die meisten neurotrop bedeutsamen Viren stehen inzwischen spezifische Antiseren zur Verfügung. Der Nachweis des spezifischen IgM kann mittels Radioimmunoassay bzw. Enzymimmunoassay (ELISA) gelingen.

Beim Verdacht auf eine virale Entzündung des ZNS ist daher folgendes diagnostisches Vorgehen sinnvoll: Bei der 1. Liquorpunktion wird Liquor und zusätzlich immer Serum zur Untersuchung auf Virusantikörper abgenommen (Virus-KBR-Reaktionen). Bei hinreichendem Verdacht können spezifische Virus-IgM-ELISA-Tests angefordert werden. Nach 14 Tagen werden wieder in Serum und Liquor die entsprechenden Komplementbindungsreaktionen untersucht.
Auch der Vergleich der IgM-Titer zwischen Liquor und Serum unter Berücksichtigung der schlechten Permeabilität der Blut-Liquor-Schranke für IgM-Eiweiße kann in die diagnostischen Überlegungen mit einbezogen werden.
Liegt *Biopsiematerial* vor, kann versucht werden, die Virusisolierung direkt elektronenmikroskopisch oder durch Anzüchtung zu erreichen. Eine Reihe von Viren sind nur unmittelbar im betroffenen Gewebe nachweisbar. Zum Nachweis bedarf es unter Umständen einer Hirnbiopsie, die jedoch in Deutschland nur selten durchgeführt wird. Zum Problem der Hirnbiopsie bei Herpes-simplex-Enzephalitis (und PML) siehe Seite 126.

### Bakteriologische Liquordiagnostik

Bei Verdacht auf eine akute *bakterielle Meningitis* ist eine möglichst schnelle Liquoruntersuchung erforderlich, die *vor* der Einleitung einer Antibiotikatherapie zu erfolgen hat. Die erhöhte Zellzahl im Liquor, initial auch lymphozytäre Elemente, und die Eiweißerhöhung, die beide dafür verantwortlich sind, daß der Liquor gelblich trüb bis eitrig gefärbt ist, sind charakteristisch für die akute eitrige Meningitis. Eine primäre mikrobiologische Beurteilung des Liquors ist unumgänglich, da nicht selten schon die direkte mikroskopische Identifikation der Keime möglich ist. Der kulturelle Erregernachweis mit anschließender Resistenztestung nimmt dagegen schon ca. 48 Stunden in Anspruch: Daher ist eine breite antibiotische Abdeckung bei fehlendem direktem Erregernachweis erforderlich (vgl. S. 112).

Bei Verdacht auf eine *tuberkulöse Meningitis* ist das Untersuchungsmaterial entsprechend zu kennzeichnen, und spezielle mikrobiologische Untersuchungen bis zum Tierversuch müssen veranlaßt werden. Oft bleibt jedoch der initiale Liquorbefund mit relativ *niedriger Zellzahl, hohem Eiweiß, niedrigem Zucker* und *hohem Laktat* über lange Zeit der einzige unspezifische Befund, der aber bei entsprechender Klinik schon Anlaß zur Einleitung der tuberkolostatischen Therapie sein muß. Neue, in der klinischen Erprobung befindliche immunologische Tests gegen Kapselantigene der Tuberkelbakterien versprechen für die Zukunft eine frühere und sicherere Diagnose der tuberkulösen Meningitis.

## Literatur

1. *Aaslid, R., P. Huber, H. Nornes:* Evalution of cerebrovascular spasm with transcranial Doppler ultrasound. J. Neurosurg. 60 (1984), 37–41
2. *Aminoff, M. J.:* Electrodiagnosis in clinical neurology. Churchill Livingston, New York–Edinburgh–London 1981
3. *Anderson, D. C., S. Bundlie, G. L. Rockswold:* Multimodality evoked potentials in closed head trauma. Archs Neurol., Chicago 41 (1984), 369–374
4. *Besser, R.:* Das EEG im Koma. In: Neurologie in Praxis und Klinik, Band I, 5.20–5.34. *Hopf, H. C., K. Poeck, H. Schliack* (Hrsg.). Thieme, Stuttgart–New York 1983
5. *Bricolo, A., S. Turazzi. F. Faccioli, F. Odorizzi, G. Sciaretta, P. Erculiani:* Clinical application of compressed spectral array in long term monitoring of comatose patients. Electroenceph. clin. Neurophysiol. 45 (1978), 211–225
6. *Brock, M., H. Dietz:* Produktion und Resorption des Liquors. Pathophysiologie des intrakraniellen Druckes. In: Klinische Neurochirurgie, Band I, S. 77–87. Thieme, Stuttgart–New York 1982
7. *Büdingen, H. J., G. N. v. Reuthern, H. J. Freund:* Dopplersonographie der extrakraniellen Hirnarterien. Thieme, Stuttgart–New York 1982
8. *Chatrian, G. E.:* Electrophysiological evaluation of brain death. A critical appraisal. In: Electrodiagnosis in clinical neurology, p. 525. *Aminoff, M. J.* (ed.). Churchill Livingstone, New York–Edinburgh–London 1981
9. *Chiappa, K. H., A. H. Ropper:* Evoked potentials in clinical medicine. New Engl. J. Med. 306: 1st of 2 parts (1982), 1140–1150

10. *Chiappa, K. H., A. H. Ropper:* Evoked potentials in clinical medicine. New Engl. J. Med. 306: 2nd of 2 parts (1982), 1205–1211
11. *Christian, W.:* Klinische Elektroencephalographie, 3. Aufl. Thieme, Stuttgart–New York 1982
12. *Cooper, R., A. Hulme:* Intracranial pressure and related phenomena during sleep. J. Neurol. Neurosurg. Psychiat. 29 (1966), 564–570
13. *Cracco, R. Q., J. W. Cracco:* Somatosensory evoked potential in man: far field potentials. Electroenceph. clin. Neurophysiol. 41 (1976), 460
14. *Dengler, R., A. Struppler:* Beurteilung der Lokalisation und Ausdehnung von Hirnstammaffektionen mit Hilfe des orbicularis oculi Reflexes. EEG-EMG 12 (1981), 50
15. *Desmedt, J. E.:* Clinical uses of cerebral, brainstem and spinal somatosensory evoked potentials. Karger, Basel 1980
16. *Diethelm, L., S. Wende:* Handbuch der Medizinischen Radiologie, Röntgendiagnostik des Zentralnervensystems, Bd. XIV. Springer, Berlin–Heidelberg–New York 1984
17. *Dommasch, D., H. G. Mertens:* Zerebrospinalflüssigkeit – CSF. Thieme, Stuttgart–New York 1980
18. *Gaab, M.:* Die Registrierung des intracraniellen Druckes. Grundlagen, Techniken, Ergebnisse und Möglichkeiten. Habilitationsschrift, Würzburg 1980
19. *Giblin, D. R.:* Scalp recorded somatosensory evoked potentials. In: Electrodiagnosis in clinical neurology, p. 414. *Aminoff, M. J.* (ed.). Churchill Livingstone, New York–Edingburgh–London 1981
20. *Gloor, P.:* Long-term monitoring of the EEG: challenge of the future. Electroenceph. clin. Neurophysiol. (Suppl.) 36 (1982), 579–683
21. *Gobiet, W.:* Intensivtherapie nach Schädel-Hirn-Trauma. Springer, Berlin–Heidelberg–New York 1983
22. *Greenberg, R. P., P. G. Newlon, M. S. Hyatt, R. K. Narayan, D. P. Becker:* Prognostic implications of early multimodality avoked potentials in severely head-injured patients. J. Neurosurg. 55 (1981), 227–236
23. *Grindal, A. B., C. Suter, A. J. Martinez:* Alpha pattern coma: 24 cases with 9 survivors. Ann. Neurol. 1 (1977), 371–377
24. *Grote, W., R. Wüllenweber:* Über „Liquordruckkrisen" – spontane Druckschwankungen bei intracraniellen Liquorpassagestörungen. Acta neurochir. 9 (1960), 125–138
25. *Hacke, W.:* Neuromonitoring. J. Neurol. 232 (1985), 125–133
26. *Hacke, W., C. Schaff, H. Zeumer:* Der Orbicularis oculi Reflex bei computertomographisch verifizierten Läsionen der hinteren Schädelgrube. Fortschr. Neurol. Psychiat. 51 (1983), 313–324
27. *Hacke, W., M. Stöhr, H. C. Diener, U. Büttner:* Empfehlungen zur Methodik der Ableitung evozierter Potentiale. Z. EEG-EMG 16 (1985), 162–164
28. *Jörg, J.:* Somatosensorisch evozierte Potentiale (SEP) vom Plexus brachialis, Rückenmark, Hirnstamm und Kortex nach N. medianus-Stimulation. Nervenarzt 53 (1982), 333
29. *Karbowski, K.:* Das Elektroenzephalogramm im epileptischen Anfall. Huber, Bern–Stuttgart–Wien 1974
30. *Karbowski, K.:* Status psychomotorikus und seine Differentialdiagnose. Huber, Bern 1980
31. *Kautzky, R., K. J. Zülch, S. Wende, A. Tänzer:* Neuroradiology. A neuropathological approach. Springer, Berlin–Heidelberg–New York 1982
32. *Kazner, E., S. Wende, T. Grumme, W. Lanksch, O. Stochdorph:* Computertomographie intrakranieller Tumoren aus klinischer Sicht. Springer, Berlin–Heidelberg–New York 1981
33. *Kimura, J.:* The effect of hemispheral lesions on the contralateral blinkreflex. Neurology, Minneap. 24 (1974), 168
34. *Klingler, D., F. Gerstenbrand, R. Hesse, S. Necek:* Wertigkeit des zerebralen Perfusionsdruckes für die kontinuierliche zerebrale Überwachung. Nervenarzt 52 (1981), 74–78
35. *Krayenbühl, H., M. G. Yasargil, P. Huber:* Zerebrale Angiographie für Klinik und Praxis. Thieme, Stuttgart–New York 1979
36. *Kriessmann, A., A. Bollinger, H. Keller:* Praxis der Dopplersonographie. Thieme, Stuttgart–New York 1982
37. *Lanksch, W., T. Grumme, E. Kazner:* Schädelhirnverletzungen im Computertomogramm. Springer, Berlin–Heidelberg–New York 1978
38. *Leech, P. S., J. D. Miller:* The effect of mannitol, steroids and hypocapnia on the intracranial volume/pressure response. An experimental and clinical study. In: Intracranial pressure 2. *pon Lundberg, N., U. Ponten, M. Brock* (eds.). Springer, Berlin 1975
39. *Lowitzsch, K., K. Maurer, H. C. Hopf:* Evozierte Potentiale in der klinischen Diagnostik. Thieme, Stuttgart–New York 1983
40. *Ludin, H. P.:* Praktische Elektromyographie, 2. Aufl. Enke, Stuttgart 1981
41. *Ludin, H. P., W. Tackmann:* Sensible Neurographie. Thieme, Stuttgart–New York 1978
42. *Lyon, L. W., J. Kimura, W. F. McCormick:* Orbicularis oculi reflex in coma: clinical, electrophysiological, and pathological correlations. J. Neurol. Neurosurg. Psychiat. 35 (1972), 582–588
43. *Reiber, H.:* Eine aktuelle Darstellung des Liquorproteinprofils zur Differentialdiagnose von Schrankenfunktionsstörungen und entzündlichen Prozessen des zentralen Nervensystems. Acta neurol. 7 (1980), 127–134
44. *Ringelstein, E. B., H. Zeumer:* The role of continuous wave dopplersonography in the diagnosis and management of basilar and vertebral artery occlusions with special reference to his application during local fibrinolysis. J. Neurol. 228 (1982), 161–170
45. *Ringelstein, E. B., H. Zeumer, K. Poeck:* Noninvasive diagnosis off intracranial lesions in the vertebro-basilar system. A comparison of dopplersonographic and angiographic findings. Stroke 15 (in press)

46. *Schiefer, W., H. H. Wieck:* Spinale raumfordernde Prozesse. Diagnostische und therapeutische Fortschritte in Praxis und Klinik. perimed, Erlangen 1976
47. *Stalberg, E.:* Clinical electrophysiology in myasthenia gravis. J. Neurol. Neurosurg. Psychiat. 43 (1980), 622–633
48. *Starr, A., L. J. Achor:* Auditory brainstem responses in neurological disease. Archs Neurol., Chicago 32 (1975), 761
49. *Stockard, J. J., J. E. Stockard, F. W. Sharbrough:* Brainstem auditory evoked potentials in neurology: methodology, interpretation, clinical application. In: Electrodiagnosis in clinical neurology, p. 370. *Aminoff, M. J.* (ed.). Churchill Livingstone, New York–Edinburgh–London 1981
50. *Stöhr, M., J. Dichgans, H. C. Diener, U. W. Buettner:* Evozierte Potentiale. Springer, Berlin–Heidelberg–New York 1982
51. *Taveras, J. M., E. H. Wood:* Diagnostic neuroradiology, vol. 1. The Williams & Wilkins Company, Baltimore 1976
52. *Taveras, J. M. E. H. Wood:* Diagnostic neuroradiology, vol 2. The Williams & Wilkins Company, Baltimore 1976
53. *Zeumer, H.:* Vascular recanalizing techniques in interventional neuroradiology. J. Neurol. 231 (1985), 287–294
54. *Zeumer, H., W. Hacke, E. B. Ringelstein:* Local intraarterial thrombolysis in vertebrobasilar thromboembolic disease. AJNR 4 (1983), 401–404
55. *Zeumer, H., E. B. Ringelstein, W. Hacke:* Gefäßrekanalisierende Verfahren in der interventionellen Neuroradiologie. Fortschr. Röntgenstr. 139 (1983), 467–475
56. *Zülch, K. J.:* Cerebrovascular pathology and pathogenesis as a basis of neuroradiological diagnosis. In: Röntgendiagnostik des Zentralnervensystems. *Diethelm, L., S. Wende* (Hrsg.). Springer, Berlin–Heidelberg 1981

# Intensivmedizin einzelner neurologischer Krankheiten

# Ischämische Insulte

## Definition und ätiologische Einteilung

Jeder Schlaganfall ist ein neurologischer Notfall. Dies gilt nicht nur für die großen Hemisphärenerweichungen mit Gefahr der transtentoriellen Herniation oder die meist tödlich verlaufenden Basilaristhrombosen, sondern auch für die transienten ischämischen Attacken oder die partiellen reversiblen Schlaganfälle. Alle frühen Therapiemaßnahmen beim Schlaganfall zielen darauf ab, eine *Ausdehnung der ischämischen Hirnschädigung zu vermeiden.* Die Diagnostik muß so lange notfallmäßig durchgeführt werden, bis geklärt ist, ob gefäßchirurgische Eingriffe oder eine interventionelle neuroradiologische Maßnahme erforderlich ist. Erst danach darf man sich für konservative Therapieansätze wie Hämodilution oder die Behandlung mit Thrombozytenaggregationshemmern entscheiden. Andererseits dürfen die mit einem gewissen Risiko verbundenen invasiven diagnostischen Verfahren nur eingesetzt werden, wenn zu erwarten ist, daß das Ergebnis der Untersuchung Einfluß auf die weitere Behandlung haben wird. Nur wenn die Ätiopathogenese des Schlaganfalls aufgeklärt ist, werden eine verläßliche Prognosestellung sowie eine rationelle Diagnostik und Therapie möglich. Die Computertomographie ist heute eine unverzichtbare Methode in der Schlaganfallsdiagnostik (Abb. 15), da viele der erkennbaren morphologischen Befunde einen Hinweis auf ihren Entstehungsmechanismus enthalten. Aufgrund der CT- (und Angiographie-) Befunde kann eine Erkrankung der großen (*Makroangiopathie)* oder der kleinen *(Mikroangiopathie)* Hirngefäße unterschieden werden.

### Makroangiopathien

Hierunter verstehen wir arteriosklerotische, entzündliche, traumatische oder thrombembolische Gefäßveränderungen der großen hirnversorgenden Arterien und der großen Hirnoberflächenarterien (Piagefäße). Makroangiopathien führen zu unterschiedlichen morphologischen Läsionsmustern.

#### Territorialinfarkte

Sie entstehen durch embolischen oder thrombotischen Verschluß von Endästen, Astgruppen oder kompletten Hauptstämmen der großen supra- oder infratentoriellen Piaarterien. Die zu Verschlüssen führenden Embolien mit resultierenden Großhirninfarkten stammen zu etwa ⅓ der Fälle von arteriosklerotisch thrombotischen Gefäßstenosen der A. carotis interna. Durch sie entstehen keilförmige kortikal-subkortikale Nekroseareale im Versorgungsgebiet der entsprechenden Piaarterien, soweit dieses nicht durch Kollateralen versorgt wird (Abb. 15e).

#### Große Linsenkerninfarkte

Die großen Linsenkerninfarkte sind eine Sonderform der Territorialinfarkte. Sie treten auf, wenn die Abgänge der Aa. lenticulostriatae infolge eines passageren kompletten oder anhaltenden inkompletten Verschlusses der A. cerebri media occludiert sind. Ein anhaltender kompletter Verschluß der A. cerebri media auf dem Abgangsniveau der Aa. lenticulostriatae führt zur Einbeziehung der Stammganglien in das Infarktterritorium der A. cerebri media (Abb. 15f).

### Hämodynamisch verursachte Infarkte (slow flow infarction)

Diese Infarkte entstehen bei signifikanter Drosselung des Perfusionsdruckes durch proximal gelegene hochgradige Stenosen mit Verlust des Druckgefälles in der äußersten Gefäßperipherie („letzte Wiesen"). Wir unterscheiden Endstrom- und Grenzzoneninfarkte.

#### Endstrominfarkte

Sie ereignen sich im Ausbreitungsgebiet der langen Markarterien, die keine Kollateralen besitzen. Sie verursachen Erweichungszonen im *Marklager* meist oberhalb des Balkenniveaus (Abb. 15c).

#### Grenzzoneninfarkte

Sie entstehen durch den Verlust des Druckgefälles in den Kollateralen zwischen den einander kollateralisierenden Gefäßterritorien der großen Piaarterien. Dies führt zum Oszillieren der Blutsäule in den Kollateralgefäßen und zu typischen Nekrosen in frontalparasagittalen und parietookzipitalen Rindenarealen. Als Ursache finden sich meist multiple, hämodynamisch wirksame intra- und extrakranielle Gefäßstenosen (Abb. 15c).

### Carotis-interna-Verschluß

Der Carotis-interna-Verschluß wird gesondert besprochen, da er sowohl Territorialinfarkte als auch hämodynamisch begründete Infarkte hervorrufen kann. Aus pathoanatomischen Untersuchungen ist bekannt, daß etwa 50% aller Carotis-interna-Verschlüsse keine klinischen Symptome verursachen. Klinisch symptomatische Karotisverschlüsse werden entweder *hämodynamisch* oder durch *periokklusionelle sekundäre Embolien* in die intrakraniellen Gefäße verursacht. Die Prognose der hämodynamisch verursachten Läsionen ist wesentlich günstiger als die der periokklusionell embolischen intrakraniellen Gefäßverschlüsse. Da die therapeutischen Konsequenzen unterschiedlich sind, muß eine Aufklärung der Pathogenese des Schlaganfalls beim frischen Karotisverschluß angestrebt werden (s. S. 92).

## Mikroangiopathien

### Lakunäre Infarkte

Nach pathologisch-anatomischer Definition sind lakunäre Infarkte kleine pseudozystische Defekte von 2–10 (15) mm Durchmesser, die durch Verschluß einzelner, intrazerebraler Radiärarterien entstehen. Radiärarterien sind die Aa. lenticulostriatae, die den Linsenkern von basal her bis auf Balkenniveau durchdringen, die langen Markarterien und die Aa. paramedianae des Hirnstamms. Lakunäre Infarkte der Stammganglien und die seltenen Marklagerlakunen sind computertomographisch gut nachweisbar. Lakunen des Hirnstamms entziehen sich oft diesem Nachweis, obwohl sie pathoanatomisch häufig beschrieben werden. Lakunäre Infarkte können zu oligosymptomatischen (z. B. rein motorischen, rein sensiblen) Schlaganfällen führen. Nicht selten gehen transiente ischämische Attakken oder progrediente Verläufe dem definitiven Schlaganfall voraus. In den meisten Fällen besteht eine gute klinische Besserungstendenz. Nur die großen Lakunen können computertomographisch dargestellt werden („Spitze des Eisbergs"). Die darstellbaren Lakunen können in klinisch stummen Hirnregionen liegen und brauchen nicht mit der klinischen Symptomatik zu korrelieren (vgl. Abb. 1 und Abb. 15a).

### Subkortikale arteriosklerotische Enzephalopathie (SAE)

Diese Krankheit ist gekennzeichnet durch den Nachweis lakunärer Infarkte in Verbindung mit

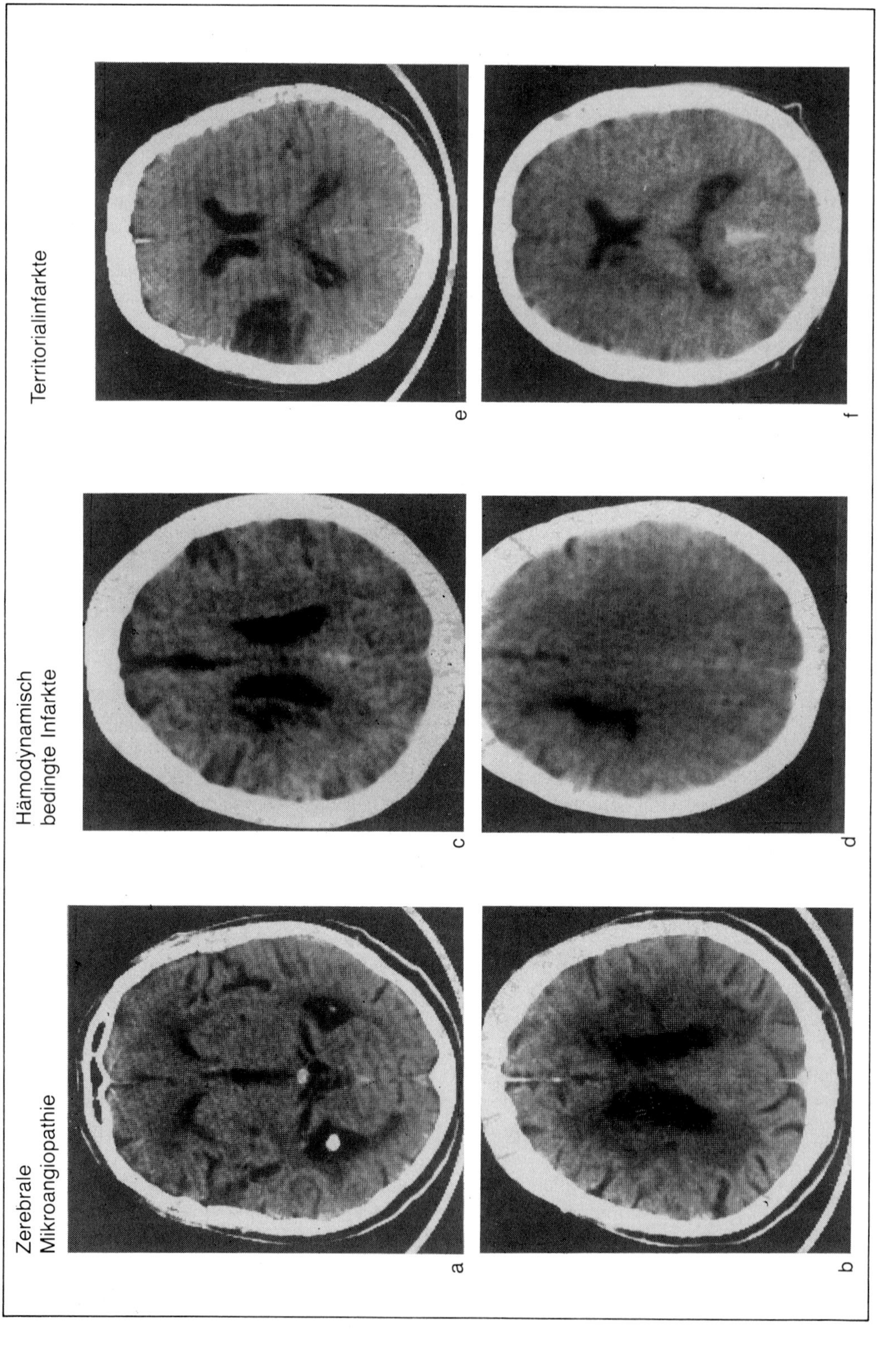
Zerebrale Mikroangiopathie
Hämodynamisch bedingte Infarkte
Territorialinfarkte
a
b
c
d
e
f

Abb. 15 Charakteristische Beispiele für die verschiedenen Formen der mikro- und makroangiopathischen Insulte.
a) Status lacunaris bei zerebraler Mikroangiopathie mit bilateralen Lakunen in den Stammganglien.
b) Diffuse Dichteminderung des Marklagers mit einzelnen eingelagerten paraventrikulären Lakunen (subkortikal arteriosklerotische Enzephalopathie, M. Binswanger).
c) Subkortikal-paraventrikuläre Läsion (Endstrominfarkt).
d) Extraterritorial gelegene subkortikale Läsion im Grenzzonengebiet zwischen Anterior- und Mediaversorgungsgebiet (Grenzzoneninfarkt).
e) Territorialinfarkt der mittleren Mediaastgruppe.
f) Typischer Infarkt im Versorgungsgebiet der Aa. lenticulostriatae.
Die Beispiele sind so ausgewählt, daß jede der Läsionen eine gleichartige klinische Symptomatik, nämlich eine zentrale, brachiofazial betonte Hemiparese rechts hervorrufen könnte. Gleichzeitig sind bei der vorliegenden Infarktausbreitung auch alle Verlaufsformen flüchtige, vollständig oder partiell rückbildungsfähige, kaum rückgebildete und komplette Schlaganfälle möglich. Durch die Kombination aus Klinik und zeitlicher Entwicklung des Schlaganfalles allein könnte kein sicherer Rückschluß auf die zugrundeliegende Angiopathie geschlossen werden.

einer vakuoligen Demyelinisierung des Marklagers (CT: Marklagerhypodensität). Die Erkrankung ist in etwa 75% der Fälle von einer Arteriosklerose der großen Gefäße vom überwiegend dilativen Typ begleitet. Morphologisch entsprechen die Befunde der Binswangerschen Erkrankung. Während diese aber früher klinisch nur in ihren Endstadien (Demenz, Dezerebrationsstarre) erkannt wurde, ist heute durch die Verbindung von computertomographischem Befund und klinischer Anamnese die Diagnose weitaus früher möglich. Die SAE ist die häufigste Ursache für die Entwicklung einer Multiinfarktdemenz, die durch eine dementielle psychoorganische Wesensänderung in Verbindung mit häufig rezidivierenden, gut rückbildungsfähigen Insulten charakterisiert wird. Als wichtigste Ursache der zerebralen Mikroangiopathie gilt heute die Hypertonie, die die schweren gefäßsklerotischen Veränderungen der intrazerebralen Gefäßendstrecke verursacht (Abb. 15b).

## Klinik und Leitsymptome

In der Notfallsituation sind 2 Kriterien auf der Grundlage aller verfügbaren Befunde möglichst rasch und genau zu beurteilen:
1. Das Ausmaß und die Dynamik der klinischen Funktionsstörung einschließlich der Beurteilung einer möglicherweise hieraus resultierenden vitalen Bedrohung.
2. Die Zuordnung der Funktionsstörungen zu den Gefäßterritorien der A. carotis interna bzw. des vertebrobasilären Kreislaufs.

### Klinische Einteilung der Schlaganfälle

#### Transiente ischämische Attacken (TIA)

Je geringer die funktionellen Störungen sind, desto größer ist die Aussicht, durch prophylaktische Therapiemaßnahmen eine Ausweitung der Symptomatik zu verhindern. Definitionsgemäß ist die Funktionsstörung bei transienten ischämischen Attacken am geringsten. Die korrekte diagnostische Einordnung der transienten ischämischen Attacken ist aber auch besonders schwierig: Der Untersucher kann sich in der Regel nicht mehr auf objektive Untersuchungsbefunde stützen. Meist ist er auf die subjektive Beschreibung des Patienten angewiesen, der häufig körperliche Begleitsymptome der Attakken nicht registriert oder beschreibt. Deshalb ist die Zuordnung der klinischen Funktionsstörungen zum vorderen und hinteren Kreislauf oft nicht möglich.

### Partielle Schlaganfälle

Partielle Schlaganfälle sind meist durch umschriebene Funktionsausfälle (kortikale Monoparese, isolierte Hypästhesie, isolierte Koordinationsstörungen der Blickmotorik, isolierte neuropsychologische Ausfälle) charakterisiert, die entweder vollständig (RIND) oder prolongiert reversibel (PRIND) sind. Bei nachweisbaren objektiven Befunden ist die topographische Zuordnung des Insultes leichter möglich. Zu bedenken ist aber, daß z. B. Monoparesen mit Dysarthrie ihre Ursache sowohl in einer kortikalen Hemisphärenläsion als auch in einer Läsion der Corona radiata, der inneren Kapsel oder des Brückenfußes haben kann. Diese Unterscheidung muß mit Hilfe einer umfassenden Diagnostik herbeigeführt werden, um kausal nicht begründbare Therapien zu vermeiden (die Operation einer niedriggradigen Karotisstenose nach Hirnstamminsult ist keine Therapie!).

### Progredienter Schlaganfall

Der progrediente Schlaganfall stellt diagnostisch ein besonderes Problem dar. Er muß von rasch rezidivierenden transienten ischämischen Attakken und von der häufig zu beobachtenden Befundverschlechterung über 2–3 Stunden beim kompletten Schlaganfall unterschieden werden. Im progredienten Schlaganfall werden fluktuierende und allmählich zunehmende neurologische Ausfallsymptome über 6, manchmal 12–24 Stunden beobachtet. Neben der weiteren Ausdehnung des Infarktareals kann die fortschreitende Symptomatik auch Folge des sich entwickelnden Ödems in der Umgebung eines lakunären Infarktes sein. Wenn aber bei zunehmender klinischer Symptomatik im CT keine Zeichen einer Mikroangiopathie sichtbar sind, muß dringend die dopplersonographische und angiographische Abklärung des progredienten Schlaganfalls erfolgen. Dies gilt auch für progrediente Schlaganfälle im vertebrobasilären Territorium, besonders wenn relativ weit voneinander entfernte Hirnstammterritorien eine zunehmende Funktionsstörung aufweisen.

### Kompletter Schlaganfall

Ist ein kompletter Schlaganfall mit ausgedehnten Funktionsstörungen (z. B. Hemiplegie mit Aphasie oder Hemianopsie) eingetreten, so ist der Zeitpunkt für prophylaktische therapeutische Maßnahmen in aller Regel überschritten. Die Therapie beschränkt sich dann auch ausschließlich auf konservative und später rehabilitierende Maßnahmen.

## Infarkte im Karotis- versus Vertebrobasilaristerritorium

Auf die Bedeutung der Zuordnung vaskulär verursachter Funktionsstörungen zu den Territorien des Karotis- bzw. Vertebraliskreislaufs wurde bereits hingewiesen. Nicht immer finden sich bei Hirnstammläsionen die aus den Lehrbüchern bekannten „gekreuzten" Syndrome, kontralateralen Paresen oder Sensibilitätsstörungen, die von ipsilateralen Hirnnervenausfällen begleitet sind. Vor allem Monoparesen oder aber die rein motorischen oder rein sensible Hemisymptomatik haben sehr häufig ihre Ursache in lakunären Infarkten des Hirnstamms. Oft wird für die gekreuzten Hirnstammsyndrome der Begriff *Wallenberg-Syndrom* synonym benutzt, auch wenn es sich nicht um das dorsolaterale Medullasyndrom handelt. Das Wallenberg-Syndrom kann als Territorialinfarkt des medullären Astes der A. cerebelli inf. post. aufgefaßt werden, ist aber nicht selten das Erstsymptom einer sich entwickeln-

1. Ausschluß von Herzvitien und Rhythmusstörungen (Auskultation, EKG)
2. Hämatokrit-Bestimmung
3. EEG
4. Direktionale und transkranielle Dopplersonographie der extrakraniellen Gefäße
5. Kraniale Computertomographie nach 24 Stunden, vor der 2. Woche
6. Ultraschallkardiographie
7. Angiographie indiziert bei
   - Dopplersonographischem Nachweis einer Gefäßstenose von 80% und mehr
   - Akutem Karotisverschluß
   - Sonst nur bei
     - Monolokal rezidivierenden TIA
     - Progredientem Schlaganfall
     - Aufklärungsbedürftigem CT-Befund

**Tab. 6 Apparative Diagnostik nach TIA.**

den Basilaristhrombose. Wenn die klinischen Symptome über die eigentliche Wallenberg-Region hinausgehen (z. B. Pyramidenbahnzeichen), muß der Verdacht auf eine beginnende Basilaristhrombose gerichtet werden.

## Zusatzdiagnostik

Tabelle 6 gibt eine Übersicht über die notwendigen Zusatzuntersuchungen bei transienten ischämischen Attacken, partiellen Schlaganfällen und progredienten Schlaganfällen. Die entsprechenden neurologischen diagnostischen Maßnahmen und ihre Aussagekraft wurden auf Seite 45 ff. besprochen.

### Internistisch-kardiologische Diagnostik

Die doppelseitige Blutdruckmessung gibt Informationen über das Vorliegen einer Hypertonie und Hinweise auf ein Subklavia-Anzapf-Syndrom. Auskultation und EKG-Ableitung dienen der Erkennung von Rhythmusstörungen und geben erste Hinweise auf Herzvitien. Da zwischen 40 und 60% der zerebralen Embolien kardialen Ursprungs sind, ist die Ultraschallkardiographie zum Nachweis von Vorhofthromben, zur Erkennung des Mitralklappenprolapses oder anderer Klappenfehler unverzichtbar, wenn sich bei Territorialinfarkten keine gravierenden Gefäßläsionen an den extrakraniellen Gefäßen finden.

Die Blutkörperchensenkungsgeschwindigkeit ist bei der Riesenzellarteriitis, bei Panarteriitis nodosa und beim systemischen Lupus erythematodes stark beschleunigt.

Besteht neben der Senkungsbeschleunigung Fieber, richtet dies den Verdacht auf eine embolisierende Lentasepsis (Blutkulturen!). Da die Blutsenkungsgeschwindigkeit durch hämodilulerende Infusionslösungen (Rheomacrodex®, HAES-steril®) beeinflußt wird, sollte sie sofort bei Eintritt in die Klinik bestimmt werden. Als Parameter für die Fließeigenschaften des Blutes ist der Hämatokrit im akuten Notfall eine unverzichtbare Informationsquelle, da insbesondere bei hämodynamisch verursachten Schlaganfällen die Erhöhung der Blutviskosität einen wesentlichen und therapeutisch leicht zu beeinflussenden Cofaktor bei deren Entstehung darstellt.

Übliche Labordiagnostik.

Bei Verdacht auf Vaskulitis: Lues-Diagnostik und immunologische Diagnostik in Serum und Liquor (LE-Zellen, LE-Faktor, Rheumastatus, Antikörper gegen glatte Muskulatur).

## Intensivtherapie

Für die Therapieentscheidung bei Schlaganfällen wird neben der zeitlichen Entwicklung (TIA, RIND, PRIND, progressiver Schlaganfall, kompletter Schlaganfall) auch der Grad der Funktionsstörungen (Monoparese, komplette Hemiplegie, Dysarthrie, begrenzte Sprachstörungen, globale Aphasie) berücksichtigt. Dopplersonographische, computertomographische und ggf. angiographische Befunde sind unerläßliche Informationsquellen für die Therapieentscheidung. *Rasche klinische Besserung, geringe anhaltende oder fluktuierende Funktionsstörungen rechtfertigen nicht eine abwartende Haltung.*

Transitorisch ischämische Attacken können Ausdruck einer dringend operationsbedürftigen subtotalen Karotisstenose sein. Progrediente Schlaganfälle infolge intrakranieller Gefäßstenosen stellen eine der seltenen neurologischen Indikationen zur sofortigen Antikoagulation dar.

## Schlaganfälle im Karotisterritorium

### Operative Maßnahmen

Operative Maßnahmen kommen nur dann in Betracht, wenn die vorangegangene Diagnostik eine prophylaktische Wirksamkeit der Operation erwarten läßt. Ausmaß und Dauer der neurologischen Ausfallerscheinungen sind dabei wesentliche Entscheidungskriterien. Eine Karotisdesobliteration ist nicht mehr sinnvoll, wenn eine korrespondierende, komplette Hemiplegie vorliegt. Besteht aber nur eine Monoparese oder sind nach klinisch nahezu vollständiger Resitution asymptomatische morphologische Läsionen im Computertomogramm nachweisbar, so ist zur Vermeidung von Rezidiven die Operationsindikation gegeben. Die Operationsindikation relativiert sich, wenn neben der Makroangiopathie der Halsgefäße im CT deutliche Zeichen einer zerebralen Mikroangiopathie gefunden werden.

*Carotis-interna-Stenosen* über 80% können sowohl Ursache hämodynamisch verursachter Hirnläsionen als auch Quelle großkalibriger Hirnembolien in die A. cerebri media oder anterior sein. Die Notwendigkeit der frühen Operation nimmt mit dem Stenosegrad, besonders bei exzentrischen Stenosen mit weitgehend aus der Strömung ausgeschaltenen poststenotischen Taschenbildungen zu. Wenn angiographisch bereits kontrastmittelumspülte, vermutlich leicht mobilisierbare Thromben sichtbar werden, führen wir eine Behandlung mit 1000 I. E. Heparin/h (vgl. S. 263 ) bis zum Operationstermin durch. Der computertomographische Nachweis von Territorialinfarkten und hämodynamisch bedingten Infarkten ist nach unserer Erfahrung *keine Kontraindikation* gegen die Operation und/oder die präoperative Heparinisierung. Das Risiko durch eine Blutung, insbesondere das Risiko der raumfordernden, sekundären Massenblutung Infarzierung wurde, wie CT-Vergleichsuntersuchungen gezeigt haben, bisher überschätzt. Relativ groß ist das Blutungsrisiko nur bei Spontanrekanalisierung proximaler A.-cerebri-media-Verschlüsse unter Einschluß der Aa. lenticulostriatae, bei denen eine Antikoagulation ohnehin nicht in Betracht kommt.

Präoperativ sollte der *Hämatokrit* auf einen Wert zwischen 36% und 40% gesenkt werden (iso- und hypervolämische Hämodilution, s. u.). Bei glatt begrenzten oder nur gering ulzerierten Stenosen verordnen wir präoperativ Acetylsalicylsäure oder Pentoxifyllin (Dosierung vgl. S. 93).

Die *Pseudookklusion* der A. carotis interna mit auch weitgehend kollabierter, kaum noch perfundierter A. carotis interna mit minimalem Restlumen im Stenosebereich ist durch eine Desobliteration rekonstruierbar. Die Operation ist aber nur sinnvoll, wenn eine zusätzliche Embolie in die intrakraniellen Gefäße angiographisch ausgeschlossen worden ist.

Eine chirurgische Therapie beim *frischen Karotisverschluß* kommt ebenfalls nur in Betracht, wenn keine periokklusionelle Embolie vorliegt, also kein aus der verschlossenen A. carotis interna abgelöster Embolus die A. cerebri media verschließt. Diese Konstellation liegt bei etwa der Hälfte der Patienten mit Schlaganfall nach Karotisverschluß vor.

Ist eine Desobliteration technisch nicht möglich, kann bei frei durchgängigen intrakraniellen Gefäßen und Fortbestehen einer fluktuierenden oder rezidivierenden Symptomatik eine *extra-intrakranielle Bypass-Operation* erwogen werden.

### Hämodilutionstherapie

*Indikationen*

Die Hämodilution zielt auf die Verbesserung der Fließeigenschaften des Blutes ab. Rheologische Veränderungen des Blutes beeinflussen die zerebrale Durchblutung besonders in klinischen Grenzzonen oder Endstromterritorien, vor allem

- bei Polyglobulie (Definition für Schlaganfälle: HK über 45!),
- bei einer Verringerung der Erythrozytenverformbarkeit,
- bei erheblicher Erhöhung der Konzentration großmolekularer Einweißkörper (z. B. bei Immunozytomen, vgl. S. 242).

Die *isovolämische Hämodilution* wird bei Patienten mit einem Hämatokritwert über 45 und/oder bei im Computertomogramm bereits nachweisbaren, hämodynamisch verursachten Läsionen (Endstrom- oder Grenzzoneninfarkte, s. S. 87) eingesetzt.

*Durchführung*

Die Hämodilution erfolgt über 2 venöse Zugänge. Über einen Zugang werden 250–500 ml Blut in einen Transfusionsbeutel abgelassen. Gleichzeitig Zufuhr der entsprechenden Menge eines Plasmaexpanders (z. B. Hydroxyethylstärke 10% [HAES-steril® 10%], Rheomacrodex®). Nach Zentrifugation des Blutes kann der plasmatische Überstand reinfundiert werden. Zusätzlich wurden 500–1 000 ml Flüssigkeit in den folgenden 24 Stunden infundiert. Der Hämatokrit sollte nicht unter 36% gesenkt werden.
Die *hypervolämische Hämodilution* (ohne Aderlaß) durch Zufuhr von hämodiluierenden Flüssigkeiten ist bei einem initialen Hämatokritwert unter 45 ausreichend, aber nur anzuwenden, wenn keine Herzinsuffizienz vorliegt.

*Plasmaexpander*

*Hydroxyethylstärke* 10% (HAES-steril® 10%) kann über 24 Stunden als Dauerinfusion oder 2 × 250 ml über je 3–4 Stunden infundiert werden. Bei der intermittierenden Gabe kann der Patient besser mobilisiert und krankengymnastisch behandelt werden.

*Rheomacrodex®* ist ein Gemisch aus niedermolekularen Dextranen. Zur Vermeidung von anaphylaktischen Reaktionen soll vor der 1. Anwendung Promit® vorgespritzt werden. Auch Rheomacrodex® kann auf der Intensivstation über 24 Stunden kontinuierlich (500 ml) gegeben werden. Bei intermittierender Gabe (2 × 250 ml über je 2 Stunden) verschlechtern sich die Fließeigenschaften des Blutes einige Stunden nach Beendigung der Infusion wieder als Folge der Substanzwirkung auf die Erythrozytenmembran.

*Nebenwirkungen beider Substanzen:* Manifestwerden einer Herzinsuffizienz, Lungenödemgefahr. Die früher befürchtete Ablagerung von Dextranen im RES ist bei einer Therapiedauer von 10–14 Tagen nicht zu befürchten.

**Pharmakotherapie**

*Thrombozytenaggregationshemmer*

Sie sind indiziert bei einer glatt begrenzten hochgradigen Karotisstenose als präoperative Maßnahme oder auch Dauertherapie bei Inoperabilität, bei Verdacht auf Mikroembolien von gering- und mittelgradig stenosierenden arteriosklerotischen Gefäßläsionen auch als Alternative zur chirurgischen Therapie.

*Acetylsalicylsäure (ASS):* Aspirin®, ASS-ratiopharm® Tabletten à 0,5 g, 1–2 Tabletten/d. Keinen zusätzlichen Nutzen bringt die Kombination von Acetylsalicylsäure mit Dipyridamol (Asasantin®) 2–3 × 1 Kapsel/d.
Parenterale Therapie mit 1–2 Ampullen Aspisol® mit Glukose 5% oder Elektrolytlösung verdünnt in 2–4 Stunden infundieren.

*Pentoxifyllin* (Trental®, Rentylin®) steigert die Erythrozytenverformbarkeit und hat eine thrombozytenaggregationshemmende Wirkung. Es kann in Tablettenform (3 × 400 mg/d) oder durch Beifügung von 3–4 Ampullen (200 mg/d) Trental® in einer Infusion verabreicht werden. Es eignet sich für eine Dauertherapie oder für die Anschlußtherapie nach Hämodilutionsbehandlung mit Hydroxyethylstärke (HAES). Beim

Nachweis multipler lakunärer Infarkte in den Stammganglien und im Marklager und bei anderen Mikroangiopathien wählen wir die Kombinationsbehandlung mit Pentoxifyllin und HAES-steril®.

Auch Piracetam verbessert die Erythrozytenverformbarkeit und soll eine antiödematöse Wirkung haben. Empfohlen wird die Infusion von 15 g Piracetam/d (Nootrop®) in der Frühphase des Schlaganfalls.

### Antikoagulation

*Indikationen*

Antikoagulation sollte erfolgen bei hochgradigen intrakraniellen Gefäßstenosen (Karotissiphonstenose und proximalen Mediastenosen) mit intermittierender klinischer Symptomatik und nur geringen computertomographischen Läsionen. Es ist sowohl eine präoperative Behandlung (vor intra-extrakraniellem Bypass) als auch eine Dauerbehandlung möglich (embolisierende Herzfehler und Herzwandthrombosen bzw. Herzwandaneurysmen). Der computertomographische Nachweis zahlreicher kleiner Territorialinfarkte unterschiedlicher Lokalisation sollte nach Ausschluß einer Vaskulitis auch ohne den sichtbaren Nachweis einer Emboliequelle Anlaß zu Antikoagulation sein. Der Nachweis kleinerer Territorialinfarkte oder kleiner Endstrominfarkte im Computertomogramm ist nicht als Kontraindikation gegen eine Antikoagulation aufzufassen.

*Durchführung*

Sofortige Vollheparinisierung mit 1000 I.E. Heparin/h (Perfusor) nach initialem Bolus von 3000–5000 I.E. Heparin und Einleitung einer Markumarisierung (s. S. 265).

Bei Territorialinfarkten, die mit allen diagnostischen Mitteln ätiologisch unaufgeklärt bleiben, beschränken wir uns auf eine Dauerbehandlung mit Thrombozytenaggregationshemmern.

### Hirnödemtherapie (s. S. 246)

Nur bei sehr großen Territorialinfarkten, vor allem beim kompletten Verschluß der A. cerebri media, besteht die Gefahr einer erheblichen Hirnschwellung, die besonders bei jüngeren Patienten mit noch geringer altersinvolutiver Hirnvolumenminderung zur transtentoriellen Herniation mit Einklemmungszeichen führen kann. Eine antiödematöse Therapie ist dann in den ersten 2 Wochen der Behandlung notwendig.

*Kortikosteroide* leisten beim zytotoxischen Hirnödem keinen nachweisbaren Beitrag und dürfen, wenn überhaupt, nur bei sehr ausgedehnten Hemisphärenerweichungen als Ultima ratio zur Verminderung des intrakraniellen Volumens (kortikosteroidbedingte Volumenabnahme intakten Hirngewebes!) in Erwägung gezogen werden. Sinnvoller ist die Gabe von *Osmotherapeutika:* Sorbit 40% zur akuten Drucksenkung, Glycerosteril® 10% zur längerfristigen Drucksenkung in den auf Seite 247 vorgeschlagenen Dosierungen. Das Maximum des zytotoxischen Ödems ist 3–5 Tage nach dem Insult zu erwarten. Deshalb erscheint eine Therapie in den ersten Stunden nach dem Insult nicht so dringlich, zumal dann noch nicht alle Parameter über den allgemeinen Hydratationsgrad vorliegen. In seltenen Fällen kann sich allerdings ein malignes Hirnödem in 12–24 Stunden nach dem Insult entwickeln. Insulte, deren Pathogenese von Fließeigenschaften des Blutes mitbestimmt werden (Grenzzoneninfarkte, Endstrominfarkte, lakunäre Infarkte) können durch die Exsikkose verschlimmert werden! *Die oft übliche, generelle Gabe von Kortikosteroiden und von Kombinationen aus Hämorheologika mit Osmotherapeutika beim Schlaganfall ist kontraindiziert.*

### Entzündungshemmende Therapie

*Indikationen*

Verdacht auf Immunvaskulitits wie bei LE, Panarteriitis nodosa, Riesenzellarteriitis, Arteriitis temporalis (BSG, anamnestische Hinweise).

Nachweis multifokaler vaskulitischer Stenosen der intrakraniellen Arterien im Angiogramm.

*Durchführung*

80–100 mg Prednisolon/d, langsame wöchentliche Reduktion.
Auf die Ergebnisse der oft zeitraubenden Laboruntersuchungen kann nicht gewartet werden, eine ausreichende Bereitstellung von Untersuchungsmaterial (Serum, eventuell Muskel- oder Gefäßbiopsie) sollte jedoch vor Einleitung der Therapie durchgeführt werden.

### Neue Therapieansätze

Der Einsatz von *Kalziumantagonisten* (vgl. SAB, S. 109), von hochdosierten *Morphinantagonisten* (Naloxon) und von *kurz wirksamen Barbituraten* (vgl. Brain-Protection, S. 250) bei großen Schlaganfällen sind Gegenstand der Forschung und können noch nicht für die Routine empfohlen werden.
Interventionell neuroradiologische Maßnahmen (vgl. S. 53 und S. 55) wie die *lokale Fibrinolyse* im Karotis-Media-Strombahngebiet sind noch Inhalt prospektiver Untersuchungen. Auch der systemische oder lokale Einsatz eines *Gewebsplasminogenaktivators* (tpa) zur Auflösung frischer Thromben wird diskutiert und untersucht.

## Schlaganfälle im Vertebrobasilaristerritorium

### Operative Maßnahmen

Hämodynamisch wirksame Strömungshindernisse im hinteren Kreislauf sind nur selten Ursachen für ischämische Insulte im vertebrobasilären System. Ausnahmen sind das manifeste *Subklavia-Anzapfsyndrom* in Kombination mit einer hochgradigen Abgangsstenose der zuführenden A. vertebralis oder doppelseitige, hochgradige Vertebralisstenosen. Ein *chirurgischer Eingriff* oder eine perkutane *transluminale Angioplastie (PTA)* der Vertebralarterien als Notfallmaßnahme ist selten indiziert. Eine *hintere Bypass-Operation* ist pathophysiologisch und klinisch nur in Ausnahmefällen zu begründen.

### Hämodilutionstherapie

*Indikationen*

Bei normalem dopplersonographischem Befund der A. vertebralis und intermittierender und rezidivierender Hirnstammsymptomatik kann mit hoher Wahrscheinlichkeit eine zerebrale Mikroangiopathie mit rezidivierenden Hirnstammsymptomen angenommen werden.

*Durchführung*

Isovolämische und hypervolämische Hämodilutionen (s. S. 93).

### Pharmakotherapie

*Indikationen*

Transiente ischämische Attacken, partielle oder komplette Schlaganfälle im Hirnstamm oder Kleinhirn, die nicht Ausdruck behandelbarer extra- oder intrakranieller Gefäßstenosen oder Verschlüsse sind (Mikroangiopathien) (Dosierung s. S. 93).

### Antikoagulation

*Indikationen*

Embolisierende subtotale intrakranielle Stenose der A. vertebralis: sofortige Heparinisierung und anschließende Marcumarisierung (s. o.).

### Lokale intraarterielle Fibrinolyse

*Indikationen*

Vertebrobasiläre Thrombosen treten nur selten ohne vorhergehende transiente ischämische At-

tacken auf. Wichtige diagnostische Frühmaßnahme ist die Dopplersonographie. Der Verdacht oder zweifelhafte Befunde müssen immer angiographisch erhärtet werden. Die Behandlung mit Antikoagulantien zur Verhinderung einer weiteren Progredienz beim häufig progredienten Verlauf der Basilaristhrombose hat sich alleine nicht bewährt. Wegen der schlechten Spontanprognose führen wir die lokale intraarterielle Fibrinolyse durch.
Die Behandlung ist aussichtsreich beim embolischen *Verschluß der Basilarisspitze* (Symptome: akutes Koma, akute Tetraparese, mesenzephale Okulomotorikstörungen, Gesichtsfeldausfälle), ebenso bei Patienten mit *doppelseitigem Verschluß der A. vertebralis oder der kaudalen A. basilaris* (Symptome: Hemiparese oder Tetraparese, horizontale Blickparese, kaudale Hirnnervenausfälle). Hier kann, wenn nicht schon ausgedehnte Erweichungen des Hirnstamms aufgetreten sind, die weiter fortschreitende Thrombose der A. basilaris verhindert werden. Eine initiale Bewußtlosigkeit bei kaudalen vertebrobasilaren Verschlüssen verschlechtert die Prognose.
Wenig aussichtsreich ist die Therapie bei der Kombination aus Verschluß beider Aa. vertebrales mit zusätzlicher Basilarisembolie und beim *arteriosklerotischen Verschluß der mittleren Basilaris*.
Entscheidend für eine erfolgreiche Behandlung ist der frühe Behandlungsbeginn. Erstes Ziel der Therapie ist, das weitere Fortschreiten des Schlaganfalls zu verhindern! Die Rekanalisation der A. basilaris kann auch noch in späteren Stadien erreicht werden, eine Besserung der klinischen Symptome ergibt sich dann nicht.
Die Prognose bleibt auch schlecht bei sekundär thrombosierten arteriosklerotischen Läsionen der mittleren A. basilaris. Diese Patienten kommen häufig nach langsamen Krankheitsverläufen erst mit erheblichen neurologischen Ausfällen und Bewußtseinsstörungen in die Klinik. Auch hier ist ein Therapieversuch bei sonst desolater Prognose gerechtfertigt, meist ist jedoch nur ein Stillstand der Progredienz zu erreichen. Viele dieser Patienten verbleiben im Locked-in-Syndrom. Durchführung, Dosierung und Kontraindikationen der lokalen intraarteriellen Fibrinolysetherapie siehe Seite 55.

*Überwachung*

Sorgfältige klinische, elektrophysiologische (FAHP, SEP, Blinkkreflex, EEG) und computertomographische Überwachung in den ersten Tagen nach dem Schlaganfall ist erforderlich.

### Hirnödemtherapie

*Indikationen*

Territorialinfarkte in der hinteren Schädelgrube (Kleinhirnarterien). Ursache ist häufig eine partielle oder totale Okklusion der A. vertebralis am Abgang der A. cerebelli inferior posterior. Von hier aus können auch embolische Verschlüsse der A. basilaris, der A. cerebri posterior und der Aa. cerebellares superiores zustande kommen. Bei Kleinhirninfarkten kann sich das über Tage langsam zunehmende Ödem im Nekrosebereich des Territorialinfarktes über die Kleinhirnstiele auf Mittelhirnniveau ausbreiten. Manchmal führt die schwellungsbedingte Kompression des Aquädukts zu einem Hydrocephalus occlusus mit anschließender transtentorieller Einklemmung. In beiden Fällen weist sekundäre Bewußtseinstrübung auf einen bedrohlichen Verlauf hin. Bei sich entwickelndem Hydrocephalus occlusus wird eine temporäre Ventrikeldrainage notwendig (Durchführung der Hirnödemtherapie s. S. 246).

## Allgemeine Intensivbehandlung bei schweren Schlaganfällen

Bei den meisten Schlaganfallspatienten steht zwar die neurologische Symptomatik im Mittelpunkt, die *Prognose wird aber entscheidend von den fast immer vorhandenen internistischen Begleiterkrankungen* bestimmt. In der Intensivtherapie wird man daher von Beginn an auf kardiovaskuläre Erkrankungen (Herzinfarkt, Klappenfehler, Rhythmusstörungen, Hypertonie, Nierenfunktionsstörungen oder Diabetes mellitus) achten müssen. Die frühzeitige Aufdeckung internistischer Probleme kann bei enger Kooperation mit dem internistischen Kollegen später schwer zu beherrschende Komplikationen verhindern. Zur Gefahr der dekompensierten Herzinsuffizienz bei Behandlung mit niedermolekularen Dextranen siehe Seite 93.

**Intubation und Indikation zur Beatmung**

Besonders bei bewußtseinsgetrübten Patienten (Hirnstamminsult, Basilaristhrombose, komplette Mediaverschlüsse) ist eine frühzeitige Indikation zur Intubation und Beatmung erforderlich.
Auf pathologische Atemmuster achten! (s. S. 42) Frühzeitig Magensonde legen (Schluckstörungen, Aspirationsgefahr). Immer zentraler Venenkatheter mit Messung des zentralen Venendrucks.
Von der früher üblichen grundsätzlichen prophylaktischen Digitalisierung von Schlaganfallspatienten sollte man absehen.

**Hochdruckbehandlung** (s. S. 271)

Drucksenkende Maßnahmen sollen nur mit großer Vorsicht und nur langsam durchgeführt werden. Bei lange bestehender, bekannter Hypertonie sollten systolische Blutdruckwerte von 160 mmHg nicht unterschritten werden. Manche Patienten mit lange bestehendem Hypertonus haben in den ersten Tagen nach dem Schlaganfall normotone Werte.
Von Kalziumantagonisten in der Hochdruckbehandlung kann eine zusätzliche positive Wirkung auf die Hirndurchblutung erhofft werden.

**Antibiotikatherapie**

Bei wiederholten septischen Fieberschüben nach Insulten wird man, wenn die häufigen Ursachen einer Sepsis abgeklärt sind (Venenkatheter, Urosepsis), nach Abnahme von mehreren Blutkulturen (aerob und anaerob) ein UKG veranlassen. Wenn Klappenvegetationen nicht auszuschließen sind, entsprechende Therapie (s. S. 119).

**Therapie mit Antikonvulsiva**

Wiederholte generalisierte oder statusartig gehäufte fokale Anfälle in der Akutphase werden mit Clonazepam und einer Aufsättigung mit Phenytoin behandelt (vgl. S. 168).

**Singultus**

Triflupromazin (Psyquil®) 50 mg, Promethazin (Atosil®) Ampullen (entsprechend 50 mg) 4 x ½ Ampulle oder Dimenhydrinat (Vomex A®) Ampullen à 65 ml langsam i. v. oder Vomex A® Supp à 150 mg.

**Physiotherapie**

Für die Prognose entscheidend ist auch das frühe Einsetzen einer intensiven krankengymnastischen Behandlung, die, wenn möglich, schon auf der Intensivstation zweimal am Tag durchgeführt werden sollte. Hierzu gehören auch Übungen zur Atemgymnastik und zur Thromboseprophylaxe. Einfache Übungen dieser Art können auch vom Pflegepersonal der Intensivstation durchgeführt werden. Der häufige Lagewechsel der Patienten hilft dabei, die gefürchteten Dekubitalulzera zu verhindern und unterstützt die Ventilation der Lungen.

**Thromboseprophylaxe** (s. S. 263).

Die krankengymnastische Therapie ist ein wesentlicher Teil der Thromboseprophylaxe. Sie wird unterstützt durch Thrombosestrümpfe, mechanische Thrombosepumpe und die Low-dose-Heparinisierung (2–3 × 5000 I. E. sc. 500 I. E. Heparin/h Perfusor). Der Schlaganfall ist keine Kontraindikation zur Low-dose-Heparinisierung.

### Antikoagulation

Machen internistische Erkrankungen eine Antikoagulation notwendig (z. B. embolisierendes Vitium cordis, Klappenersatz), ist ein akuter Schlaganfall heute nicht mehr als absolute Kontraindikation zu betrachten. Es sollte aber die Möglichkeit zur CT-Kontrolle bestehen, wenn Änderungen der klinischen Symptomatik eine Blutung befürchten lassen.

# Sinusthrombosen

## Definition und Entstehung

Sinusthrombosen kommen als Phlebothrombosen, aber auch als Thrombophlebitis vor. Sinusthrombosen werden am häufigsten im Wochenbett und unter Behandlung mit Antikonzeptiva beobachtet, gelegentlich auch als Sinusthrombose bei schweren Allgemeininfektionen oder Malignomen (z. B. Pankreas-CA). Als Ursache spielt wahrscheinlich eine Gerinnungsstörung die wichtigste Rolle. Häufig ist ein passagerer Mangel von Antithrombin III nachweisbar. Phlebitisch bedingte Sinusthrombosen nehmen ihren Ausgang von einer Mastoiditis oder sonstigen Osteomyelitis des Schädelknochens oder von Nasennebenhöhleninfekten. Thrombosen des Sinus cavernosus haben oft eine phlebitische Genese und sind durch fortgeleitete Phlebitiden bei entzündlichen Erkrankungen der Nasennebenhöhlen oder bei Nasen- bzw. Oberlippenfurunkeln verursacht. Diabetiker sind hier häufig betroffen.

## Klinik

Zunehmende und anhaltende Kopfschmerzen sind erste Hinweise auf eine intrakranielle Volumen- und Druckzunahme infolge des beeinträchtigten venösen Abflusses. Die Krankheit kann als *Pseudotumor cerebri* imponieren, wenn zugleich eine Stauungspapille auftritt. Fokale Herdsymptome werden in der Regel durch venöse Stauungsblutungen hervorgerufen. Dabei sind in 2 Dritteln der Fälle epileptische, meist fokal beginnende Anfälle ein Frühsymptom. Bei Beteiligung des Sinus sagittalis superior sind die Paresen zunächst in den Beinen, später auch in den Armen zu finden. Andere Herdsymptome richten sich nach der Lokalisation der maximalen Abflußstörung. Bei der Thrombose des Sinus cavernosus bestehen zusätzliche erhebliche Schmerzen, eine Lidschwellung, eine Augenprotrusion und eine partielle oder komplette Ophthalmoplegie.

## Zusatzdiagnostik

### Laboruntersuchung und Liquordiagnostik

BSG, Blutbild: Beschleunigung der Blutsenkungsgeschwindigkeit und begleitendes Fieber können Ausdruck der Phlebitis und Ausdruck einer allgemeinen Erkrankung sein, deren Komplikationen die Phlebothrombose ist. Besteht bereits eine leichte Nackensteifigkeit, wird man frühzeitig eine Liquorpunktion durchführen. Diese kann sehr heterogene Befunde ergeben, wie eine leichte Eiweißvermehrung, eine leichte Pleozytose, Erythrozytenbeimengung und eine Xantochromie. Bei septischen Sinusthrombosen können deutlich erhöhte Zellzahlen gefunden werden und gelegentlich der Erregernachweis gelingen. Eine mikrobiologische Untersuchung des Liquors ist daher sinnvoll.

### Elektroenzephalographie

Im EEG findet man keine spezifischen Befunde. Je nach Krankheitsstadium kann eine Allgemeinveränderung oder Herdbefunde unterschiedlichen Ausprägungsgrades vorliegen. Krampffokusse sind häufig. Während bei Hirnabszessen (s.S. 114ff.) häufig Delta- und Subdeltaherde zu finden sind, sind bei Sinusthrombosen die Herdveränderungen meist nicht so hochgradig, eventuell jedoch multipel.

### Computertomographie

Die Computertomographie gibt oft nur dann einen Hinweis, wenn bereits *Stauungsblutungen* vorliegen, die häufig parasagittal und gelegentlich bilateral anzutreffen sind. Große Thrombosen im Sinus transversus oder Sinus rectus sind an der *primären Hyperdensität* im nativen Computertomogramm zu erkennen. Das *Deltazeichen* (dreieckförmige hypodense Aussparung im Sinus sagittalis superior) ist in der Frühphase nicht immer nachweisbar. Oft gibt das Computertomogramm alternativ oder in Ergänzung zur Röntgenuntersuchung des Schädels oder der Nasennebenhöhlen Hinweise auf das Vorliegen einer Mastoiditis oder einer Sinusitis.

### Angiographie

Auch bei computertomographisch nachgewiesenen Stauungsblutungen ist die Angiographie zum Nachweis der Sinusthrombose notwendig. Für die Angiographieindikation reicht der durch die Anamnese begründete Verdacht auf eine Sinusthrombose aus.
Bestehen bereits deutliche klinische Zeichen der Hirndrucksteigerung, muß von vornherein die Dauer der Angiographieserie verlängert werden, da eine venöse Füllung und damit die Darstellung der venösen Abflußstauung oft erst nach 10–13 Sekunden erreicht wird. Die Möglichkeit zur Subtraktionstechnik sollte vorhanden sein oder eine *digitale Subtraktionsangiographie* nach *intraarterieller* Injektion durchgeführt werden.

## Differentialdiagnose

Die meisten differentialdiagnostisch in Betracht kommenden Erkrankungen werden computertomographisch und angiographisch ausgeschlossen. Bei normalem Computertomogramm und pathologischem, z. B. blutig tingiertem Liquor muß auch eine Herpes-simplex-Enzephalitis ausgeschlossen werden.
Weitere Differentialdiagnosen:

- Hirntumor (s. S. 189)
- Hirnabszeß (s. S. 114)
- Chronisch subdurales Hämatom (s. S. 183)
- Subduraler Abszeß (s. S. 114).

## Intensivtherapie

### Antibiotikatherapie

Die antibiotische Behandlung und sofortige operative Ausräumung eines entzündlichen Herdes an der Schädelbasis bei phlebitischer Sinusthrombose (Hals-Nasen-Ohren-Konsil, Augenkonsil) ist eine vordringliche therapeutische Maßnahme. Eine breite antibiotische Abdekkung ist erforderlich, vgl. Meningitis-Therapie bei unklarem Erreger (s. S. 111).

### Senkung des Hirndrucks

Allgemeine hirndrucksenkende Maßnahmen wie beschrieben, die Gabe von Glukokortikoiden ist von zweifelhaftem Wert und bei septischer Sinusthrombose kontraindiziert.

### Systemische Antikoagulation bzw. Fibrinolyse

Die Mortalität der ausgedehnten Sinusthrombosen liegt bei etwa 50%. Das hohe Risiko rechtfertigt daher eine gestufte Therapie und Beeinflussung der Blutgerinnung in Abhängigkeit vom angiographischen Befund.
Bei segmentalen Sinus-sagittalis-Thrombosen ist die Verhinderung der weiteren Progredienz der Thrombose meist durch die Behandlung mit Heparin (1 000 I. E./h Dauerperfusion) möglich; Vollheparinisierung auch bei Sinus-cavernosus-Thrombosen.

### Lokale intraarterielle Fibrinolysetherapie

Sie ist bei Vorliegen von sehr ausgedehnten Thrombosen des Sinus sagittalis superior, des

Sinus rectus und des Sinus transversus und bei bereits erheblichen Bewußtseinstrübungen indiziert (vgl. S. 55). Der Nachweis kleiner venöser Stauungsblutungen ist unter diesen Bedingungen keine Kontraindikation zur fibrinolytischen Therapie.

### Allgemeine Intensivtherapie

Wie bei ischämischen Insulten.

## Literatur


1. *Dörstelmann, D., H. Dobiasch, W. Mattes, R. Reuter:* Hirnvenen und Sinusthrombose. Ein Betrag zur Antikoagulantienbehandlung. Nervenarzt 52 (1981), 243–246
2. *Dorndorf, W.:* Entzündliche Hirngefäßerkrankungen. Nervenarzt 51 (1980), 449–452
3. *Dorndorf, W., A. Hartmann, R. Reuter:* Schlaganfälle. Klinik und Therapie. Thieme, Stuttgart–New York 1975
4. *Gänshirt, H.:* Der Hirnkreislauf. Physiologie, Pathologie, Klinik. Thieme, Stuttgart–New York 1972
5. *Poeck, K.:* Neurologie. Springer, Berlin–Heidelberg–New York 1982
6. *Ringelstein, E. B., H. Zeumer, D. Angelou:* The pathogenesis of strokes from internal carotid artery occlusion. Diagnostic and therapeutical implications. Stroke 14 (1983), 867–875
7. *Ringelstein, E. B., H. Zeumer, R. Schneider:* Der Beitrag der Computertomographie zur Differentialtypologie und Differentialtherapie des ischämischen Großhirninfarktes. Fortschr. Neurol. Psychiat. 53 (1985), 315–336
8. Stirling Mayer, J.: Modern concepts of cerebrovascular disease. Halsted Press, 1975
9. *Toole, J. F.;* Cerebrovascular disorders. Raven Press, 1985
10. *Zeumer, H.:* Vascular recanalizing techniques in interventional neuroradiology. J. Neurol. 231 (1985), 287–294
11. *Zeumer, H., W. Hacke, H. L. Kolmann, K. Poeck:* Lokale Fibrinolysetherapie bei Basilaris-Thrombose. Dt. Med. Wschr. 19 (1982), 728–731

# Spontane intrakranielle Blutungen

## Spontane intrazerebrale Blutungen

### Definition

#### Hypertone Massenblutungen

Nur 10–15% der Schlaganfälle sind durch intrazerebrale Blutungen verursacht. Die meisten dieser Blutungen werden durch Gefäßrupturen infolge einer hypertonen Vasopathie verursacht. Betroffen sind vor allem Patienten in der zweiten Lebenshälfte. 60% der hypertonen Massenblutungen nehmen ihren Ausgangspunkt im Gebiet der Stammganglien und der inneren Kapsel, 10 15% liegen im Thalamus, 5–10% im Hirnstamm. Seltener sind Blutungen in den Groß- und Kleinhirnhemisphären, die zwar auch hypertoniebedingt möglich sind, sie erfordern aber, vor allem, wenn sie in der ersten Lebenshälfte auftreten, die Suche nach *Gefäßmißbildungen* als Blutungsquelle. Die Prognose bei intrazerebralen Blutungen hängt von Größe, Lokalisation der Blutung und dem Alter der Patienten ab. Sehr große *Blutungen* sind durch die Zunahme des intrakraniellen Volumens und die drohende Hirnstammeinklemmung häufig unmittelbar lebensbedrohlich. *Mittelgroße* und *kleine Blutungen* hingegen haben oft eine gute Besserungstendenz nach Resorption der Blutung, so daß oft weitaus geringere Residuen verbleiben als nach einem ischämischen Insult mit vergleichbarer Initialsymptomatik. *Mittelgroße Blutungen* mit enger Beziehung zu den *Mittellinienstrukturen* (Thalamusblutungen, Blutungen in die Kleinhirnhemisphären) nehmen oft erst mit einer Latenz von einigen Tagen durch Ausbildung eines *Hydrocephalus occlusus* bedrohlichen Charakter an. Eine akute Halbseitensymptomatik mit initialer Bewußtlosigkeit und Blickwendung zur Herdseite weist auf eine große subkortikale Blutung hin. Streckkrämpfe, doppelseitige Pyramidenbahnzeichen, sekundäre Störung der Pupillomotorik deuten dann auf eine beginnende Mittelhirneinklemmung (vgl. S. 20) oder den massiven Einbruch der Blutung in die Ventrikel hin. Die *Ventrikeltamponade* ist jedoch nicht, wie früher angenommen, immer ein Zeichen einer schlechten Prognose. Akutes Koma, Tetraplegie und horizontale Blickparese bzw. diskonjugierte Bulbi lenken den Verdacht auf eine primäre infratentorielle Blutung.

#### Intrazerebrale Blutungen aus Hirngefäßmißbildungen

Bei intrazerebralen Blutungen in der ersten Lebenshälfte ist, wenn eine Hypertonie oder eine erworbene bzw. angeborene Störung der Blutgerinnung nicht bekannt ist, eine arteriovenöse Gefäßmißbildung als mögliche Ursache in Betracht zu ziehen. An der Hirnbasis gelegene intrazerebrale Blutungen, vor allen Dingen im Frontal- oder Temporallappen, deuten oft auf eine Rezidivblutung aus einem Aneurysma hin, zumal wenn sie von einer großen subarachnoidalen Blutung begleitet sind (vgl. S. 104).

#### Seltene Ursachen

Seltene Ursachen von Blutungen sind erworbene oder angeborene Erkrankungen des Blutes und der Gerinnung, z. B. bei akuten Leukosen und bei Hämophilie. Intrazerebrale Blutungen sind bekannte Komplikationen bei der Antikoagulantientherapie *(Marcumarblutung)*. (Zum Thema Antikoagulation bei frischen Schlaganfällen vgl. aber auch S. 94.) Ischämische Insulte und Blutungen sind bei Marcumarpatienten etwa gleich häufig! Intrazerebrale Blutungen können auch aus Tumoren, besonders aus metastatischen Absiedlungen von Melanoblastomen, aus entzündlich verursachten Gefäßschädigungen, z. B. Kollagenosen, oder bei streuenden bakteriellen Endokarditiden zustande kommen. Immer wieder wird man mit *multiplen intrazerebralen* Blutungen als Erstmanifestation einer *Leukose* konfrontiert (Thrombopenie).

### Sekundäre hämorrhagische Infarzierung

Die sekundäre hämorrhagische Infarzierung eines ischämischen Infarktareals kommt nach Spontanrekanalisation eines Gefäßverschlusses, besonders im Bereich der Aa. lenticulostriatae vor. Raumfordernde Blutungen von bedrohlichem Ausmaß sind dabei selten.

## Klinik

Die klinische Symptomatik richtet sich nach der Größe der Blutung und nach der betroffenen Hirnregion. Kleinere Blutungen können oft klinisch nicht von ischämischen Insulten unterschieden werden, da sie ohne oder mit nur leichten Störungen des Bewußtseins einhergehen. Auf der anderen Seite können schlecht kollateralisierte intrakranielle Karotis- oder Mediaverschlüsse mit initialer Bewußtseinstrübung einhergehen und so zuerst den Verdacht auf eine Blutung richten. Als Faustregel gilt jedoch, daß bei ischämischen Insulten eine ausgeprägte Parese meist ohne Störungen des Bewußtseins gefunden wird, während bei Blutungen Bewußtseinsstörungen häufiger sind.

## Zusatzdiagnostik

### Liquordiagnostik

Treten akute neurologische Ausfallssymptome in Verbindung mit erheblicher Bewußtseinstrübung auf und ist am Ort kein Computertomogramm möglich, so ist eine Lumbalpunktion als erste Maßnahme angezeigt. Zur Gefahr der transtentoriellen Einklemmung bei Lumbalpunktion und zum Problem der vorangegangenen Spiegelung des Augenhintergrundes siehe Seite 37. Große, zur Bewußtlosigkeit führende intrazerebrale Blutungen der Hemisphären oder des Hirnstamms haben fast immer Anschluß an den Subarachnoidalraum. Wenn ein klarer Liquor gefunden wird, so schließt dies zwar eine intrazerebrale Blutung nicht sicher aus, macht sie jedoch weniger wahrscheinlich. Als nächste Maßnahme ist bei blutigem Liquor in jedem Fall dann das Computertomogramm zu veranlassen, möglichst an einem Ort, an dem auch eine eventuell notwendige neurochirurgische Therapie durchgeführt werden kann. Wird bei der Liquoruntersuchung blutiger Liquor gewonnen, ist eine Zentrifugation des Liquors obligatorisch. Wenige Stunden nach der Blutung beginnt der Überstand eine gelbliche Farbe anzunehmen (Xanthochromie). Noch Tage bis Wochen nach der Blutung läßt sich über den Nachweis von Siderophagen eine resorbierte Blutung nachweisen.

### Computertomographie und Angiographie

Das Computertomogramm gibt eindeutigen Aufschluß über Lage und Ausdehnung der Blutung. Der Nachweis eines Ventrikeleinbruchs ist relativ häufig und nicht mehr als prognostisch desolates Kriterium zu werten. Ist eine operative Ausräumung der Blutung geplant, so wird in den meisten Fällen – bei atypischer Lage immer – eine Angiographie nötig sein. Die spontane Resorption einer nicht operativ behandelten intrazerebralen Blutung nimmt einen Zeitraum zwischen 4 und 8 Wochen in Anspruch. Ist eine Hypertonie nicht bekannt, wird nach weitgehender Resorption der Blutung eine Angiographie erforderlich, um kleine Angiome, die von einer großen Blutung komprimiert sein könnten, nachzuweisen. Eine frühe Angiographie ist anzustreben, wenn sich Blutungen im frontotemporalen Übergang oder frontoparasagittal und basal finden. Diese Blutungen sind häufig von einer massiven Subarachnoidalblutung und ihren klinischen Zeichen (s. S. 104) begleitet und weisen auf ein Hirnbasisaneurysma hin. Bei rindennah gelegenen Blutungen sind Verlaufskontrollen der CT zur Erkennung primär durch die Blutung überlagerter kleiner Tumoren erforderlich. Wenn die Computertomographie erstmalig durchgeführt wird, nachdem die Blutung bereits resorbiert ist, findet man nativdiagnostisch eine hypodense Läsion, in der nach Kontrastmittelapplikation oft eine anreichernde Ringformation erscheint. Dann besteht die Verwechslungsmöglichkeit mit einem Hirnabszeß oder einem Glioblastom. Auch wenn die örtlichen Gegebenheiten oder der Allgemeinzustand des Patienten eine Computertomographie nach 12–24 Stunden als nicht praktikabel erscheinen lassen, sollte eine Klärung der Schlaganfallsursache (Blutung oder Ischämie) *innerhalb der 1. Woche* erfolgen, da die CT-morphologischen Unterscheidungskriterien in dieser Zeit am deutlichsten sind. Solange eine eindeutige Entscheidung zwischen Butung oder ischämischen Insult nicht gefällt worden ist, müssen sich alle therapeutischen Maßnahmen auf eine Verbesserung der zerebralen Mikrozirkulation beschränken (s. S. 93) und alle medikamentösen Eingriffe in das Blutgerinnungssystem vermieden werden.

### Elektroenzephalographie und Dopplersonographie

Das EEG ist in der Differenzierung zwischen Blutung und Insult wenig hilfreich. In beiden Fällen kann das Spektrum der gewonnenen Befunde sich von Allgemeinveränderungen über leichte bis deutliche Herdbefunde und in manchen Fällen paroxysmale Störungen erstrecken.
Auch die Dopplersonographie hilft bei unklaren Fällen wenig zur Differenzierung zwischen Schlaganfall oder Blutung. Patienten mit Stenosen der extrakraniellen Gefäße können auch eine Hirnblutung erleiden, während Patienten mit normalem intrakraniellem-extrakraniellem Dopplerbefund ischämische Insulte aufgrund einer Mikroangiopathie erleiden können.

### Laboruntersuchungen

Gerinnungsparameter: Quick, PTT, TZ, Fibrinogen, AT III. Bei angeborenen Gerinnungsstörungen sind meist aus der Anamnese Hinweise zu erhalten. Hepatosplenomegalie oder Lymphknotenschwellungen können bei der internistischen Untersuchung auf Blutkrankheiten hinweisen, die dann im Differentialblutbild erhärtet werden können. Ein pathologisches Herzgeräusch wird vor allem bei septischen Fieberschüben und Beschleunigung der BSG auf eine Endokarditis hinweisen (Blutkulturen!). Die Zählung der Thrombozytenzahl ist obligatorisch. Verminderung des Serumfibrinogens, verlängerte PTZ und Thrombinzeit können bei bewußtlosen Patienten auf die iatrogene Beeinflussung der Blutgerinnung, aber auch auf Erkrankungen der Leber mit gestörter Produktion der Gerinnungsfaktoren hinweisen (GOT, GPT, GLDH, Gamma-GT, Cholinesterase, Gesamteiweiß).

## Differentialdiagnose

- Ischämische Insulte (s. S. 86ff.)
- Sinusthrombosen (s. S. 98)
- Hämorrhagische Enzephalitiden (s. S. 124)
- Hirntumoren (s. S. 189)
- Spontane Sub- und Epiduralhämatome, evtl. unter Kumarintherapie. Diagnostik und Therapie wie bei traumatischem Hämatom bzw. wie bei Marcumarblutung.

## Therapie

### Operative Therapie

Bei großen intrazerebralen Massenblutungen mit starker Bewußtseinstrübung ist eine operative

Ausräumung (besonders bei rechtshirnigen oder bei Kleinhirnhemisphärenblutungen) zu erwägen. Dabei muß bedacht werden, daß der Grad der intrazerebralen Raumforderung nur in der akuten Phase von der Blutung alleine, später aber auch durch das begleitende perifokale Ödem bestimmt wird. Voraussetzung für eine mögliche Operation ist ein großer zusammenhängender Blutungsherd. Bei fehlender oder nur geringer Bewußtseinstrübung und bei kleinen oder mittelgroßen Blutungen mit nur geringen Massenverlagerungszeichen ist der konservativen Therapie der Vorzug zu geben, da solche Blutungen trotz initial schwerer klinischer Ausfallssymptome eine sehr eindrucksvolle Rückbildung zeigen. Der zweizeitige Verlauf bei mittelliniennahen Blutungen erfordert die rechtzeitige computertomographische Kontrolle. Manchmal wird die passagere Ventrikeldrainage beim Auftreten eines Hydrozephalus erforderlich.

**Konservative Therapie**

Die konservative Therapie zielt in erster Linie auf die Begrenzung der intrakraniellen Volumenzunahme durch das *Hirnödem* ab. Bei mittellinienfernen Blutungen bis zu 3 cm Durchmesser kann man sich auf die Gabe von Osmodiuretika (s. S. 248) beschränken. Bei größeren Blutungen sind Kortikosteroide, dann jedoch in einer Dosierung wie beim Hirntrauma (s. S. 249) zur Verminderung des intrakraniellen Gesamtvolumens angezeigt. Zur allgemeinen Hirnödemtherapie siehe Seite 247.

Angeborene oder erworbene Störungen der zellulären oder humoralen *Blutgerinnung* erfordern eine entsprechende Substitution fehlender Faktoren. Zur akuten Anhebung der durch Kumarine induzierten Gerinnungsstörung wird PPSB gegeben. PPSB enthält die Gerinnungsfaktoren II, VII, IX und X.

$$\text{Dosierung: } \frac{\text{kg KG} \times \text{F \%}}{1{,}5} = \text{IE PPSB*}$$

* F %: Gewünschte prozentuale Anhebung des Quickwertes
IE: Menge der zu applizierenden PPSB-Einheiten.

Erfolg und weiterführende Therapie werden gerinnungsphysiologisch kontrolliert. Die gleichzeitige Gabe von Vitamin K (Konakion®) beschleunigt den Spontanrückgang der Kumarinwirkung. Tritt eine Blutung unter Heparinisierung im Krankenhaus auf, wird mit Protaminsulfat antagonisiert (s. S. 264).

Bei schwerer Thrombopenie substituiert man Thrombozytenkonzentrate.

**Intensivüberwachung**

EEG-Kontrollen, Blutdruckmessung und Überwachung des epiduralen Drucks bei großen raumfordernden Blutungen sind zur Steuerung der Hirnödemtherapie erforderlich.

Die allgemeine Intensivpflege und die physikalischen Maßnahmen werden wie beim ischämischen Insult durchgeführt. Für die Indikation zur Beatmung und Intubation gelten auch hier die gleichen Regeln. Auf die Bedeutung einer mäßigen Hyperventilation für die Hirnödembehandlung wurde hingewiesen.

Die thromboseprophylaktische Therapie wird nach intrakraniellen Blutungen nur physikalisch durchgeführt. Antikoagulation und Thrombozytenaggregationshemmer sind kontraindiziert. Über den Nutzen von Maßnahmen zur Verbesserung der Mikrozirkulation (Hämodilution) in der näheren Umgebung der Blutung besteht keine einhellige Meinung.

# Spontane Subarachnoidalblutung (SAB)

## Definition

Die Subarachnoidalblutung ist eine akute, stets ohne Prodrome einsetzende spontane Blutung aus den im Subarachnoidalraum verlaufenden Hirngefäßen. Die häufigsten Blutungsquellen sind Aneurysmen an den Gabelungsstellen des basalen Circulus arteriosus Willisi, an der Teilungsstelle der A. cerebri media, seltener an der A. pericallosa oder am Abgang der Kleinhirnarterien aus der A. vertebralis bzw. basilaris. Blutungen aus diesen Aneurysmen treten in den meisten Fällen bei ganz unterschiedlichen äußeren Anlässen spontan auf, manchmal aus dem Schlaf heraus. Andere, seltene Ursachen der SAB sind:

- Arteriovenöse Angiome
- Entzündliche mykotische Pseudoaneurysmen
- Spontane arteriosklerotisch bedingte Gefäßrupturen
- Arteriovenöse Durafisteln
- Meningeale Metastasen
- Antikoagulantientherapie.

Etwa 30% aller Subarachnoidalblutungen bleiben ätiologisch unklar.

## Klinik und Leitsymptome

Klinisches Leitsymptom der SAB ist der perakut einsetzende, von vitaler Angst begleitende *äußerst heftige Kopfschmerz*. Die Nackensteifigkeit als klinisch führendes Symptom erscheint oft erst mit Latenz von einigen Stunden. Vegetative Begleitsymptome in der Frühphase sind sehr häufig in Form von tachykarden oder bradykarden Herzrhythmusstörungen (EKG-Veränderungen!) sowie von meist passageren hypertonen Blutdruckwerten begleitet. Übelkeit und Erbrechen sind in der Frühphase häufig anzutreffen. Bei zusätzlichen intrazerebralen Blutungen können neurologische Herdbefunde auftreten. Hirnnervenläsionen sind oft lokale Druckfolge durch das Aneurysma. Eine initiale Bewußtlosigkeit ist nicht ungewöhnlich, länger anhaltende Bewußtseinsstörungen weisen auf eine begleitende intrazerebrale Blutung hin. Mit Latenz auftretende Bewußtseinsstörungen und erneute Zunahme der Kopfschmerzen können auf einen sich entwickelnden *Hydrocephalus communicans* bei gestörter Liquorresorption hindeuten. Für die prognostische Einschätzung und für weitere therapeutische Entscheidung ist die Festlegung des Schweregrads der SAB nach internationaler Klassifikation üblich geworden (Tab. 7).

Die spontane SAB (Erstblutung) hat eine Mortalität von 30–40%. 20–25% der Patienten sterben innerhalb der ersten 14 Tage nach der Blutung.

| | |
|---|---|
| Grad I | Keine Symptome |
| Grad II | Geringe Symptome (Kopfschmerzen, Meningismus, evtl. Hirnnervenparesen) |
| Grad III | Neurologische Herdsymptome bei voll erhaltenem Bewußtsein |
| Grad IV | Beeinträchtigung des Bewußtseins bei erhaltenen Abwehrreaktionen |
| Grad V | Schwache Abwehrreaktion bei stabiler Atmung und bei stabilem Kreislauf |
| Grad VI | Tiefes Koma, zunehmende Instabilität von Kreislauf und Atmung |

(Die ebenfalls häufig eingesetzte Skalierung nach *Hunt* und *Hess* umfaßt 5 Schweregrade)

**Tab. 7 Klinische Klassifikation der Subarachnoidalblutung.**

Die einzige kausale Therapie der SAB ist die Operation des/der Aneurysmen. Ist diese Operation nicht früh möglich, so sind Patienten mit einer SAB durch 3 Komplikationen gefährdet:
- Rezidivblutung
- Arterielle Spasmen, gefolgt von ischämischen Insulten
- Hydrocephalus communicans (gestörte Liquorresorption im Subarachnoidalraum).

In den ersten 10 Tagen (Maximum 7. Tag) sind Rezidivblutungen als Todesursache besonders häufig. Als Ursache für die Rezidivblutungen werden u. a. die Gewebsaktivierung von Plasminogen (Fibrinolyse) im Subarachnoidalraum und die gerinnungshemmende Aktivität von Fibrinspaltprodukten, die ein Maximum um den 4. Tag nach der Blutung haben, verantwortlich gemacht. Jenseits des 3. Tages nimmt die Gefahr durch die Gefäßspasmen der Hirnbasisarterien, aber auch der arteriellen Endstrecke (Maximum am 10. Tag) zu. Die Gefäßspasmen werden durch die Freisetzung von gefäßverengend wirksamen Substanzen aus dem im Subarachnoidalraum befindlichen Blut verursacht (z. B. Serotonin, Dopamin, Stoffe des Prostaglandinstoffwechsels). Die Gefäßspasmen können in der Nähe des blutenden Aneurysmas, auf einzelne Hirnregionen beschränkt, oder auch generalisiert auftreten. Sie führen nicht immer zu klinisch oder CT-morphologisch nachweisbaren ischämischen Läsionen. *Angiographisch* oder mit Hilfe der *transkraniellen Dopplersonographie,* in seltenen Fällen auch durch den Nachweis sich entwickelnder *Herdbefunde im EEG,* lassen sich Hinweise auf solche Spasmen gewinnen. Im Computertomogramm sind erst die eingetretenen ischämischen Läsionen zu erkennen. Auf den Nachweis des Hydrocephalus communicans mit Hilfe des Computertomogramms wurde bereits hingewiesen, eine Ventrikelableitung kann erforderlich werden.

## Zusatzdiagnostik

### Liquordiagnostik

Lumbalpunktion (wenn kein Computertomogramm verfügbar): Die Angabe des typischen, meist im Nacken, selten in der Stirn angegebenen akuten Kopfschmerzes ist so charakteristisch, daß kaum eine andere Differentialdiagnose in Betracht kommt. Mit Hilfe der einfachen Liquorpunktion ist man, wenn keine anderen Hilfsmittel zur Verfügung stehen, in der Lage, die Beimischung von Blut nachzuweisen. Dabei ist immer die Möglichkeit einer artifiziellen Blutbeimengung in Betracht zu ziehen. Man wird aber nach Zentrifugation des gewonnenen Liquors nur in den ersten 2–3 Stunden einen klaren Liquorüberstand finden. Sonst führt der Zerfall der Erythrozyten zu einer Gelbfärbung des Liquors, der sogenannten *Xanthochromie.* Wird blutiger Liquor gewonnen, muß der Patient immer, wenn noch Verlegungsfähigkeit besteht, in eine neurologische oder neurochirurgische Klinik transportiert werden, in der alle diagnostischen und therapeutischen Möglichkeiten gegeben sind.

### Computertomographie

Die Computertomographie ist die wichtigste diagnostische Maßnahme. Mit ihr ist nicht nur der Nachweis von frischem Blut im Subarachnoidalraum innerhalb der ersten 48 Stunden nach der Blutung möglich, die CT-Untersuchung kann oft auch einen wichtigen Hinweis auf die *Lage* des blutenden Aneurysmas (umgeben von größeren Blutkoageln) geben. Sie kann bei späterem angiographischem Nachweis mehrerer Aneurysmen auch die Operationsplanung beeinflussen. Der Nachweis großer, extrazerebraler Blutkoagel in den sylvischen Furchen oder im frontalen Interhemisphärenspalt (solche Koagel persistieren oft während der 1. Woche) erhöht die Wahrscheinlichkeit der Spasmenentwicklung an den intrakraniellen Gefäßen wesentlich. Bei typischer Anamnese und positivem CT-Befund kann dem Patienten die Lumbalpunktion erspart werden. Der relativ seltene *Frühhydrozephalus* in den ersten 24 Stunden nach der Subarachnoidalblutung kann ebenfalls über die Computertomographie erkannt werden.

Wenn bei typischer Anamnese und blutigem Liquor ein unauffälliges Computertomogramm in den ersten Tagen gefunden wird, ist die Wahrscheinlichkeit eines angiographischen Aneurysmanachweises sehr gering. Diese Beobachtung schließt allerdings die Notwendigkeit der angiographischen Abklärung nicht aus.

Eine CT-Verlaufskontrolle ist indiziert, wenn nach Tagen eine erneute Zunahme der Kopfschmerzen, eine sekundäre psychoorganische Beeinträchtigung oder eine Bewußtseinstrübung auf die Entwicklung eines Hydrocephalus communicans hinweist. Im Computertomogramm findet man dann die zunehmende Erweiterung des Ventrikelsystems, insbesondere die beträchtliche Verplumpung der Temporalhörner.

Die computertomographische Suche nach einem Aneurysma durch i.v.-Gabe von Kontrastmittel ist zeitaufwendig, belastet den Patienten und ist unserer Auffassung nach unökonomisch.

### Angiographie

Die Indikation zur zerebralen Angiographie ist nach einer SAB nahezu immer gegeben. Relative Kontraindikationen sind hohes Patientenalter und schlechte klinische Ausgangsstadien (IV und schlechter). Der Zeitpunkt der Angiographie hängt vom klinischen Zustand, von den geplanten therapeutischen Maßnahmen und vom CT-Befund ab. Ist eine Frühoperation, die im Stadium II, mancherorts III, durchgeführt wird, geplant, so hat die angiographische Untersuchung sofort zu erfolgen. Ist die Lage des Aneurysmas aufgrund der Blutkoagel im Computertomogramm nicht zu identifizieren, sind stets alle intrakraniellen Gefäße angiographisch darzustellen. Die sofortige Angiographie ist auch dann erforderlich, wenn die Aneurysmablutung mit einem großen, mit Massenverlagerungszeichen einhergehenden intrazerebralen Hämatom begleitet ist, das notfallmäßig operiert werden muß. Bei klinischem Schweregrad (II und III) ist die Angiographie in den ersten Tagen anzustreben, da in den folgenden Wochen die Darstellung des Aneurysmas durch die Gefäßspasmen beeinträchtigt sein kann. Ab Schweregrad IV ist die Angiographie erst dann indiziert, wenn der Allgemeinzustand des Patienten die Indikationsstellung zur Operation erlaubt. Wird in der *spasmenfreien* Phase angiographisch *keine* Blutungsquelle dargestellt, ist die Wahrscheinlichkeit des späteren Aneurysmanachweises bei einer Kontrollangiographie gering. Auch ist eine Kontrollangiographie nach 3 Wochen sinnvoll, wenn zum Zeitpunkt der Angiographie bereits Spasmen bestanden haben. Eine Darstellung der A. carotis externa ist dann erforderlich, wenn Ohrgeräusche oder ausschließlich über den Hemisphären lokalisierte Blutkoagel auf eine arteriovenöse *Durafistel* hinweisen. Die venöse digitale Substraktionsangiographie kann zwar größere Aneurysmen nachweisen, ist aber noch nicht zur Darstellung des Aneurysmasitzes im Sinne der präoperativen Diagnostik geeignet. Als transarterielle Angiographie kann die digitale Subtraktionsangiographie mit den Geräten des neuesten technischen Standards zur Aneurysmasuche als sehr schonende Untersuchungsmethode benutzt werden. Von der transkraniellen Dopplersonographie erwartet man eine zunehmende Sicherheit in der nichtinvasiven Bewertung der Gefäßspasmen.

### Elektroenzephalographie

Das EEG ist als Indikator für sich entwickelnde Spasmen hilfreich, wenn bei Patienten nach einer SAB mit Latenz in der Verlaufsbeobachtung Herdbefunde nachgewiesen werden.
Auf die Bedeutung der *transkraniellen Dopplersonographie* in der Beurteilung sich entwickelnder Spasmen wurde auf Seite 75 hingewiesen.

## Differentialdiagnose

Die wichtigste Differentialdiagnose ist das spontane *Dissekat* des kraniozervikalen Übergangs der *A. vertebralis*. Hierbei kommt es zu einer reflektorischen erheblichen Nackenmuskelverspannung, die einen Meningismus vortäuscht.
Bei *HWS-Distorsionen* ist der Schmerzbeginn mit einer ungewöhnlichen Bewegung der Halswirbelsäule verknüpft. Auch diese kann zur reflektorischen Muskelverspannung führen, die jedoch in den meisten Fällen nicht mit dem akuten Schmerz der SAB zu verwechseln ist.
Der *Migränekopfschmerz* geht mit Prodromen und einer langsameren Schmerzsteigerung einher. Die heftigen Schmerzattacken beim *Horton-Kopfschmerz* sind streng einseitig, rezidivierend und von vegetativen Symptomen begleitet.
Spontane *sub-* und *epidurale* spinale Hämatome (selten) können mit der Computertomographie differenziert werden.

## Therapie

### Initialtherapie: Schmerz- und Angstbehandlung (auch in der Vorbereitung zur Verlegung)

Die extremen initialen Kopfschmerzen und die dadurch verursachte vitale Angst bedürfen in der

Frühphase einer sofortigen Behandlung. Hierbei hat sich die intravenöse Gabe von Buprenorphin (Temgesic® 0,3) bewährt.
*Dosierung:* z. B. 1 Ampulle i.v. initial, später 4- bis 6stündlich ½ Ampulle i.v., evtl. im Wechsel mit Tranquilizern, z. B. Valium® 5 mg i.v. Sedierende Pharmaka, hierzu gehören auch die meisten stark wirkenden Antiemetika. Sie dürfen aber erst verordnet werden, wenn Klarheit über den klinischen Schweregrad (s. o.) und die Bewußtseinslage besteht. Bei Übelkeit und Erbrechen geben wir Dimenhydrinat (Vomex A®, 1 Ampulle langsam i.v.) oder Dihydrobenzperidol (2 ml langsam i.v.). Erhöhte Blutdruckwerte sind in der Frühphase häufig als vegetatives Reizsymptom zu werten. Deshalb sollte der Blutdruck nur zurückhaltend, langsam und nicht unter systolische Werte von 150 mmHg gesenkt werden. Neben der Gabe von Catapresan ® und Nepresol® (vgl. S. 272) ist die Gabe von Kalziumantagonisten (z. B. Adalat® 10 mg) auch aus anderen Überlegungen (vgl. Spasmenprophylaxe) sinnvoll. Die früher propagierte systemische Blutdrucksenkung zur Vermeidung von Rezidivblutungen wird heute nicht mehr empfohlen. Eine prophylaktische antikonvulsive Therapie mit Barbituraten führen wir nicht durch.

## Indikation zur Frühoperation

Im Stadium I und II, eventuell auch III – die örtlichen Meinungen hierüber sind unterschiedlich –, kommt die operative Frühbehandlung innerhalb der ersten 24–48 Stunden nach Blutung in Betracht. Ist der Zeitpunkt für die Frühoperation überschritten oder erlaubt der klinische Schweregrad der Erkrankung eine solche nicht, wird von den meisten Operateuren der Operationszeitpunkt nach der 2. Woche gewählt.

## Konservative Therapie

Bei allen Patienten sollte eine Intensivbehandlung angestrebt werden. Diese ist ab Schweregrad III unumgänglich.

Ziel der konservativen Therapie ist die Vermeidung der folgenden 3 wesentlichen Komplikationen:
- Nachblutung
- Präoperative arterielle Spasmen
- Hydrocephalus communicans.

Die konservative Therapie besteht aus folgenden allgemeinen Maßnahmen:
- Strenge Bettruhe.
- Analgesie, z. B. Buprenorphin (Temgesic® 0,3), Dosierung wie oben, evtl. im Wechsel mit Diazepam.
- Die Patienten werden in der Regel sediert.
- Der Blutdruck wird im normalen Bereich gehalten, mancherorts wird eine leichte *kontrollierte Hypertension* zur Spasmenprophylaxe empfohlen.

## Spezielle Therapieansätze

### *Verhinderung der Rezidivblutung (Antifibrinolytika)*

Definitive wissenschaftlich bewiesene Aussagen über die Wirksamkeit der Pharmakotherapie in der präoperativen Phase sind noch nicht möglich, und die im folgenden geäußerten Therapievorschläge beruhen auf unseren eigenen Erfahrungen: Die Gabe von Antifibrinolytika (Epsilon-Aminocapronsäure oder Tranexamsäure) ist nicht unumstritten. Beide Substanzen sind sicher in der Lage, die Häufigkeit der frühen Nachblutungen zu vermindern. Gleichzeitig steigt jedoch die Komplikationsrate durch ischämische Insulte infolge von Spasmen. Thrombosen sowie Lungenembolien treten häufiger auf, wenn EACA über 14 Tage kontinuierlich gegeben wird. Da die Fibrinspaltprodukte im Subarachnoidalraum, die für die Fibrinolyse des Thrombus verantwortlich zu sein scheinen, ihr Maximum in den ersten 3–4 Tagen nach der Blutung erreichen und der Spiegel später absinkt, beschränken wir uns jetzt auf die Gabe von EACA in den ersten 5 Tagen nach der Blutung (Dosierung s. Tab. 8).

**Stadium I–II (III)**
- Frühangiographie und Frühoperation (bis 3. Tag) anstreben
- Bei Frühoperation Nimodipin (Dosierung s. u.) 14 Tage

**Ist keine Frühoperation möglich**
(zu schlechter Eingangsstatus, zu spätes Eintreffen in die Klinik)
- EACA bis zum 5. Tag
- Nimodipin bis zum 14. (21.) Tag
- Mittelfristige Operation und Angiographie

**Dosierung**
- EACA: 24 g/d
  Über Perfusor: 1 g/d oder im Bolus 2 g (= 5 ml) alle 2 Stunden
- Nimodipin initial für 2 Stunden 5 ml/h ≈ 1 mg/h
  cave RR↓
  Danach über Perfusor 10 ml/h ≈ 2 ml/h für 14–21 Tage

**Tab. 8 Konservatives Therapiekonzept der Subarachnoidalblutung.**

*Spasmusprophylaxe*

Erste Ergebnisse deuten darauf hin, daß Kalziumantagonisten eine Senkung der durch die sogenannten Gefäßspasmen bedingten Komplikationen bewirken. Die von uns in letzter Zeit eingesetzte Substanz Nimodipin ist jetzt als Nimotop® im Handel. Ob auch andere systemische Kalziumantagonisten eine spasmusprophylaktische Wirkung nach SAB haben oder aber ihre Wirkung mehr auf der Verbesserung der zerebralen Ischämietoleranz beruht, ist noch Gegenstand der Forschung. Die Dosierung von Nimodipin ist Tabelle 8 zu entnehmen. Alternativ kann die Gabe von Nifedipin (Adalat® 3 × 10 mg bis 3 × 20 mg) in Betracht gezogen werden. Die einige Zeit propagierte Gabe von Neomycinsulfat und Reserpin (Zervas-Schema) zur Senkung des Serotoninspiegels hat keine nachweisliche Senkung der primären oder postoperativen Spasmushäufigkeit gebracht. Die Wirkung von rheologisch wirksamen Medikamenten ist nicht bewiesen. Über die Wirksamkeit der kontrollierten arteriellen Hypertension zur Vermeidung klinischer Symptome durch Spasmen ist die Meinung noch kontrovers. In den Prostaglandinstoffwechsel eingreifende Substanzen werden für die Spasmusprophylaxe diskutiert.

Die Therapie der seltenen Ursachen der spontanen SAB richtet sich nach den Grundleiden: Mykotische Pseudoaneurysmen liegen meist atypisch an den peripheren Piaarterien und richten den Verdacht auf eine septisch embolisierende Endokarditis. Durch Antikoagulantien oder andere Gerinnungsstörungen bedingte Blutungen werden durch die Substitution der fehlenden Gerinnungsfaktoren bzw. durch die Antagonisierung der medikamentösen Gerinnungsstörung behandelt (s. S. 104). Arteriovenöse Durafisteln können oft mit Hilfe interventioneller neuroradiologischer Techniken embolisiert werden.

### Allgemeine Intensivpflege

Intensive physikalische Thromboseprophylaxe, Low-dose-Heparinisierung (cave Thromboseneigung unter EACA).

## Literatur


1. *Adams, H. P., N. F. Kassell, J. C. Torner, D. W. Nibbeling, A. L. Sahs:* Early management of aneurysmal subarachnoid hemorrhage. J. Neurosurg. 54 (1981), 141
2. *Allcock, J. M., C. G. Drake:* Ruptured intracranial aneurysms – The role of arterial spasm. J. Neurosurg. 22 (1965), 21
3. *Buchner, H., W. Hacke, I. Kugel, A. Ferbert:* Konservative Therapie der Subarachnoidalblutung – Antifibrinolytika ja oder nein. Intensivmedizin 22 (1985), 424–427
4. *Caroscio, J. T., T. Brannan, M. Budabin, Y. P. Huang, M. D. Yahr:* Subarachnoid hemorrhage secondary to spinal arteriovenous malformation and aneurysm. Archs Neurol., Chicago 37 (1980), 101
5. *Drake, C. G.:* Management of cerebral aneurysm. Stroke 12 (1981), 273

6. *Fein, J. M., O. H. Reichmann:* Microvascular anastomoses for cerebral ischemia. Springer, New York–Heidelberg–Berlin 1978
7. *Hunt, W. E.:* Grading of patients with aneurysms. J. Neurosurg. 47 (1977), 133
8. *Krayenbühl, H., M. G. Yasorgil:* Klinik der Gefäßmißbildungen und Gefäßfisteln. In: Der Hirnkreislauf. *Gänshirt, H.* (Hrsg). Thieme, Stuttgart–New York 1972
9. *Kretzschmar, K., T. Grumme, E. Kazner:* Möglichkeiten und Grenzen der Computer-Tomographie und Angiographie in der Diagnostik cerebraler Gefäßmißbildungen. Radiologie 20 (1980), 105
10. *Locksley, H. B.:* Report on the cooperative study of intracranial aneurysms and subarachnoid hemorrhage. Section V, Part I: Natural history of subarachnoid hemorrhage, intracranial aneurysms and arteriovenous malformations. Based on 6368 cases in the cooperative study. J. Neurosurg. 25 (1966), 219, 321
11. *Pia, H. W., C. Langmaid, J. Zierski:* Cerebral aneurysms. Advances in diagnosis and therapy. Springer, Berlin–Heidelberg–New York 1979
12. *Pia, H. W., C. Langmaid, J. Zierski:* Spontaneous intracerebral haematomas. Advances in diagnosis and therapy. Springer, Berlin–Heidelberg–New York 1980
13. *Weisberg, L. A.:* Computerized tomography in intracranial hemorrhage. Archs Neurol., Chicago 36 (1979), 422
14. *Zervas, N. T.:* Vasospasm: An update. Clin. Neurosurg. 26 (1979), 643

# Infektionskrankheiten des ZNS

## Bakterielle Meningitiden

### Definition und Leitsymptome

Bakterielle Entzündung der weichen Hirnhäute. Leitsymptome sind Kopfschmerzen, Fieber, Nackensteifigkeit und Bewußtseinstrübung.

### Klinik

Im Prodromalstadium: allgemeines Krankheitsgefühl, Kopfschmerzen, Fieber, leichte Nackensteifigkeit.
Im Vollbild der Meningitis: heftigste Kopfschmerzen, erhebliche Nackensteifigkeit mit positiven Dehnungszeichen *(Lasègue, Lhermitte, Brudzinski)*, Opisthotonus, Hyperpathie und zunehmende Bewußtseinstrübung. Fokale Symptome (fokale Anfälle, Paresen und Hirnnervenparesen) können hinzutreten.
Die bakterielle Meningitis betrifft meist die Hirnhäute über den Hemisphären *(Haubenmeningitis)*, aber auch bei bakteriellen Meningitiden sind basale Verlaufsformen *(Hirnnervenausfälle)* bekannt.

### Erregerspektrum

Die häufigsten Erreger für eine Meningitis im Erwachsenenalter sind Meningokokken (40–50%) und Pneumokokken (40%). Das bei Kindern häufige Hämophilus influencae (20%) ist bei Erwachsenen nur in 1% der Fälle Erreger einer bakteriellen Meningitis. Die verbleibenden 10–20% verteilen sich auf seltenere Keime wie Staphylococcus aureus, Listeria spec., Enterococcus spec., E. coli, Klebsiella spec., Enterobacter spec., Proteus spec. und Pseudomonas spec. In Krankenhäusern erworbene Meningitiden zeigen ein Keimsspektrum, in dem die selteneren, nosokomialen Keime stärker repräsentiert sind.

### Ätiologie

Die Meningitis kann durch
- hämatogene Streuung bei Generalisierung einer bakteriellen Infektion oder aus einem chronischen Eiterherd oder
- fortgeleitet bei chronischer oder akuter Otitis media, Mastoiditis, NNH-Infektionen, über eine septische Thrombophlebitis, über einen Duradefekt nach einem Trauma und nach Eröffnung eines Hirnabszesses entstehen.
- Selten sind primäre Meningitiden nach offenen Hirnverletzungen, dann können auch Anaerobier- und Gasbranderreger eine Meningitis verursachen.

### Zusatzdiagnostik

#### Liquorpunktion

Entscheidende diagnostische Maßnahme ist die Liquorpunktion, die vor Einleitung der Antibiotikatherapie zu erfolgen hat (s. S. 78).
Charakteristisch sind eine erhebliche Erhöhung der Liquorzellzahl (segmentkernige Granulozyten), eine deutliche Eiweißerhöhung mit niedrigem, manchmal nicht meßbarem Liquorzucker und erhöhtem Laktat (vgl. S. 80).
*Keimnachweis:* Der Keimnachweis kann durch direkten Ausstrich mit Färbung und durch Anlegen einer Liquorkultur mit Resistenztestung erfolgen.
Blutkulturen sind in 50% der Meningitisfälle positiv.

| | | | |
|---|---|---|---|
| **1. Acylureidopenicillin** | | | |
| | Mezlocillin | Baypen® | 15–20 g/d |
| plus | | | |
| **2. Isoxazolpenicillin** | | | |
| | Oxacillin | Stapenor® | |
| oder | Flucloxacillin | Staphylex® | 6–8 g/d |
| plus | | | |
| **3. Aminoglykosid** | | | |
| | Tobramycin | Gernebcin® | 3 × 40(–80) mg/d |
| oder | Gentamicin | Refobacin® | 3 × 40(–80) mg/d |
| oder | Amikacin | Biklin® | 2 × 500 mg/d |
| evtl. plus | | | |
| **4. Cephalosporin** | | | |
| | Cefotaxim | Claforan® | 4–6 g/d |
| oder | Cefoxitin | Mefoxitin® | 4–6 g/d |
| oder | Cefotiam | Spizef® | 4–6 g/d |
| oder | Cefmenoxim | Tacef® | 4–6 g/d |
| oder | Ceftazidim | Fortum® | 4–6 g/d |

**Tab. 9 Antibiotikatherapie der bakteriellen Meningitis vor Erregernachweis bei Erwachsenen.**

### Elektroenzephalographie

Allgemeinveränderung, Herdbefunde mit langsamen Delta- bis Subdeltawellen legen den Verdacht auf einen Hirnabszeß nahe.

### Neuroradiologie

Nativschädel in 2 Ebenen, NNH und Aufnahmen nach *Schüller* und *Stenvers* helfen bei Nachweis von Frakturlinien und von chronischen HNO-ärztlichen Entzündungen.
Im Computertomogramm wird nach einem Hirnabszeß und nach einem sich früh entwickelnden Hydrozephalus (aresorptivus) gefahndet. Manchmal findet sich sedimentierter Eiter in den leicht erweiterten Ventrikelsystemen.

## Intensivtherapie und Überwachung

Die eitrige Meningitis stellt eine lebensbedrohliche Erkrankung dar, die auf einer Intensivstation behandelt werden muß. Die Einleitung der antibiotischen Therapie hat so schnell wie möglich zu erfolgen, auch wenn nur in seltenen Fällen dann schon der Erreger bekannt ist. Daher muß, obwohl die Mehrzahl der Meningitiserreger auch heute noch auf Penicillin G hoch sensibel sind, bei fehlendem Erregernachweis eine *Kombinationstherapie* gewählt werden, die in der Lage ist, möglichst breit alle in Frage kommenden Keime zu beeinflussen. Verschiedenste Kombinationen mit Vor- und Nachteilen sind denkbar, stellenweise wurden Vierer- und Fünferkombinationen empfohlen, um auch speziellen Empfindlichkeiten sehr seltener Erreger schon initial gerecht zu werden.

### Systemische Antibiotikatherapie

Tabelle 9 stellt die bei uns im Augenblick für die Therapie der Meningitis vor dem Erregernachweis übliche Kombinationstherapie dar. Auf die verschiedenen alternativen Empfehlungen kann hier im einzelnen nicht eingegangen werden.

Erwähnt werden soll, daß eine *Zweierkombination* eines neuen Cephalosporinderivats mit einem Aminoglykosid immer wieder diskutiert wird, jedoch die Wirkung auf penicillinasefeste Keime hierbei fehlt. Ebenfalls kann diskutiert werden, ob man der in der Tabelle angegebenen *Basiskombination* noch ein Cephalosporin hinzufügt. Nach Erregernachweis kann dann eine gezielte Fortführung der Schematherapie erfolgen. Da bekanntlich 80% der üblichen Keime im Erwachsenenalter durch Penicillin behandelbar sind (alternativ Chloramphenicol 3–4 g/d), wird man die Behandlung mit Mezlocillin fortsetzen, um nicht zu einem so frühen Zeitpunkt alle Präparate wechseln zu müssen. Sollte sich nach der Austestung zeigen, daß der Keim auf eine andere Substanz sensibel ist (z. B. Listerienmeningitis – sensibel auf Aminopenicillin [Pen-Bristol®, Ampicillin®, auch hier alternativ Chloramphenicol]), wird man diese Substanz einsetzen.

Die von uns empfohlene Ausgangskombination mit Mezlocillin, Isoxazolpenicillin und einem Aminoglykosid ist ein Kompromiß zwischen einer möglichst breiten Abdeckung mit einer nur geringen Keimlücke und einer geringen Anzahl verschiedener Antibiotika. Alternativ kann auch eine Vierfachkombination mit Penicillin G, einem Isoxazolpenicillin, einem Aminopenicillin und einem Aminoglykosid gewählt werden. Gelingt vor Einleitung der Therapie die mikroskopische Darstellung grampositiver oder -negativer Diplokokken, kann eine Therapie mit Penicillin G 3–4 × 10 Mega/d in Kurzinfusionen vertreten werden.

## Intrathekale oder intraventrikuläre Antibiotikagabe

Eigene Erfahrungen mit der routinemäßigen intrathekalen Anwendung von Antibiotika haben wir nicht. Als Indikation wird die Shuntsepsis und schwerste, spät zugewiesene bakterielle Meningitiden diskutiert.

*Dosierungen:* Penicillin G 10000 I. E./d intrathekal (cave Senkung der Krampfschwelle), Aminoglykoside 10–20 mg/d, Gentamicin 1 mg/kgKG/d intrathekal (Empfehlungen nach der Literatur). Die intrathekale Gabe von Aminoglykosiden kann bei Meningitis mit gramnegativen Erregern notwendig werden, um ausreichende Wirkspiegel zu erreichen. Die Therapieschemata für die systemische und lokale Behandlung gelten auch für die antibiotische Therapie des Hirnabszesses (s. S. 116). Die Dauer der Antibiotikatherapie richtet sich nach dem klinischen Bild und sollte erst 5–7 Tage nach Fieberfreiheit und nach weitgehender Sanierung der Liquorbefunde abgebrochen werden. Eine abschließende Sanierung mit Chloramphenicol (liquorgängig auch bei nicht entzündeten Meningen) führen wir nicht mehr durch.

## Immuntherapeutika

Mancherorts wird diskutiert, bei schweren Meningitiden und bei Meningitispatienten mit Immunschwäche zusätzlich Immunglobuline zu geben. Empfohlen wird die Gabe von Beriglobin® 5 g/d über 5 Tage. Über eigene Erfahrungen mit dieser Therapie verfügen wir nicht, nach unserer Information gibt es auch noch keine kontrollierten Studien, die einen positiven Effekt gezeigt hätten. Bei immunsupprimierten Patienten wird man sich jedoch im Einzelfall für diese Therapie entscheiden können.

## Intensivtherapie bei Komplikationen

Bei Nachweis einer Nasennebenhöhlen-Infektion oder einer chronischen Otitis media sofortige HNO-ärztliche Operation.

Bei epileptischen Anfällen Behandlung mit Phenytoin (s. S. 168). Keine intrathekale Gabe von Penicillin.

Beim Hydrocephalus communicans oder occlusus Vertrikeldrainage, dann direkte Antibiotikatherapie möglich.

Bei Meningokokkensepsis (Waterhouse-Friedrichsen-Syndrom) mit Verbrauchkoagulopathie (disseminierte intravasale Koagulation [DIC] mit Hautblutungen, Nebennierenblutungen mit akutem Nebennierenrinden-Ausfall; Behandlung der DIC s. S. 264), Kortisonsubstitution und Heparin.

### Verlauf und Prognose

Trotz deutlich verbesserter therapeutischer Möglichkeiten ist die Letalität der bakteriellen Meningitis weiterhin sehr hoch. Entscheidend hierfür ist, daß ältere Patienten z. T. mit gravierenden Vorerkrankungen und deutlich schlechterer Prognose häufiger erkranken, nicht selten an im Krankenhaus erworbenen Keimen.
Meningitiden sind auch bei alkoholkranken Patienten häufiger und nehmen einen schlechteren Verlauf. Ebenfalls für eine schlechte Prognose verantwortlich sind das Übergreifen der Meningitis auf den Subduralraum (subdurales Empyem) und auf das Hirngewebe (Hirnphlegmone, Hirnabszeß). Auch heute noch liegt die Gesamtletalität der Meningitiden bei 20–30%. Rezidivierende Pneumokokkenmeningitiden sind Anlaß für eine weitere Diagnostik zum Nachweis einer posttraumatischen Durafistel (konventionelle Tomographie der Schädelbasis, RHISA-Szintigramm).

## Hirnabszesse

### Definition und Leitsymptome

Hirnabszesse sind umschriebene, meist unilokuläre, bakteriell entzündliche Einschmelzungen im Zentralnervensystem, die von einer Kapsel umgeben sind. Sie manifestieren sich als raumfordernde intrakranielle Läsionen. Oft handelt es sich um fortgeleitete Eiterungen aus den Nasennebenhöhlen und dem Ohr. Die primären Infektionsherde können aber auch im Gesicht, im Mund oder in der Augenhöhle liegen. Seltener sind Bronchiektasen Ursache eines Hirnabszesses. Die Infektionsausbreitung erfolgt auch hämatogen (vgl. metastatische Herdenzephalitis), über Nervenscheiden oder fortgeleitet bei Osteomyelitis und Pachymeningitis. Der traumatische Hirnabszeß stellt eine häufige Komplikation nach penitrierenden Hirnverletzungen dar. Er kann mit jahrelanger Latenz nach der Verletzung auftreten.
Leitsymptome sind die Zeichen einer *intrakraniell raumfordernden* Läsion mit entsprechenden Lokalsymptomen, *kombiniert* mit den Zeichen einer *schweren Entzündung*. Wichtig sind anamnestische Hinweise auf abgelaufene Infektionen der oberen Luftwege einschließlich der Nasennebenhöhle sowie auf eventuell durchgeführte HNO-ärztliche Eingriffe, bei denen eine Duraverletzung entstanden sein könnte.

### Klinik

Durch den großzügigen Einsatz von Antibiotika werden heute häufig die primären Entzündungszeichen verschleiert, so daß Symptome der lokalen raumfordernden Wirkung des Abszesses im Vordergrund stehen können. Diese Zeichen können durch die Entwicklung eines perifokalen Ödems noch verstärkt werden. In der unspezifischen *Anfangsphase* des Hirnabszesses werden Kopfschmerzen, Erbrechen und ein allgemeines Krankheitsgefühl geklagt. Eine Nackensteifigkeit kann auftreten. Die Patienten entwickelten Fieber, neurologische Herdsymptome werden nachweisbar. Fokale, *sekundär generalisierte Anfälle* sind häufig. Psychische Verlangsamung, Schläfrigkeit oder affektive Störungen leiten über zu einer beginnenden Bewußtseinstrübung. Unbehandelt entwickelt sich eine stürmisch verlaufende *2. Phase*, die durch die *lebensbedrohliche Steigerung des intrakraniellen Drucks* mit beginnender Einklemmung gekennzeichnet ist. Bei Abszessen der hinteren Schädelgrube kann sich ein Hydrocephalus occlusus entwickeln. Der Einbruch des Abszesses in das Ventrikelsystem *(Ventrikelempyem)*, durch die Hirnrinde in den Subduralraum *(subdurales Empyem)*, die *Markphlegmone*, die *Blutung* in den Abszeß und die *zentrale Hirnvenenthrombose* verschlechtern die Prognose erheblich. Septische Sinusthrombose siehe Seite 98.
Hirnabszesse in sogenannten stummen Arealen können, besonders wenn die allgemeinen Entzündungszeichen verschleiert wurden, große differentialdiagnostische Schwierigkeiten bereiten.

## Zusatzdiagnostik

### Computertomographie

Beim Verdacht auf einen Hirnabszeß muß möglichst bald ein Computertomogramm angefertigt werden. Nach Kontrastmittelgabe findet sich eine ringförmige Zone erhöhter Dichte, die ein zentrales Gebiet verminderter Dichte umgibt. Man erhält Hinweise auf die Lage des Abszesses, zu wichtigen Strukturen und auf die Ausdehnung des perifokalen Ödems. Mehrkammerige Abszesse sowie Tochterabsiedlungen werden sichtbar. Die CT kann auch zur Verlaufskontrolle eingesetzt werden. Bei sehr frühen Untersuchungen kann die Ringstruktur noch nicht nachweisbar sein.

### Nativaufnahmen

Nativaufnahmen des Schädels, der Nasennebenhöhlen, der Felsenbeine und der Mastoide geben Hinweise auf Infektionen und Osteomyelitiden. Bei posttraumatischen Abszessen findet man Frakturen, Knochendefekte oder etwaige intrakranielle Fremdkörper. In seltenen Fällen kann eine Gasblase Hinweise auf einen Abszeß geben, eine Verkalkung der Abszeßwand ist ebenfalls eine Rarität. Die Verlagerung der verkalkten Glandula pinealis in der AP-Darstellung kann Hinweise der Massenverlagerung geben (Pinealiszeichen). Die meisten dieser Befunde sind durch die Computertomographie sicherer und genauer zu erheben.

### Angiographie

Zur Sicherung der Diagnose und zur Abgrenzung gegen maligne Hirntumoren ist die Serienangiographie erforderlich. Abszesse stellen sich als gefäßlose Bezirke dar, die durch abnorm verlaufende Randgefäße begrenzt sind. Selten färbt sich die Abszeßkapsel in der spät arteriellen und kapillären Phase zart an.

### Szintigraphie

In der Szintigraphie (99 MTC-Pertechnetat) kann eine Anreicheurng des Nuklids in der Kapsel gefunden werden. Eine positive Szintigraphie erfordert die anschließende Computertomographie und Angiographie, ein negativer Szintigraphiebefund schließt einen beginnenden Hirnabszeß jedoch nicht aus. Daher ist die Szintigraphie in der Diagnostik des Hirnabszesses entbehrlich.

### Elektroenzephalographie

Das EEG zeigt nur Veränderungen, wie sie auch bei anderen raumfordernden Läsionen gefunden werden können: Neben einer Allgemeinveränderung richten fokale, langsame Delta- bis Subdeltaaktivitäten mit Phasenumkehr, periodischen langsamen Wellen und fokalen Spitzen den Verdacht auf einen Hirnabszeß. Die lokalisatorische Hilfe durch das EEG ist begrenzt, wie bei anderen entzündlichen Erkrankungen können jedoch die EEG-Veränderungen den *pathologischen CT-Befund voraussehen*.

### Laboruntersuchung

Laborchemische Entzündungsparameter (BSG, Leukozyten, Differentialblutbild) werden untersucht. Nicht immer finden sich die zu erwartenden Befunde, wie erhöhte Blutsenkungsgeschwindigkeit oder Leukozytose. Bei etwa 30% aller Patienten sind die Blutlaborparameter unauffällig.

### Liquordiagnostik

Die Liquorzellzahl ist meist erhöht. Granulozyten und Makrophagen werden gefunden. Der Erregernachweis aus dem Liquor gelingt jedoch nur selten. Das Liquoreiweiß ist erhöht, das Liquorlaktat kann erhöht sein. Normale Liquorbefunde werden selbst bei ausgedehnten Hirnabszessen gefunden. Zum Problem Liquorpunktion bei intrakraniell raumfordernden Läsionen siehe Seite 37.

### Differentialdiagnose

Differentialdiagnostisch kommen alle anderen raumfordernden intrakraniellen Erkrankungen in Frage: Glioblastome, Metastasen, beginnende Enzephalitiden sowie frische Hirninfarkte können die Differentialdiagnose trotz Computertomographie und Angiographie schwierig machen. Hilfreich kann dann die Liquoruntersuchung sein.

### Intensivtherapie

#### Neurochirurgische Behandlung

Als Faustregel darf gelten, daß jeder Hirnabszeß operiert werden sollte. Als Operationsverfahren stehen, z. T. kombiniert, die *Abszeßpunktion,* die *Abszeßdrainage* und die *Abszeßexstirpation* zur Verfügung. Anzustreben ist die Punktion des Abszesses mit Einlage einer Drainage, über die der Abszeß mit einem ausgetesteten Antibiotikum gespült wird, bis der Abszeßinhalt steril ist und die Kapsel zu schrumpfen beginnt (Dosierung der lokalen Antibiotikatherapie s. S. 113). Durch die Abszeßpunktion gelingt häufig der direkte mikroskopische Erregernachweis, was dann die gezielte Antibiotikatherapie ermöglicht. Anschließend kann die Abszeßkapsel nach Ausschwemmung des perifokalen Ödems exstirpiert werden.

#### Konservative Therapie

Bei beginnenden, noch nicht abgekapselten Hirnabszessen ist manchmal die Punktion noch nicht möglich. CT-Kontrollen lassen dann die Ausbildung einer Abszeßkapsel erkennen. Hochdosierte Antibiotikatherapie (bei bekanntem Erreger nach Antibiogramm, bei unbekanntem Erreger wie bei Meningitis [s. S. 112]) ist dann indiziert. Unter Antibiotikaschutz kann ein Hirnödem auch unter Einsatz von hochdosiertem Dexamethason behandelt werden (s. S. 113). Epileptische Anfälle werden mit Clonazepam i.v. und Phenytoin-Schnellsättigung behandelt. Frühzeitige Indikation zu Intubation und Beatmung. Sanierung der Infektionsquellen.

## Tuberkulöse Meningitis

### Definition und Leitsymptome

Die tuberkulöse Infektion des zentralen Nervensystems erfolgt fast immer sekundär hämatogen. Nur selten handelt es sich um eine fortgeleitete Infektion bei tuberkulöser Osteomyelitis mit epiduralen oder subduralen Abszessen. Die tuberkulöse Meningitis ist meist *basal* betont, kann aber auch die Haubenregion und das Rückenmark befallen. Intrazerebrale Tuberkulome sind selten. Eine Einteilung in 3 Stadien ist möglich:

In der *exsudativen* Phase ähnelt die tuberkulöse Meningitis den akuten Meningitiden. In der *produktiven* Phase finden sich Verwachsungen und Obliterationen des Liquorraumes, die zu einem Hydrocephalus occlusus oder communicans führen können. Ein Hirnnervenbefall ist häufig. Spezifische *Arteriitiden*, die zu ischämischen Insulten führen, können als Komplikation hinzutreten.
In der *chronischen Phase* findet sich eine chronische granulomatöse Entzündung (Arachnopathie), die bei Übergreifen auf das Hirnparenchym (Tuberkulome) zu fokalen Ausfällen führen kann.

### Klinik

Der Verlauf ist meist subakut mit Hirnnervenausfällen, z. B. innere und äußere Okulomotoriusparese, Fazialisparese, Ertaubung. Das Prodromalstadium kann Tage bis Wochen dauern, über Kopfschmerzen und allgemeine Leistungsminderung werden geklagt. Die meningitischen Symptome treten meist schleichend ein, das Bewußtsein bleibt lange erhalten. Der Temperaturanstieg erfolgt langsam. Nackensteifigkeit, Hirnnervenausfälle und leichte Temperaturerhöhung richten den Verdacht auf eine tuberkulöse Meningitis. Durch arachnitische Verklebung kann sich ein Hydrozephalus entwickeln, der alleine oder zusammen mit Verklebungen in der Chiasmaregion für eine Stauungspapille mit sekundärer Atrophie verantwortlich sein kann. Ophthalmologisch können Choroidealtuberkel beim Augenspiegeln gefunden werden.

## Zusatzdiagnostik

### Liquordiagnostik

Der Liquor ist meist klar, es findet sich eine Pleozytose von einigen 100 Zellen. In der Initialphase überwiegen noch segmentkernige Leukozyten, später findet sich ein lymphozytäres Zellbild. Langhanssche Riesenzellen und Epitheloidzellen können gefunden werden. Das Eiweiß ist meist sehr stark erhöht, der Zuckerspiegel ist deutlich abgefallen, mit Erhöhung des Liquorlaktats (vgl. S. 80). Mikrobiologisch (Ausstrich nach *Ziehl-Neelsen,* Kultur und Tierversuch) werden nicht nur der Liquor, sondern auch Sputum, Magensaft und Urin (mehrfach abzunehmen) untersucht.
Die Tuberkulinprobe ist häufig stark positiv. Während bislang der Erregernachweis oft sehr langer Zeit bedurfte, soll durch neue, in klinischer Erprobung befindliche Antikörpertests auf Wandbestandteile der Tuberkel eine schnellere Diagnostik möglich werden.

### Computertomographie

Die kraniale Computertomographie kann nur indirekte Hinweise, z. B. auf vaskulitische Komplikationen, meningeale Infiltrationen, Hirnschwellungen, Hydrocephalus occlusus oder Granulome bieten.

### Elektroenzephalographie

Nur unspezifische Befunde. Die elektrophysiologische Hirnstammdiagnostik (akustisch evozierte Hirnstammpotentiale, Blinkreflex und Masseterreflex) helfen bei der Beurteilung der Beteiligung von basalen Hirnnerven und bei der Verlaufsbeobachtung der Hörfunktion.

## Intensivtherapie

Bereits der begründete Verdacht auf eine tuberkulöse Meningitis zwingt zur Einleitung der Therapie mit einer Dreifachkombination von *liquorgängigen* Tuberkulostatika.

### Therapieschema in der Akuttherapie

- Isoniazid (INH)
  = Neoteben®: 15 mg/kgKG/d
- Protionamid (PTH)
  = Peteha, ektebin®: 10 mg/kgKG/d
- Ethambutol (EMB)
  = Myambutol®: 25 mg/kgKG/d

oder

- Pyrazinamid (PZA)
  = Pyrafat: 20–25 mg/kgKG/d (Einzelgabe).

Gleichzeitige Substitution mit Vitamin $B_6$ (ca. 10% der Ethambutol-Dosierung), z. B. Hexabion R.

Regelmäßige Laborkontrollen, regelmäßige audiologische und ophthalmologische Befundkontrollen.
Rifampicin und Streptomycin sind, auch bei entzündeten Meningen, *nicht ausreichend liquorgängig* und sollten nicht Teil einer Dreierkombination bei tuberkulöser Meningitis sein.
Gleichzeitig geben wir *Kortikosteroide* (100 mg Prednisolon äquivalent, absteigende Dosierung) zur Verhinderung der exsudativen und granulomatösen Reaktionen, besonders auch arteriitischer Komplikationen. Bei schweren Verläufen (komatöse Patienten, multiple HN-Ausfälle, später Therapiebeginn) kann die zusätzliche intrathekale Verabreichung von *Streptomycin* (cave Ertaubung) in einer Dosierung von 1mg/kgKG jeden 2. Tag durchgeführt werden.

**Dauertherapie**

Im Anschluß an die parenterale Behandlung auf der Intensivstation und nach Ausheilung erfolgt eine 2jährige Dauertherapie mit 2 liquorgängigen Tuberkulostatika, z. B. INH (Neoteben®, Isozid®), PTH. Eine Behandlung mit Cycloserin oder Pyrazinamid (Pyrafat) ist ebenfalls möglich. Dosierungen siehe Lehrbücher der Infektionskrankheiten.
Eine prophylaktisch begonnene Therapie kann beendet werden, wenn die Tierversuche negativ abgelaufen sind oder andere Ursachen der Meningitis gefunden wurden. Die übrige Behandlung auf der Intensivstation erfolgt wie bei bakteriellen Meningitiden. Zudem ist eine intensive internistische Suche nach weiteren Organmanifestationen der Tuberkulose erforderlich. Die tuberkulöse Meningitis ist meldepflichtig.

Für die Behandlung intrazerebraler Granulome wird eine Zyklustherapie mit Ara-C (Alexan®) empfohlen. Ara-C wird an 4 aufeinanderfolgenden Tagen in einer Dosierung von 3 mg/kg KG infundiert. Die Therapie kann in 4- bis 6wöchentlichen Abständen bis zu 8mal wiederholt werden.

## Verlauf

Unbehandelt führt die tuberkulöse Meningitis zum Tode, bei rechtzeitigem Behandlungsbeginn sind die Überlebenschancen gut. Die Prognose hängt von den Komplikationen, insbesondere von den arachnitischen Verklebungen, vaskulitischen Veränderungen und einer eventuellen Enzephalomyelitis ab.

## Differentialdiagnose

### Andere granulomatöse Meningitiden

Als Differentialdiagnose zur tuberkulösen Meningitis kommen alle granulomatösen Entzündungen, die speziell die basalen Meningen betreffen können, in Frage.

Chronisch granulomatöse Entzündungen können bei sehr unterschiedlicher Ätiologie eine relativ einförmige Klinik zeigen. Nach uncharakteristischem Prodromalstadium mit Kopf- und Rükkenschmerzen, leichtem Fieber und allgemeinem Krankheitsgefühl entwickelt sich eine meningitische Symptomatik mit Hirnnervenausfällen und Bewußtseinsstörungen. Intrazerebral gelegene Granulome können neurologische Herdsymptome begründen.

Die *Laboruntersuchungen* tragen entscheidend zur Differentialdiagnostik bei. Bei vielen der granulomatösen Meningitiden ist der Befall der Meningen und des zentralen Nervensystems nur eine Manifestation unter vielen. Hier stehen die internistische Diagnostik und die allgemeine Labordiagnostik im Vordergrund (vgl. auch *Morbus Boeck*, der gesondert besprochen wird).

Die *Liquordiagnostik* zeigt meist eine geringe oder mittelgradige Pleozytose mit granulozytären, meist auch lymphozytären Zellen. In seltenen Fällen können die mikroskopische Untersuchung des Liquors oder Granulombiopsien beim Erregernachweis helfen.

### Morbus Boeck

*Definition und Diagnostik*

Der Morbus Boeck ist die zweithäufigste Ursache einer basalen granulomatösen Entzündung und damit die wichigste Differentialdiagnose zur tuberkulösen Meningitis.
Der Nachweis des Morbus Boeck erfolgt histologisch. Epitheloidzellige Granulome ohne zentrale Verkäsung können in der Leber, bei der Biopsie peribronchialer Lymphknoten, bei der Skalenusbiopsie bei Mediastinoskopie und bei der Biopsie von Konjunktivalfollikeln gefunden werden. Besonders erfolgreich ist der Nachweis von Granulomen in der Leber und in peribronchialen Lymphknoten.
Ganz selten kann ein Morbus Boeck auch ausschließlich im ZNS manifestiert sein. Die Bestimmung des Angiotensin-Converting-Enzyms

(ACE) hat eine zusätzliche Diagnosesicherheit gebracht, wenngleich es sich hierbei nur um eine unspezifische Veränderung handelt.

*Therapie*

Therapie der Wahl ist eine Kortisonbehandlung mit 60–80 mg Prednisolonäquivalent/d über 4–6 Wochen, anschließend Abbau auf 20–30 mg Prednisolonäquivalent für 2–3 Wochen, später Erhaltungsdosis von 10–15 mg/d. Solange Zweifel an der Diagnose des Morbus Boeck bestehen, darf die Einleitung einer Kortisontherapie *nur unter tuberkulostatischem Schutz,* mindestens einer Zweierkombination von liquorgängigen Tuberkulostatika (s. o.), durchgeführt werden.

### Weitere, seltenere Differentialdiagnosen

(Meningeosis carcinomatosa sive leucaemica s. S. 192).
Granulomatöse Entzündungen können noch durch eine große Zahl anderer Ursachen ausgelöst werden. Die Differentialdiagnostik der granulomatösen Entzündungen ist ein sehr komplexes Kapitel, das über die neurologische Notfallbehandlung hinausgeht. Beim Verdacht auf eine granulomatöse Entzündung wird man zuerst an eine tuberkulöse Meningitis, dann an einen Morbus Boeck oder eine Meningeosis leucaemica oder carcinomatosa denken. Bestätigen sich diese Verdachtsdiagnosen nicht, wird man in der weiteren differentialdiagnostischen Abwägung an seltenere Ursachen von granulomatösen Entzündungen denken müssen. Hier helfen dann anamnestische Faktoren (Auslandsaufenthalte, berufliche Exposition, Tierkontakte) bei den weiterführenden differentialdiagnostischen Überlegungen. Granulomatöse Entzündungen können ausgelöst werden durch Leishmanien, Listerien, Leptospiren und andere Protozooen (vgl. auch S. 121). Auch seltene Erkrankungen wie das Behcet-Syndrom, das Vogt-Koyanagi-Harada-Syndrom rufen granulomatöse Meningitiden hervor.
Weitere Einzelheiten zur Differentialdiagnostik sind den einschlägigen Lehrbüchern über Infektionskrankheiten und den Lehrbüchern der Neurologie zu entnehmen.

# Embolische Herdenzephalitis

## Definition, Leitsymptome und Klinik

Durch hämatogene Aussaat infektiösen Materials meist von einer bakteriellen Endokarditis ausgelöste diffuse Enzephalitis mit Mirkoembolien, ischämischen Insulten, intrazerebralen Abszessen (s. S. 114ff.).
Der häufigste Erreger ist Streptococcus viridans, seltener der (oft penicillinasefeste) Staphylococcus aureus. Die Verschleppung des infektiösen Materials erfolgt oft bei einer Sepsis mit einer Reihe von internistischen Problemen, wie Schock, Verbrauchskoagulopathie, Mikroembolien in die Akren (Osler-Splits) und Niereninsuffizienz mit diffuser bakterieller Nephritis.

### Internistische Symptome

Sepsis, Mikroembolien in Schleimhäute, Nagelbetten, Augenhintergrund, Niereninsuffizienz

### Neurologische Symptome

Manchmal Beginn mit uncharakteristischem flüchtigem Kopfschmerz, oft aus vollem Wohlbefinden Bewußtseinsstörungen und Krampfanfälle. Häufig folgen dann neurologische Herdsymptome in Abhängigkeit vom hauptsächlich befallenen Gefäßterritorium. Es kann zu akuten psychotischen Symptomen, seltener zu langsam fortschreitenden Wesensänderungen kommen.

## Zusatzdiagnostik

### Computertomographie

Im Computertomogramm erkennt man Abszesse, konfluierende ischämische Insulte, selten multiple Lakunen. Die Computertomographie kann initial normal sein.

**Elektroenzephalographie**

Keine differentialdiagnostisch verwertbaren Befunde im EEG.

**Labordiagnostik**

*Blut:* Im Routinelabor meist geringere, selten deutliche Zeichen einer Entzündung mit BSG-Erhöhung.
*Liquor:* Meist eine leichte bis stärkere lymphozytäre Pleozytose. Solange es zu keinen meningitischen Symptomen (vgl. S. 111) gekommen ist, sind die Liquorveränderungen untypisch, und es gelingt keine Anzüchtung von Bakterien aus dem Liquor.
Diagnostisch entscheidend ist der Erregernachweis aus *Blutkulturen.* Dazu ist es erforderlich, häufig, in ca. halbstündlichen Abständen venöse und arterielle Blutkulturen anaerob und aerob abzunehmen. Es sollten sofort eine Kultur angelegt und Resistenzbestimmungen ausgeführt werden.

**Internistische Diagnostik**

Auskultation des Herzens! Ultraschallkardiographie, Oberbauchsonographie (Nieren).

## Differentialdiagnose

*Diffuse Gefäßprozesse anderer Ursache,* meist entzündlicher Genese wie Vaskulitiden. Differentialdiagnostische Klärung durch unauffälligen internistischen Befund, meist ist eine Angiographie erforderlich (vgl. S. 51 ff.).

*Enzephalitiden* oder *Meningitiden:* Differentialdiagnostische Klärung durch Liquorbefund und unauffälligen internistischen Befund.

*Subarachnoidalblutung:* Differentialdiagnostische Klärung durch Computertomographie und Liquorbefund.

*Akute Psychosen:* Differentialdiagnostische Klärung durch unauffälligen somatischen Befund. Besonders problematisch sind akute Katatonien mit hohem Fieber und vegetativen Entgleisungen (vgl. S. 43).

## Intensivtherapie und Überwachung

Kontinuierliche Temperaturmessung, häufige Blutkulturen im beginnenden Fieberanstieg. Bei Verdacht auf eine embolische Herdenzephalitis sollten auch ohne Fieber Blutkulturen abgenommen werden. Kommt es zu Fieberanstiegen, sollten erneut Blutkulturen abgenommen werden und anschließend, ohne eine Resistenzbestimmung abzuwarten, mit der antibiotischen Therapie begonnen werden. Als Ersttherapie ohne Resistenzbestimmung wird eine *Dreierkombinaton* aus:
- Penicillin G 4 × 10 Mega I. E./d Kurzinfusionen,
- Aminoglykosid (z. B. Tombramycin: Gernebcin®) 3 × 80 mg, Anpassung der Dosis an die Nierenfunktion,
- Isoxolpenicillin (Oxacillin: Stapenor®) 3×5 g. Bei Penicillinallergie kann alternativ Chloramphenicol 3–4 g/d i.v. gegeben werden.

Zur Allgemeintherapie gehören fiebersenkende Maßnahmen, Kühlelemente, eventuell Acetylsalicylsäure (Aspisol®) 3 × 1 g/d. Zur Prophylaxe einer Verbrauchskoagulopathie sollten 15000 I. E./d Heparin s.c. gegeben werden.
Bei intrazerebraler Druckerhöhung: Osmotherapie. Die Gabe von Kortikoiden sollte wegen der Gefahr der Entstehung größerer Abszesse unterbleiben.

## Verlauf und Prognose

Die unbehandelte embolische Herdenzephalitis verläuft meist mit letalem Ausgang. Es kommt zu langsam zunehmenden neurologischen Herdsymptomen und zum Koma. Meist versterben die Patienten in Symptomen wie bei intrakranieller Druckerhöhung (vgl. S. 76). Die frühzeitige antibiotische Behandlung, unter Umständen notfallmäßige Entlastung eines intrazerebralen Abszesses oder notfallmäßiger Operation einer Endokarditis mit Herzklappenersatz, vermögen die Prognose deutlich zu bessern. Dennoch dürfte die Letalität bei etwa 50% liegen, und die Überlebenden haben nicht selten Residuen wie Krampfanfälle und Wesensänderungen.

## Pilzinfektionen

Der Verdacht auf das Vorliegen einer Pilzinfektion des ZNS wird meist erst geäußert, wenn andere Infektionen ausgeschlossen sind. Der Befall des ZNS ist per continuitatem, hämatogen oder artifiziell möglich. Das Auftreten einer Mykose ist in Mitteleuropa fast immer mit einer Grundkrankheit wie Tuberkulose, Leukämie, Morbus Hodgkin, Diabetes oder Alkoholismus gekoppelt. Dann findet sich auch häufig eine pathologische Pilzansiedlung im Bereich der Atemwege, des Verdauungs- und Genitaltraktes, nicht selten als Folge einer extensiven Therapie mit Antibiotika, Immunsuppressiva oder Zytostatika.
Leitsymptome, Klinik und allgemeine Maßnahmen der Intensivmedizin unterscheiden sich bei Pilzinfektionen des ZNS nicht wesentlich von Meningitiden und Hirnabszessen.
Für die Therapie stehen die in Tabelle 10 wiedergegebenen Medikamente zur Verfügung. Die einheimischen Mykosen können mit Amphotericin B, Miconazol, evtl. auch in Kombination behandelt werden.
Die Diagnosesicherung erfolgt mikrobiologisch.

**Einheimische ZNS-Mykosen (meist sekundär)**

Candida, Cryptococcus und Aspergillus:

- Amphotericin B (Amphotericin B „Squibb") 0,1–1 mg/kg/d, einschleichende Dosierung
  oder
- Flucytosin (Ancotil® Roche) 150 mg/kg/d = 4,250 ml Infusion à 2,5 g
  oder
- Miconacol (Daktar® i.v.) 1 × 60 bis 250 mg/d intrathekale Gabe von Daktar® (20 mg/d) möglich
  Evtl. Amphotericin B kombiniert mit Flucytosin
- Ketoconazol (Nizoral®)
  1 × tgl. 200 mg (außer Aspergillus), evtl. kombiniert mit Amphotericin B

Mucoraceen:

Nur Amphotericin B in oben genannter Dosierung

**Außereuropäische Mykosen (meist primär)**
Histoplasmen, Blastomyces und Coccidioides:

- Amphotericin B
- Ketoconazol (Nizoral®)

**Tab. 10 Antimykotische Therapie.**

## Parasitäre Infektionen

### Toxoplasmose

#### Definition und Leitsymptome

Die erworbene Toxoplasmose, die im Kindesalter und seltener bei Erwachsenen (Patienten mit Immundefekten, z. B. mit AIDS, scheinen besonders häufig befallen zu sein) kann sich durch eine Meningitis, Meningoenzephalitis, durch das Bild einer metastatischen Herdenzephalitis und durch intrazerebrale Granulome bemerkbar machen.

#### Zusatzdiagnostik

- Laborchemischer Nachweis: direkter Erregernachweis
- Serologische Nachweismethode: Sabin-Feldmann-Test
- Komplementbindungsreaktion
- Indirekte Immunfluoreszenzreaktion

| | |
|---|---|
| **Toxoplasmose** | |
| 1. Pyrimethamin: | Daraprim® (25 mg)<br>1.–3. Tag 3 × 1 Tbl./d<br>4.–25. Tag 1 × 1 Tbl./d |
| Cave: | Agranulozytose, Thrombozytopenie<br>nicht vor der 16. Schwangerschaftswoche |
| 2. Sulfadimethoxin: | Madribon® (0,5 g)<br>4. Tag 2 × 1 Tbl./d<br>5.–25. Tag 1 × 1 Tbl./d |
| 3. Spiramycin: | Rovamycine®-500 (0,5 g)<br>6 Tbl./d für 3 Wochen |
| **Zystizerkose** | |
| 1. Niclosamid: | Yomesan® (0,5 g) 4 × 1 Tbl./d |
| 2. Praziquantel: | Droncit Tbl. 10 mg/kgKG/d<br>Biltricide® |

**Tab. 11 Parasitäre Infektionen (Chemotherapie).**

- Indirekte Hämagglutinationsreaktion
- Tierversuche und Intradermaltests
- Computertomographie: Die neuroradiologische Diagnostik hilft beim Granulomnachweis und ermöglicht den Nachweis eines beginnenden Hydrozephalus.
- Bei der Toxoplasmose-Enzephalitis kann das Auftreten von Herdbefunden im EEG ein wichtiger Frühhinweis sein.

### Intensivtherapie

Die Gabe von Sulfonamiden und Pyrimethamin (Daraprim®), z. T. in Kombinationen (Fansidar®), und Spiramycin (Rovamycine®) werden als Therapie empfohlen (Dosierung s. Tab. 11).
Kombinationsbehandlung mit Spiramycin und Daraprim® sowie die Kombination von Fansidar® und Spiramycin können eingesetzt werden (Dosierung: Fansidar® 1 × wöchentlich 2 Tbl., Spiramycin 3 g täglich über 3–4 Wochen). Die Therapie ist nur wirksam gegen freie Toxoplasmen, Erreger in Zysten oder Pseudozysten werden nicht erreicht.

### Prognose

Die akute entzündliche Toxoplasmose-Enzephalitis, vor allem bei immunsupprimierten Patienten und bei AIDS-Patienten, hat eine ungünstige Prognose.

## Zystizerkose

### Definition und Klinik

Intrazerebrale Absiedlung von Zystizerken, die zu neurologischen Herdsymptomen, fokalen oder generalisierten Anfällen, Erhöhung des intrazerebralen Drucks und Zeichen einer Meningoenzephalitis führt. Psychopathologische Befunde können im Vordergrund stehen.

### Zusatzdiagnostik

*Labordiagnostik:* Eosinophilie in Blut und Liquor, KBR-Reaktion auf Zystizerken-Kapselantigen positiv.
*Computertomographie:* Nachweis isolierter oder multipler intrakranieller Verkalkungen.

*Weichteilaufnahmen der Oberschenkel:* kleine intramuskuläre Verkalkungen.

### Therapie

Niclosamid = Yomesan®: 0,5 mg 4 × 1 Tbl./d
Praziquantel = Cysticide®: 50 mg/kg KG in 2–3 Einzeldosen über 15 Tage.
Zusätzliche symptomatische Therapie: Antikonvulsiva, Hirndrucktherapie, Dexamethason 4–16 mg/d.

### Echinokokkose

Die Symptomatik der zerebralen Beteiligung von Echinococcus cysticus entspricht der von intrazerebral raumfordernden Läsionen. Im Computertomogramm finden sich unilokuläre oder multilokuläre zystische raumfordernde Läsionen mit verkalktem Anteil.
Im Labor Blut- und Liquoreosinophilie.
Die Therapie ist chirurgisch.

# Parainfektiöse und postvakzinale Enzephalitiden

## Definition und Leitsymptome

Im Zusammenhang mit Virusinfektionen und nach Schutzimpfungen sind zellulär vermittelte Immunreaktionen möglich, die zu diffusen perivenösen Enzephalitiden führen können.
Verschiedene Verlaufsformen sind bekannt: Die *zerebrale* Verlaufsform mit akutem Beginn, Fieber, Kopfschmerzen, Erbrechen, Meningismus und verschiedenen Graden der Bewußtseinstrübung sowie epileptischen Anfällen ist praktisch nicht von einer direkten Virusenzephalitis zu unterscheiden. Die *zerebelläre* Form beginnt akut oder langsam progredient mit Schwindel, Erbrechen, Nystagmus, Intentionstremor und verwaschener Sprache. Diese Verlaufsform scheint eine bessere Prognose zu haben. Auch eine *Hirnstammenzephalitis* (Bickerstaff-Enzephalitis) mit Lähmungen motorischer Hirnnerven, Ataxie und Schluckstörungen ist bekannt. Schließlich ist auch die Auslösung einer parainfektiösen *Polyradikulitis* (s. auch S. 139) möglich.

## Parainfektiöse Enzephalitiden

### Masern-Enzephalitis

Die Masern-Enzephalitis gilt als die schwerste Form der parainfektiösen Enzephalitiden. Morphologisch handelt es sich um eine hämorrhagisch nekrotisierende parainfektiöse Enzephalomeningitis. Die Häufigkeit wird mit 1:1000 Maserninfekten angegeben. In der 1. Woche nach dem Auftreten des Masern-Exanthems – Ausnahmen sind möglich – akuter Beginn mit Bewußtseinstrübung, epileptischen Anfällen und neurologischen Herdsymptomen. In 1:10 der Fälle letaler Ausgang innerhalb der ersten 3 Tage. Nach langem Krankheitsverlauf sind bis zu 50% Defektheilungen mit Intelligenzstörung, fortbestehenden epileptischen Anfällen, Paresen und extrapyramidalen Bewegungsstörungen beschrieben.

### Andere parainfektiöse Enzephalitiden

Einige Erreger akuter Virusenzephalitiden scheinen auch parainfektiöse Enzephalitiden auslösen zu können: Sicher ist, daß neben *Influenza-Enzephalitiden* auch *parainfektiöse Gripppe-Enzephalitiden* vorkommen. Selten sind Pocken- und Pertussis-Enzephalopathien beschrieben worden. Auch das Röteln-, das EBV-Virus und das Varizella-Zoster-Virus kann in seltenen Fällen zu einer parainfektiösen Enzephalitis führen.

### Intensivtherapie und Überwachung

Eine Kortikoidtherapie ist in seltenen Fällen mit gutem Erfolg angewandt worden. Über andere immunsuppressive Behandlungsverfahren (Plasmapherese, Immunsuppression) liegen bisher nur Einzelerfahrungen mit unterschiedlichen

Erfolgsangaben vor. Immunstimulierende Therapeutika wie Immunglobuline und Interferon scheinen ohne Nutzen zu sein. Somit beschränkt sich die Therapie auf allgemeine intensivmedizinische Maßnahmen, insbesondere die Behandlung des gesteigerten intrakraniellen Drucks und eine antikonvulsive Therapie (s. S. 168).

### Verlauf und Prognose

Zerebrale Verlaufsformen haben eine hohe Letalität von ca. 20%. Hier kommt es in einem hohen Prozentsatz zu Defektheilungen. Zerebelläre Verlaufsformen zeigen eine niedrige Letalität, werden sie überlebt, dann oft mit völliger Wiederherstellung. Hirnstammverlaufsformen haben bei erfolgreicher intensivmedizinischer Überwachung (Atemlähmung, Schluckstörungen) eine sehr geringe Letalität.

## Postvakzinale Enzephalopathien

### Pockenschutzimpfung

Häufigkeit 1:10000 – 1:20000, höheres Risiko mit zunehmendem Alter. Bei Jugendlichen und Erwachsenen findet sich eine postvakzinale Enzephalitis mit Apathie, psychomotorischer Unruhe und Bewußtseinstrübung. Letalität um 30%.

### Grippeschutzimpfung

Komplikationen sind sehr selten (1:1000000). Enzephalitiden und Polyneuritiden sind beschrieben, häufig kommen Hirnstammenzephalitiden vor. Die Prognose scheint günstig.

### Tollwutschutzimpfung

Komplikationen sind sehr selten. Sie treten in der 1.–2. Woche nach der Impfung auf. Nach unspezifischen Allgemeinsymptomen kommt es zu einer enzephalitischen oder einer polyradikulitischen Verlaufsform. Die Prognose soll sehr günstig sein.

# Akute Virusenzephalitis

Akute (hämorrhagische) Virusenzephalitiden können durch hämatogene Beteiligung des Gehirns bei Virämie oder durch Reaktivierung persistierender Viren in Nervenzellen entstehen. Typische für Virusenzephalitiden verantwortliche Viren sind Herpesviren (Herpes simplex Typ I und II), Varizella-zoster-Virus, EBV-Virus, Enteroviren, Coxsackie-Viren, Paramyxoviren (Mumps), Arboviren und LCM-Viren.

## Herpes-simplex-Enzephalitis (HsE)

### Definition und Leitsymptome

Die Enzephalitis durch Infektionen mit dem Herpes-simplex-Virus Typ I ist in Mitteleuropa die häufigste Ursache der akuten schweren Virusenzephalitis. Da die virologische Identifikation des Erregers für eine sinnvolle Therapieeinleitung häufig zu spät kommt, behandeln wir bei Verdacht auf eine schwere Virusenzephalitis initial immer so, als würde eine Herpes-simplex-Enzephalitis (HsE) vorliegen. Aufgrund dieser pragmatischen Überlegungen beschreiben wir Klinik und Therapie der *Herpes-simplex-Enzephalitis* sehr ausführlich.
Nach meist unspezifischer *Prodromalphase* mit Fieber, Kopfschmerzen und Unruhe beginnt die Enzephalitis typischerweise akut unter meist folgenden Symptomen:
- *Psychische Störungen* (Bewußtseinstrübung, exogene Psychose, affektive Störungen).
- *Epileptische Anfälle* (fokale Anfälle oder fokal beginnende, sekundär generalisierende Anfälle, Status epilepticus).
- *Neurologische Herdsymptome* (Aphasien, meist Wernicke-Aphasie und geringe sensomotorische Hemiparesen).

### Apparative Diagnostik

*Neuroradiologie*

Als charakteristisch darf gelten, daß bei manifesten neurologischen Symptomen im Fall einer

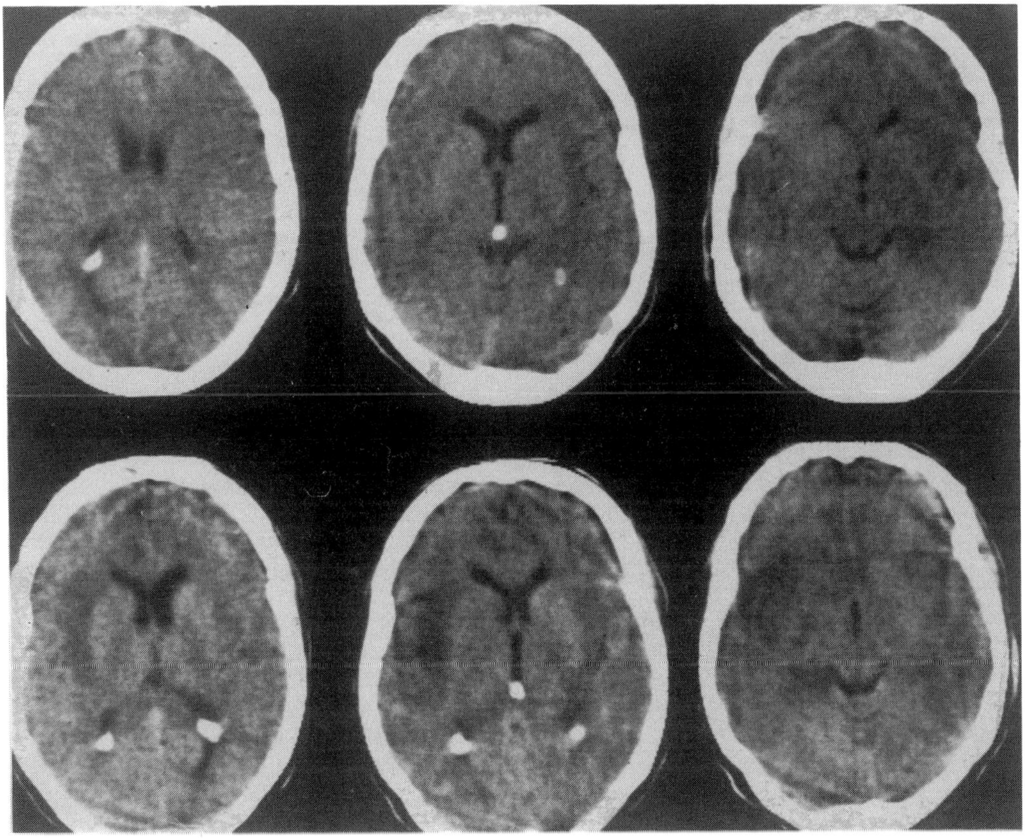

**Abb. 16 CT bei Herpes-simplex-Enzephalitis: Obere Reihe: normales CT am 3. Krankheitstag. Untere Reihe:beginnende hypodense Läsion der linken Inselrinde und des linken basalen Temporallappens am 5. Krankheitstag.**

Herpes-Enzephalitis noch nach 3 Tagen ein normales Computertomogramm gefunden wird. Zu diesem frühen Zeitpunkt findet sich in der Angiographie ein Normalbefund oder allenfalls eine leichte temporale, nicht vaskularisierte Raumforderung. Später, am 4.–5. Tag nach Erkrankungsbeginn, finden sich charakteristische, meist links temporal (Inselrinde) beginnende hypodense Zonen, die dann im weiteren Verlauf auf die kontralateralen basalen Temporallappen und auf die paramedianen basalen Frontallappen übergreifen (Abb. 16). Die hypodensen Zonen können blutig imbibiert sein und Kontrastmittel aufnehmen.

Ob die MR-Tomographie einen frühen Nachweis der entzündlichen Veränderungen ermöglichen wird, ist noch offen, jedoch wahrscheinlich. Vielmehr stellt sich die Frage, ob die schwerkranken Patienten die für die MR z. Z. noch notwendige Schichtzeit tolerieren werden. Erste Mitteilungen über die MR-Befunde bei fortgeschrittener HsE zeigen keine über die CT hinausgehende Informationen. Inzwischen wurde jedoch ein Fall mitgeteilt, bei dem die MR zu einem Zeitpunkt, an dem das Computertomogramm noch normal war, schon pathologische Veränderungen zeigte.

*Elektroenzephalographie*

Das EEG bei der Herpes-simplex-Enzephalitis ist allgemeinverändert und zeigt in frühen Stadien vielfältige Herdbefunde. Temporale rhyth-

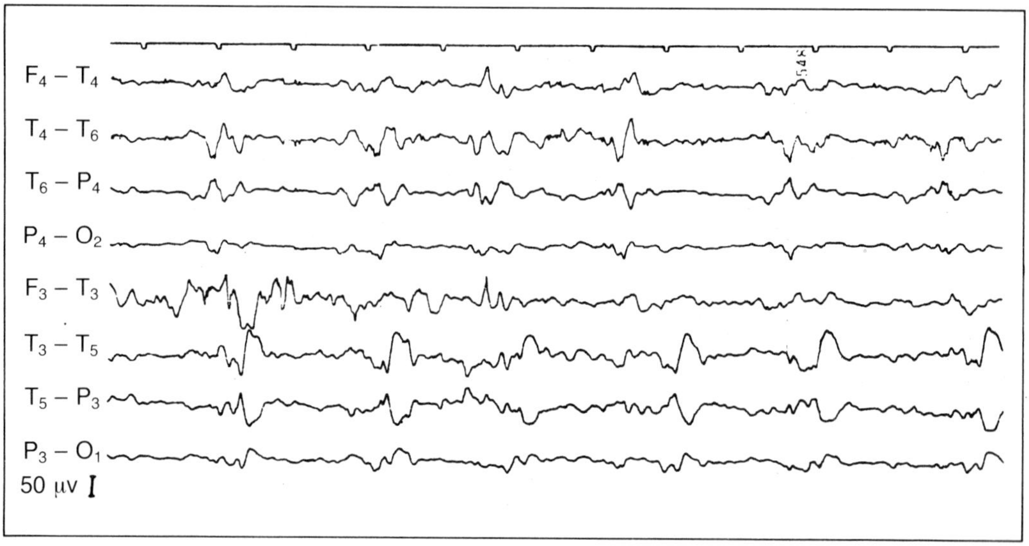


**Abb. 17 Bilaterale unabhängige periodische Komplexe im EEG am 11. Krankheitstag bei Herpes-simplex-Enzephalitis (aus *Hacke* und *Zeumer* 1980).**

mische triphasische Wellen oder unterlagerte langsame Delta-Wellen mit einer Periodik von 1,5–2 s können als typisch gelten. Die EEG-Befunde gehen den CT-Befunden voraus.

Etwa 6–10 Tage nach Beginn der Symptomatik treten die charakteristischen periodischen Komplexe im EEG auf (Abb. 17), die in beiden Temporalregionen unabhängige Schrittmacher haben können. Neu hinzutretende Eigenrhythmen deuten den Befall weiterer Hirnanteile an. Für die Diagnosestellung und Therapieeinleitung treten diese Elemente zu spät auf, sie gelten eher als prognostisch ungünstiges Zeichen.

*Liquordiagnostik*

Auch der Liquor ist frühzeitig pathologisch, die initialen Veränderungen sind aber unspezifisch. Es findet sich eine mononukleäre Pleozytose, Granulozyten sind die Ausnahme. Das Liquoreiweiß kann früh erhöht sein, charakteristische Immunglobuline treten jedoch erst nach dem 10. Tag auf. Zwischen dem 6. und 12. Tag können spezielle *ELISA-Tests* gegen Virusantigene positiv werden (s. Kapitel Liquordiagnostik). Auch bei postmortal nachgewiesenen Herpes-simplex-Enzephalitiden gelang der Nachweis durch ELISA- oder Komplementbindungsreaktion in vielen Fällen leider nicht. Zur frühen Diagnosestellung wird in den USA und in einigen nordeuropäischen Ländern eine *Hirnbiopsie* zum direkten Virusnachweis ausgeführt. Wir halten die Durchführung einer Hirnbiopsie für verzichtbar, da wir glauben, daß bei folgender Symptomkonstellation die frühe Verdachtsdiagnose einer Herpes-simplex-Enzephalitis gerechtfertigt ist:

- Unspezifisches Prodromalstadium
- Fokaler Anfall mit Generalisierung und/oder Aphasie mit nur geringer Hemiparese
- Allgemeinverändertes EEG mit rhythmischem temporalem Herdbefund
- Normales Computertomogramm mehr als 36 Stunden nach Beginn der neurologischen Herdsymptomatik (DD gegen Insult, Abszeß, Sinusthrombose, Hämatom)
- Normale Angiographie (allenfalls temporale Raumforderungszeichen)
- Entzündlich veränderter, monozytärer Liquor.

Sind diese Kriterien erfüllt, sollte eine sofortige spezifische Therapie erfolgen (s. u.).

## Differentialdiagnose

*Andere schwere Enzephalitiden:* Die *Zoster-Enzephalitis* zeigt eine ähnliche Symptomatik und ähnliche CT-Verläufe mit langsamerer Entwicklungsdynamik. Die Prognose der Zoster-Enzephalitis soll günstiger als die der Herpes-Enzephalitis sein.

Selten ist eine klinisch sehr ähnlich verlaufende *Influenza-Enzephalitis* mit allerdings meist letalem Ausgang.
Ebenfalls selten ist eine akute *hämorrhagische Leukenzephalitis (Hurst),* bei der es sich wahrscheinlich um einen durch einen unbekannten Erreger in Gang gesetzten Immunprozeß handelt. Die Erkrankung führt meist binnen weniger Tage zum Tode. Auf andere akute Virus-Enzephalitiden als Differentialdiagnose wird weiter unten eingegangen. Die differentialdiagnostische Klärung erfolgt hier durch direkten oder indirekten Virusnachweis (weitere seltene Virusenzephalitiden s. S. 129).

*Vaskuläre Erkrankungen:* Eine schwierige Differentialdiagnose kann die Abgrenzung zu *Sinusthrombosen,* frischen diffusen ischämischen Insulten und Vaskulitiden sein. Bei diesen Erkrankungen wird das CT früher positiv. Auch durch die Angiographie kann die Differentialdiagnose geklärt werden.

*Meningitiden:* Abnorm akut verlaufende Meningitiden können in Symptomatik und initialem Liquorbefund erhebliche differentialdiagnostische Probleme bereiten (vgl. S. 114).

*Intoxikationen:* Die Differentialdiagnose erfolgt durch die Anamnese und durch Substanznachweis im Blut, Magensaft oder Urin.

## Intensivtherapie der HsE

*Virostatika*

In der Virostatikatherapie gibt es 2 konkurrierende Medikamente:

– Aciclovir (Zovirax®): Erwachsenendosis 3 × 10mg/kg/d über 10–14 Tage. Aciclovir scheint den Vorteil geringer Nebenwirkungen zu haben, cave: Anpassung an Nierenfunktion. Aufgrund neuerer Untersuchungen bevorzugen wir inzwischen dieses Präparat. Aciclovir wird in 2–3 Kurzinfusionen über jeweils 1 Stunde, aufgelöst in 100 ml physiologischer Kochsalzlösung, über einen zentralen Venenkatheter (pH ungefähr 10) gegeben.
– Arabinosin-Monophosphat (Ara-A, Vidarabinphosphat 500 Thilo®): Initialdosis 10–20 mg/kg in 100 ml Glukose 5% oder kalziumfreier Elektrolytlösung als Kurzinfusion über 20 Minuten, dann 2 × täglich 6–8 mg/kg in je 100 ml in 20 Minuten Kurzinfusion. Nach der Literatur ist Ara-A das bislang in seiner Wirksamkeit am besten dokumentierte Medikament. Es wurden ernstzunehmende Nebenwirkungen wie Leberenzymerhöhungen, Blutbildschädigungen sowie ein Verdacht auf Teratogenität und Mutagenität sowie gastrointestinale Blutungen berichtet. Solche Nebenwirkungen haben wir nicht beobachten können.

*Interferon*

Bisher belegen nur Einzelbeobachtungen die Wirksamkeit von Interferon bei der Herpes-simplex-Enzephalitis. Eine Kombinationstherapie von Interferon mit einem der obengenannten Virostatika wird empfohlen. Dosierung: Humanes Fibroblasten-B-Interferon (Fiblaferon®) 500000 I. E./kg/d über 3–10 Tage in ausschleichender Dosierung als Dauerinfusion über 24 Stunden. Typische Nebenwirkungen: Fieberschübe, Tachykardien; geringere Nebenwirkungen bei Verwendung nur einer Herstellungscharge. Während der Infusionszeit von Interferon sollte keine kontinuierliche Heparin-Perfusion erfolgen.

*Immunglobuline*

Erst kürzlich wurde erneut die intrathekale und intravenöse Gabe von jeweils 10 g Immunglobulinen an 2 aufeinanderfolgenden Tagen empfohlen. Eigene Erfahrungen zu diesem Therapiekonzept haben wir nicht, die Berichte über die Wirksamkeit der Behandlung scheinen uns zweifelhaft.

*Hirnödemtherapie*

Der wichtigste Punkt in der Allgemeintherapie ist die Behandlung des Hirnödems (s. S. 246). Die Gabe von Dexamethason, früher Therapie der Wahl, wird heute kontrovers diskutiert. Die Möglichkeit, daß Dexamethason als Immunsuppression die körpereigene Abwehr bei akuten Enzephalitiden schwächt, ist nicht von der Hand zu weisen. Zudem ist die Kortisonwirkung bei allen zytotoxischen Ödemen nicht bewiesen, so daß man ohne Gefahr die Dexamethason-Behandlung verlassen kann. Die Hirnödemtherapie sollte primär mit hyperosmolaren Substanzen nötigenfalls mit kontrollierter Beatmung erfolgen.
Trotz des manchmal hämorrhagischen Anteils der Enzephalitis besteht keine Kontraindikation zur Low-dose-Heparinisierung. Bei epileptischen Anfällen frühzeitig Schnellsättigung mit Phenhydan oder Barbituraten (s. S. 168).

*Überwachung*

Neben der üblichen Intensivüberwachung sollten mehrfach täglich neurologische Kontrolluntersuchungen, kontinuierliche oder tägliche EEG-Ableitungen, CT-Verlaufsuntersuchungen und falls möglich, die kontinuierliche Hirndrucküberwachung erfolgen.

### Verlauf und Prognose

Das Maximum der Symptomatik der unbehandelten Herpes-simplex-Enzephalitis liegt zwischen dem 10. und 14. Tag, die Patienten versterben im Hirndruck. Bei frühzeitig einsetzender Therapie kann der Krankheitsverlauf verzögert werden und verläuft oft untypisch. CT-Befunde können verspätet oder uncharakteristisch auftreten. Bei entsprechender Therapie gewinnen Sekundärerkrankungen (Pneumonien und Embolien) an Bedeutung. Eine hochkalorische Ernährung, die frühzeitige Indikationsstellung zur Intubation und Beatmung sowie konsequente Behandlung von Infekten sind hier bestimmend für die Prognose.

Die unbehandelte Herpes-simplex-Enzephalitis soll eine Letalität um 70% haben, unter den oben beschriebenen Maßnahmen (Virustatika) sollte eine Letalitätssenkung unter 50% und eine deutliche Erhöhung des Anteils von Überlebenden mit nur geringen oder fehlenden Residuen möglich sein. Ob durch die früh einsetzende Therapie der immunologische Nachweis des Erregers verhindert wird, wird kontrovers diskutiert.

## Zentraleuropäische Frühsommer-Meningoenzephalitis (FSME)

### Definition und Leitsymptome

Durch *Arbo-Virus* (Toga-Virus B, CEE-Virus) ausgelöste und im typischen Fall durch *Zeckenbiß* übertragene herdförmige Polioenzephalitis. Aufgrund des Übertragungsmodus tritt die Erkrankung meist im Juni/Juli und Oktober auf. Leitsymptom der FSME ist neben der Anamnese mit Zeckenbiß der typische zweiphasige Krankheitsverlauf. Nach einer Inkubationszeit von 3–14 Tagen kommt es zu erhöhten Temperaturen und „grippalen Beschwerden", nach einem symptomfreien Intervall von 4–6 Tagen kann es zur perakut beginnenden 2. Phase der Erkrankung kommen. Bei jungen Patienten überwiegt dann eine meningitische Verlaufsform, in höherem Alter treten häufiger Enzephalitiden und myelitische Symptome auf. Auch ein Verlauf als *Landry*sche Paralyse (s. S. 135) ist möglich. Die Enzephalitis ist gekennzeichnet durch starkes Schlafbedürfnis bis hin zu schweren Bewußtseinsstörungen und Koma, Desorientiertheit und anderen psychopathologischen Symptomen. Gleichzeitig treten meist neurologische Herdsymptome als Aphasie, Halbseitensymptome, zerebelläre Ataxie mit Nystagmus und Dysarthrie auf. Gelegentlich soll es zu Hyperkinesen im Gesicht, epileptischen Anfällen und Myoklonien kommen.

## Zusatzdiagnostik

Typische *neuroradiologische* oder *neurophysiologische* Befunde für die FSME gibt es nicht. Der *Liquorbefund* entspricht einer lymphozytären Meningoenzephalitis. Die Diagnose wird durch direkten oder indirekten Virusnachweis (s. Kap. Liquordiagnostik) gestellt.

## Intensivtherapie und Überwachung

Über die Wirksamkeit von Virostatika liegen uns keine gesicherten Erkenntnisse vor. Vorgeschlagen wurde u. a. eine Therapie mit Amantadin (PK-Merz®). Zur passiven Immunisierung steht ein menschliches Immunglobulin (FSME-Bulin) zur Verfügung. Es soll binnen 24 Stunden für ca. 8 Wochen Schutz bieten und noch bis zum 4. Tag nach einem Infekt wirksam sein. Zur aktiven Immunisierung (FSME-Immun®) werden 3 Teilimpfungen empfohlen, die Schutz für ca. 1 Jahr erreichen sollen.

## Verlauf und Prognose

Im weiteren Krankheitsverlauf kann es zu massiven Fieberanstiegen mit Kontinua von 39°–40°C kommen. Schon nach wenigen Tagen kann der Tod unter dem klinischen Bild einer deszendierenden Einklemmung eintreten. Bei günstigeren Krankheitsentwicklungen sinkt die Temperatur gegen Ende der 1. Woche langsam ab, und es kommt zu einer langsamen Rückbildung der Symptome. Nicht selten, vor allem im Kindesalter, bleiben psychische und neurologische Dauerschäden zurück. Die Gesamtletalität soll bei ca. 2% liegen, dabei sind die nichtenzephalitischen Verlaufsformen miteinbezogen.

## Differentialdiagnose

Das *Bannwarth-Syndrom* (Lyme-Krankheit) ist eine ebenfalls durch Zecken (Ixodes ricinus) übertragene Infektionskrankheit. Der Erreger ist aber kein Virus, sondern eine Treponeme aus der Borrelien-Gruppe. Oft geht ein Erythema migrans an der vom Zeckenbiß befallenen Extremität der neurologischen Symptomatik voraus. Leitsymptome sind periphere Hirnnervenausfälle (doppelseitige Abduzenslähmung, doppelseitiger Fazialis!) Nackensteifigkeit, zunehmende periphere Lähmungen und Zeichen einer hirnstammbetonten Mengingoenzephalitis. Eine Landrysche Verlaufsform ist möglich (DD zum Guillain-Barré-Syndrom). Ein remittierender Verlauf ist möglich.
Die Diagnose wird über die Bestimmung des Antikörpertiters gegen die Treponeme gestellt. Die Keime sind hochsensibel auf Ampicillin, 3 × 2 g über 14 Tage.

## Seltenere akute Enzephalitiden

Nur in weniger als der Hälfte der Fälle gelingt es – meist zu spät –, das eine akute Enzephalitis verursachende Virus zu identifizieren. Somit muß sich aus pragmatischen Gründen die Therapie nach dem „Machbaren" richten, d. h., bei Nichtnachweis eines Virus muß im Zweifelsfall von einer behandelbaren Enzephalitis ausgegangen werden. Auf die Beschreibung einiger weiterer akuter Enzephalitiden soll jedoch nicht verzichtet werden.

## Epstein-Barr-Virus-Enzephalitis (EBVE)

Eine Infektion mit dem EBV-Virus verläuft meistens unter dem klinischen Bild einer *infektiösen Mononukleose,* selten können abakterielle Meningitiden und Enzephalitiden auftreten. Neurologische Symptome entwickeln sich meist während der ersten 3 Krankheitstage, selten später nach dem akuten Infekt. Es kommt dann zu Bewußtseinsstörungen mit neurologischen Herdsymptomen, Halbseitensymptomen, Aphasie, Blickparesen, Fazialislähmungen, zerebellären Ataxien, Myoklonien und gelegentlich choreatischen und athetotischen Hyperkinesen. Einige der Symptome sind vermutlich Ausdruck einer Kombination einer Hirnstammenzephalitis

mit einer akuten *Polyneuritis (EBV-assoziiertes Guillain-Barré-Syndrom)*.
Die Diagnose wird durch Veränderungen des Blutbildes sowie durch Antikörpernachweis gestellt. Die Prognose ist günstig.

### Zytomegalie-Enzephalitis

Erwachsene erkranken fast ausschließlich im Zusammenhang mit malignen Tumoren oder anderen massiv resistenzschwächenden Erkrankungen. Dann kann es zu nekrotisierenden Enzephalitiden kommen. Die Diagnose wird durch indirekten Virusnachweis gestellt. Die Zytomegalie-Enzephalitis tritt ebenfalls gehäuft bei AIDS auf. Ohnehin sollen bei Patienten mit AIDS opportunistische Infektionen des ZNS besonders häufig sein. Bei kindlichen AIDS-Patienten wurde zudem ein direkter Befall des Nervensystems mit HTLV-III-Virus beschrieben.

### Mumps-Enzephalitis

Selten kommt es im Zusammenhang mit einer Mumpsinfektion zu einer Enzephalitis, die mit zentralen Paresen, Myoklonien und Störungen der extrapyramidalen Motorik einhergehen kann. Die Diagnose wird durch indirekten Virusnachweis oder durch die typische Klinik gestellt. Die Prognose ist relativ gut.

### Enterovirus-Enzephalitiden (Coxsackie- und Echoviren)

Coxsackie- und Echoviren können eine Vielzahl internistischer Erkrankungen hervorrufen (Herpangina, Bornholmsche Krankheit, Myokarditis und Perikarditis). Selten kommt es zu Enzephalitiden mit im Vordergrund stehender Bewußtseinstrübung, organischen Psychosen, Krampfanfällen und zerebellären und extrapyramidalmotorischen Störungen. Im Regelfall sollen sich alle Symptome langsam zurückbilden. Die Diagnose erfolgt durch Virusnachweis im Stuhl.

### Lymphozytäre Choreomeningitis (LCM)

Das LCM-Virus wird durch Schmutz- und Schmierinfektionen von Mäusen und Goldhamstern übertragen. Neben symptomlosen Infektionen und grippeähnlichen Erkrankungen kommt es zu abakteriellen Meningitiden und Enzephalitiden. Diese Enzephalitiden können als schwere hämorrhagisch nekrotisierende Enzephalitis verlaufen und unterscheiden sich dann nicht von anderen akuten Enzephalitiden. Solch schwere Verläufe enden meist tödlich, während die meisten LCM-Infektionen einen günstigen Verlauf mit allerdings langer Rekonvaleszenz haben. Die Diagnose wird durch indirekten Virusnachweis gestellt.

### Akute Röteln-Enzephalitis

Sehr selten kann es im Verlauf von Röteln zu einer meist 1–6 Tage nach dem Exanthem auftretenden akuten Enzephalitis kommen. Klinisch kommt es zu Bewußtseinsstörungen, Anfällen, Herdsymptomen, Hirnnervenlähmungen, Ataxie, Tremor und Hyperkinesen. Ca. 20% der Enzephalitiden enden nach wenigen Tagen letal, die anderen bilden sich schnell vollständig zurück.

## Slow-Virus-Infektionen des ZNS

Chronische zentralnervöse Infektionen mit langer Inkubationszeit und langsam progredientem Krankheitsverlauf bis zum Tode können Folge einer „Slow-Virus-Erkrankung" des ZNS sein. Pathogenetisch liegt möglicherweise eine erbliche Prädisposition vor, die nach Konfrontation mit einem Virus oder einem virusähnlichen Partikel die chronisch fortschreitende Erkrankung auslöst.

## Subakute sklerosierende Panenzephalitis (SSPE)

### Definition, Leitsymptome und Klinik

Chronisch progrediente Slow-Virus-Erkrankung nach Maserninfektion. Häufigkeit 1:1000000, nahezu alle Erkrankten haben in den Jahren vor der Erkrankung einen Maserninfekt durchgemacht. Ländliche Gebiete überwiegen. Die Erkrankung läßt sich in 3 Stadien gliedern:

Das *1. Stadium* ist durch psychische Auffälligkeiten, Störungen des Gedächtnisses und der Sprache sowie Visusstörungen charakterisiert.
Im *2. Stadium* finden sich eine Vielzahl neurologischer Herdsymptome, extrapyramidale Hyperkinesen, Myoklonien und epileptische Anfälle.
Das *3. Stadium* ist durch eine erhebliche Tonussteigerung, Hirnnervenbefall und vegetative Entgleisungen gekennzeichnet. Erst spät im Lauf der Erkrankung kommt es zu Bewußtseinsstörungen und Koma. Im allgemeinen dauert der Krankheitsverlauf 6–18 Monate, erheblich kurzere und längere Verläufe sind bekannt.

### Zusatzdiagnostik

*Computertomographie*

Uncharakteristische Veränderungen im Computertomogramm. In der Spätphase in Form einer inneren und äußeren Hirnvolumenminderung.

*Elektroenzephalographie*

Im EEG finden sich meist über beiden Hemisphären auftretende periodische Komplexe hoher, langsamer Wellen, denen oft einzelne oder mehrere steile Elemente vorausgehen. Die Entladungen finden in regelmäßigen Zeitabständen (Abstand mehrere Sekunden) statt und sind meist mit klinisch beobachtbaren Myoklonien gekoppelt. Das Auftreten dieser nach *Radermecker* benannten periodischen Komplexe ist sehr typisch für eine SSPE, das Fehlen der Radermekker-Komplexe schließt eine SSPE jedoch nicht aus.

*Liquordiagnostik*

Im Liquor manchmal leicht erhöhtes Gesamteiweiß, jedoch deutlich erhöhtes autochthon produziertes IgG (Antikörper gegen Masernvirus!).

### Differentialdiagnose

Die *progressive Rötelnpanenzephalitis* ist eine außerordentlich seltene progressive ZNS-Erkrankung, die nur bei persistierender Rötelninfektion auftritt. Nahezu gleicher, wenn auch etwas verzögerter Krankheitsverlauf wie bei der SSPE. Die klinischen und apparativen Untersuchungsbefunde entsprechen denen der SSPE. Im Liquor autochthone IgG-Erhöhung mit Antikörpertiter gegen Rötelnviren.

## Progressive multifokale Leukenzephalopathie (PML)

### Definition, Leitsymptome und Klinik

Die progressive multifokale Leukenzephalopathie ist eine subakut demyelinisierende Erkrankung, die durch Papovaviren ausgelöst wird. Die Erkrankung tritt fast ausschließlich bei primär oder sekundär immunsupprimierten Patienten im mittleren und höheren Lebensalter auf (Lymphome, Leukämien, Zytostatikabehandlungen).
Die Erkrankung verläuft binnen weniger Monate bis zu wenigen Jahren tödlich. Diffuse motorische Störungen, epileptische Anfälle, sensible Störungen und Hirnstammsyndrome sowie psychopathologische Wesensänderungen können beobachtet werden.

**Zusatzdiagnostik**

*Computertomographie*

Im CT finden sich ausgedehnte multifokale, oft konfluierende, symmetrische, hypodense Läsionen im Marklager ohne Raumforderungszeichen.

*Elektroenzephalographie*

Uncharakteristische EEG-Veränderungen.

*Liquordiagnostik*

Der Liquor ist unauffällig, spezifische Virusantikörper finden sich nicht.

*Hirnbiopsie*

Intravital ist die Diagnose nur durch eine Hirnbiopsie zu sichern. Es finden sich dann multifokale demyelinisierende Plaques umgeben von Oligodendrogliazellen, in denen intranukleäre Einschlußkörperchen liegen. Elektronenmikroskopisch lassen sich diese Einschlußkörperchen als Papovaviren (JV-Virus, SV40/IML-Virus, WK-Virus) identifizieren.

## Jakob-Creutzfeldsche Krankheit (JCK)

**Definition und Klinik**

Die Jakob-Creutzfeldsche Krankheit ist eine seltene, manchmal familiär gehäuft auftretende degenerative Erkrankung, die durch ein bisher nicht sicher identifiziertes virusähnliches Partikel ausgelöst wird.
Die Erkrankung beginnt vorwiegend im 50.–60. Lebensjahr. Nach psychischen Veränderungen mit Gereiztheit und depressiver Verstimmung treten neuropsychologische Störungen (Aphasie, Alexie, Apraxie) hinzu. Im weiteren Verlauf prägen Spastik, zerebelläre Ausfälle und vor allen Dingen Myoklonien die Klinik. Die Erkrankung führt in der Regel nach 6–12 Monaten zum Tode.

**Zusatzdiagnostik**

*Computertomographie*

Rasch progrediente innere und äußere Hirnvolumenminderung bei Verlaufsuntersuchungen.

*Elektroenzephalographie*

Charakteristisch sind rhythmische, in schnellen regelmäßigen Intervallen und bilateral synchron auftretende triphasische Komplexe. Diese Komplexe bestehen aus steilen Wellen oder Spitzen. Manchmal finden sich auch langsamere periodischere Komplexe wie bei der SSPE. Die beschriebenen Veränderungen lassen sich nicht kontinuierlich nachweisen. Eine fixe Koppelung mit Myoklonien liegt nicht vor.

*Liquordiagnostik*

Außer einer unspezifischen Eiweißerhöhung im Liquor keine typischen Befunde.

**Differentialdiagnose**

- Präsenile Demenzen wie Morbus Pick, Morbus Alzheimer.
- Progressive Myoklonusepilepsie (Alter!), *Wilson*sche Erkrankung (s. S. 214).

**Hygienische Maßnahmen**

Der Erreger der JCK wird nur unvollständig durch Seifen-, Formollösungen und Alkohol inaktiviert. 5%ige Phenollösung, 5%ige Jodlösung und 0,03%iges Kaliumpermanganat erreichen eine fast vollständige Inaktivierung. Eine Isolierung der Kranken ist nicht notwendig. Bei der Pflege sollen Handschuhe getragen werden, Instrumente nach invasiven Maßnahmen sollten für eine Stunde bei 120 °C autoklaviert werden. Es gilt größte Vorsicht für den Operateur bei invasiven Eingriffen. Ein erhöhtes Risiko für das Pflegepersonal liegt nicht vor. Die Reinigung kontaminierter Instrumente oder von Flächen kann mit 5%iger Natriumhydrochloridlösung durchgeführt werden.

### Allgemeine Intensivtherapie bei Slow-Virus-Erkrankungen

Nach eindeutiger Diagnosestellung besteht keine Indikation zur Intensivtherapie. Solange die Diagnose jedoch nicht eindeutig ist, muß im Zweifelsfall mit einer reversiblen (sporadischen) spongiösen Enzephalopathie gerechnet werden. Solange Zweifel bestehen, ist das gesamte Arsenal einer neurologisch-intensivmedizinischen Therapie erforderlich. Spezielle Behandlungskonzepte existieren nicht.

## Literatur


1. *Ackermann, R.:* Enzephalitiden bei Arbo- und Enterovirusinfektionen. In: Enzephalitis. *Mertens, H. G., D. Dommasch* (Hrsg.). perimed Fachbuch-Verlagsgesellschaft, Erlangen 1982
2. *Allen, J. C.:* The treatment of acute bacterial meningitis in the adult. Rational drug therapy 13 (1979), 1–9
3. *Enzensberger, W., E. B. Helm, G. Hoppe, W. Stille, P. A. Fischer:* Drei Fälle von Toxoplasmoseenzephalitis bei Patienten mit AIDS. Dt. Med. Wschr. 110 (1985), 86–91
4. *Flügel, K. A.:* Therapie der bakteriellen Meningo- Enzephalitis. In: Enzephalitis. *Mertens, H. G., D. Dommasch* (Hrsg.). perimed Fachbuch-Verlagsgesellschaft, Erlangen 1982
5. *Flügel, K. A.:* Übersicht der Virusinfektionen des Zentralnervensystems und seiner Hüllen. In: Enzephalitis. *Mertens, H. G., D. Dommasch* (Hrsg.). perimed Fachbuch-Verlagsgesellschaft, Erlangen 1982.
6. *Greene, G. R., G. D. Overturf, P. F. Wehrle:* Ampicillin dosage in bacterial meningitis with special reference to Haematophilus influenzae. Antimicrobial agents and chemotherapy 16 (1979), 198–202
7. *Hacke, W., H. Zeumer:* Herpes-simplex-Encephalitis: Eine computertomographisch-elektroencephalographische Verlaufsstudie. Z. EEG-EMG 11 (1980), 177–182
8. *Hacke, W., H. Zeumer:* Computertomographie bei Herpes-simplex-Enzephalitis. Fortschr. Röntgenstr. 135 (1981), 426–431
9. *Hertel, G., H. G. Mertens, K. Ricker, P. Reuther:* Myasthenia gravis. In: Neurologie in Praxis und Klinik, Band II. *Hopf, H. C., K. Poeck, H. Schliack* (Hrsg.). Thieme, Stuttgart–New York 1981
10. *Jellinger, K.:* Entzündliche Erkrankungen des Zentralnervensystems. Pathologisch-anatomische Aspekte. In: Neurologie in Praxis und Klinik, 4.1. ff. *Hopf, H. C., K. Poeck, H. Schliack* (Hrsg.). Thieme, Stuttgart–New York 1982
11. *Kissling, W. R., V. Termeulen:* Entzündliche Erkrankungen des Zentralnervensystems. Virologische Diagnostik. In: Neurologie in Praxis und Klinik, 4.50 ff. *Hopf, H. C., K. Poeck, H. Schliack* (Hrsg.). Thieme, Stuttgart–New York 1982
12. *Lang, E.:* Antibiotikatherapie, 5. Aufl. Medizinische Information. Wissenschaftsverlag GmbH, Wien 1984
13. *Levin, S., A. A. Harris, S. J. Sokalski:* Bacterial meningitis. In: Handbook of clinical neurology, vol. 33: Infections of the nervous system, part I, pp. 1–19. *Vinken, P. J. , G. W. Bruyn* (eds.). North Holland Publishing Company, Amsterdam–New York–Oxford 1978
14. *Parsons, M.:* Tuberculous meningitis. Oxford University Press, Oxford 1979
15. *Pohle, H. D.:* Embolisch metastatische Herdencephalitis. In: Enzephalitis. *Mertens, H. G., D. Dommasch* (Hrsg.). perimed Fachbuch-Verlagsgesellschaft, Erlangen 1982
16. *Pongartz, D., R. Spatz:* Infektiös entzündliche Erkrankungen. In: Differentialdiagnose neurologischer Krankheitsbilder. *Bernsmeier, A., A. Schrader, H. Strupper* (Hrsg.). Thieme, Stuttgart 1984
17. *Prange, H., H. Wissmann, G. Ritter:* Schwere Virusencephalitiden: Therapie mit Interferon. In: Enzephalitis. *Mertens, H. G., D. Dommasch* (Hrsg.). perimed Fachbuch-Verlagsgesellschaft, Erlangen 1982
18. *Reuther, P., U. Fuhrmeister, D. Dommasch:* Die tuberkulöse Meningo-Enzephalitis. In: Enzephalitis. *Mertens, H. G., D. Dommasch* (Hrsg.). perimed Fachbuch-Verlagsgesellschaft, Erlangen 1982
19. *Ricker, K.:* Fisher-Syndrom: Akute idiopathische Ophthalmoplegie mit Ataxie und Polyneuritis. In: Enzephalitis. *Mertens, H. G., D. Dommasch* (Hrsg.). perimed Fachbuch-Verlagsgesellschaft, Erlangen 1982
20. *Simon, C., W. Stille:* Antibiotikatherapie in Klinik und Praxis, 4. Aufl. Schattauer, Stuttgart–New York 1979
21. *Sköldenberg, B.,* et al.. Acyclovir versus Vidarabine in Herpes simplex Encephalitis. Randomised multicentre study in consecutive Swedish patients. Lancet II 8405 (1984), 707–711
22. *Spaar, F. W.:* Die menschliche Herpes-simplex-Enzephalitis und Meningitis – eine klinisch-neuropathologische Untersuchung. Fischer, Stuttgart 1976
23. *Tandon, P. N.:* Tuberculous meningitis. In: Handbook of clinical neurology, vol. 33. *Vinken, P. J., G. W. Bruyn* (eds.). North Holland Publishing Company, Amsterdam 1978
24. *Termeulen, V., W. R. Kissling:* Slow-virus-Erkrankungen. In: Neurologie in Praxis und Klinik, 4.99 ff. *Hopf, H. C., K. Poeck, H. Schliack* (Hrsg.). Thieme, Stuttgart– New York 1981
25. *Traub, W. H.:* Brain abscess and acute purulent meningitis: Recent developments in clinical microbiology. In: Brain abscess and meningitis. Advances in neurosurgery 9, pp. 3–24. *Schiefer, W., M. Klinger, M. Brock* (eds.). Springer, Berlin–Heidelberg–New York 1981
26. *Wegmann, T.:* Pilzmeningitis. In: Enzephalitis. *Mertens, H. G., D. Dommasch* (Hrsg.). perimed Fachbuch-Verlagsgesellschaft, Erlangen 1982

# Neuromuskuläre Krankheiten

## Krankheiten der peripheren Nerven

### Entzündliche hyperergische Polyneuroradikulitis (Guillain-Barré-Syndrom, GBS)

#### Definition

Das Guillain-Barré-Syndrom (GBS) ist eine akute entzündliche Krankheit der peripheren Nerven, die oft im Anschluß an eine Virusinfektion (z. B. Epstein-Barr-Virus, Hepatitis-Virus, Zytomegalie-Virus, Influenza-Virus) oder an eine Impfung (Grippeimpfung) auftritt. Eine Autoimmungenese gilt als wahrscheinlich, nachdem zirkulierende Antikörper beim akuten GBS nachgewiesen wurden. Der passive Transfer der akuten Erkrankung ist im Tierexperiment noch nicht gelungen.
Das GBS ist die häufigste Ursache einer lebensbedrohlichen peripheren Nervenlähmung, von der die Patienten sich zwar grundsätzlich erholen können, die jedoch nicht selten zum Tode führt. Eine ursächliche Therapie existiert bislang nicht.

#### Klinik und Leitsymptome

*Klassisches GBS*

Beim klassischen GBS finden sich folgende Leitsymptome: Überwiegend distale, meist symmetrische *motorische Schwäche* von mehr als einer Extremität, Verlust der *Muskeleigenreflexe* und Auftreten von *Parästhesien*. Die Sensibilitätsstörungen bleiben jedoch gegenüber den motorischen Störungen im Hintergrund. Die Symptome entwickeln sich innerhalb von 10–20 Tagen zunehmend, erreichen dann einen Höhepunkt und können sich langsam zurückbilden. Die Entwicklungsgeschwindigkeit der Symptome korreliert nicht mit dem Schweregrad der Ausfälle, d. h., es kann nach 10–12tägigem Verlauf erst eine leichte oder mäßige Parese der Beinmuskulatur vorliegen, es kann aber auch nach 10 Tagen schon eine Panparalyse unter Beteiligung der Atemmuskulatur gefunden werden.

*GBS-Varianten*

Der klassische Krankheitsverlauf kann aber auch eine viel längere Entwicklungszeit für die Symptome haben oder nur eine inkomplette Erholung und eine Neigung zu Rezidiven aufweisen. Diese Formen werden *subakute* oder *chronisch rezidivierende* Verlaufsformen genannt. Andere, dem GBS in ihrer Entstehung und im Verlauf ähnliche Syndrome haben eine unterschiedliche Symptomverteilung bzw. andere Leitsymptome:

Beim *Miller-Fisher-Syndrom* stehen eine schwere zerebelläre Ataxie, Störungen der Augenmotilität und eine Areflexie im Vordergrund. Eine motorische Parese muß jedoch nicht vorliegen. Bei anderen Patienten rücken sensible Reiz- und Ausfallserscheinungen mit sensibler oder spinaler Ataxie bei Areflexie in den Vordergrund.

Die Beteiligung kaudaler Hirnnerven mit doppelseitigen Fazialisparesen, Schluckstörungen, Hypoglossuslähmungen bei relativ geringen Ex-

| |
|---|
| **Notwendige klinische Befunde:**<br>– Progressive motorische Schwäche von mehr als einer Extremität<br>– Areflexie |
| **Unterstützende klinische Befunde:**<br>– Progrediente Entwicklung der Symptome<br>– Relative Symmetrie der motorischen Störungen<br>– Mittelgradige sensible Störungen<br>– Beteiligung motorischer Hirnnerven<br>– Remission<br>– Funktionsstörungen des vegetativen Nervensystems<br>– Fieberfreiheit |
| **Befundvarianten:**<br>– Schwere sensible Ausfälle<br>– Progredienz von mehr als 4 Wochen<br>– Fehlende Remission<br>– Miktionsstörungen und im Vordergrund stehende vegetative Ausfälle<br>– Mitbeteiligung des ZNS |
| **Unterstützende Laborbefunde:**<br>– Liquorprotein erhöht<br>– Liquorzellzahl normal<br>– Elektrophysiologische Veränderungen |

**Tab. 12 Diagnostische Kriterien des GBS (nach NINCDS 1978).**

tremitätenparesen wird als *Polyneuritis cranialis* (Hirnnervenpolyneuritis) bezeichnet. Sehr schwer verlaufende Formen eines GBS können sich in einer Panparalyse, einer vollständigen Plegie der Extremitäten und der motorischen Hirnnerven bemerkbar machen.

Immer häufiger finden sich Hinweise auf eine *direkte Beteiligung des Hirnstamms* und des Rückenmarks beim GBS. Man findet dann supranukleäre Okulomotorikstörungen, einen Nystagmus, Tonuserhöhung, gesteigerte Reflexe, Pyramidenbahnzeichen und Myoklonien. Übergänge zur *Bickerstaff-Enzephalitis* sind möglich.

Auch das *vegetative Nervensystem* kann beim GBS betroffen sein: Blasenstörungen, Herzrhythmusstörungen, Blutdruckregulationsstörungen, auffällige Änderungen des Schwitzens und Störungen der Darmmotilität (Ileus) sind sehr häufig. Reine entzündliche *Pandysautonomien* sind aus der Literatur bekannt.
Das GBS kann sehr benigne mit leichten Paresen und wenigen distalen Sensibilitätsstörungen ablaufen. Aufsteigende, schnelle Verläufe können manche Muskelgruppen überspringen. Atemstörungen durch Beteiligung der respiratorischen Muskulatur stehen nicht immer erst am Ende einer aufsteigenden Lähmung. Die schnelle aufsteigende Verlaufsform mit Beteiligung der Atemmuskulatur wird als *Landry-Paralyse* bezeichnet. Aufgrund der Vielzahl von Abweichungen vom klassischen Verlaufstyp des GBS sind in Tabelle 12 die verschiedenen diagnostischen Kriterien, die für ein Guillain-Barré-Syndrom sprechen können, zusammengefaßt.

*Autonome Störungen beim GBS*

Die Bedeutung der autonomen Störungen beim GBS ist in den letzten Jahren in den Mittelpunkt gerückt. Die vegetative Beteiligung ist durch einen Wechsel von Über- und Unterfunktion in Parasympathikus und Sympathikus gekennzeichnet. Hieraus resultieren viele, nicht immer vorherbestimmbare Wechselwirkungen.

Die *gesteigerte sympathische Aktivität* manifestiert sich in anfallsweise auftretenden hypertonen Blutdruckentgleisungen, paroxysmalen Tachykardien und Extrasystolien, peripherer Vasokonstriktion und vermehrtem Schwitzen.

Die *verminderte Sympathikusaktivität* ist durch Bradykardien, die nicht immer auf Atropin ansprechen, durch die verzögerte Reflextachykardie bei Orthostase, erheblichen Abfall des systolischen Blutdrucks bei Lagewechsel, abnorme Empfindlichkeit gegen geringen Volumenmangel und trockene Haut gekennzeichnet.

Die *überschießende Parasympathikusaktivität* zeigt sich in paroxysmalen Bradykardien, extremem Wärmegefühl und überschießenden Bradykardien oder Extrasystolien bei vagalen Reflexen. Diese Störungen sind durch Atropin zu beheben.
Die *verminderte Parasympathikusaktivität* macht sich durch Blasen- und Mastdarmstörungen bemerkbar.
Die Durchmischung dieser 4 Symptome kann zu unvorhersehbaren Wechselwirkungen und auch Medikamentenreaktionen führen. Besonders kritisch ist die *reflektorische Auslösung vagaler Reaktionen* oder die verminderte Sympathikusaktivität beim Absaugen, Intubieren, Extubieren, bei Orthostaseversuchen oder auch nur beim Umlagern.

**Zusatzdiagnostik**

*Computertomographie*

Beim klassischen Guillain-Barré-Syndrom nicht notwendig. Bei allen Varianten mit Hirnstammbeteiligung und beim Miller-Fisher-Syndrom ist die Computertomographie unter Berücksichtigung der hinteren Schädelgrube und, falls möglich, auch eine *MR-Tomographie* sinnvoll. Auch bei thorakal oder zervikal querschnittsförmigen Verläufen mit gleichzeitigen Blasenstörungen wird man auf eine spinale CT, eine MR-Tomographie oder auf eine lumbothorakale bzw. zervikale Myelographie nicht verzichten können.

*Elektroenzephalographie*

Bei Hirnstammverlaufsformen findet man unspezifische EEG-Veränderungen, die die Diagnosestellung eher erschweren.

*Elektromyographie und Elektroneurographie*

Das akute und chronische GBS wird zu den Immunpolyneuropathien gezählt. Initial findet sich elektrophysiologisch ein partieller Leitungsblock in motorischen oder sensiblen Fasern bei noch normalen Nervenleitgeschwindigkeiten. Morphologisch finden sich beim akuten GBS initial monozytäre Infiltrationen und eine vermehrte Flüssigkeitseinlagerung in den proximalen Anteilen der Nerven. Beim chronischen GBS läßt sich ein Nebeneinander von De- und Remyelinisierungszeichen mit Faseruntergang zeigen. Bei 25% der Patienten beginnt die Läsion in Wurzelnähe, bei einem weiteren Viertel kann auch ein distaler Verlaufstyp gefunden werden. Neben der überwiegenden Leitungsblockade durch Erkrankung der Myelinscheide kann auch beim akuten Guillain-Barré-Syndrom ein axonaler Untergang gefunden werden. Dann findet man 10–14 Tage nach Erkrankungsbeginn Denervierungspotentiale und die Entwicklung einer vermehrten Polyphasie der Potentiale motorischer Einheiten. Im weiteren Verlauf lassen sich auch Reinnervierungszeichen nachweisen. Die Elektroneurograhie kann in den ersten Tagen nach Beginn der Erkrankung noch normale Befunde trotz erheblicher Paresen zeigen. Später kommt es bei distalen Verläufen zu Veränderungen der motorischen und sensiblen Nervenleitgeschwindigkeiten. In der sensibel orthodromen Neurographie findet man eine pathologische Potentialaufsplitterung und eine pathologische Refraktärzeitbestimmung.

Sehr früh können die Ergebnisse der *F-Wellen-Untersuchungen* pathologisch werden: Es findet sich eine vermehrte Dispersion der F-Wellen-Latenzen, eine Verlängerung der F-Wellen-Latenz oder eine Rarefizierung. Auch die sensible Neurographie mit Ableitung der Potentiale über dem Erbschen Punkt und den somatosensibel evozierten, spinalen und kortikalen Potentialen kann bei der Differenzierung von proximal peripheren Leitungsstörungen bei der Identifizierung von zusätzlichen zentralen Leistungsstörungen helfen.

Die *akustisch evozierten Hirnstammpotentiale* werden in der Diagnostik der zentralen Beteiligung beim GBS eingesetzt. Man kann – wie auch bei den somatosensibel evozierten Potentialen – eine Verlängerung der zentralen Transmissionszeit finden. Manchmal kann aber auch eine cochleäre Hörstörung beim GBS gefunden werden.

*Liquordiagnostik*

Die typische „dissociation cytoalbuminique" (erhöhtes Gesamteiweiß bei normaler Zellzahl) ist initial häufig nicht nachzuweisen, findet sich jedoch in den meisten Fällen bei Kontrolluntersuchungen. Dennoch sind Zellzahlen bis etwa 500/3 Zellen (170 Zellen) möglich. Das Liquor-IgG und der DL-Quotient sind erhöht (unproportionale Schrankenstörung).

*Laboruntersuchungen*

Im Serum können Immunkomplexe, ein oligo- oder polyklonaler Anstieg von IgG und IgM, manchmal auch IgA gefunden werden. In-vitro-Versuche mit GBS-Patienten-Serum sind nicht für die Routinediagnostik bestimmt. Die Serum-Virus-Diagnostik mit wiederholten Titerbestimmungen kann eine Assoziation mit einer Virusinfektion aufdecken.
Restharnbestimmung: Einmalkatheterisierung nach möglichst vollständiger Blasenentleerung oder Ultraschalluntersuchung.

*Biopsie*

Bei unklaren Fällen werden eine Suralisbiopsie und eine Muskelbiopsie erforderlich.

*Vegetative Diagnostik*

- Herzfrequenzvariation im Stehen
- Herzfrequenzvariation bei forcierter Atmung
- Herzfrequenzvariation beim Valsalva-Versuch
- Herzfrequenz- und Blutdruckvariation bei Lagewechsel und Orthostase
- Karotissinus-Massage und Bulbusdruckversuch.

Alle genannten Untersuchungen zielen auf die Diagnose vegetativer Funktionsstörungen ab. Je nach Ausmaß peripherer Paresen oder Beteiligung der Atemmuskulatur können einzelne diagnostische Verfahren nicht möglich sein. Liegt noch keine Ateminsuffizienz vor, ist die Überprüfung der respiratorischen Arrhythmie bei *forcierter 6/min-Atmung* unter gleichzeitiger EKG-Kontrolle die einfachste Methode:

*Durchführung:* Tiefe 6/min-Atmung und Messung der Extremwerte der in- und exspiratorischen Frequenz. Die Differenz soll größer als 10/min sein. Aussagekräftiger ist der Frequenz-Quotient, für den altersabhängige Normalwerte existieren.

Können die Patienten noch stehen – alternativ ist auch eine Untersuchung auf dem Stehbrett möglich –, werden die *Frequenzvariation* und die Blutdruckregulation *bei Orthostase* untersucht.

*Durchführung:* Kontinuierliche EKG- und Blutdrucküberwachung: Vergleich der Herzfrequenz des 15. Schlags nach Aufrichten mit der Herzfrequenz des 30. Schlags (15/30-Quotient). Dieser ist beim Gesunden größer als 1, Mittelwert bei $1{,}3 \pm 0{,}3$. Ein Mittelwert unter 1 spricht für eine Beteiligung des vegetativen Nervensystems, der systolische Blutdruckabfall nach Orthostase sollte nicht höher als 10 mmHg sein.

Zur Überprüfung der gesteigerten Parasympathikusaktivität wird der *Bulbusdruckversuch* durchgeführt: Unter gleichzeitiger EKG-Kontrolle (Atropin bereitlegen) wird die reflektorische Verlangsamung der Herzfrequenz bei Bulbusdruck überprüft. Hierunter kann es zu kurzdauernden Asystolien kommen.

## Intensivtherapie

*Akutes Guillain-Barré-Syndrom, leichte Verlaufsform*

Tägliche exakte Verlaufsuntersuchungen mit Muskelfunktionsprüfung. Täglich 3mal Vitalkapazitätsbestimmung. 1mal täglich Blutgasanalyse und Restharnbestimmung. So lange wie möglich keine Bettruhe: Bewegung ist die beste Thromboseprophylaxe. Täglich EKG mit respiratorischer Arrhythmie und Orthostaseversuch.

*Akutes Guillain-Barré-Syndrom, schwere Verlaufsform*

3mal täglich Vitalkapazität, häufige Blutgasanalysen. Wird die Vitalkapazität kleiner als 1 500 ml oder steigt das $paCO_2$ über 45 und sinkt das $paO_2$ unter 80 ab, ist die Intubation zu diskutieren.
Schon wenn eine Indikation zur Intubation droht, empfiehlt sich eine frühzeitige *Inhalationstherapie* mit einem inspirationsdruckgesteuerten Inhalator. Diese Maßnahme führt bei nachlassender Vitalkapazität vor Beatmungspflichtigkeit zu einer guten Bronchialtoilette und kann andererseits schon zur Gewöhnung und Vertrauensbildung gegenüber einem Respirator benutzt werden.

*EKG-Überwachung:* Bei manifesten Rhythmusstörungen, respiratorischer Frequenzstarre, pathologischem 15/30-Quotient oder pathologischem Bulbus-Druckversuch stellen wir die Indikation zur *prophylaktischen Schrittmacherimplantation.*
Bei liegendem Schrittmacher täglich 3mal Effizienzkontrollen. Schrittmacherkomplikationen: Dislokation (häufig, gerade bei krankengymnastisch behandelten Patienten), Kathetersepsis, Perforationen (selten). Die Schrittmacherversorgung kann vor der respiratorischen Insuffizienz notwendig werden. Wir lassen temporäre Herzschrittmacher legen, am günstigsten dürfte der Zugang über die V. subclavia sein. Für die weitere Übungstherapie des Patienten ist der Zugang von der V. femoralis sicher der ungünstigste. Die Wahl des Zugangs liegt jedoch in Händen der Kardiologen.

*Thromboseprophylaxe* (s. S. 263): GBS-Patienten auf der Intensivstation werden immer voll heparinisiert.

*Allgemeine Intensivpflege* (s. S. 274): Nach etwa 10 Tagen Beatmungszeit stellen wir die Indikation zur Tracheotomie.
Die prophylaktische endotracheale Gabe von Amoinoglykosiden bietet sich bei intubierten und beatmeten GBS-Patienten an.

*Immunsuppression:* Beim akuten Guillain-Barré-Syndrom geben wir *kein Kortison,* da die Wirkung nicht bewiesen ist und die Nebenwirkungen wie Thromboseneigung und Ulkusgefahr nach unserer Meinung überwiegen.

Die *Plasmapheresetherapie* des akuten GBS ist in der letzten Zeit wiederholt diskutiert worden. Bislang fehlte der sichere Nachweis einer Wirksamkeit beim akuten GBS. Es gibt aber Hinweise dafür, daß bei schweren Verlaufsformen bei frühem Plasmapheresebeginn die Beatmungsdauer verkürzt wird. Dies hat uns veranlaßt, eine Plasmapheresetherapie beim akuten GBS bei schnell fortschreitender Symptomatik und drohender respiratorischer Insuffizienz einzuleiten. Bei nicht mehr fortschreitendem, voll ausgeprägtem GBS und schon manifester Beatmungspflichtigkeit sind wir mit der Indikationsstellung zur Plasmapherese weiterhin zurückhaltend.

*Spezielle Behandlungsansätze:* Bei doppelseitigen Fazialisparesen Korneaschutz durch nächtliche Abdeckung der Augen mit feuchtem Augenglas. GBS-Varianten mit Hirnstammsymptomatik und Myoklonien: Rivotril® z. B. 4 × ½ Ampulle/d i.v..

*Subakutes (rezidivierendes) Guillain-Barré-Syndrom*

Liegt ein Verlauf mit kontinuierlicher Verschlechterung oder inkompletter Remission über mehr als 4 Wochen und erneutem Rezidiv vor, ist eine *Plasmapheresetherapie* angezeigt (s. S. 262). Zusätzlich wird die orale Immunsuppression mit Kortison und Azathioprin durchgeführt. Auch bei der chronischen Verlaufsform auf vegetative Störungen achten! Die Rückbildung der vegetativen Störungen kann verzögert gegenüber der Rückbildung der Paresen verlaufen.

**Prognose**

Die Letalität des akuten Guillain-Barré-Syndroms wird zwischen 5 und 15%, für beatmete Patienten zwischen 15 und 45% angegeben.

*Kardiale Gründe* sind heute die häufigste Todesursache, gefolgt von *Lungenembolien*. Eine Besserung der Prognose kann daher von der Prophylaxe der vegetativen Symptome und einer konsequenten Thromboseprophylaxe erwartet werden.

### Differentialdiagnose

- Akute Polyneuritiden anderer Ursache (s. folgendes Kapitel)
- Akute Myositiden und Rhabdomyolyse: CK-Erhöhung
- GBS-Varianten mit Hirnstammbeteiligung müssen über Computertomographie und Hirnstammdiagnostik von anderen akut auftretenden Hirnstammerkrankungen unterschieden werden. Vor allem, wenn Myoklonien und eine Tonuserhöhung im Vordergrund stehen, kann die Differenzierung sehr schwer fallen.
- Parainfektiöse Hirnstammenzephalitiden: Eine Reihe der auf S. 123ff. besprochenen parainfektiösen Enzephalitiden kann eine Hirnstammverlaufsform mit Beteiligung der Hirnnerven oder peripherer Nerven nehmen. *Landry-Verlaufsformen* sind hierbei bekannt.
- Morbus Bannwarth (s. S. 129).

## Exogen toxische Polyneuropathien

Für akute Polyneuropathien gilt das beim GBS (s. S. 137) beschriebene diagnostische und therapeutische (außer Plamapherese) Vorgehen. Daher werden für die im folgenden beschriebenen akuten Polyneuritiden nur einige spezielle Aspekte herausgestellt.

### Trichloracetylen, Trichloräthylen

Trichloracetylen ist ein ZNS-Narkotikum, dessen Neurotoxizität mit dem Grad der Verunreinigung durch Trichloräthylen zunimmt. Es wird industriell als Lösungsmittel und Entfetter eingesetzt. Nach Intoxikationen gehen der Manifestation der Polyneuropathie zentrale Symptome voraus. Es finden sich Kopfschmerz, Antriebsstörungen entweder als Teilnahmslosigkeit, Müdigkeit oder als erhöhte Erregbarkeit, Euphorie, Unruhe, Konzentrationsstörungen, Geschmacksstörungen und Ohrgeräusche. Intoxikationen mit höhreren Dosen führen akut zum Koma mit schwerwiegenden Herzrhythmusstörungen, Leber- und Nierenversagen. Neuropathische Symptome treten 8–48 Stunden nach der Infektion auf. Charakteristisch ist der frühe Befall des N. trigeminus. Störungen weiterer Hirnnervenfunktionen (N. II, VII, IX, X, XII) bis zur Bulbärparalyse sind beschrieben. Vital gefährdend werden schwere autonome, überwiegend sympathische Störungen mit Versagen des Atemantriebs, Herzrhythmusstörungen und Blutdruckregulationsstörungen. Im Verlauf kann sich dann weiter eine *periphere sensomotorische Neuropathie* entwickeln. Als weitere *zentrale Symptome* können zerebelläre, pyramidale und extrapyramidale Symptome auftreten. Die neuropathischen Symptome sind in der Regel noch für 2 Tage progredient. Eine Rückbildung von Symptomen kann noch bis ca. 1½ Jahre später erwartet werden.

*Besonderheiten der Diagnostik und Intensivbehandlung*

Im Verlauf regelmäßige Kontrollen von Retentionswerten und Leberenzymen. Komatöse Patienten werden intubiert und maschinell mit Hyperventilation beatmet. Bei oraler Aufnahme Magenspülung.
Zur Anhebung des Blutdrucks sind sympathikomimetische Medikamente kontraindiziert, da sie schwerwiegende Arrhythmien auslösen können.

### Chlorphenotan (DDT)

Bei einer Intoxikation mit dem Insektizid DDT stehen die Vergiftungserscheinungen von seiten des zentralen Nervensystems im Vordergrund. Das führende Symptom sind *Erregungszustän-*

*de*. Als weitere zentrale Symptome kommen Schwindel, forcierte Atmung und Ateminsuffizienz, Muskelspasmen und epileptische Anfälle vor. Es sind wenige Fälle von nachfolgender Polyneuropathie beschrieben, die wie ein Guillain-Barré-Syndrom ablaufen können. Darüber hinaus gibt es Verläufe mit symmetrischen und asymmetrischen Hirnnervenparesen mit Beteiligung des N. opticus und des N. acusticus.

*Besonderheiten der Überwachung und Therapie*

Bei schweren Verläufen stehen die Sedierung, Intubation, Relaxation und Beatmung im Vordergrund. EEG-Kontrolle zum Nachweis epileptischer Potentiale.
Antiepileptische Therapie (s. S. 168).

### Thalliumintoxikationen

Der akuten Polyneuropathie bei Thalliumintoxikationen gehen intestinale und zentrale Symptome voraus. Die akute Erkrankung beginnt mit Bauchkrämpfen, Diarrhöe und Erbrechen sowie heftigem Retrosternalschmerz. Innerhalb der ersten 24 Stunden treten die Zeichen einer Enzephalopathie mit Verwirrtheit, epileptischen Anfällen und generalisierter Reflexsteigerung auf. Bei weniger schweren Vergiftungen können die zentralen Symptome nur schwach ausgeprägt sein. Die Polyneuropathie beginnt am 2.–5. Tag nach der akuten Vergiftung. Zunächst zeigen sich Gliederschmerzen und an den Beinen distal beginnende sensible Reizerscheinungen, die bald von sensiblen Ausfällen und Paresen, die sich von distal nach proximal ausbreiten, gefolgt sind. In schweren Fällen wird auch die Rumpfmuskulatur bis zur Ateminsuffizienz miteinbezogen. Die Armmuskulatur ist, wenn überhaupt, nur wenig betroffen.

*Besonderheiten der Überwachung und Therapie*

*Überwachung:* EEG-Verlaufskontrollen zum Nachweis von Krampfaktivität.
*Therapie:* Hämoperfusion im Wechsel mit Hämodialyse, Antidot Thallii.

*Verlauf*

Schwere Intoxikationen können noch vor Entwicklung der Polyneuropathie letal enden. Ausfälle können sich komplett zurückbilden, jedoch bleiben meist, je nach Schwere der initialen Symptome, Restbefunde bestehen.

## Symptomatische Polyneuropathien

### Urämische Polyneuropathie und schwere alkoholische Polyneuropathien

Beide Krankheitsbilder treten selten akut oder subakut auf. Auch dann steht die vitale Gefährdung von seiten der Grunderkrankung (Urämie s. S. 226) oder der Begleiterkrankungen (Delir, Wernicke-Enzephalopathie s. S. 204) im Vordergrund. Die Therapie der Polyneuropathie ist die der Grund- und Begleiterkrankungen, d. h. Hämodialyse, Hämofiltration, Peritonealdialyse bzw. Entzugsbehandlung und Gabe von Vitamin $B_1$.

### Paraneoplastische Polyneuropathie

Akut oder subakut auftretende paraneoplastische Polyneuropathien können die erste Tumormanifestation sein und wie ein Guillan-Barré-Syndrom verlaufen. Parästhesien, Schmerzen, Sensibilitätsstörungen, Paresen, Ataxie, Hirnnerven- und Hirnstammsymptome können gefunden werden. Nicht selten stellt sich die Differentialdiagnose zur amyotophen Lateralsklerose. Am häufigsten wird als Primärtumor ein Bronchialkarzinom gefunden, jedoch darf sich die Tumorsuche nicht hierauf beschränken.

*Therapie*

Die Resektion des Primärtumors (bei fehlendem Nachweis von Metastasen) kann zur Remission der Polyneuropathie führen. Neben symptomatischen Maßnahmen wird auch eine Therapie mit Steroiden diskutiert, obwohl deren Wirksamkeit nicht gesichert ist.

### Panarteriitis nodosa (PAN)

Symptome von seiten des peripheren Nervensymstems bei der Panarteriitis nodosa finden sich bei ca. 40% der Patienten. Die Krankheit kann akut und subakut einsetzen. Im typischen Fall finden sich Allgemeinsymptome wie allgemeines Krankheitsgefühl, Fieber, Gewichtsverlust, Kopf- und Abdominalschmerzen und Arthralgien. Die Polyneuropathie ist asymmetrisch *(Mononeuritis multiplex)* und kann auch die Hirnnerven miteinbeziehen. Bei gleichzeitiger Manifestation der PAN an den Hirnarterien treten epileptische Anfälle, neurologische Herdsymptome und exogene Psychosen auf. Als pathogenetischer Faktor liegt eine *Immunvaskulitis* der kleinen und mittelgroßen Arterien zugrunde. Entsprechend der verschiedenen Organbeteiligung kann die Erkrankung ein buntes Symptombild bieten.
Auch wenn die neurologische Symptomatik anderen Organmanifestationen vorausgehen sollte, sind die Herz- und insbesondere die Nierenbeteiligung die vital gefährdenderen Faktoren.

*Laboruntersuchungen*

BSG (erhöht), Antikörper gegen Zellkerne, Hepatitisserologie, C3-, C4-Komplement, Kryoglobuline, Immunglobuline, Rheumafaktoren, Antikörper gegen ds-DNS, Erythrozytenantikörper, Gerinnungsfaktoren und Lymphozyten. Die Untersuchungen dienen z. T. zur Abgrenzung gegenüber anderen „Kollagenosen“.

*Muskelbiopsie und Nervenbiopsie*

Bei dringendem Verdacht und negativem Vorbefund auch wiederholte Biopsien.

*Therapie*

Behandlung mit Prednison, Azathioprin und evtl. Plasmaaustausch.

### Lupus erythematodes (systemischer LE)

Ebenso wie die Panarteriitis nodosa kann der Lupus erythematodes als perakutes Krankheitsbild verlaufen. Als typische Symptome gelten Fieber, Abgeschlagenheit, Übelkeit, Erbrechen, Gelenkschmerzen, Exantheme, Enantheme, Nephritis, Polyserositits und Blutbildveränderungen. Symptome des Nervensystems sind auch hier die *Mononeuritis multiplex* mit Hirnnervenbeteiligung und Zeichen der *ZNS-Beteiligung* (in seltenen Fällen isoliert!) mit fokalen und generalisierten Krampfanfällen, neurologischen Herdsymptomen und exogenen Psychosen. Diagnostik und Therapie siehe Panarteriitis nodosa.

## Poliomyelitis acuta anterior

### Definition und Leitsymptome

Die Poliomyelitis (Synonyme: spinale Kinderlähmung, *Heine-Medin*sche Krankheit) entsteht als Folge einer Infektion mit einem Poliomyelitisvirus. Poliomyelitisstämme lassen sich *3 Typen* zuordnen. Häufigster Erreger ist mit 85% Typ I. Es kommt zu herdförmig disseminierten entzündlichen Veränderungen der grauen Substanz des zentralen Nervensystems. Entzündungsherde werden vorwiegend im ventralen Teil des Rückenmarks (Vorderhornzellen), in der Medulla oblongata, in der Pons, in den Kleinhirnkernen, in der paraaquäduktalen grauen Sustanz und in der 3. und 5. Schicht der Präzentralwindung gefunden.
Seit Einführung der Schluckimpfung nach *Sabin* sind schwere Verläufe der Poliomyelitis in Mitteleuropa selten geworden.

### Klinik

Die Inkubationszeit beträgt 3–20 Tage. Nur ca. 10% der Infizierten erkranken manifest, davon zeigen 80–90% nur Symptome der *1. Phase* (fieberhafter Infekt und/oder Gastroenteritits). Diesem Stadium kann sich unmittelbar oder nach einer Latenz die *2. Phase* der Erkrankung an-

schließen. Sie beginnt mit einem meningitischen Stadium mit Fieber um 39 °C, schwerem Krankheitsgefühl, Muskel- und Gliederschmerzen, Kopfschmerzen, Zeichen der meningealen Reizung bis zum Vollbild einer Meningitis mit Nakkensteifigkeit, Kopfschmerzen und Erbrechen. Danach kann, wieder nur bei einem Teil der Patienten, das *paralytische Stadium* folgen. Bei der spinalen Verlaufsform des paralytischen Stadiums finden sich meist proximal betonte asymmetrische Paresen im Schulter- und Beckengürtel. Auch distale Muskelgruppen können betroffen sein, hierzu zählen entwicklungsgeschichtlich auch das Zwerchfell und die Interkostalmuskeln. Eine segmentale Verteilung der Ausfälle ist zwar charakteristisch, einzelne Muskelgruppen können jedoch ausgespart bleiben. Blasenstörungen (Atonie), den Paresen vorausgehende Areflexie und Lähmungen der Atemmuskulatur machen die Verwechslung mit einem GBS möglich.
Bei Patienten mit Hirnstammbeteiligung sind die kaudalen Hirnnerven besonders häufig befallen. Eine zusätzliche Gefährdung tritt durch die Beteiligung vegetativer Zentren mit Atemlähmung trotz guter Vitalkapazität, Herzrhythmusstörungen und Versagen der Blutdruckregulation auf.

### Zusatzdiagnostik

*Serologie und Mikrobiologie*

Erregernachweis direkt aus Stuhl oder Rachensekret, serologisch auch durch neutralisierende Antikörper.

*Liquordiagnostik*

Pleozytose bis 1 000 Zellen, zunächst granulozytär, später lymphozytär. Normales Eiweiß, leichte Erhöhung des Albuminanteils möglich.

### Intensivtherapie und Überwachung

Bereits beim Übergang in das meningitische Stadium ist bei Krankheitsverdacht die Indikation zur Intensivüberwachung gegeben. Eine frühzeitige Intubation ist indiziert bei bulbärer Verlaufsform, Parese der kaudalen Hirnnerven (Magensonde), Absinken der VK auf Werte unter 1 500 ml oder zentrale Störungen des Atemantriebs.
Eine kausale Therapie ist nicht bekannt, die Wirksamkeit von Steroiden in entzündungshemmender Dosis ist nicht erwiesen.

### Prognose

Nach Angaben der Literatur beträgt die Letalität der Patienten mit Atemstörungen 30–50%. Die Prognose wird schlechter mit zunehmendem Lebensalter und bei bulbärer Symptomatik. Der Verdachtsfall der Erkrankung ist meldepflichtig. Die Erkrankten sind für ca. 6 Wochen zu isolieren.

### Differentialdiagnose

Im meningitischen Stadium ist das gesamte Spektrum der infektiösen und parainfektiösen Meningoenzephalitiden (s. S. 129) zu berücksichtigen. Akute Polyradikuloneuritiden können differentialdiagnostische Schwierigkeiten bereiten.

## Tetanus

### Definiton und Leitsymptome

Nach Infektion einer Wunde mit dem anaeroben Erreger Clostridium tetani wird ein Toxin freigesetzt, das eine besondere Affinität zu den hemmenden Synapsen im Rückenmark und in der Medulla oblongata hat. Transmittersubstanzen dieser Synapsen sind GABA und Glycin. Die Funktion der Synapsen wird gestört, und es kommt zur Enthemmung spinaler Reflexe. Die

Folge ist eine kontinuierliche Verspannung der Skelettmuskulatur (Tonuserhöhung), die sich bei Außenreizen noch krisenhaft verstärken kann. Der Erreger ist ubiquitär, vor allem in Pflanzen, an Tieren und auf dem Erdboden zu finden. Er wächst nur unter anaeroben Verhältnissen, in Wundtaschen oder in weitgehend gedeckten, unterminierten Wunden. Die klinischen Leitsymptome bestehen in einer willkürlich nicht zu unterbrechenden, massiven *Steigerung des Muskeltonus* aller Skelettmuskeln einschließlich der Atemmuskulatur. Eine zusätzliche Blockade der Acetylcholinfreisetzung an der motorischen Endplatte kann die seltene, begleitende periphere Lähmung erklären (vgl. Botulismus, S. 144). Proximale Myopathien sind beschrieben worden. Das Toxin erreicht das Nervensystem über den Blutweg und durch retrograden axonalen Transport.

### Klinik

Etwa 4–7 Tage, in Ausnahmefällen auch Monate nach der Infektion tritt die Tonuserhöhung der Skelettmuskulatur auf. Beim generalisierten Tetanus ist die Kopf- und Halsmuskulatur zuerst betroffen. Die Augenmuskeln bleiben häufig frei. Die Hemmung schneller Folgebewegungen (Mundöffnen – Mundschließen) geht der bekannten Kiefersperre *(Trismus)* voraus. Die tonische Verzerrung der Gesichtsmuskulatur (Risus sardonicus) tritt in den Vordergrund. Eine vermeintliche Nackensteife ist durch die Tonuserhöhung der Nackenmuskulatur bedingt. Schluck- und Atemstörungen beruhen nicht auf einer peripheren Lähmung, sondern auf der gleichzeitigen Übererregung von Agonisten und Antagonisten. Die Ausdehnung auf den Rumpf und die Extremitätenmuskulatur zeigt sich in der schmerzhaften Anspannung der Bauchdecken, der Überstreckung des Rumpfes und der Beine sowie der Beugeadduktion der Arme. Krisenhafte Verstärkung des Muskeltonus äußert sich in schmerzhaften, kurzdauernden, häufig sensibel oder sensorisch ausgelösten Kontraktionen. Vegetative Reizerscheinungen (Tachykardien, labile Hypo- und Hypertonie, Schweißneigung, Diarrhöen) treten hinzu. Die vegetative Entgleisung ist eine häufige Todesursache.

Weniger gefährlich, jedoch diagnostisch oft verkannt sind der *lokale Tetanus* und die Sonderform des *halbseitigen Kopftetanus,* bei dem die motorischen Symptome auf eine Extremität oder eine Kopfhälfte beschränkt sind.

### Zusatzdiagnostik

Die EMG- und Neurographiebefunde sind uneinheitlich und unspezifisch. Nicht selten findet man im Nadel-EMG eine kontinuierliche Entladung motorischer Einheiten, die nicht zu unterbrechen ist. Charakteristisch ist die Verkürzung der Innervationsstille nach Auslösung eines Muskeleigenreflexes *(silent period)*, besonders des Masseterreflexes.

Pathologische, jedoch unspezifische *EEG*-Befunde (AV) sind beschrieben worden und deuten auf eine mögliche Beteiligung des ZNS hin.

### Differentialdiagnose

Das Vollbild des Tetanus ist nicht verwechselbar. Allenfalls psychotische (Katatonie) und psychogene Störungen können Teilaspekte der Erkrankung imitieren. Der Kopftetanus kann mit medikamentös ausgelösten Dyskinesien nach Psychopharmakotherapie und dem Blepharospasmus verwechselt werden. Das Exzitationsstadium der Tollwut (s. S. 146) kann Ähnlichkeiten aufweisen, wenn Schlundkrämpfe und Tonuserhöhung auftreten.

### Intensivtherapie und Überwachung

*Spezielle Therapie*

Bei manifesten Infektionen ist die Wirksamkeit der nachträglichen Wundexzision und der Antibiotikatherapie umstritten.

*Immunoglobuline:* Die Behandlung besteht in der Gabe von Immunglobulinen (Tetagam®)

10000 I. E. initial, danach 3000 I. E. täglich i. v. (Höchstdosis 35000 I. E.).
Die Wirksamkeit des Toxoids (Tetanol®) ist umstritten.

Die *Muskelrelaxation und Sedierung* bei nicht beatmeten Patienten kann mit Diazepam, 50–400 mg/d(!) durchgeführt werden. Ein Therapieversuch mit Baclofen (Lioresal®) ist sinnvoll.

Die Patienten sollen in einem Einzelzimmer auf der Intensivstation (schallisolierter, abgedunkelter Raum, Einzelsitzwache) untergebracht werden.

Frühzeitige Intubation und Beatmung, Relaxierung mit synthetischen Curare-Abkömmlingen wie z. B. Pancuronium oder Alloferin® in individueller Dosierung, Richtwert für Pancuronium etwa 2–4 mg/h.

*Schmerzbehandlung*

Einsatz von Tranquilizern oder synthetischen Morphinderivaten. Hiermit kann auch die gewünschte Sedierung bei der Dauerbeatmung erfolgen, z. B. Buprenorphin (Temgesic®) und Diazepam (Valium® Roche) in Kombination. Diese Präparate können die vegetativen, durch Sympathikusreizung hervorgerufenen Symptome dämpfen. Zusätzlich bieten sich auch Betablocker (Dociton® z. B. 4 x 20 mg oder Visken® z. B. 3 – 4 x 0,4 mg Ampulle) an. Bei schnellem Wechsel von Sympathikusreiz und Blockade kann besonders unter der Betablocker-Therapie eine starke Hypotonie und Bradykardie gefährlich werden. Dann kann eine passagere externe Schrittmacherversorgung sinnvoll sein (vgl. GBS-Syndrom und Botulismus).

### Verlauf und Prognose

Die Letalität des Tetanus liegt nach der Literatur heute noch zwischen 40 und 60%. Entscheidend ist daher die Prophylaxe durch Grundimmunisierung der Bevölkerung und Auffrischungsimpfung bzw. Gabe von Tetanusimmunglobulin bei hinreichendem Verdacht auf eine nicht ausreichende Grundimmunisierung. Die Gabe von Tetanusimmunglobulinen und Tetanol birgt in sich die Gefahr einer Serumkrankheit (aszendierende Polyneuritis, vgl. auch Tollwutimpfung, S. 147).
Die Symptome des manifesten Tetanus bilden sich nach 2–3 Wochen langsam zurück. Rezidive sind möglich. Spätkomplikation der starken Muskeltonuserhöhung ist eine *Myositis ossificans,* die in diesem Fall nicht immer durch eine frühzeitige Krankengymnastik verhindert werden kann, da die krankengymnastischen Übungen beim Tetanus zu einer zusätzlichen Tonuserhöhung führen können.

## Botulismus

### Definition und Leitsymptome

Botulismus ist eine Vergiftung durch Exotoxine, die das anaerob wachsende Clostridium botulinum (Typ A–G, in Mitteleuropa überwiegend Typ B) in kontaminierten Lebensmitteln freigibt. Die enteral aufgenommenen Toxine führen nach Aufnahme in das Blut zu einer Hemmung der Acetylcholinfreisetzung aus den präsynaptischen Vesikeln im vegetativen und motorischen Nervensystem. Eine zusätzliche postsynaptische Rezeptorblockade wird diskutiert. Erste klinische Symptome sind gastrointestinale Beschwerden und Sehstörungen (Akkomodationsschwäche, Ptose; Augenmuskelparesen).

### Klinik

Die lokalen gastrointestinalen Symptome treten innerhalb von Stunden nach Verzehr der geschmacklich oft auffälligen Lebensmittel (Konserven, Räucherwaren) auf. Der *systemische Toxineffekt* folgt erst mit einer Latenz von 48–72 Stunden. *Vegetative Symptome* wie Mundtrokkenheit, Akkomodationsstörungen, Mydriasis, Obstipation und Blasenstörungen treten zuerst auf. Danach kommt es zu *Paresen* der Augenmuskeln und der durch die kaudalen motorischen Hirnnerven versorgten Muskulatur. Schließlich folgen rumpf- und proximal betonte Extremitätenparesen. Eine Tetraplegie ist möglich. Die Reflexe können abgeschwächt sein, Sensibilitätsstörungen liegen nicht vor. Vegetative Spätsymptome sind Herzrhythmusstörungen und orthostatische Hypotonien. Das Maximum der Beschwerden wird zwischen dem 4.–8. Tag der Erkrankung erreicht, die Symptome können jedoch Monate überdauern. Bei den in Mitteleuropa seltenen Manifestationen beim Toxintyp A werden oft stärkere Paresen und geringere vegetative Symptome gefunden.

**Zusatzdiagnostik**

*Röntgenaufnahmen*

Thoraxdurchleuchtung in tiefer In- und Exspiration (Zwerchfellparese?).

*Neurophysiologie*

Die Nervenleitgeschwindigkeit ist normal. Die maximale Amplitude der Muskelantwortpotentiale kann reduziert sein. In der Serienstimulation (S. 151) kann bei niedriger Reizfrequenz ein Dekrement, bei hohen Reizfrequenzen eine Fazilitierung wie beim Lambert-Eaton-Syndrom (s. S. 155) gefunden werden. Im weiteren Verlauf finden sich im EMG Denervierungszeichen. Der Tensilon-Test (s. S. 151) ist manchmal schwach positiv und erlaubt somit keine sichere Abgrenzung gegen eine Myasthenie.

*Laboruntersuchungen*

Ein zeitlich aufwendiger Toxin-Neutralisationstest ist möglich, kommt jedoch für die eigentliche Diagnosestellung und Therapieeinleitung zu spät. (Prinzip: Patientenserum wird ungeschützten und durch Antitoxin geschützten Mäusen verabreicht.)

Der Toxinnachweis im Stuhl und im Serum gelingt nur in ⅓ der Fälle.

*Liquordiagnostik*

Der Liquor ist normal, ein Toxinnachweis im Liquor gelingt nicht.

**Differentialdiagnose**

- Vergiftungen mit Atropin, Skopolamin, Pilzvergiftungen.
- Myasthene Syndrome (s. S. 150ff.).
- Guillain-Barré-Syndrom mit Hirnnervenbeteiligung (Liquor, NLG, F-Wellen, vgl. S. 134ff.).
- Spinale Muskelerkrankungen, Myositis.

**Intensivtherapie**

*Antitoxin*

In schweren Fällen ist die Antitoxingabe möglich. Das Antitoxin (trivalent gegen Toxin A, B und C, Firma Behring) stammt vom Pferd. Eine erfolgreiche Therapie ist nur in der Anfangsphase der Erkrankung möglich. Die Gefahr der Anaphylaxie und der Serumkrankheit muß beachtet werden. Antitoxingabe daher nur bei schweren Verläufen.
Vor Antitoxingabe immer *Intrakutan-Test:* 0,1 ml – 1:10 verdünnten Pferdeantitoxins werden intrakutan gegeben. Bei Überempfindlichkeit, aber schwerem Krankheitsverlauf Antitoxingabe unter Kortikoidschutz möglich. Dosierung des Antitoxins entsprechend Herstellerempfehlung.

*Guanidinhydrochlorid*

In leichten Fällen kann die Gabe von Guanidinhydrochlorid die Extremitätenschwäche etwas beheben. Die Therapie beruht auf einer vermehrten Acetylcholinfreisetzung durch Guanidinhydrochlorid, Dosierung wie beim Lambert-Eaton-Syndrom (s. S. 155).

*Weitere Maßnahmen*

- Häufige BGA-Kontrollen, VK-Bestimmung, frühe Indikation zur Intubation auch bei

schweren Schluckstörungen und Phrenikusparese. Magensonde.
- Thromboseprophylaxe siehe Seite 263.
- Überwachung des Herzrhythmus. Implantation eines temporären Schrittmachers bei: Arrhythmien, Bradykardien, schnellem Wechsel von Brady- und Tachykardien sowie überschießender Reaktion auf Isoptin oder Betablocker (vgl. GBS, S. 134 ff.). Bei Extrasystolie Xylocain® oder Mexitil®.
  Bei Obstipation und drohendem Ileus Laxantien, Einlauf, Parasympathikomimetika (Prostigmin®).
- Regelmäßige Restharnbestimmung. Bei Restharn > 150 ml: Blasenkatheter. Bei Blasenlähmung (Detrusorlähmung.) Parasympathikomimetika, z. B. Carbachol (Doryl®) 2 Ampullen i. m.
- Bei Fazialisbeteiligung (Lagophthalmus): Augensalbe (z. B. Bepanthen® Augensalbe) und mechanischer Korneaschutz.
- Frühzeitige Krankengymnastik schon in der Beatmungsphase.

### Verlauf und Prognose

Die Letalität für den in Mitteleuropa vorherrschenden Toxintyp B liegt unter 10%. Für den Toxintyp A wird eine Letalität von 20–30% angegeben. Die Erkrankung kann, wenn sie überlebt wird, auch bei schweren Verläufen folgenlos abheilen.

## Tollwut (Rabies, Lyssa)

### Definition und Leitsymptome

Die Tollwut ist eine Viruserkrankung, die fast immer durch den Biß eines tollwutkranken Tieres übertragen wird (einheimische Raubtiere, aber auch kleine Nagetiere und Haustiere). Das Virus breitet sich entlang der Nervenfasern aus und verursacht eine *Meningomyeloenzephalitis*. Die Inkubationszeit kann manchmal nur 6–10 Tage betragen, sie liegt im Durchschnitt zwischen 30–90 Tagen. Während es weltweit jährlich etwa 400–500 Tollwuttote gibt, ist es in den letzten Jahren in Mitteleuropa nur zu vereinzelten Krankheitsfällen gekommen.

Das Virus verursacht typische histologische Veränderungen in Ganglienzellen, sog. *Negri*sche Einschlußkörperchen. Beim Tier und beim erkrankten Menschen ist das Virus im ZNS und im Speichel angereichert.

### Klinik

Die Bißstelle kann beim Menschen nach wenigen Tagen eine abnorme Empfindlichkeit mit Kribbeln, Brennen oder Kälteparästhesien zeigen. *Meningoenzephalitische Symptome* sind erhöhte Reizbarkeit, motorische Unruhe, Licht- und Geräuschempfindlichkeit, vegetative Symptome mit Tachykardie, Fieber und vermehrtem Speichelfluß (Prodromalphase). Es schließt sich die *Erregungsphase* an. Sie ist gekennzeichnet durch eine unruhige, ziellose Psychomotorik, gesteigerten Muskeltonus, reizabhängige Kontraktionen der Muskeln und Krämpfe der Schlundmuskulatur. Das Symptom der Hydrophobie – die Patienten reagieren mit schmerzhaften Schlundkrämpfen auf angebotene Flüssigkeit – ist charakteristisch für diese Phase. Atemstörungen und zunehmende reizabhängige Muskelkrämpfe treten hinzu. Wenn diese Phase überlebt wird, tritt das *paralytische* Stadium mit protrahierter, aufsteigender und auch die Hirnnerven befallender Polyradikulitis auf. Auch die Atemmuskulatur wird betroffen. Ohne kontrollierte Beatmung tritt der Tod durch Atemlähmung ein. Die Lähmungen sind nicht reversibel.

### Zusatzdiagnostik

*Elektroenzephalographie*

Das EEG zeigt unspezifische Allgemeinveränderungen.

*Liquordiagnostik*

Der *Liquor* zeigt eine monozytäre Pleozytose und eine geringgradige Eiweißvermehrung, die im paralytischen Stadium zunehmen kann.

### Differentialdiagnose

*Erregungsstadium:*
- Enzephalitis
- Tetanus: Da auch der Tetanus nach Bißverletzungen auftreten kann, ist diese Differentialdiagnose oft sehr schwierig, da der Trismus des Tetanus mit der Hydrophobie verwechselt werden kann.

*Lähmungsstadium:*
- Polyradikulitis Guillain-Barré (s. S. 134ff.)
- Serumkrankheit nach postexpositioneller Impfung (s. u.).

### Intensivtherapie und Überwachung

Eine Therapie der manifesten Tollwuterkrankung existiert nicht. Die Intensivbehandlung kann sich somit nur auf die Linderung der subjektiven Beschwerden und die Behandlung sekundärer Komplikationen beziehen, die dann jedoch eine Verlängerung des Leidens zur Folge haben. Bilanzierung des Wasser- und Elektrolythaushaltes, Korrektur des Säure-Basen-Gleichgewichts, Intubation und Beatmung erfolgen nach den üblichen Kriterien. Die Ernährung erfolgt parenteral und über Sonde.
Im Vordergrund steht die Sedierung der Patienten, vor allen Dingen wegen der quälenden sensibel ausgelösten Krämpfe. Durch die Sedierung kann auch das Exitationsstadium beherrscht werden (s. S. 259).
Im paralytischen Stadium wird die Beatmung erforderlich. Die Patienten erholen sich jedoch nicht wie bei einer aufsteigenden Polyradikulitis, sondern sterben unter den Zeichen des dissoziierten Hirntodes.

### Prophylaxe

Die Tollwut ist nach der Infektion, während der Inkubationszeit, behandelbar. Nach ausgiebiger Wundreinigung erfolgt die postexpositionelle Impfung bei Verdacht auf Kontakt mit tollwutkranken Tieren.

*Indikationen zur Impfung*

Vorgehen bei tollwutverdächtigen Tieren: Nach Belecken der Haut, Kratz- oder Schürfwunden oder leichten Bissen 1. Impfung. Ist das Tier nach 5 Tagen noch gesund, wird die prophylaktische Impfung abgebrochen. Bestätigt sich die Tollwutdiagnose beim Tier innerhalb der ersten 5 Tage, erfolgt die volle Impfserie und zusätzlich die Gabe von Hyperimmunserum.
Vorgehen bei sicher tollwutkranken Tieren oder geflohenen Tieren nach großen Bißverletzungen, multiplen Bißverletzungen oder auch nach Belecken der Schleimhäute: Immer volle Impfung, bei schweren perforierenden Verletzungen vor der Impfung Gabe von Tollwuthyperimmunseren.

*Impfschema*

1. Impfung sofort
2. Impfung am 3. Tag
3. Impfung am 7. Tag.

Nach 14 bzw. 30 Tagen erfolgt die 4. bzw. 5. Impfung.
Die Impfung wird heute mit einem HDC (humanem Diploid Zell-) Serum (Merieux) durchgeführt.
Zusätzlich wird die Gabe von Tollwuthyperimmunglobulin vom Menschen in einer Dosierung von 20 I.E./kg KG empfohlen. Hierunter sind die bei den früheren Fremdspezieshyperimmunseren aufgetretenen Komplikationen wie aufsteigende, selten tödliche Lähmungen, deutlich geringer ausgeprägt. Lokale und leichte systemische Nebenwirkungen treten aber in etwa 50% der Fälle auf.

## Primäre orthostatische Hypotension (Shy-Drager-Syndrom)

### Definition, Leitsymptome und Klinik

Beim Shy-Drager-Syndrom ist das Leitsymptom der neurogenen *orthostatischen Hypotonie* (bedrohlicher Blutdruckabfall ohne Herzfrequenz- oder Schlagvolumenvariation) mit anderen, nicht obligaten vegetativen oder zentralnervösen Reiz- und Ausfallserscheinungen verbunden. Weitere Symptome des autonomen Systems sind der Verlust des thermoregulatorischen Schwitzens, Miktions- und Potenzstörungen. Ataxie und Hirnnervenausfälle charakterisieren die Beteiligung von Strukturen des Hirnstamms und des Kleinhirns. Pyramidenbahnstörungen und extrapyramidale Symptome (*Parkinson*-Syndrom) können hinzutreten. Zentrale Atemstörungen und Bewußtseinsstörungen können das vielfältige Bild dieses Syndromes beeinflussen. Bei langer Krankheitsdauer treten auch Vorderhornzellsymptome hinzu.

### Zusatzdiagnostik

- Herzfrequenzvariation siehe Seite 137.
- Orthostase-Versuch (Kipptisch, Kippbrett, vgl. S. 137).
- Valsalva-Versuch.
- Cold-pressure-Test (vaskuläre Sympathikusreaktion bei Abkühlung einer Hand in kühlem Wasser).
- *Neurophysiologische Untersuchungen:* Relativ häufig werden EEG-Auffälligkeiten mit leichter bis mittelschwerer AV beschrieben.
- *Elektromyographie* und *Hirnstammreflexe* können den Befall der Vorderhornzellen bzw. des Hirnstamms nachweisen. Beide Methoden sind wichtig in der Differentialdiagnose zum Guillain-Barré-Syndrom oder zur Hirnstammenzephalitis.
- Der *Liquor* soll nahezu immer normal sein, bei längerem Verlauf ermöglicht dies ebenfalls die Differentialdiagnose zum GBS.

### Differentialdiagnose

- Guillain-Barré-Syndrom-Varianten (Fisher-Syndrom, EBV-assoziierte entzündliche Pandysautonomie)
- Familiäre Pandysautonomie
- Parkinson-Syndrom mit vegetativen Symptomen und Hypotonie
- Vaskuläre oder toxische Hirnstammläsionen.

### Therapie

*Sympathikomimetika:* Die Behandlung mit Sympathikomimetika ist nicht sehr erfolgsversprechend, immer wieder wird aber die Gabe von Etilefrin (Effortil®) 10 mg oral vor dem Aufrichten empfohlen.

*Fludrocortison:* Fludrocortison (Astonin H®) soll in vielen Fällen eine langdauernde Besserung der orthostatischen Hypotonie, besonders in Kombination mit kochsalzreicher Diät, bewirken. Dosierung: Individuell, etwa 0,2–0,5 mg/d.

*L-Dopa und Monoaminoxydasehemmstoffe:* Kasuistische Mitteilungen aus der Literatur empfehlen eine Gabe von etwa 0,3–3 g/d. für L-Dopa-Therapie (Madopar®, Nacom®). Für Monoaminoxydasehemmstoffe, Tranylcypromin (Jatrosom®, Parnate®) werden 10–20 mg/d angegeben.

Die Anpassung von Druckstrümpfen bzw. Druckanzügen kann hilfreich sein.

## Akute hepatische Porphyrien

### Definition und Leitsymptome

Die Gruppe der akuten hepatischen Porphyrien umfaßt die

- *akute intermittierende Porphyrie,*
- *Porphyria variegata,*
- *hereditäre Koproporphyrie.*

Es handelt sich um Krankheiten mit einem angeborenen (in der Regel autosomal dominanten) Enzymdefekt mit einer typischen Symptom-Trias aus abdomineller, peripher- und zentralneurologischer Symptomatik. Die Erstmanifestation der Krankheit liegt meist im frühen Erwachsenenalter. Auslöser der akuten Symptomatik sind meist Medikamente und Alkohol. Jedoch können auch Hunger und Schwermetalle zur Anfallsauslösung führen.

### Klinik

Die abdominellen Symptome äußern sich in heftigen, kolikartigen Schmerzen ohne reflektorische Abwehrspannung. Ein paralytischer Ileus kann sich entwickeln.
Mehr als die Hälfte der Patienten zeigt im Anfall neurologische Symptome: Schmerzen, Parästhesien und distale, beinbetonte periphere Lähmungen werden durch eine *Polyneuropathie* bei Porphyrie erklärt. Hirnnervenbeteiligung und Landry-Verlaufsform wurden beschrieben. *Zentralnervöse Symptome* im Anfall sind exogene Psychosen, psychomotorische Unruhe, fokale oder generalisierte epileptische Anfälle und eine zunehmende Bewußtseinsstörung. Die meisten Patienten zeigen auch vegetative Symptome mit Tachykardie, Hypertonie und Diarrhöen. Elektrolytentgleisungen und Ödeme werden gefunden und können das klinische Bild bestimmen. In schweren Fällen kommt es zu weiteren Veränderungen mit schwerwiegenden Wasser-, Elektrolyt- und pH-Verschiebungen mit sekundärer Niereninsuffizienz.
Bei der hereditären Koproporphyrie und der Porphiria variegata bestehen fakultativ zusätzliche Hautsymptome.

### Zusatzdiagnostik

*Laboruntersuchungen:* Der Urin ist oft primär dunkel oder rötlich gefärbt, Nachdunkeln nach Lichtexposition. Urobilinogen stark positiv. Prüfung mit Ehrlich-Reagenz. Schwartz-Watson-Test.
Durchführung: 2 ml Ehrlich-Reagenz mit einem Tropfen frischem Urin: rosa-violtete Schlierenbildung.

*Computertomographie* und *EEG* werden erforderlich, wenn zentralnervöse Symptome im Vordergrund stehen. Während das CT fast immer normal ist, können im EEG fokale oder generalisierte Krampfaktivität oder Zeichen der Allgemeinveränderung gefunden werden.

### Differentialdiagnose

Entsprechend dem bunten klinischen Bild der akuten intermittierenden Porphyrie reicht die Differentialdiagnose von der akuten Polyradikulitis über exogene Psychosen und den Status epilepticus bis zu verschiedensten metabolischen Komata.

### Intensivtherapie

Absetzen aller Medikamente, die Pophyrieanfälle auslösen können (Liste s. *Ipken* und *Pierach,* 1983, und rosafarbener Anhang der Roten Liste).
Schmerzbehandlung mit stark wirksamen Analgetika.
Sedierung mit Phenothiazin-Derivaten (z. B. Levomepromazin, Neurocil®).

Ausgleich des Mineralhaushaltes (Hyponatriämie!, s. S. 218) und hochdosierte Glukosezufuhr (200–400 g Glukose/d).

Die Infusion von Hämatin (Dosierung 4 mg/kgKG 12stündlich) kann diskutiert werden (erhältlich in der Universitätshautklinik Göttingen).

Die Therapie der Anfälle ist sehr schwierig, da Carbamazepin, Hydantoin und Barbiturate anfallsauslösend sein können. Clonazepam (Rivotril®) ist in seiner porphyrieanfallsauslösenden Potenz umstritten, bietet sich aber neben Clomethiazol (Distraneurin®, ebenfalls möglicherweise anfallsauslösend!) als antiepileptisch wirksames Medikament an.

Tachykardie und Hypertonie können mit Betablockern behandelt werden.

Behandlung der Polyneuropathie wie beim GBS.

### Prognose

Der akute Porphyrieanfall kann tödlich verlaufen. Entscheidend sind die exakte Aufklärung der Patienten nach Diagnosestellung und die strikte Vermeidung von porphyrieauslösenden Substanzen.

# Muskelkrankheiten

## Myasthenia gravis

### Definition und Leitsymptome

Die Myastenia gravis ist die wichtigste und häufigste Form belastungsabhängiger abnormer Ermüdbarkeit der Muskulatur (Prävalenz etwa 50 Patienten/1 Mio. Einwohner). Die Muskelschwäche ist schmerzlos. Sie kann auf einzelne Muskelgruppen beschränkt sein oder generalisiert auftreten. Nach einer Ruhepause kann wieder eine bessere Muskelkraft entwickelt werden. Die auf die Augenmuskeln beschränkte *okuläre Myasthenie* (Symptome: Doppelbilder, im Tagesverlauf zunehmende Ptose) wird nur bei Generalisierung ein neurologischer Notfall. Wenn bei *generalisierter Myasthenie* die *pharyngeale* Muskulatur oder die *Atemmuskulatur* betroffen sind, wird eine intensivmedizinische Behandlung notwendig. Die Ursache der Myasthenia gravis liegt in einer Störung der neuromuskulären Übertragung. Es liegt eine verminderte Zahl funktionstüchtiger Acetylcholinrezeptoren an der motorischen Endplatte vor. Die Rezeptoren werden durch zirkulierende Autoantikörper blockiert und später zerstört. Bei etwa ¼ der Patienten, meist bei jüngeren, finden sich Thymusveränderungen. Besonders häufig lassen sich dann Antikörper gegen Skelettmuskulatur und gegen Acetylcholinrezeptoren nachweisen.

### Klinik

Nur die generalisierte Form der Myastenie ist für intensivmedizinische Fragestellungen von Bedeutung. Okuläre Myasthenien generalisieren jedoch in mehr als der Hälfte der Fälle innerhalb von 3 Jahren nach Diagnosestellung, oft ausgelöst durch äußere Einflüsse wie myasthenieverstärkende Medikamente.

Belastungsabhängige Doppelbilder und zunehmende Ptose, die sich nach einer Erholungsphase wieder bessert, werden angegeben. Fieberhafte Infekte und die Behandlung mit myasthenieverstärkenden Grippemedikamenten werden oft aus der aktuellen Vorgeschichte berichtet.

Die zunehmende belastungsabhängige Schwäche der Extremitäten findet sich besonders in der Schultermuskulatur. Häufig kann auch der Kopf nur mit Mühe gehalten werden. Die Gesichts- und Schlundmuskulatur sind in manchen Fällen besonders befallen.

Die Leitsymptome der *faziopharyngealen* Myasthenie sind eine Facies myopathica, Schluckstörungen, näselnde dysarthrische und hypotone Sprache. Manchmal besteht eine erhebliche Schwäche der Zungenmuskulatur. Der Unterkiefer kann nach kurzer Zeit des Kauens nicht mehr hochgezogen werden. Beim Verschlucken reicht der Hustenstoß nicht mehr aus, die Luftwege freizuhalten. Kurze Belastungsproben der betroffenen Muskelgruppen verstärken die Schwäche (z. B. mehrfaches Händedrücken, häufiges Schließen und Öffnen der Augen, schnelles Hin- und Herblicken zwischen 2 Fixationspunkten, Kopfhaltetest und Armhaltetest).

Bei ausgeprägter *generalisierter* Myasthenie findet sich eine flache Atmung, häufiges Verschlucken und generalisierte Muskelschwäche. Sensibilitätsstörungen liegen nicht vor. Ganz selten werden Muskelschmerzen angegeben. Muskeleigenreflexe sind häufig nur schwach, manchmal nicht mehr auslösbar.

### Zusatzdiagnostik

*Vitalkapazität*

Beim Verdacht auf eine generalisierte Myasthenie muß zunächst die Bestimmung der Vitalkapazität (VK) erfolgen. Liegt die VK unter 1 500 ml, muß sofort eine arterielle Blutgasanalyse (BGA) durchgeführt werden. Bei einem $paCO_2$ von mehr als 50 mmHg sehen wir die Indikation zur Intubation und Beatmung. Bei länger bestehender Myasthenie werden von den Patienten manchmal über lange Zeit sehr hohe $CO_2$-Partialdrücke toleriert, die Patienten können jedoch ganz akut dekompensieren.

*Tensilon®-Test*

Ist die VK größer als 1 500 ml, wird die Verdachtsdiagnose Myasthenia gravis mit Hilfe des Tensilon®-Testes erhärtet.

*Prinzip:* Tensilon® (Edrophoniumchlorid) ist ein reversibler Cholinesterasehemmstoff mit kurzer Halbwertszeit. Die Substanz ist in Deutschland nicht im Handel, kann aber bei der Firma Hoffmann-La Roche angefordert werden. Sie gehört auf jede Intensivstation. Alle reversiblen Cholinesterasehemmstoffe erhöhen die Konzentration von Acetylcholin im subsynaptischen Spaltraum und führen über ein erhöhtes Transmittersubstanzangebot zu einer kurzfristigen Verbesserung der neuromuskulären Übertragung. Dem entspricht eine oft dramatische, bei Tensilon® jedoch nur kurz andauernde Rückbildung der Schwäche in den betroffenen Muskelgruppen.

*Vorbereitung:* 1 ml Edrophoniumchlorid (= 10 mg) mit 9 mg NaCl mischen. 2 Ampullen Atropin à 1 mg bereitlegen. Verweilkanüle und Elektrolytinfusion vorbereiten. Bei nicht krisenhafter Myasthenie wird meist auch eine Spritze mit 10 ml Kochsalz ohne Tensilon® bereitgelegt, um eine Plazebowirkung ausschließen zu können. In der Krisensituation ist dies nicht erforderlich.

*Durchführung:* Die Injektion erfolgt beim liegenden Patienten in die Verweilkanüle. Zunächst wird 1 mg Tensilon® (1 ml der Mischung) vorgespritzt. 1 Minute warten. Falls keine vegetativen Nebenwirkungen (vgl. cholinerge Krise, S. 154) auftreten, werden die restlichen 9 mg in 1 Minute injiziert. Wirkungseintritt nach 30–60 Sekunden, Wirkdauer 5–10 Minuten. Zur Objektivierung der Wirkung wird die Funktion einer stark betroffenen Muskelgruppe überprüft (Kopfhaltetest, Handdrücken, Augenöffnen und -schließen, Doppelbilder, Sprache).
Bei vegetativen Nebenwirkungen Atropin 0,5–1 mg i. v.

*Elektromyographie*

Ein EMG ist bei typischer Anamnese und bei positivem Tensilon®-Test nicht dringend erforderlich. Ist das EMG jedoch ohne zusätzliche Gefährung (Transport) und Verzögerung der Therapie möglich, wird eine Serienreizung durchgeführt. Hierbei wird ein peripherer Nerv posttetanisch supramaximal gereizt und die Muskelantwortpotentiale des zugehörigen Muskels abgeleitet. Charakteristisch für die Myasthenie ist ein Amplitudenabfall der Muskelaktionspotentiale (Dekrement). Die Amplitudenabnahme vom 1.–5. Reiz beträgt bei Myasthenien mehr als 20%. Die Stimulation kann unter Tensilon® wiederholt werden, Tensilon® verhindert dann das Dekrement. Untersucht werden kann z. B. der M. interosseus dorsalis I bei Ulnarisreizung, der M. deltoideus bei Reizung am Erbschen Punkt (beides unangenehm) oder der M. trapecius bei Akzessoriusreizung. Die Nervenleitgeschwindigkeiten sind bei der Myasthenie nicht verändert, F-Wellen und H-Reflex sind zeitgerecht. Die Nadelmyographie kann zur Differenzierung einer akuten Dermato- oder Polymyositits (dann Fibrillationen und/oder myopathische Potentiale) hilfreich sein. Ein Augenmuskel-EMG ist bei okulärer Myasthenie in Kombination mit dem Tensilon®-Test indiziert. Die Einzelfasermyographie ist im Notfall entbehrlich.

*Laboruntersuchungen*

Übliche Notfallaborroutine. Die Kreatinkinase ist bei Myasthenie nicht erhöht. Regelmäßige Blutgasanalysen in Abhängigkeit von der Vitalkapazität sind erforderlich. Frühzeitig sollte Serum für die Antikörperbestimmung gegen quergestreifte Muskulatur und Acetylcholinrezeptoren zurückgehalten werden. Daneben Untersuchung auf LE-Zellen, LE-Faktor, Rheumafaktoren, Schilddrüsen-AK. Der Liquor wird bei eindeutiger Anamnese und positivem Tensilon®-Test nicht untersucht.

*Elektrokardiographie*

Rhythmusstörungen, Zeichen der Rechtsherzbelastung, Schrittmacherindikation?

*Radiologie*

- Röntgen-Thorax: Aspiration?
- Thorax-CT: Thymom? Nach Stabilisierung des Patienten immer durchführen.

**Differentialdiagnose**

*Lambert-Eaton-Syndrom* (s. S. 155).

*d-Penicillamin-induzierte Myasthenie*

*Definition:* Myasthenes Syndrom bei Frauen mit chronischer Polyarthritis nach monatelanger Einnahme von d-Penicillamin. Klinisches Bild einer generalisierten Myasthenie mit gutem Ansprechen auf Cholinesterasehemmstoffe. Meist gute Rückbildung nach Absetzen des Medikamentes. Behandlung sonst wie Myasthenia gravis. Krisenhafte Verschlechterung ist selten. Der Antikörpertiter der Acetylcholinrezeptoren kann erhöht sein.

*Dermato- oder Polymyositis*

Akute Polymyositiden können mit belastungsabhängiger Schwäche einhergehen. Ganz selten kann ein bevorzugter Befall der Atemmuskulatur gefunden werden, der Intubation und Beatmung notwendig macht. Hauterscheinungen, BSG- und CK-Erhöhung, Denervierungszeichen und myopathische Potentiale im EMG und ein negativer Tensilon®-Test erhärten den Verdacht auf eine Poly- oder Dermatomyositis, bei der Schmerzen viel mehr im Vordergrund stehen als bei der Myasthenie. Bei Verdacht auf eine Dermatomyositis immer rheumatologische und immunologische Abklärung, Suche nach Malignomen. Haut- und Muskelbiopsie.
*Therapie:* Kortikoide und Immunsuppression (s. S. 261). Zur Plasmapherese-Indikation bei Polymyositis siehe ebenfalls Seite 262, bei schweren Paresen und Beatmungspflichtigkeit kann die Plasmapherese vertreten werden.

*Polyradikulitis*

Sensibilitätsstörungen. Paresen nicht belastungsabhängig. NLG und F-Wellen verändert. Liquorbefund siehe Seite 137. Negativer Tensilon®-Test.

**Intensivtherapie und Überwachung**

*Lebensbedrohliche Myasthenie mit Ateminsuffizienz*

Allgemeine Intensivtherapie und Überwachung, besonders regelmäßige Bestimmung der Vitalkapazität, häufige Blutgasanalyse, Intubation, frühzeitige Beatmung (s. o.).

Bei schweren Myasthenien mit Herzrhythmusstörungen temporärer externer Schrittmacher (s. S. 138).

Absetzen aller Medikamente, die potentiell eine Myasthenie verstärken können und Ausweichen auf Ersatzmedikamente entsprechend Tabelle 13.

Intravenöse oder orale Gabe von Cholinesterasehemmstoffen, z. B. Pyridostigminbromid (Mestinon®) i. v. über Perfusor. Perfusorspritze mit 4 mg Mestinon und 50 ml NaCl).
*Dosierung:* Individuelle Richtgröße etwa 2 mg/6 h. Bei starker vegetativer Symptomatik (Speichelfluß, Bronchialsekretion) Itrop® 3mal täglich.

Frühzeitige Indikationsstellung zur Plasmaseparation (vgl. S. 262). Meist 2 Blocks mit je 3 Austauschbehandlungen. Austauschmenge etwa 2–2,5 l. Möglichkeit der AK-Bestimmung aus dem separierten Plasma beachten.

Kortison: Initial 100 mg Prednisolonäquivalent/d i.v. Cave: Initiale Verschlechterung bei Kortisontherapie, Patient kann erst hierdurch beatmungspflichtig werden.

| Funktionsstörung verstärkende Pharmaka | Ausweichmöglichkeiten |
|---|---|
| Curare und Derivate | Vertiefte Allgemeinnarkose<br>Suxamethonium |
| Chinin, Chinoline<br>Malaria-, Rheuma- und Grippemittel | Acetylsalicylsäure |
| Chinidin, Ajmalin | Digitalis |
| Äther, Trichloräthylen (Halothan) | Barbituratkurznarkose |
| Morphin und Derivate | Kombination mit Lorfan |
| Mg-haltige Verbindungen<br>Abführmittel | Natriumsulfat |
| Tetracycline<br>Aminoglykosidantibiotika | Cephalosporine |
| Polymyxine<br>Sulfonamide<br>Penicilline? | Erythromycine, Nitrofurane<br>Nalidiximsäure |
| Benzothiadiazine | Spironolacton, Triamteren |
| Kortikosteroide und ACTH<br>D-Penicillamin | Acetylsalicylsäure, Phenylbutazon, Gold, Indomethazin, Fluphenamin |
| Hydantoine | Carbamazepin? |
| Depolarisierende Relaxantien<br>Inhalationsanästhetika<br>Myotonolytika<br>Neuro-, Thymoleptika<br>Tranquilizer (Meprobamat, Benzodiazepine)<br>Sedativa, Hypnotika<br>Procainamid, Lidocain<br>Gangliopl egika | Stationär in niedriger Dosierung und bei sorgfältiger Überwachung erlaubt |

**Tab. 13 Ersatzmedikamente für Pharmaka, die eine Myasthenie verstärken können (modifiziert nach *Berndt* 1977).**

Immunsuppression mit 2–3 mg/kg/d Azathioprin (s. S. 261).

Sedierung des beatmeten Patienten mit nicht muskelrelaxierenden Medikamenten (s. S. 259).

*Generalisierte Myasthenie ohne bedrohliche Ateminsuffizienz*

Regelmäßige Kontrollen der Vitalkapazität und Blutgasanalysen.

Absetzen aller potentiell myasthenieverstärkenden Medikamente (Tab. 13).

Einschleichende Behandlung mit Cholinesterasehemmstoffen, z. B. Mestinon® 4–5mal täglich 20 mg oral, nach Wirkung steigern. Die parenterale Gabe ist möglich: 1 mg Mestinon® i. v. entspricht 30 mg Mestinon® oral; Wirkeintritt bei oraler Gabe für Mestinon® ca. 30–60 Minuten, Wirkdauer 3–6 Stunden.
Weitere Cholinesterasehemmstoffe: Physostigmin (Prostigmin®) oder Ambenoniumchlorid (Mytelase®). Einige Kliniken bevorzugen Mestinon® retard 180 mg.

Kortikosteroide: Initiale Verschlechterung unter Kortikoiden möglich. Kortikoidbehandlung nur unter Intensivbedingungen mit regelmäßiger VK und BGA-Kontrollen und Intubationsatmungsbereitschaft. Von manchen Autoren wird eine langsam einschleichende Behandlung mit 25 mg Prednisolonäquivalent/d, nach 5 Tagen verdoppelt, empfohlen. Wir ziehen die initiale Gabe von 100 mg Prednisolon unter den oben beschriebenen Sicherheitsvorkehrungen vor.

## Verlauf

Die immunsuppressive Therapie mit Imurek® wird nach 2–3 Wochen auf 1,5–2,5 mg/kg/d reduziert. Kortikoide langsam auf eine Erhaltungsdosis von etwa 20 mg Prednisolonäquivalent (jeden 2.Tag) verringern. Die Gabe von Cholinesterasehemmstoffen soll so gering wie möglich gehalten werden, da sie in hohen Dosen selbst die Rezeptoren schädigen können. Dosierungen von 600 mg Mestinon®/d und mehr, wie sie noch vor wenigen Jahren üblich waren, müssen vermieden werden, auch wegen der Gefahr einer cholinergen Krise (s. u.). Sobald die myasthene Krise beherrscht ist, muß nach einem Thymustumor (Thorax-CT) gefahndet werden. Die Indikationsstellung zur Thymektomie wird bei uns nicht nur beim Verdacht auf einen Thymustumor gestellt. Nach der Thymektomie kann eine Verschlechterung der Myasthenie kurzfristig eintreten. Daher frühe postoperative Rückverlegung auf eine neurologische Intensivstation. Cholinesterasehemmstoffe können postoperativ oft nahezu ganz reduziert werden. Bei therapieresistenten Myasthenien, die auch unter der oben beschriebenen Therapie sich nicht bessern, kann als Ultimo ratio eine Milzexstirpation notwendig werden. Über eigene Erfahrungen hierzu verfügen wir nicht.

## Cholinerge Krise

### *Definition und Leitsymptome*

Bei hochdosierter Therapie mit Cholinesterasehemmstoffen kann es zu systemisch cholinergen Nebenwirkungen mit gleichzeitiger, durch eine partielle Dauerdepolarisation einzelner Muskelgruppen bedingter Muskelschwäche kommen. Aufgrund der unterschiedlichen Empfindlichkeit einzelner Muskelgruppen auf Acetylcholin kann in der cholinergen Krise manchmal noch eine partielle Besserung der Muskelkraft durch Tensilon® erzielt werden. Deshalb ist der Tensilon®-Test nicht immer sicher geeignet, zwischen einer cholinergen und einer myasthenen Krise zu unterscheiden.

### *Klinik*

- Miosis, Injektion der Konjunktiven, Augentränen
- Bradykardie
- Hypersalivation, Schwitzen
- Durchfälle, Magenkrämpfe, Erbrechen
- Exogene Psychosen
- Respiratorische Insuffizienz, durch vermehrte Bronchialsekretion noch verstärkt.

### *Intensivtherapie und Überwachung*

- Häufige Blutgasanalyse, Intubation, evt. Beatmung
- Absaugen
- Wiederholte Gaben von Atropin 0,5–1 mg i. v.
- Herz-Kreislauf-Überwachung und Behandlung von Rhythmusstörungen, Bradykardie oder Hypotonie.

*Verlauf*

Cholinerge Krisen können durch eine möglichst niedrige Gesamtdosierung der Cholinesterasehemmstoffe vermieden werden und werden immer seltener. Anscheinend kommt bei Mestinon®-Dosierungen unter 300 mg/d eine cholinerge Krise nicht vor. Extrem hohe Dosierungen finden sich meist bei Patienten, bei denen vom behandelnden Arzt noch keine immunsuppressive Therapie eingeleitet wurde. In der cholinergen Krise kann eine weitere Steigerung von Cholinesterasehemmstoffen aufgrund noch vorhandener Muskelschwäche in einzelnen Muskelgruppen noch eine Besserung der Muskelkraft bewirken. Zu diesem Zeitpunkt liegt dann jedoch schon eine Überdosierung für andere Muskelgruppen (Dauerdepolarisation) vor. Die systemische cholinerge Wirkung, die sich in den vegetativen Symptomen manifestiert, nimmt unter weiterer Dosierungssteigerung noch zu.

*Therapie*

Keine Erhöhung der Cholinesterasehemmstoffe, Parasympathikolytika. Beginn einer immunsuppressiven Behandlung.
In verzweifelten Situationen bei Patienten mit einem Mischbild von faziopharyngealer myasthener Krise und systemischer cholinerger Krise haben wir für einige Tage auf alle Cholinesterasehemmstoffe verzichtet („Drug-holiday") und den Patienten kontrolliert beatmet. Unter Einleitung der Immunsuppression, evtl. Plasmapherese, langsam einschleichende erneute Gabe von Cholinesterasehemmstoffen.

## Lambert-Eaton-Syndrom

### Definition, Leitsymptome und Klinik

Auch das Lambert-Eaton-Syndrom ist durch eine abnorme Muskelschwäche gekennzeichnet. Es handelt sich um eine paraneoplastische Erkrankung, die meist im Zusammenhang mit einem kleinzelligen Bronchial-CA auftritt und sehr selten ist. Leitsymptome sind die belastungsabhängige Schwäche der Becken- und proximalen Beinmuskulatur. Okuläre oder faziopharyngeale Symptome treten nur selten hinzu. Die Störung der neuromuskulären Übertragung beruht wahrscheinlich auf einer präsynaptischen Störung. Man diskutiert eine immunologisch bedingte, verminderte Freisetzung von Acetylcholin aus den präsynaptischen Vesikeln. Betroffen sind meist Männer im mittleren und älteren Lebensalter. Anamnestisch kann ein Bronchial-CA bekannt sein, die muskuläre Schwäche kann jedoch den Symptomen des zugrundeliegenden Tumors vorausgehen. Die Patienten geben eine zunehmende Schwäche beim Treppensteigen oder Bücken an. Sensibilitätsstörungen liegen nicht vor, die Paresen betreffen überwiegend Beine und Beckenmuskulatur. Muskeleigenreflexe können fehlen. Augenmotilitätsstörungen, Doppelbilder und Schluckstörungen werden nicht angegeben. Es besteht eine Überempfindlichkeit auf kurareähnliche Substanzen. Die Manifestation des Syndroms ist daher nicht selten an eine vorangegangene Operation gebunden. Bei einer dann auftretenden, verlängerten, postoperativen Atemstörung kann eine intensivmedizinische Therapie notwendig werden. Der Tensilon®-Test (s. S. 151) ist meist positiv.

### Apparative Diagnostik

*Elektroenzephalographie*

EEG nicht erforderlich.

*Elektromyographie*

Elektromyographisch läßt sich bei der Serienstimulation mit höheren Reizfrequenzen ein pathognomonisches Muster nachweisen. Während es bei repetitiver Nervenreizung mit niedriger Frequenz zu einem der Myasthenie vergleichbaren Amplitudendekrement kommt, sieht man bei hochfrequenter Reizung nach einer initialen kurzen Amplitudenabnahme der Muskelantwortpotentiale einen zunehmenden Anstieg des Potentials (Fazilitierung).

### Intensivtherapie

Eigene Erfahrungen mit der Intensivtherapie eines Lambert-Eaton-Syndroms haben wir nicht, nach unserer Meinung bezieht sich die Intensivtherapie bei symptomatischen, paraneoplastischen Formen ausschließlich auf die Behandlung einer extern ausgelösten Ateminsuffizienz:

Vitalkapazität, Blutgasanalysen, Intubation, konsequente Beatmung unter gleichzeitiger Vermeidung von die neuromuskuläre Übertragung beeinflussenden Medikamenten.

Orale Cholinesterasehemmstoffe wie z. B. 4–5 × 20 mg Mestinon® oral.

Guanidinhydrochlorid in Wasser gelöst, etwa 1,5–2,5 g/d. Guanidinhydrochlorid ist nicht als Arzneimittelspezialität zugelassen, kann aber als Pulver im Laborbedarf angefordert werden (Nebenwirkungen s. u.).

Aminopyridin und Diaminopyridin werden in den USA empfohlen, sind aber nach unserer Kenntnis in Europa noch nicht erhältlich.

Plasmapherese und Immunsuppression wie bei Myasthenie, besonders bei jüngeren Patienten ohne bekannten Tumor.

### Verlauf

Bei Verdacht auf das Lambert-Eaton-Syndrom muß nach einem Bronchial-CA gefahndet werden. Selten können auch Rektumkarzinome oder Karzinome von Magen und Prostata zugrunde liegen. Eine Dauerbehandlung mit Guanidinhydrochlorid kann durchgeführt werden. Dosierung wie oben, cave toxische Agranulozytosen. Weitere Nebenwirkungen: Leber- und Nierenschäden, Herzrhythmusstörungen, Ataxie, Verwirrtheit.

## Episodische Lähmungen

Die episodischen Lähmungen sind anfallsweise auftretende Attacken von Muskelschwäche, die in den meisten Fällen mit Störungen im Kaliumhaushalt verbunden sind.

### Familiäre hypokaliämische Lähmung

*Definition*

Mit unvollständiger Penetranz dominant erbliche Erkrankung mit seltenen, länger andauernden Lähmungsattacken bei erniedrigten Serumkaliumwerten. Die genaue Pathogenese ist unbekannt, im Lähmungsanfall ist das Ruhemembranpotential der Muskulatur durch Erniedrigung der extrazellulären Kaliumkonzentration erniedrigt. Die Erkrankung ist selten und manifestiert sich im mittleren Lebensalter, Männer sind häufiger betroffen als Frauen.

*Leitsymptome*

Leitsymptome sind symmetrisch auftretende, schlaffe Lähmungen der Skelettmuskulatur, die proximal beginnen. Die Atemmuskulatur und die bulbäre Muskulatur bleiben in der Regel, aber nicht immer, frei. Die Lähmungen können bei verschiedenen Lähmungsattacken unterschiedlich ausgeprägt sein und in schweren Fällen bis zur Tetraplegie führen. Selten kommen auch Myokardstörungen vor.

*Klinik*

Die Anfälle treten bevorzugt nach ausgedehnten, kohlehydratreichen Mahlzeiten auf. Auch psychische Auslöser und schwere körperliche Aktivität können dem Anfall vorausgehen. Typisch ist die *morgendliche Lähmung* nach später, kohlehydratreicher Mahlzeit. Die Dauer der Anfälle liegt zwischen einigen Stunden und mehreren Tagen. Die Lähmungen sind schlaff, die Reflexe ausgefallen. Myotone Syndrome wurden beschrieben. Sensibilitätsstörungen gehören nicht zum Erscheinungsbild.

*Zusatzdiagnostik*

Im *EMG* findet man in paretischen Muskeln eine verminderte Aktivität der Potentiale motorischer Einheiten, die z. T. auch erniedrigt und verkürzt sein können. In plegischen Muskeln elektrische Stille ohne Denervierungszeichen und ohne elektrische Erregbarkeit.

*Laboruntersuchungen:* Deutliche Erniedrigung des Serumkaliumspiegels, in der Regel unter 3 mval/l.
Anfallsprovokation durch Glukosebelastung (2 g/kgKG oral), anschließend 20 I. E. Altinsulin subkutan. Eine Lähmung soll sich dann 2–3 Stunden später einstellen. Manchmal ist auch eine höhere Glukosegabe notwendig.

*Differentialdiagnose*

- Myotonien, hyper- und normokaliämische Lähmungen (s. S. 157 und S. 159)
- Thyreotoxische hypokaliämische Lähmung: periodische Lähmung bei Schilddrüsenüberfunktion
- Myasthenie (s. S. 150ff.): keine Besserung auf Cholinesterasehemmstoffe
- Psychogene Lähmungen.

*Intensivtherapie und Überwachung*

Bei Sicherung der Diagnose Kaliumsubstitution im Lähmungsanfall, z. B. 120 mval Kalium oral oder kaliumangereicherte (80–120 mval Kaliumchlorid) Elektrolytlösung über 4–6 Stunden infundieren.

EKG-Monitoring mit Rhythmusüberwachung.

Regelmäßige Serumspiegelkontrollen für Kalium. Einstellen des Kaliumspiegels auf 4,5–5 mval/ml. Überwachung der Vitalkapazität.

*Verlauf*

Vermeidung von opulenten kohlehydratreichen Mahlzeiten und Substitution mit Kalium bzw. kaliumreiche Ernährung. Die hereditär hypokaliämische Lähmung muß von induzierten Hypokaliämien abgegrenzt werden, deren klinische Manifestation zwar ähnlich ist, bei denen aber die typische spontane Remission fehlt. Auslöser induzierter Hypokaliämien sind Laxantienabusus, alimentärer Kaliummangel (z. B. bei Anorexie) und saluretikainduzierte Hypokaliämien.

*Prophylaxe*

Acetazolamid 250 mg/d, kann gesteigert werden, führt zur metabolischen Azidose und kann die Attackenhäufigkeit vermindern. Bei fehlendem Erfolg kann Spironolacton gegeben werden.

## Hereditäre hyperkaliämische Lähmung (Adynamia episodica hereditaria) einschließlich normokaliämischer Lähmung

*Definition und Leitsymptome*

Autosomal dominant erbliche, episodische Muskelschwäche, die mit einer Erhöhung des Serumkaliums assoziiert ist. Sie manifestiert sich durch häufig wiederkehrende, kurz dauernde Anfälle von Muskelschwäche. Pathogenetisch wird eine Depolarisation der Muskelmembran diskutiert, die auf eine Störung der Natriumleitfähigkeit der Membran bei erhöhter extrazellulärer Kaliumkonzentration zurückgeführt werden kann. Die Krankheit manifestiert sich in der Regel im 1. Lebensjahrzehnt, beide Geschlechter sind gleich häufig betroffen.

*Klinik*

Häufige kurze Attacken von Lähmungen, die etwa 1 Stunde andauern. Die Lähmungen beginnen häufig nach anstrengender körperlicher Tätigkeit. Nahrungskarenz kann die Lähmung provozieren, die Aufnahme kohlehydratreicher Nahrung Lähmungen abkürzen bzw. verhindern. Sensibilitätsstörungen im Anfall (distale

Kribbelparästhesien) gehören zum Krankheitsbild. Die Anfälle beginnen in der distalen Beinmuskulatur, schreiten jedoch schnell voran und betreffen schließlich die gesamte Muskulatur einschließlich der durch motorische Hirnnerven versorgten Gesichts- und Halsmuskeln. Die Atemmuskulatur kann verschont bleiben. Wenige Minuten nach dem Maximum der Beschwerden klingen die Lähmungserscheinungen spontan ab. Die Muskeleigenreflexe sind herabgesetzt bis erloschen, Zeichen einer Myotonie werden nicht selten beobachtet. Der beginnende Anfall kann durch Nahrungsaufnahme oder forcierte Bewegung verhindert oder abgekürzt werden. Nach langer Krankheitsdauer kann eine proximale Muskelschwäche perisistieren. Pseudohypertrophien der Waden sind beschrieben.

*Zusatzdiagnostik*

*EMG:* Im Anfall Verminderung der Anzahl von Potentialen motorischer Einheiten. Im Intervall überwiegend normales EMG, selten proximal myopathische Potentiale. Myotone Entladungen können beobachtet werden. Im Anfall soll die sensible Refraktärzeit verlängert sein.

*Laboruntersuchungen:* Serumkalium in der Regel im oberen Normbereich oder erhöht, immer über 5 mval/ml. Übrige Elektrolyte normal. CK nach dem Anfall erhöht. Provokation von Anfällen durch Kaliumbelastung mit 60 mval Kalium oral.

*Differentialdiagnose*

- Hypokaliämische Lähmung
- Myotonie und Paramyotonie (treten überwiegend in Kälte auf und sind nicht belastungsgebunden)
- Hyperkaliämie bei *Crush*-Syndrom. Die Lähmungsattacke hält länger an. Beweisend sind die erhöhte CK, die Myoglobinurie bei entsprechender Anamnese
- Thyreotoxische hypokaliämische Lähmung.

*Intensivtherapie*

- Kalzium-Glukonat (Calcium Horm®) 950 mg langsam i. v. (cave Digitalis)
- Glukose 20% 250 ml + 12 Einheiten Altinsulin
- Substitution von NaCl, z. B. in Elektrolytlösungen + 20 – 40 mval NaCl
- Evtl. bei leichteren Lähmungen 50 g Glukose oral + Insulin
- Intervalltherapie mit Acetazolamid oder Thiaziden.

## Seltenere Muskelerkrankungen

### Rhabdomyolyse

*Definition und Leitsymptome*

Akute oder perakute Muskelnekrosen mit Myoglobinämie und Myoglobinurie. Das Syndrom findet sich am häufigsten bei *Alkoholintoxikationen* und bei *Delirpatienten*. Auch bei anderen Intoxikationen (Barbiturate, Meprobamat) und nach Elektrotrauma kann eine Rhabdomyolyse auftreten. Die Ursache ist nicht sicher geklärt. Das *Crush-Syndrom* führt zu ähnlichen Symptomen.

*Klinik*

Die Patienten klagen über Muskelschmerzen und zunehmende Schwäche der Muskulatur. Der Urin ist rotbraun.
*Laboruntersuchungen:* Entscheidend ist die exzessive Erhöhung der Kreatinkinase (bis über 100000 U/l), Myoglobin im Urin und Serum ist positiv.

*Intensivtherapie und Überwachung*

Ausgleich von Elektrolytstörungen, Überwachung der Gerinnung, arterielle Blutgasanalyse. Intensive Überwachung der Nierenretentionswerte. Alkalische Diurese. Bei Ansteigen der Nierenretentionswerte kann eine Dialyse oder eine Plasmapherese erforderlich werden.

*Verlauf*

Für den Verlauf ist neben der Entwicklung der Niereninsuffizienz die Grundkrankheit entscheidend. Patienten mit chronischem Alkoholismus haben nicht selten eine herabgesetzte Abwehrlage und sind daher schon intensivmedizinische Risikopatienten. Der Verlauf des Delirs, die Kontrolle der Anfälle und die Behandlung der Niereninsuffizienz bestimmen die Prognose. Bei akut verlaufenden Fällen kann schon sehr früh ein Kreislaufversagen eintreten, die Letalität des Krankheitsbildes wird auf 35% geschätzt.

## Myotone Syndrome

Myotonien sind Erkrankungen mit einer erhöhten muskulären Erregbarkeit und einer Hemmung der muskulären Relaxation. Zu ihnen zählen die dominant erbliche Myotonia congenita *(Thomsen)*, rezessive Myotonien *(Becker)*, die kälteabhängige Paramyotonia congenita *(Eulenburg)*, die sog. Neuromyotonien und die dystrophische Myotonie *(Curschmann-Steinert)*. Bei der dystrophischen Myotonie findet man weitere Symptome wie Katarakt, Innenohrschwerhörigkeit, Beteiligung der Herzmuskulatur und Gonadeninsuffizienz. Oft verstärkt sich die Myotonie in der Kälte. Beim Perkutieren von Muskeln (Perkussionsmyotonie) können abnorme Muskelverspannungen überdauern. Myotone Syndrome stellen allein praktisch nie einen akuten Notfall dar. Die Kenntnis von Erkrankungen mit myotonen Syndromen ist aber im Notfalldienst und in der Intensivmedizin aus mehreren Gründen wichtig. Patienten mit myotonen Erkrankungen stehen nicht selten unter Dauerbehandlung mit Medikamenten, die man zunächst nicht bei der Behandlung von muskulären Erkrankungen erwarten würde, z. B. Diphenylhydantoin (Phenhydan®, Zentropil®, Epanutin®) oder Carbamazepin (Tegretal®, Timonil®). Auch Membranstabilisatoren wie Tocainid (Xylotocan®, 800 bis 1200 mg/d) oder Mexiletin (Mexitil®, 400–800 mg/d) werden gegeben. Für die meisten myotonen Syndrome wird eine Neigung zur malignen Hyperthermie bei bestimmten Narkoseformen diskutiert (s. u.). Bei manchen Patienten ist eine begleitende Kardiomyopathie bekannt. Die Diagnose wird durch das EMG (myotone Entladungsserien), die z. T. sehr hohen Muskelenzymerhöhungen und durch Muskelbiopsie gesichert. Müssen Patienten mit myotonen Syndromen aufgrund anderer Erkrankungen auf Intensivstationen behandelt werden oder werden Narkosen notwendig, sollte daher die Behandlung mit Membranstabilisatoren oder Antiarrhythmika nicht ohne Grund abgebrochen und die Gefahr eines malignen Hyperthermiesyndroms beachtet werden.

## Maligne Hyperthermie

*Definition und Leitsymptome*

Die Diagnose und Behandlung der malignen Hyperthermie (MH) ist in erster Linie ein anästhesiologisches Problem. Die MH tritt familiär gehäuft auf und kann als Myopathie mit unbekanntem Erbmodus aufgefaßt werden. In 5–10% der Fälle finden sich bei Patienten mit MH andere Muskelerkrankungen (dystrophe Myotonie, McArdle-Erkrankung).
Bei 50–70% der Patienten findet sich eine primär erhöhte CK. Bei Verdacht auf ein MH-Syndrom muß eine Muskelbiopsie mit Koffeinkontraktionstest, evtl. durch Zumischung von Halothan, durchgeführt werden. Die Kenntnis dieses Syndroms ist wichtig, da die maligne Hyperthermie durch Triggersubstanzen (z. B. Inhalationsanästhetika, besonders Halothan und Muskelrelaxantien [Succinylcholin]) ausgelöst werden kann. Es kommt dann zur abnormen Aktivierung der Muskelkontraktion, möglicherweise durch Erhöhung der intrazellulären Kalziumkonzentration bei Freisetzung aus den Triaden des endoplasmatischen Retikulums. Patienten, die beim Verdacht auf eine Muskelerkrankung in Allgemeinnarkose operiert werden sollen, können durch eine MH gefährdet sein. Spontane maligne Hyperthermien sind ebenfalls bekannt, andererseits können manche MH-gefährdete Patienten Operationen, auch mit sog. Triggersubstanzen, komplikationslos überstehen.

*Klinik*

- Anstieg der Körpertemperatur
- Mangelhafte Erschlaffung der Skelettmuskulatur nach Succinylcholin
- Atemfrequenz und Atemzugvolumen steigen an, in der Blutgasanalyse metabolische Azidose, Hypoxie und Hyperkapnie
- Tachykardie, Zyanose und Schwitzen.

*Laboruntersuchungen*

- CK, OT, PT, Kalium-Anstieg
- Selten Myoglobin im Urin
- Gefahr der Verbrauchskoagulopathie (DIC, s. S. 264).

*Therapie*

- Ausschaltung der Triggersubstanzen (Halothan, Succinylcholin)
- Beatmung mit hohem Minutenvolumen
- Dantrolen i. v.: 1 mg/kgKG innerhalb von 5 Minuten, danach langsame Infusion von 1,5 mg/kgKG in etwa ½ Stunde
- Nach Durchbrechen der malignen Hyperthermie weitere Gabe von Dantrolen bis zu einer Tagesgesamtdosis von 20 mg/kgKG.

### Anhang

*Malignes Neuroleptikasyndrom*

Ob das maligne neuroleptische Syndrom, ein mit Temperaturerhöhung, Tachykardie, Störung des Blutdrucks und Dyskinesien bzw. Akinesie einhergehendes Syndrom nach Einnahme von Neuroleptika der malignen Hyperthermie vergleichbar ist, wird diskutiert. Auch hier findet sich immer wieder eine CK-Erhöhung. Die Behandlung mit Dantrolen in der oben genannten Dosierung ist erfolgreich durchgeführt worden. Erste Berichte liegen auch über erfolgreiche Behandlungen mit Dantrolen bei der akuten febrilen Katatonie vor, die Ähnlichkeit mit der MH zeigt (vgl. S. 207). Literatur zu MH und malignem Neuroleptikasyndrom auf S. 208.

## Bislang unbehandelbare, progrediente neuromuskuläre Krankheiten

### (Amyotrophe Lateralsklerose-ALS, progressive Muskeldystrophien und dystrophische Myotonien)

Die in der Überschrift genannten Krankheiten sind bisher nicht behandelbar. Sie führen über eine zunehmende Ateminsuffizienz, über Schock bei Beteiligung des Myokards (dystrophische Myotonie) oder durch unmittelbare oder mittelbare Folgen der jahrelang fortschreitenden Bewegungsunfähigkeit (Embolien, Sepsis bei ausgedehnten Dekubitalulzera, Nieren- und Blasenentzündungen) unbeeinflußbar zum Tode. Die Patienten bleiben hierbei sehr lange bewußtseinsklar und erfassen, im Gegensatz zu vielen Patienten mit unheilbaren ZNS-Erkrankungen, alle Stadien der kontinuierlichen Verschlechterung.

Es können keine verbindlichen Empfehlungen zum ärztlichen Verhalten bei Patienten, die das lebensbedrohliche Terminalstadium erreicht haben, gegeben werden. Immer wieder wird es vorkommen, daß in Unkenntnis der infausten Grunderkrankung eine intensivmedizinische Maximaltherapie mit Intubation und Beatmung eingeleitet wurde: Berichte über jahrelang beatmete ALS-Patienten, deren neuromuskuläre Krankheit weiter fortschreitet, die aber weiter interessiert an ihrer Umwelt partizipieren, zeigen, daß selbst dieser Situation noch positive Aspekte entspringen können.

In der langfristigen Betreuung dieser Patienten müssen diese Probleme mit Patienten und Angehörigen besprochen und deren Einstellung zu intensivmedizinischen Maßnahmen diskutiert werden. In diesem Gespräch sage ich z. B. dem Patienten, daß eine Klinikaufnahme so lange wie möglich vermieden werden sollte, daß die Klinik aber jederzeit zur Aufnahme bereitsteht, wenn die häusliche Pflege nicht mehr möglich ist. Ich bespreche auch, daß aktive lebenserhaltende Maßnahmen nur dann eingeleitet werden, wenn der Patient dies audrücklich gewünscht hat. Ist dies nicht gewünscht, entscheiden wir uns für eine reichlich bemessene Sedierung und Analgesie. Auf Intubation, Beatmung, blutdruckhebende Maßnahmen sowie Antibiotikatherapie wird verzichtet. Flüssigkeiten, Elektrolyte und Kalorien werden gegeben, routinemäßige Laborkontrollen entfallen. Die Aufnahme auf die Intensivstation wird vermieden, schon um der Familie zu ermöglichen, häufig oder ständig beim Patienten zu sein.

## Literatur


1. *Asbury, A. K., P. G. Arnason, H. R. Karp, D. E. McFarlin:* Criteria for diagnosis of Guillain-Barré syndrome. Ann. Neurol. 3 (1978), 565–566
2. *Berndt, S.:* Pharmakologie der motorischen Endplatte. In: Myasthenia gravis und andere Störungen der neuromuskulären Synapse. *Hertel, G., H. G. Mertens, K. Ricker, K. Schimrigk* (Hrsg.). Thieme, Stuttgart 1977
3. *Blau, F.*, et. al.: The not so benign Miller Fisher syndrome. Archs Neurol., Chicago 37 (1980), 384–385
4. *Drachmann, D. B.:* Myasthenia gravis. In: Current therapy in neurological disease. *Johnson, R. T.* (ed.). BC Decker Inc. Philadelphia–Toronto 1985
5. *Fisher, M.:* Syndrome of ophtalmoplegia, ataxia and areflexia. New Engl. J. Med. 255. (1956), 57–65
6. *Flügel, K. A., B. Kügelgen:* Das Shy-Drager-Syndrom. Fortschr. Neurol. Psychiat. 47 (1978), 107–143
7. *Hacke, W., V. Schuchard, B. Englert, M. Hassel:* Autonome Regulationsstörungen und Schrittmacherversorgung bei der akuten Polyneuritis Guillain Barré. Akt. Neurol. 12 (1985), 199–203
8. *Heyck, H.:* Muskelkrankheiten. Springer, Heidelberg–New York1978
9. *Hopf, H. C.:* Neurologische Symptome bei Störungen des Kaliumhaushalts. In: Neurologie in Praxis und Klinik, 1.88 ff. *Hopf, H. C., K. Poeck, H. Schliack* (Hrsg.). Thieme, Stuttgart–New York 1981
10. *Ippen, H., C. A. Pierach:* Verhütung und Behandlung von attackeninduzierbaren Porphyrien. Deutsches Ärzteblatt 80 (1983), 43
11. *Jerusalem, F.:* Myositiden. In: Neurologie in Praxis und Klinik, 1.117 ff. *Hopf, H. C., K. Poeck, H. Schliack* (Hrsg.). Thieme, Stuttgart–New York 1981
12. *Jerusalem, J.:* Muskelerkrankungen. Thieme, Stuttgart–New York 1979
13. *Kempel, W., D. J. Ewing, B. F. Clark:* Tests of cardiovascular reflex function in diabetic autonomic neuropathy. In: Aspects of autonomic neuropathy in diabetes, p. 61. *Griess, F. A., H. J. Freund, F. Rabe, H. Berger* (eds.). Thieme, Stuttgart–New York 1981
14. *Krämer, W.:* Intensivtherapie. In: Myasthenia gravis und andere Störungen der neuromuskulären Synapse. *Hertel, G.*, et al. (Hrsg.). Thieme, Stuttgart 1977
15. *Krone, A., P. Reuther, U. Fuhrmeister:* Autonomic dysfunctions in polyneuropathies. A report on 106 cases. J. Neurol. Sci. 230 (1983), 111–121
16. *Ludin, H. P., W. Tackmann:* Polyneuropathien. Thieme, Stuttgart–New York 1984
17. *Mertens, H. G.:* Myasthenia und andere neuromuskuläre Übertragungsstörungen. In: Neurologische und psychiatrische Therapie. *Flügel, K. A.* (Hrsg.). perimed, Erlangen 1978
18. *Mertens, H. G., D. Dommasch:* Enzephalitis. perimed Fachbuch-Verlagsgesellschaft, Erlangen 1982
19. *Mills, N., H. H. Plasteer:* Guillain-Barré syndrome: a framework for nursing care. Nurs. Clin. North Am. 15 (1980), 257–264
20. *Newsome-Davis, J.:* The Lambert-Eaton-Myasthenic syndrome. In: Current therapy in neurological disease. *Johnson, R. T.* (ed.). BC Decker Inc., Philadelphia–Toronto 1985
21. *Reuther, P., D. Wiebecke, G. Hertel, A. Böske, H. G. Mertens:* Plasmapheresebehandlung bei Myasthenia gravis. Dt. med. Wschr. 104 (1979), 1806–1810
22. *Ricker, K., G. Hertel:* Eaton-Lambert-Syndrom. In: Neurologie in Praxis und Klinik, 1.161 ff. *Hopf, H. C., K. Poeck, H. Schliack* (Hrsg.). Thieme, Stuttgart–New York 1981
23. *Rohkamm, R., P. Reuther, H. Krüger:* Plasmapherese und Guillain-Barré-Syndrom. In: Enzephalitis. *Mertens, H. C., D. Dommasch* (Hrsg.). perimed Fachbuch-Verlagsgesellschaft, Erlangen 1982
24. *Rowland, L. P.:* Controversies about the treatment of myasthenia gravis. J. Neurol. Neurosurg. Psychiat. 43 (1980), 644–659
25. *Schuchard, V., E. Finke, M. T. H. Klein, R. Heitmann:* Die akute lebensbedrohliche Polyneuritis. Nervenarzt 54 (1983), 74–79
26. *Schuchard, V., J. Meves, R. Heitmann:* Intensivtherapie schwerster Polyneuritiden. Intensivmed. 20 (1983), 100–103
27. *Toyka, K. V., R. Augspach, W. Paultus, D. Grabensee, D. Hein:* Plasma exchange in polyradiculopathy. Ann. Neurol. 8 (1980), 205–206
28. *Toyka, K. V., D. B. Drachman, A. Pestronk, I. Kao:* Myasthenia gravis: Passive transfer from man to mouse. Science 190 (1975), 397–399

# Epileptische Anfälle

## Vorbemerkungen und Definitionen

Epileptische Anfälle können als *unspezifische Reaktionen* des Gehirns bei verschiedensten akuten exogenen Schädigungen vorkommen oder Ausdruck einer *Epilepsie* sein. Für die Diagnose „Epilepsie" wird das wiederholte Auftreten epileptischer Anfälle gefordert. Epileptische Anfälle und Epilepsien gehören zu den häufigsten Symptomen und Erkrankungen des zentralen Nervensystems. Die Prävalenz der Epilepsien liegt bei etwa 0,5% Zählt man alle Patienten hinzu, die in ihrem Leben einen oder wenige epileptische Anfälle erleben (*Gelegenheitsanfälle* oder *Oligoepilepsien*), so finden sich epileptische Reaktionen bei etwa 5% der Gesamtpopulation.

Der generalisierte tonisch-klonische Anfall *(Grand-Mal-Anfall)* ist die bekannteste der vielen verschiedenen Manifestationen epileptischer Anfälle. Die häufigsten Ursachen des Grand-Mal-Anfalls sind in Tabelle 14 aufgeführt. Es gibt verschiedene historische und aktuelle Einteilungsvorschläge für die Epilepsien. Tabelle 15 stellt die internationale Klassifikation der Epilepsien in verkürzter Form vor. Nur die in dieser Tabelle kursiv beschriebenen Formen der Epilepsien sind von intensivmedizinischer Bedeutung. Beim ersten epileptischen Anfall, besonders bei fokal beginnenden und sekundär generalisierten Anfällen im höheren Lebensalter, ist eine gründliche diagnostische Abklärung erforderlich. Nicht selten ist der epileptische Anfall erstes Symptom einer gravierenden Erkrankung des Zentralnervensystems oder einer metabolischen Entgleisung mit sekundärer Beteiligung des Gehirns.

| | |
|---|---|
| **Epileptische Reaktionen** | |
| **Definition:** | Unspezifische Reaktion des Gehirns auf verschiedene akute Schädigungen. Setzt *nicht* die Entwicklung einer Epilepsie voraus |
| **Ursachen:** | – Akutes Schädel-Hirn-Trauma (traumatischer Sofort-Anfall)<br>– Intoxikationen<br>– Beginnendes (Alkohol-Entzugs-)Delir<br>– Meningo-Enzephalitis, Hirnabszeß<br>– Sinusthrombose<br>– Tumoren und Metastasen<br>– (Grenzzonen-)Infarkte |
| **Epilepsien** | |
| **Definition:** | Anfall als Symptom einer Epilepsie<br>a) Primär generalisierte Epilepsie<br>– mit großen Anfällen<br>– mit kleinen und großen Anfällen<br>b) Symptomatische Epilepsie<br>– mit kleinen Anfällen und sekundärer Generalisierung |

**Tab. 14 Ursachen des großen epileptischen Anfalls (generalisierter tonisch-klonischer Anfall, Grand-Mal-Anfall).**

**I. Generalisierte Anfälle**

Definition: Initiale Beteiligung beider Hemisphären
Doppelseitige motorische Symptome
EEG mit generalisiertem Muster
Bewußtsein in der Regel im Anfall gestört

1. *Einfache und komplexe Absencen**
2. Myoklonische Anfälle
3. Tonische Anfälle
4. *Generalisiert tonisch-klonische Anfälle** *(Grand-Mal)*
5. (Atonische Anfälle)
6. (Akinetische Anfälle)

**II. Fokale (partielle) Anfälle**

Definition: Beginn in einem Teil einer oder beider Hemisphären.
Ausmündung in generalisierte Anfälle möglich („Sekundäre Generalisierung")

1. Einfache fokale Anfälle (Bewußtsein erhalten)
   a) mit motorischen Zeichen (*fokale motorische Anfälle**, Jackson-Anfälle, Adversivanfälle, Anfälle mit Vokalisation oder Sprechhemmung)
   b) mit somatosensorischen Symptomen (sensibel, optisch, akustisch)
   c) mit autonomen Symptomen
   d) mit psychischen Symptomen
2. Komplex fokale Anfälle = *psychomotorische Anfälle** (mit Bewußtseinsstörungen)
   a) fokale Anfälle mit späterer Bewußtseinsstörung
   b) fokale Anfälle mit initialer Bewußtseinsstörung
   Beide Formen mit oder ohne Automatismen

* Kursiv gedruckt sind die epileptischen Anfälle, die als Einzelfall oder Status eine Notfallsituation bedeuten.

**Tab. 15 Internationale Klassifikation der Epilepsien (verkürzt).**

# Der einzelne Grand-Mal-Anfall

## Leitsymptome

Grand-Mal-Anfälle können *symptomatisch* (Schlaf- und diffuse Grand-mal-Anfälle) oder *genuin* (Aufwach-Grand-mal) begründet sein. Symptomatische Epilepsien sind Ausdruck einer morphologisch oder metabolisch faßbaren Ursache, während man bei den genetisch determinierten genuinen Epilepsien solche morphologisch oder metabolisch definierte Ursachen noch nicht identifiziert hat.

Der Grand-Mal-Anfall ist ein akut einsetzendes Ereignis. Bei symptomatischen Epilepsien beginnt der Anfall manchmal mit *neurologischen Herdsymptomen* oder einer *Aura*. Im Anfall stürzt der Patient mit tonischer Anspannung der Muskulatur hin. Nach der *tonischen Phase*, bei der der Patient das Gesicht verzerrt und Rumpf und Extremitäten überstreckt sind, folgt die *klonische Phase* mit heftigen, rhythmischen, oft synchronen und gelegentlich lateralisierten Zukkungen der Extremitäten. Hierbei kann es zum Urinabgang kommen. Relativ häufig ist auch ein Zungenbiß (im Grand-Mal-Anfall meist lateral). Der Anfall endet meist nach einigen myoklonischen Nachzuckungen mit einer forcierten, tiefen, stöhnenden Atmung. Bei einigen Patienten leitet dies über in einen unterschiedlich lang dauernden *Terminalschlaf*, bei anderen folgt ein *postparoxysmaler Dämmerzustand* mit Bewußtseinsstörung, Desorientiertheit und psychomotorischer Unruhe. Für den Anfall selbst besteht Amnesie. Bei symptomatischen Epilepsien findet man in der frühen Phase nach dem Anfall postparoxysmale Paresen, die den Verdacht auf eine symptomatische Epilepsie lenken. Wiederholt sich der Grand-Mal-Anfall mehrfach in kurzen Zeitabständen mit teilweisem Wiedererlangen des Bewußtseins, spricht man von einer *Grand-Mal-Serie*.

## Zusatzdiagnostik

Bei der Indikationsstellung für diagnostische Maßnahmen unterscheidet man zwischen Patienten, die bei *bekannter Epilepsie* einen weiteren Anfall erleiden, und Patienten, bei denen der Grand-Mal-Anfall *erstmalige* Manifestation einer epileptischen Reaktion oder einer nicht bekannten Epilepsie ist.

### Diagnostik bei bekannter Epilepsie

Der einzelne Grand-Mal-Anfall stellt keine Indikation zur erneuten aufwendigen apparativen Diagnostik dar. Manchmal kann auch eine Klinikeinweisung vermieden werden.

*Computertomographie*

Nur sinnvoll, wenn bei bekannter Epilepsie vorher noch keine Computertomographie durchgeführt wurde.

*Elektroenzephalographie*

Die Aussagekraft des in der postparoxysmalen Phase nach einem einmaligen Anfall abgeleiteten EEGs ist nicht sehr groß. Aus dem Fehlen von Krampfaktivität postparoxysmal kann keine Aussage abgeleitet werden, ob ein weiterer Anfall zu erwarten ist. Früh postparoxysmal ist das EEG meist allgemeinverändert. Herdbefunde können, je nach Ursache der Epilepsie, nachgewiesen werden.

*Laboruntersuchungen*

Bei Epilepsien mit antikonvulsiver Therapie in jedem Fall Asservierung einer Blutprobe zur Bestimmung der Serumspiegelkonzentration der verordneten Antiepileptika, des Blutalkoholspiegels und Blutzuckers.

### Diagnostik bei Erstmanifestation eines Grand-Mal-Anfalls

*Computertomographie*

Auch wenn keine sicheren fokalen Hinweise prä- oder postparoxysmal gefunden werden, wird bei jeder Erstmanifestation eines epileptischen Anfalls, vor allen Dingen bei Patienten jenseits des 20. Lebensjahres, ein Computertomogramm veranlaßt, um die verschiedenen symptomatischen Ursachen der epileptischen Reaktionen (vgl. Tab. 14) abzuklären. Bei eindeutiger familiärer Belastung mit primär generalisierter Epilepsie, Anfallsmanifestation im Jugendalter oder eindeutigen Zeichen eines beginnenden Alkoholdelirs kann auf die sofortige Computertomographie verzichtet werden, sie wird jedoch in den nächsten Tagen, auch wenn keine weiteren Anfälle auftreten, durchgeführt.

*Röntgen-Nativaufnahmen*

Röntgen-Nativaufnahmen des Schädels und Spezialaufnahmen der Orbita, der Nasennebenhöhlen, der Wirbelsäule und des Felsenbeines kommen immer in Frage, wenn eine traumatische Ursache des Anfalls nicht sicher ausgeschlossen werden kann oder wenn sich der Patient beim Sturz oder in der klonischen Phase verletzt hat.

*Elektroenzephalographie*

Die Diagnostik der Epilepsien ist ein Schwerpunkt des EEG. Auch wenn nach einzelnen Anfällen oft nur unspezifische Veränderungen gefunden werden, muß bei Erstmanifestation einer Epilepsie ein EEG abgeleitet werden. Fortbestehende Krampfaktivität oder Herdzeichen sowie lateralisierte EEG-Veränderungen mit scharfen Wellen können gefunden werden. Vaskulär ausgelöste epileptische Anfälle bei Grenzzoneninfarkten, die häufig mit lateralisierten scharfen Wellen einhergehen, indizieren die *Dopplersonographie*, bei der dann nach hochgradigen, hämodynamisch wirksamen Stenosen der extra- oder intrakraniellen Gefäße gefahndet wird.

*Laboruntersuchungen*

- Blutzuckerbestimmung, Asservierung von Körperflüssigkeiten (Blut, Urin, Erbrochenes) zur toxikologischen Untersuchung.
- Serumspiegelbestimmung der gängigen Antiepileptika bei unbekannten Patienten.
- Alkoholspiegelbestimmung: Epileptische Anfälle treten nicht nur im Alkoholentzug, sondern auch bei erhöhtem Alkoholspiegel auf. Die Kombination unregelmäßiger Tabletteneinnahme mit vermehrtem Alkoholkonsum ist eine der häufigsten Ursachen epileptischer Anfälle bei bekannten Epilepsien.
- Bestimmung der CK, die nach Grand-Mal-Anfällen erhöht sein soll und dann eine Differenzierung gegen psychogene Anfälle ermöglichen kann.
- Routinelabor mit Elektrolyten, Nierenretentionswerten, Leberwerten, Schilddrüsendiagnostik.
- Internistische Diagnostik und EKG-Monitoring.

  Im weiteren Verlauf, insbesondere wenn keine eindeutige Entscheidung getroffen werden kann, ob es sich wirklich um Grand-Mal-Anfälle gehandelt hat, kann eine 45minütige *Schlafableitung* nach Schlafentzug, eine *pharmakologische Anfallsprovokation,* eine *mobile Langzeit-EEG-Ableitung* oder eine *simultane Doppelbildaufzeichnung* notwendig werden. Diese diagnostischen Maßnahmen gehören jedoch nicht mehr zur Notfalldiagnostik.

## Intensivtherapie und Überwachung

Der einzelne Grand-Mal-Anfall bedarf keiner akuten Therapie. Beim Eintreffen des Arztes ist der Anfall meist beendet, der Anfall selbst kann durch die Gabe von Medikamenten nicht verkürzt werden. Die Gabe von sedierenden Antikonvulsiva verlängert die postparoxysmale Phase. In der Regel besteht bei einem einmaligen Grand-Mal-Anfall keine Indikation zur Intubation oder Beatmung.

# Grand-Mal-Serie

## Definition und Klinik

Sobald weitere Grand-Mal-Anfälle in enger Folge, mit Wiedererlangung des Bewußtseins auftreten, gilt dies als Grand-Mal-Serie. Dann ist in jedem Fall die stationäre Einweisung mit Intensivüberwachung und EEG-Überwachung erforderlich. Diagnostik siehe oben.

## Intensivtherapie

**Allgemeine Maßnahmen** (s. S. 274)

- Zentraler Venenkatheter
- Magensonde
- Bei Anfallshäufung und/oder Aspiration Intubation
- Bei klinischen Herdzeichen und Fortbestehen der Anfälle: Hirnödemtherapie vgl. Seite 246
- EKG und Atmungsüberwachung
- Blutgasanalyse
- EEG-Überwachung
- Schutz vor Verletzungen im Anfall: Entfernung von Zahnprothesen. Keine Zungenbißprophylaxe mit harten Gegenständen. Muskelkloni nicht mit Gewalt unterdrücken.
- Nach Ablauf der tonisch klonischen Phase Seitenlagerung (Aspirationsgefahr bei Hypersalivation)
- Zufuhr von Glukose, initial 100 ml 20%ige Glukose.

**Spezielle Therapie**

Parenterale Gabe der in Tabelle 16 aufgeführten Medikamente der ersten Wahl, z. B. Clonazepam, 1–2 mg i.v. (Injektionsgeschwindigkeit 0,5 mg/min) oder Diazepam 10–20 mg i.v. (Injektionsgeschwindigkeit 5 mg/min). Gelingt es hiermit nicht, die Serie zu unterbrechen, oder entwickelt sich aus der Serie ein Status epileptischer Anfälle, so richtet sich die weitere Behandlung nach den Richtlinien, wie sie für den *Status großer Anfälle* beschrieben werden.

# Grand-Mal-Status

## Definition und Leitsymptome

Der Status epilepticus ist eine ununterbrochene oder nahezu ununterbrochene Aufeinanderfolge von generalisierten tonisch-klonischen Anfällen, von psychomotorischen Anfällen oder von einfachen partiellen Anfällen. Der Grand-Mal-Status ist eine lebensbedrohliche Erkrankung. Abgesehen von akuten Ursachen wie Hirnabszeß, Hirnblutung, Hirntumor oder Sinusthrombose stehen bei Patienten mit bekannter Epilepsie vermeidbare Ursachen des Grand-Mal-Status im Vordergrund. Unregelmäßige Tabletteneinnahme, Abfall der Serumspiegelkonzentration, Medikamenteninteraktionen, Schlafentzug oder Alkoholabusus sind die häufigsten Gründe für die Auslösung eines Status epilepticus bei bekannter genuiner oder symptomatischer Epilepsie.

## Klinik und Zusatzdiagnostik

Kontinuierliche fokal beginnende oder primär generalisierte tonisch-klonische Anfälle: Während der klonischen Phase Apnoe, Tachykardie, Blutdruckanstieg. Die Patienten sind zyanotisch. Aspirationsgefahr. Die apparative Diagnostik tritt hinter die akute Behandlung zurück. Selbst eine EEG-Ableitung ist im Status nicht besonders hilfreich. Ist der Status unterbrochen, wird in jedem Fall das gesamte diagnostische Spektrum zur Anwendung kommen, da auch bei bekannter Epilepsie ein Status durch andere akute Erkrankungen „symptomatisch" ausgelöst werden kann. Die EEG-Dauerüberwachung ist wichtig, da, auch wenn keine motorischen Zeichen mehr vorliegen, die epileptische Aktivität im EEG fortbestehen kann *(„klinisch stummer Status")*. Kann der Status nicht in kurzer Zeit unterbrochen werden, muß nach Narkoseeinleitung die Computertomographie erfolgen, um behandelbare Ursachen eines symptomatischen Status zu erfassen.

## Differentialdiagnose

- Streck- und Beugesynergismen im Mittelhirnsyndrom und hypoxisch bedingte Myoklonien *(Lance-Adams-Syndrom)* werden häufig als Status epilepticus verkannt.
- Aufeinanderfolgende psychogene Anfälle mit fehlender Ansprechbarkeit. Im Zweifelsfall muß man den nächsten gesamten Anfallsablauf abwarten. EEG-Ableitung.

## Behandlung am Notfallort

Bei anamnestisch oder durch Beobachtung gesichertem Grand-Mal-Status sind folgende Maßnahmen am Notfallort erforderlich:

### Allgemeine Maßnahmen

Zentralvenöser Zugang, Blutabnahme zur Bestimmung von Plasmakonzentration der Antiepileptika, Elektrolyte und Glukose.
Magensonde, evtl. schon Intubation bei Aspirationsgefahr oder andauernder Zyanose.

### Spezielle Therapie

- Schnelle Injektion von 50–100 ml 20%iger Glukose.
- Injektion von 1–2 mg Clonazepam (Rivotril®), Injektionsgeschwindigkeit 0,5 mg/min.
  Alternativ Diazepam (Valium® Roche), 10–20 mg, Injektionsgeschwindigkeit 5 mg/min. Verschiedentlich wird auch die Initialbehandlung mit Phenytoin 250 mg in 3–5 Minuten i.v. empfohlen.
  Beim Verdacht auf eine akute intrazerebral raumfordernde Erkrankung mit symptomatischem Status epilepticus: Dexamethason, z. B. Fortecortin® 100 mg i.v., evtl. Osmotherapie (s. S. 247).
- Sofortige Klinikeinweisung, exakte Angabe der Notfallmedikation. Die oben genannte Dosierung für Rivotril®, Valium® Roche oder Phenytoin® kann zwischenzeitlich einmal

| Zeit [min] | | |
|---|---|---|
| | **1. Stufe** | |
| | – Phenytoin-Schnellsättigung, plus Clonazepam (s. Text) | |
| | alternativ | |
| | – Clonazepam (Rivotril®): | Ampullen à 1 ml = 1 mg + 1 ml Lösungsmittel<br>Perfusor 50 ml: 10 Ampullen = 20 ml + 30 ml Glukose 5% |
| | oder | |
| | – Diazepam (Valium® Roche, Diazepam-ratiopharm®): | Ampulle à 2 ml = 10 mg<br>Perfusor 50 ml: 5 Ampullen = 10 ml + 40 ml Glukose 5% |
| | oder | |
| | – Phenytoin (Phenhydan®): | Ampullen à 5 ml = 250 mg und Infusionskonzentrat 50 ml = 750 mg, kann auch für Perfusor verwendet werden |
| | – Midazolam (Dormicum®): | Ampullen à 3 ml = 15 mg; bis zu 30 mg in 30 min |
| 45–60 | | |
| | **2. Stufe** | |
| | – Phenobarbital (Luminal®): | Ampullen à 1 ml = 200 mg<br>Perfusor 2 ml: 5 Ampullen = 5 ml + 20 ml Glukose 5% |
| 90 | | |
| | **3. Stufe** | |
| | – Clomethiazol (Distraneurin®): | Infusionsflasche 500 ml = 4 g |
| | oder | |
| | – Lidocain (Xylocain®): | Ampullen à 5 ml = 1000 mg!<br>Infusion: 1 Ampulle auf 1000 ml Glukose 5% (1 ml = 1 mg) |
| 120 | | |
| | **4. Stufe** | |
| | – Thiopental-Natrium (Trapanal®): | (Ampulle à 20 ml = 0,5 g)<br>Ampulle à 20 ml = 1 g<br>Perfusor 50 ml: 2,5 g |
| | – Etomidat (Hypnomidate®): | Ampulle à 10 ml = 20 mg<br>Perfusor 2 ml = 50 mg |

**Tab. 16 Medikamentöse Stufentherapie des Status epilepticus.**

wiederholt werden und sollte dann unter den Überwachungsmöglichkeiten der Klinik weiter fortgeführt werden. Eine Initialbehandlung mit Barbituraten oder Clomethiazol am Notfallort ist nicht zu empfehlen, keine initiale Kombinationsbehandlung.

## Intensivtherapie

Für die Intensivstation empfiehlt sich eine Stufenbehandlung des Status epilepticus. Die hierfür benötigten Medikamente sind mit Dosierungs- und Zubereitungsempfehlungen in Tabelle 16 aufgeführt. Die Medikamente in den einzelnen Stufen sollen zur angegebenen Höchstdosis für den vorgeschlagenen Zeitraum ausgeschöpft werden. Erst dann sollte, wenn der Status noch nicht beherrscht ist, der Übergang auf die nächste Stufe erfolgen. Auf der Intensivstation wird, wenn nicht schon geschehen, zunächst ein zentraler Zugang gelegt. Atemgaskontrolle, Intubationsbereitschaft, Notfallabor mit Glukose, Elektrolyten und Untersuchungsmaterial für Toxikologie und Serumspiegel. Glukosesubstitution wie oben beschrieben.

### Medikamente der ersten Wahl (1. Stufe)

*Clonazepam (Rivotril®)*

2 mg Clonazepam langsam (0,5–1 mg/min i.v.), danach Clonazepam im Perfusor, Perfusionsgeschwindigkeit zunächst 20 ml/h. Wird der Status innerhalb von 30 Minuten unterbrochen, Weiterbehandlung mit 5 ml/h unter EEG-Überwachung. Höchstdosis für Clonazepam bei Erwachsenen 16–20 mg/d. Nebenwirkungen: Atemdepression, Hypersalivation und Verschleimung.
Alternativ zu Clonazepam:

*Diazepam (Valium® Roche)*

10–20 mg Diazepam langsam i.v., anschließend Diazepam-Perfusor, zunächst 20 ml/h. Wird hierunter der Status unterbrochen, Dauerperfusion mit 3–5 ml/h.

*Midazolam (Dormicum® Roche)*

Die Gabe von Midazolam 15 mg initial und nochmals nach 15–30 Minuten scheint nach ersten Mitteilungen und ersten eigenen Erfahrungen eine weitere Alternative in der 1. Stufe in der Behandlung des Status epilepticus zu sein.

Alternativ zu Clonazepam oder Diazepam:

*Phenytoin – (Phenhydan®)*

Phenytoin steht als i.v.-Medikament (Ampullen 5 ml à 250 mg) und als Infusionskonzentrat (50 ml à 750 mg) zur Verfügung.
Die verschiedenen Injektions- und Infusionsschemata für Phenytoin zielen alle darauf ab, eine möglichst schnelle ausreichend hohe Serumkonzentration für Phenytoin zu erzielen. Phenytoin wirkt langsamer, jedoch länger als Diazepam.
*Phenytoinsättigung mit Kurzinfusion:* Initial 250 mg Phenytoin langsam i.v. über 3–5 Minuten. Anschließend Infusion von 750 mg Phenytoin (Infusionskonzentrat) in 30–45 Minuten. Wird der Status hierdurch unterbrochen, besteht die Möglichkeit, Phenytoin oral (3 × 100 mg) oder i.v. (3 × 125 mg) weiter zu geben. In der angegebenen Form kann Phenytoin nur unter kontinuierlicher Blutdruck- und EKG-Überwachung gegeben werden.
*Phenhydan®-i.v.-Sättigung:* Initial 250 mg Phenytoin langsam i.v. Nach ½ Stunde erneut 250 mg Phenytoin. Wurde der Status unterbrochen, je 250 mg Phenytoin i.v. nach 6, 12 und 24 Stunden, Gesamtdosis 1,25 g Phenytoin/24h.

*Kombination Clonazepam und Phenytoin*

Wir ziehen z. Z. die kombinierte Behandlung mit Clonazepam-Perfusor und Phenytoin in der zuletzt vorgestellten i.v.-Dosierung vor.

### Medikamente der 2. Stufe

*Phenobarbital*

Wird der Status mit dieser Kombination nicht innerhalb von 45–60 Minuten unterbrochen, geben wir Phenobarbital (Luminal®).
Luminal® 200 mg langsam (Injektionsgeschwindigkeit 2 Minuten) i.v., anschließend Dauerperfusor mit 50–75 mg Phenobarbital/min. Perfusionsgeschwindigkeit 50 ml/h. Ist nach einer Gesamtdosis von 1,2–1,5 g bei Erwachsenen (ca. 30 min) der Status nicht unterbrochen, wird die Phenobarbitalgabe beendet.

*Paraldehyd*

Mit der Paraldehyd-Behandlung (rektal oder Infusion von 10%igem Paraldehyd in physiologischer Kochsalzlösung), die alternativ in dieser Phase empfohlen wird, haben wir keine eigenen Erfahrungen.

### Medikamente der 3. Stufe

*Clomethiazol*

Bei Versagen der Phenobarbitaltherapie kann Clomethiazol (Distraneurin®) unter Intubationsbereitschaft (nur auf Intensivstationen) gegeben werden. Distraneurin® ist nicht nur bei Anfällen im Alkoholentzugsdelir, sondern auch beim Status epilepticus anderer Ursachen wirksam.
Distraneurin® steht in Infusionsflaschen mit 500 ml≙4 g Clomethiazol zur Verfügung. Nach Initialdosis von etwa 1 g (125 ml) in 5-Minuten-Dauerinfusion mit 100–150 ml/h. Diese Dosierungen sind Anhaltswerte.
Nebenwirkungen: Atemdepressive Wirkung, Hypersalivation, Verschleimung. Bei intubierten Patienten kann eine höhere Dosierung von Distraneurin® (Tageshöchstdosis etwa 2 l) durchgeführt werden.

*Lidocain*

Nach der Literatur wird eine Lidocain-Infusion (vgl. Tab. 16) mit einer Infusionslösung, bei der 1 ml gleich 1 mg Lidocain entspricht, vorgeschlagen. Die Infusion mit 1–3 mg/min kann nur unter kontinuierlicher EKG-Überwachung erfolgen.

### Narkose (4. Stufe)

Ist nach den ersten 3 Stufen der Status epilepticus innerhalb von 2 Stunden noch nicht unterbrochen, ist die Narkoseeinleitung indiziert. Spätestens jetzt erfolgt die Intubation. Kontrollierte Beatmung mit Relaxierung (Alloferin®, Pankuronium) nur unter EEG-Dauerableitung. Als antikonvulsiv wirksame, gut steuerbare Substanzen haben sich Thiopental-Natrium (Trapanal®) und Etomidat (Hypnomidate®) herausgestellt.

*Thiopental-Natrium (Trapanal®)*

Initialdosis 4–5 ml entsprechend 200–250 mg Trapanal® in 1–2 Minuten i.v. gespritzt. Injektion unter kontinuierlicher EEG-Überwachung (vgl. S. 61), anschließend Dauerperfusion mit 10–15 mg/min, entsprechend einer Perfusorgeschwindigkeit von 15–20 ml/h für die in Tabelle 16 angegebene Perfusorkonzentration.
Nebenwirkungen: Atemdepression, Blutdrucksenkung.

*Etomidat (Hypnomidate®)*

Initialdosis 15 mg (0,2 mg/kg), Dauerperfusion in der angegebenen Konzentration mit einer Perfusionsgeschwindigkeit von 40–50 ml/h. Etomidat darf nicht mehr zur Dauerperfusion genutzt werden (Induktion einer Nebennierenrindeninsuffizienz), daher spätestens nach 2 Stunden Wechsel auf Trapanal®. Bei Dauerbehandlung mit Trapanal® frühzeitig pflegerische Maßnahmen zur Vermeidung von Dekubitalulzera. Ein 2. Venenkatheter ist für die Trapanalinfusion meist erforderlich. Alle Nebenwirkungen, wie sie von Barbituratintoxikationen bekannt sind, müssen bei der Trapanal®-Behandlung beachtet werden.

### Prognose

Trotz all dieser Maßnahmen verlaufen auch heute 5–10% des manifesten Grand-Mal-Status letal.

## Absencen-Status

### Definition, Leitsymptome und Klinik

Kontinuierliche Abfolge von primär generalisierten kleinen Anfällen (Absencen), manchmal mit fakultativen Symptomen wie Augenbewegungen, Nesteln und oralen Automatismen („komplexe Absencen"). Bei Erwachsenen selten als Erstmanifestation, meist bei anamnestisch bekannter primär generalisierter Epilepsie.

### Apparative Diagnostik

*EEG:* Nachweis kontinuierlicher oder mit kurzen Unterbrechungen auftretender 2,5–3,5/s-Spike-wave-Komplexe.

### Differentialdiagnose

Status psychomotorischer Anfälle, psychogene „Abwesenheit" (EEG).

### Intensivtherapie und Überwachung

Die Therapie beginnt *während* der EEG-Ableitung. Unter EEG-Kontrolle Clonazepam 1 mg i.v. oder Diazepam 10 mg i.v. langsam injizieren. Falls nicht nach der Erstinjektion schon eine deutliche klinische und elektroenzephalographische Besserung eintritt, nochmalige Injektion nach 15–20 Minuten. Weitere EEG-Überwachung. Serumspiegelbestimmung der üblichen vorher eingesetzten Antikonvulsiva. Überprüfung der bisherigen antikonvulsiven Therapie: Petit-Mal-Medikamente wie Ethosuximid (Petnidan®, Pyknolepsinum®, Suxinutin®) oder Valproinsäure (Ergenyl®, Convulex®, Leptilan®, Orfiril®) bisher gegeben worden?

## Status fokaler Anfälle (elementare partielle Anfälle)

### Definition, Leitsymptome und Klinik

Patienten im Status einfacher fokaler Anfälle sind meist nicht bewußtseinsgetrübt. Der Status kann sich in fokalen motorischen und sensiblen Symptomen bemerkbar machen. Zum *Jackson-Anfall* gehört definitionsgemäß die Ausbreitung der Anfallssymptome über mehrere Körperabschnitte. Bei der *Epilepsia partialis continua Kojewnikow* ist die Anfallsaktivität auf eine so umschriebene Körperregion beschränkt, z. B. nur auf den Mundwinkel oder die Hand.

### Zusatzdiagnostik

*CT:* Bei Erstmanifestation fokaler elementarer Anfälle im Status immer CT (Tumor, Abszeß, Gefäßmißbildung?).
*EEG:* Im Anfall fokale Krampfaktivität über der kontralateralen Hemisphäre.

### Intensivtherapie und Überwachung

Bei bislang unbehandelter Epilepsie: Schnellsättigung mit Phenytoin 1,25 g in 24 Stunden, wie oben beschrieben.
Alternativ oder additiv Diazepam oder Clonazepam 10 mg bzw. 1 mg initial.

### Verlauf und Prognose

Der Status fokaler Anfälle ist nahezu immer Ausdruck einer symptomatischen Epilepsie. Die Prognose und der weitere Verlauf werden von der Grunderkrankung bestimmt. Eine Ausmündung in einen Grand-Mal-Status ist möglich, daher Intensivüberwachung.

## Status psychomotorischer Anfälle (komplexe partielle Anfälle)

### Definition, Leitsymptome und Klinik

Die Diagnose des Status psychomotorischer Anfälle ist oft schwierig, da die Temporallappenepilepsie sehr unterschiedliche Symptome zeigen kann. Der typische Dämmerzustand mit Bewußtseinstrübung, oralen Automatismen, nestelnden Bewegungen der Hände, Desorientiertheit und folgerichtigen Handlungen über längere Zeit ohne bewußte Kontrolle ist nur selten so vollständig ausgebildet. Manchmal wirken die Patienten psychotisch, dement, aphasisch, sind aber im Status psychomotorischer Anfälle.

### Zusatzdiagnostik

*EEG:* Die sichere Diagnose kann nur über das EEG mit dem Nachweis verschiedener EEG-Muster, wie sie bei Temporallappenepilepsien gefunden werden können, geführt werden. Richtungsweisende EEG-Befunde sind abnorme rhythmisierte Theta-Delta-Folgen temporal, temporale Spitzen oder Sharp-waves, die sowohl fokal als auch bilateral auftreten können. Selbst im Anfallsstatus kann in seltenen Fällen ein normales EEG gefunden werden. Mehr als die Hälfte der psychomotorischen Anfälle haben eine symptomatische Ursache, deswegen wird bei Erstmanifestation immer ein CT erforderlich.

### Intensivtherapie und Überwachung

Bei Erstmanifestation Schnellsättigung mit Phenytoin (s. o.). Die Empfindlichkeit auf Diazepamabkömmlinge ist geringer. Bei Vorbehandlung mit Carbamazepin (Spiegel?) kann auch die initiale orale Gabe von 400 mg Carbamazepin (Tegretal®, Timonil®) vertreten werden.

### Verlauf und Prognose

Auch psychomotorische Anfälle können in Grand-Mal-Anfälle übergehen, jedoch wesentlich seltener als fokale Anfälle. Bei Patienten mit symptomatischer psychomotorischer Epilepsie richtet sich die Prognose nach der Grundkrankheit.

## Einleitung einer antiepileptischen Dauertherapie

Bei den meisten Patienten, die wegen einer Anfallshäufung oder eines Status bislang nicht behandelter oder unbekannter Epilepsie in die Klinik gekommen sind, wird die Einleitung einer Dauertherapie notwendig. Konnte der Status mit Phenytoin unterbrochen werden, wird man eine orale Phenytoindauerbehandlung (Phenhydan®, Zentropil®) wählen. Bei primärem Petit-Mal-Status gibt man Ethosuximid oder Valproinsäure weiter. Psychomotorische Anfälle sprechen oft gut auf Carbamazepin (Tegretal®, Timonil®) an. Bevor man sich bei Patienten mit bekannter Epilepsie und akuter Anfallshäufung zu einer Umstellung der bisherigen Therapie entscheidet, muß man sicher sein, daß nicht ein scheinbares Therapieversagen bei zu niedrigem Serumspiegel und unregelmäßiger Medikamenteneinnahme vorgelegen hat. Zu schnelle und zu häufige Änderung der antikonvulsiven Behandlung erschweren die Kontrolle der Epilepsie sehr und können selbst Ursache einer Anfallshäufung sein. Zu speziellen Problemen der antikonvulsiven Dauerbehandlung verweisen wir auf die einschlägigen Lehrbücher.

# Literatur


1. *Busse, O., H. Künkel:* Status epilepticus – Klinik und Therapie. DÄV (1978), 1987–1992
2. *Delgado-Esqueta, A. V., D. N. Tryman:* The emergency treatment of status epilepticus. In: Current therapy of neurological disease. *Johnson, R. T.* (ed.). B. C. Decker Inc., Philadelphia–Toronto 1985
3. *Fröscher, W.:* Therapie des Status epilepticus. Schattauer, Stuttgart–New York 1976
4. *Gastaut, H., R. Broughton:* Epileptic seizures. Thomas, Springfield 1972
5. *Gastaut, H., R. Broughton, J. Roger, C. A. Tassarini:* Generalized convulsive seizures without local onset. In: Handbook of clinical neurology, vol. XV. *von Vinken, P. J., G. W. Bruyn* (eds.). North Holland Publishing Company, Amsterdam 1974
6. *Hallen, O.:* Epilepsien mit fokalen (partiellen) Anfällen. In: Neurologie in Praxis und Klinik, Band II, 6.37 ff. *Hopf, H. C., K. Poeck, H. Schliack* (Hrsg.). Thieme, Stuttgart–New York 1981
7. *Heintel, H.:* Der Status epilepticus. Seine Ätiologie, Klinik und Letalität. Eine klinisch-statistische Analyse. Fischer, Stuttgart 1971
8. *Heintel, H.:* Epileptische Staten. In: Neurologie in Praxis und Klinik, Band II, 6.44 ff. *Hopf, H. C., K. Poeck, H. Schliack* (Hrsg.). Thieme, Stuttgart–New York 1981
9. *Janz, D.:* Die Epilepsien. Spezielle Pathologie und Therapie. Thieme, Stuttgart–New York 1969
10. *Janz, D.:* Epilepsien mit generalisierten Anfällen. In: Neurologie in Praxis und Klinik, Band II, 6.5 ff. *Hopf, H. C., K. Poeck, H. Schliack* (Hrsg.). Thieme, Stuttgart–New York 1981
11. *Kruse, R.:* Absenzen-Status (typische Formen). Acta neurol. 3 (1976), 155–170
12. *Matthes, A.:* Epilepsie. Thieme, Stuttgart 1977
13. *Opitz, A., R. Degen:* Anaesthesie bei zerebralen Krampfanfällen und Intensivtherapie des Status epilepticus. perimed Fachbuch-Verlagsgesellschaft, Erlangen 1980
14. *Roger, J., H. Lob, C. A. Tassarini:* Status epilepticus. In: Handbook of clinical neurology. *von Vinken, P. J., G. W. Bruyn* (eds.). North Holland Publishing Company, Amsterdam 1974
15. *Schäfer, C., W. Hacke, A. Vollmar:* Wann muß ein großer epileptischer Anfall medikamentös behandelt werden? Notfallmedizin 8 (1982), 576–590
16. *Schmidt, D.:* Therapie der Epilepsien. Thieme, Stuttgart–New York 1981

# Schädel-Hirn-Traumen

Bei frischen Kopfverletzungen sind die Weichteilverletzungen oft wegen stark blutender Wunden, Skalpierungsverletzungen oder begleitender Gesichtsverletzungen sehr eindrucksvoll. Bei der Erstuntersuchung geht es jedoch darum, das Ausmaß der eigentlichen Hirnverletzung und der Hirnfunktionsstörungen zu erkennen. Schädelprellung und Weichteilverletzungen werden nicht dargestellt. Von einer Hirnverletzung kann nur dann gesprochen werden, wenn als Folge eines Schädeltraumas wenigstens kurzfristig *Störungen des Bewußtseins* bestanden haben oder *neurologische Herdsymptome* nachweisbar sind. Eine eindeutige posttraumatische Amnesie, deren Dauer zusätzlich einen Hinweis auf die Schwere der Hirnverletzung gibt, ist eines der wichtigsten Zeichen. Eine retrograde Amnesie läßt dagegen keinen Rückschluß auf die Schwere des Traumas zu.

Die Nomenklatur der Schädel-Hirn-Traumen ist unbefriedigend. Man spricht von einer leichten Schädel-Hirn-Verletzung (oder einer Commotio cerebri), obwohl definitionsgemäß keine morphologischen Veränderungen vorliegen. Andererseits wird die Schwere der Schädel-Hirn-Verletzungen oft nach der Dauer der Bewußtlosigkeit definiert. Hierbei ergibt sich aber eine Überlappung zwischen der leichten Schädel-Hirn-Verletzung (Dauer der Bewußtlosigkeit bis 1 Stunde) und der mittelschweren Schädel-Hirn-Verletzung (Dauer der Bewußtlosigkeit 15 Minuten bis 6 Stunden). Die entscheidende Differenzierung zwischen beiden Diagnosen ist daher über die Dauer der Bewußtlosigkeit nicht immer möglich.

## Schädel-Hirn-Verletzungen

### Leichte Schädel-Hirn-Verletzung

#### Definition und Leitsymptome

Die Dauer der primären Bewußtseinsstörung überschreitet nicht 1 Stunde. Neurologische Ausfälle fehlen. Der Begriff der „Commotio cerebri“ sollte vermieden werden. Eine Differenzierung zwischen leichter, mittelschwerer und schwerer „Gehirnerschütterung“ ist sinnlos. Dem sogenannten *Kommotionssyndrom* mit kurzdauernder initialer Bewußtseinsstörung, retrograder Amnesie und vegetativen Störungen können durchaus auch Hirnverletzungen mit umschriebenen Kontusionen oder intrazerebralen Hämatomen zugrunde liegen. Dies widerspricht jedoch der ursprünglichen Definition der Commotio cerebri, die das Fehlen morphologischer Änderungen voraussetzt.

#### Klinik

Der kurzdauernden Bewußtlosigkeit folgt ein Stadium der Bewußtseinstrübung. Die Orientierungsstörungen sind 1 Stunde nach dem Trauma abgeklungen. Eine retrograde Amnesie kann noch fortbestehen. Auch vegetative Störungen, besonders Übelkeit und Erbrechen, können sich über mehrere Stunden hinziehen, halten jedoch nicht länger als 24 Stunden an. Bei anhaltender Klage über Schwindel liegt meist eine *Commotio labyrinthi* vor (Nystagmus!).

## Apparative Diagnostik

*Neuroradiologische Diagnostik*

Die Anfertigung von Röntgenübersichtsaufnahmen des Schädels ist in jedem Fall erforderlich. Frakturen sprechen für eine erhöhte Wahrscheinlichkeit intrakranieller Komplikationen.

Ein Computertomogramm ist nicht erforderlich. Häufig wird es aus versicherungsrechtlichen Gründen oder, bei anhaltenden Klagen des Verletzten, zum Ausschluß einer umschriebenen Hirnverletzung oder einer raumfordernden Blutung als „Sicherheits-Computertomogramm" veranlaßt.

*Elektrophysiologische Diagnostik*

Ein EEG ist bei unzweifelhafter Unfallanamnese im Akutstadium nicht erforderlich.
Zum Ausschluß eines intrakraniellen Hämatoms ist auch postakut ein Computertomogramm die geeignete Untersuchungsmethode.

*Laboruntersuchungen*

Notfall-Labor (rotes Blutbild, Gerinnung, Elektrolyte, Retentionswerte) bei Mehrfachverletzten. Blutalkoholbestimmung. Toxikologie. Bei unklarem Unfallhergang komplettes Routine-Labor.
Die Liquoruntersuchung führt zu keiner therapeutischen Konsequenz und sollte unterbleiben.

## Differentialdiagnose

Bei gesichertem Unfallereignis erübrigen sich differentialdiagnostische Erwägungen. Eine eingehende Anamnese, auch Fremdanamnese, ist jedoch in jedem Fall erforderlich. Bei fraglichem Unfallgeschehen sind epileptische Anfälle, kreislaufabhängige Synkopen und selten auch Intoxikationen auszuschließen (EEG, EKG, Labor, fachinternistische Abklärung).

## Intensivtherapie und Überwachung

Die Unterbringung auf der Intensivstation ist nicht sinnvoll. Auf der Allgemeinstation sollte die Kontrolle der Bewußtseinslage, der Pupillenweite und -reaktion sowie der Augenmotilität (in den ersten 6 Stunden in ½- bis 1stündigen Abständen) möglich sein. Bei stärkster Übelkeit oder Erbrechen kann die Gabe von Vomex A®-Zäpfchen, parenteral 75 mg Vomex A® i.v., oder Psyquil® (10–20 mg i. m. oder i. v.) diskutiert werden. Eine Infusion (beim Erwachsenen 500 ml Elektrolytlösung in 8 Stunden) kann verabreicht werden.

## Verlauf und Prognose

Bettruhe ist nur im akuten Stadium erforderlich. Die Mobilisation kann unter Aufsicht am 1. posttraumatischen Tag erfolgen. Gegebenenfalls ist dies unter Kreislaufkontrolle durchzuführen. Bei Beschwerdefreiheit ist eine baldige Entlassung angezeigt. Die Wiederaufnahme der beruflichen Tätigkeit ist meist nach 5–6 Tagen, immer jedoch 1–2 Wochen nach dem Unfall möglich. Ärztliche Vorsicht ist oft der Beginn eines Rentenverfahrens. Die rasche Mobilisation und zügige Steigerung der Belastung sind erlaubt, da das leichte Hirntrauma in der Regel ohne nachweisbare substantielle Hirnläsion verläuft und die auftretenden Störungen nur kurzdauernd und voll reversibel sind. Längere Ruhigstellung führt nur zu vermehrten vegetativen Störungen und Einschränkungen der körperlichen Belastbarkeit.
Ein leichtes Schädel-Hirn-Trauma sollte im aufnehmenden Krankenhaus stationär behandelt werden. Eine Weiterleitung des Verletzten in eine Spezialklinik ist nicht angezeigt. Ist es infolge der Verletzung jedoch zu einer Impressionsfraktur oder zu Frakturen gekommen, die in die Nasennebenhöhlen einstrahlen, sollte der Patient in den ersten Tagen nach dem Unfall auch bei neurologisch unauffälligem Befund in einer neurochirurgischen Klinik vorgestellt werden.

## Mittelschwere und schwere Schädel-Hirn-Verletzung

### Definition und Leitsymptome

Bei mittelschweren und schweren Hirnverletzungen liegt eine substantielle Hirnschädigung vor. Die Dauer der primären Bewußtlosigkeit kann bis zu 6 Stunden betragen. Ab 6stündiger Bewußtlosigkeit wird von einer schweren Hirnverletzung gesprochen. Die substantielle Hirnläsion, die bei diesen Schweregraden von Hirntraumen anzunehmen ist, führt zu länger anhaltenden Hirnfunktionsstörungen: zu primärer Bewußtlosigkeit mit nachfolgender Bewußtseinstrübung, zu Störungen der Motorik, der Pupillen und der Augenmotilität sowie der vegetativen Funktionen. Das *Kontusionssyndrom* umfaßt sehr unterschiedliche Zustandsbilder und verschiedenartige Hirnläsionen. Als Kontusion sollten nur noch nachgewiesene lokalisierte Hirngewebsläsionen, ein generalisiertes oder ein umschriebenes Hirnödem, evtl. kombiniert mit neurologischen Herdsymptomen und EEG-Veränderungen, bezeichnet werden.

Lokalisierte Hirngewebsverletzungen der Hemisphären sind meist hämorrhagische Kontusionen. Sie sind auch multipel möglich. Häufig finden sich an gegenüberliegenden Hirnpartien nachweisbare Verletzungen. Die alte Deutung eines Stoß- und Gegenstoßherdes wird dem tatsächlichen Entstehungsmechanismus dieser Verletzungen nicht gerecht. Die Folgen umschriebener Großhirnläsionen sind abhängig von der Lokalisation (Paresen, neuropsychologische Syndrome, Gesichtsfeldstörungen, Anfälle oder psychische Alterationen). Pupillenstörungen gehören nicht zum Bild einer umschriebenen Großhirnläsion. Die neurologischen Ausfälle werden oft erst nach Abklingen der primären Bewußtlosigkeit nachweisbar. Häufig liegt bei einer mittelschweren Hirnverletzung, praktisch immer aber bei einer schweren Hirnverletzung, eine *primäre Hirnstammbeteiligung* vor. Symptome der Hirnstammschädigung sind Bewußtlosigkeit, Pupillenstörungen, Störungen der Augenmotilität, motorische Ausfälle und pathologische Bewegungsmuster sowie Kreislauf- und Atmungsdysregulation. Die *sekundäre Hirnstammschädigung* infolge supratentorieller Raumforderung bei Hirnödem oder Hämatom äußert sich in einer fortschreitenden Hirnstammsymptomatik (vgl. S. 20).

### Klinik

Der primäre Befund ist für die Therapie und die Prognose mittelschwerer und schwerer Hirnverletzungen von entscheidender Bedeutung. Der Therapieerfolg, aber auch jede Verschlechterung des Zustandes ist nur am Verlauf durch sorgfältige Befundkontrollen zu erkennen, wenn man von der Möglichkeit der kontinuierlichen intrakraniellen Druckmessung, der EEG- und EP-Überwachung bei schweren Hirnverletzungen absieht. Der Aufnahmebefund ist sorgfältig zu dokumentieren, da beim Bewußtlosen jede Verschlechterung des Zustandes, besonders der Reaktionslage, der Pupillenreaktionen und der Motilität zur Überprüfung der bisher durchgeführten Diagnostik und Therapie führen muß (z. B. Begleitblatt für Schädel-Hirn-Verletzte der Berufsgenossenschaften). Vom Primärbefund ausgehend werden bei Erholung und bei Verschlechterung typische Syndrome durchlaufen. Die Hirnstammdysfunktionen sind einzelnen Hirnstammabschnitten zuzuordnen; sie werden auf Seite 20 ausführlich dargestellt. Zur schnellen Orientierung sind sie in Tabelle 17 nochmals zusammengefaßt.
Die durch ein allgemeines Hirnödem bedingte intrakranielle Drucksteigerung führt zu einer zunehmenden Hirnstammsymptomatik, während ein umschriebenes Ödem in der Umgebung einer Kontusion im Bereich der Hemisphären zunächst eine Verstärkung der initialen Herdsymptome verursacht. Bei Größenzunahme wirkt das perifokale Ödem raumfordernd und kann, wie ein intrakranielles Hämatom, zu einem lateralen Hirnstammsyndrom führen.

| Stadium (Phasen nach *Gerstenbrand* und *Lücking*) | Mittelhirnsyndrom 1–2 früh | Mittelhirnsyndrom 1–2 spät | Mittelhirnsyndrom 3–5 früh | Mittelhirnsyndrom 3–5 spät | Pontomedulläres Syndrom (Bulbärhirnsyndrom) früh | Pontomedulläres Syndrom (Bulbärhirnsyndrom) spät |
|---|---|---|---|---|---|---|
| Bewußtsein | erweckbar | schwer erweckbar | Koma | | Koma | |
| Körperhaltung | normal | Beuge-Streckhaltg. | Übergang zur general. Streckhaltg. | | atonisch | |
| Spontanmotorik | gezielt | Massenbewegung | Strecksynergismen | | keine | |
| Schmerzreaktion | gezielt | ungezielt | Übergang zu Streckbewegungen | | noch geringe Beugebewegung | keine Beugebewegung |
| Muskeltonus | normal | erhöht, Babinski + | erhöht, Spontanbabinski | | normal bis schlaff | schlaff |
| Pupillenweite | eng | eng | | → mittelweit | übermittelweit | weit |
| Pupillenreaktion | positiv (+) → | positiv (++) | träge | vermindert | meist fehlend | fehlend |
| Bulbusstellung | konjugiert zunächst noch fixier. | beginnende Divergenz | gerade oder divergierend | | meist divergierend | |
| Bulbusbewegung | schwimmend | keine Spontanbew. | keine | | keine | |
| Okulozephaler Reflex | negativ positiv | positiv | positiv | negativ | negativ | |
| Vestibulookulärer Reflex | positiv (normal) | positiv | tonisch →dissoziiert →negativ | | negativ | |
| Atmung | normal | Übergang zu periodischer Atemform | periodisch | vertieft, hochfrequent („Maschinenatmung“) | zunehmende Depression „normal“ →Schnappatmung | |
| Pulsfrequenz | uncharakteristisch | mäßig erhöht | erhöht | | erhöht bis normal | erniedrigt |
| Blutdruck | normal | noch normal | leicht erhöht | deutlich erhöht | erniedrigt | stark erniedrigt |
| Temperatur | normal | ansteigend | erhöht | | noch erhöht | erniedrigt |

**Tab. 17 Schema der medianen Hirnstammsyndrome.**

**Apparative Diagnostik**

*Neuroradiologische Diagnostik*

*Röntgenübersichtsaufnahmen des Schädels:* Es können lineare Frakturen der Kalotte, in die Basis einstrahlende Frakturen, Impressions- und Berstungsfrakturen vorkommen. Eine Berstungsfraktur ist immer Hinweis auf ein Schädel-Hirn-Trauma, das mit einer erheblichen Gewalteinwirkung einherging. Befindet sich der Patient in einem bedrohlichen Zustand, ist, sofern ein Computertomogramm zur Verfügung steht, die Anfertigung von Übersichtsaufnahmen des Schädels *kontraindiziert*. Übersichtsaufnahmen des Schädels und der Halswirbelsäule können dann später angefertigt werden.

*Computertomographie:* Auch ein Computertomogramm muß nicht in jedem Fall akut erfolgen. Bestand bereits am Unfallort ein fortgeschrittenes Mittelhirnsyndrom, führt das Computertomogramm in der Regel zu keiner therapeutischen Konsequenz, die nicht durch das vorliegende Syndrom ohnehin schon erforderlich wäre. Unbedingt notwendig ist ein sofortiges Computertomogramm, wenn der Zustand des Verletzten sich rasch verschlechtert.
In der Regel sind im Computertomogramm traumatische Läsionen der Großhirnhemisphären und des Kleinhirns zu erkennen. Kontusionen stellen sich in der Regel als Region unterschiedlicher Dichte dar, hier wechseln offenbar blutungsbedingte hyperdense mit ödembedingten hypodensen Bereichen ab. *Kontusionen* können einzeln oder multipel auftreten, manchmal nehmen sie den Bereich einer gesamten Hemisphäre ein. Sie wirken fast immer raumfordernd. Die Kompression der Seitenventrikel und die Verlagerung der Mittellinienstrukturen sind zu erkennen. Hirnstammkontusionen sind im Computertomogramm nur selten als kleine Hämatome, etwa im Mittelhirn oder in der Brücke, sichtbar.
Eine *traumatische Subarachnoidalblutung* kann alleine oder gemeinsam mit Rindenprellungsherden auftreten. Das Computertomogramm muß wiederholt werden, wenn bei Nachweis von hämorrhagischen Kontusionen oder kleinen intrazerebralen Hämatomen eine klinische Besserung innerhalb des ersten Tages nicht eintrat. Bei anhaltender Bewußtlosigkeit und zunehmenden Hirnstammsymptomen ist das Computertomogramm bereits nach einigen Stunden, spätestens jedoch innerhalb des ersten Tages zu kontrollieren. Gelegentlich nehmen Kontusionsblutungen so an Größe zu, daß sie operationspflichtig werden.
Das *generalisierte Hirnödem* äußert sich in einer Verengung der Ventrikel, vor allem jedoch in einem *Verstreichen der basalen Zisternen und der Rindenfurchen*. Insbesondere bei Kindern kann von der Größe der Ventrikel nicht auf ein Hirnödem geschlossen werden, hier ist ausschließlich der Befund an den basalen Zisternen zu verwerten. Eine Dichteminderung des Hirngewebes muß nicht nachweisbar sein. Zur Beurteilung der Dichteminderung ist ein technisch einwandfreies Computertomogramm zu fordern. Nicht in jedem Fall sind bei Patienten mit langanhaltender Bewußtlosigkeit Veränderungen im Computertomogramm nachweisbar.
Nach *Steroid*-Therapie ist vielfach im Computertomogramm ein *Hydrozephalus* nachweisbar, der dem Bild eines atrophischen Hydrocephalus externus et internus entspricht. Es können dabei liquorisodense Säume auftreten, die meist frontoparietal lokalisiert sind. Diese Veränderungen bilden sich meist im Zeitraum von 3 Monaten spontan zurück, sie bedürfen keiner operativen Therapie. Differentialdiagnostisch müssen chronische Hämatome abgegrenzt werden. *Hypertensive Hydrozephali* stellen auch nach schweren Schädel-Hirn-Traumen eine Ausnahme dar. Sie müßten operativ behandelt werden.

Ist ein Computertomogramm nicht durchführbar, muß der raumfordernde Prozeß angiographisch ausgeschlossen werden. Es ist zunächst die Karotisangiographie auf der Seite der Hirnläsion durchzuführen (homolateral zur Pupillenerweiterung, kontralaterial zur dominierenden Halbseitensymptomatik). Die Angiographie ermöglichst zusätzlich eine Aussage über die Durchblutungsgeschwindigkeit, gegebenenfalls über den zerebralen Durchblutungsstillstand.

*Elektrophysiologische Diagnostik*

Das EEG hat im akuten Stadium höchstens noch bei fraglicher traumatischer Genese der zerebralen Funktionsstörung differentialdiagnostisch eine Berechtigung.
Postakut kann die Ableitung kortikaler Potentiale (VEP, SEP) und von Hirnstammpotentiale (FAHP) dem erfahrenen Untersucher prognostische und differentialdiagnostische Aussagen ermöglichen.

*Laboruntersuchungen*

Bei mittelschweren und schweren Hirnverletzungen ist immer ein komplettes Routinelabor erforderlich. Insbesondere Elektrolytstörungen, Anämien, aber auch eine Überwässerung haben sofortige therapeutische Konsequenzen. Regelmäßige Blutgasanalysen sind erforderlich. Beim polytraumatisierten Patienten kommt regelmäßigen Laborkontrollen eine erhebliche Bedeutung zu. Die zeitliche Abfolge dieser Untersuchungen sollte von dem behandelnden Chirurgen festgesetzt werden. Bewährt hat sich besonders bei nächtlichen Traumen die Bestimmung des Blutalkoholspiegels. Bei der weit überwiegenden Zahl von häuslichen und Verkehrsunfällen zur Nachtzeit spielt Alkohol eine wesentliche Rolle.
Die Liquoruntersuchung ist nicht indiziert.

**Differentialdiagnose**

*Mehrfachverletzungen (Polytrauma):* Beim mehrfachverletzten Patienten ist zunächst abzugrenzen, ob überhaupt eine Schädel-Hirn-Verletzung vorliegt und ob eine solche schwerwiegender Natur ist. Ein am Unfallort durch Reanimationsmaßnahmen überwundener Kreislaufstillstand oder ein schockbedingt niedriger Blutdruck führen zur Bewußtlosigkeit. Durch die zerebrale Hypoxie infolge Schock, Asystolie oder pulmonale Komplikationen kann es nach Stabilisation der Kreislaufverhältnisse zu einer globalen Hirnschwellung kommen, ohne daß ein nennenswertes Schädeltrauma vorgelegen hat.

Bei jedem Schädel-Hirn-Trauma mit peripherneurologischen Ausfällen ist eine Wirbelsäulenverletzung mit *Rückenmarks- oder Caudaläsion* auszuschließen. Die bei Zweiradfahrern häufig zu beobachtende *Armplexusläsion* darf nicht zur fälschlichen Annahme eines Schädel-Hirn-Traumas und damit zu möglicherweise zeitraubenden diagnostischen Maßnahmen und längeren Transportwegen führen, während der ein polytraumatisierter Patient vital gefährdet wäre.

Eine *zerebrale Fettembolie,* die neurologische Ausfälle verursacht, ist selten. Sie tritt am ehesten bei Patienten mit multiplen Extremitätenfrakturen und einem länger anhaltenden Schockzustand auf. Es kommt nach einem symptomarmen Zeitraum zur Bewußtseinseintrübung, später möglicherweise auch zu einer Bewußtlosigkeit, atypischen epileptischen Anfällen, Streckkrämpfen oder Bewegungsstörungen und vegetativen Störungen. Am Augenhintergrund sollen gelegentlich in den Netzhautgefäßen weiße Fetttropfen sichtbar werden. Dann wären auch Sehstörungen zu erwarten.
Zu schwerwiegenden zerebralen Ausfällen können auch *stumpfe Traumen der A. carotis interna oder der A. vertebralis* führen. Die Dopplersonographie oder die Angiographie führen zur richtigen Diagnose.

Immer ist zu prüfen, ob ein Trauma Ursache der Hirnfunktionsstörungen ist, ob akute oder alte und bekannte zerebrale Ausfälle Ursache für ein möglicherweise banales Schädeltrauma waren und ob alte und frische Ausfälle unabhängig voneinander vorliegen. Typische Beispiele sind der Anfallskranke mit einer Kopfplatzwunde und der Hemiparetiker nach dem (Treppen-) Sturz. Auch Patienten mit akuten Schlaganfällen, mit herzkreislaufbedingten Synkopen und nach Alkoholmißbrauch, selten auch bei anderen Intoxikationen, können stürzen und sich dabei verletzen. Diese Patienten zeigen an verschiedenen Körperpartien Hämatome und Schürfungen, nicht jedoch unbedingt solche am Kopf.

Die *akute Alkoholintoxikation* führt zu einer tachykarden Hypotonie, möglicherweise zu Atemdepessionen und zu erniedrigter Körpertemperatur. Bereits bei einem Blutalkoholspiegel von 3‰ ist die Kontaktfähigkeit häufig erheblich eingeschränkt oder unmöglich. Eine Reaktion auf Schmerzreize ist gelegentlich nicht mehr zu erhalten. Ab 4‰ ist der Patient in der Regel komatös. Die Folgen des Alkoholkonsums und eines möglichen Schädel-Hirn-Traumas sind voneinander nicht abzugrenzen. Es sind deshalb Röntgenaufnahmen des Schädels und der Halswirbelsäule anzufertigen. Bestehen Verletzungsspuren am Schädel und wurde der Patient unterkühlt nach längerem Liegen im Freien aufgefunden, sollte vor Verlegung auf die Intensivstation auch ein Computertomogramm erstellt werden. Bei jeder Untersuchung ist zu prüfen, ob ein bewußtloser oder reaktionsloser Verletzter nicht unter dem Einfluß von Narkotika oder Muskelrelaxantien steht, die aus diagnostischen oder therapeutischen Gründen gegeben wurden.

## Intensivtherapie und Überwachung

Patienten mit mittelschweren Schädel-Hirn-Verletzungen müssen im Akutstadium, bewußtlose Schädel-Hirn-Verletzte während einer längeren Zeit auf der Intensivstation behandelt werden. Die Überwachung der Herz-Kreislauf-Funktion, der Atmung und des Wasser- und Elektrolythaushalts ist genauso wichtig wie die Kontrolle des neurologischen Befundes.

Nach Aufnahme auf der Intensivstation ist die orientierende *Kontrolle des neurologischen Status* (Bewußtseinslage, beim Bewußtlosen die Schmerzreaktion, die Pupillenweite und -reaktion sowie die Motorik) in den ersten 6 Stunden vom Personal in 15minütigem Abstand durchzuführen. Diese Untersuchung dauert jeweils nur wenige Sekunden und verhindert durch die dichte zeitliche Aufeinanderfolge lange Untersuchungspausen, wie sie gelegentlich während Behandlungen anderer Patienten oder während des Schichtwechsels auftreten können. Im weiteren Verlauf genügen ½- bis 1stündige Kontrolluntersuchungen, je nach Anordnung des Arztes.

*Intubation und Beatmung:* Vom fortgeschrittenen Mittelhirnsyndrom an ist die Intubation immer erforderlich. Die Extubation sollte erst erfolgen, wenn bei ausreichender Kooperationsfähigkeit des Patienten die Frequenz der Eigenatmung unter 30/min absinkt bzw. über 2 Tage hin normale Blutgaswerte bestanden haben. Es ist von der Erfahrung der jeweiligen Abteilung und ihren Erfolgen abhängig zu machen, ob eine Langzeitintubation über mehrere Wochen oder bei absehbar langer Dauer der Bewußtlosigkeit eine verhältnismäßig frühzeitige Tracheotomie, z. B. 1 Woche nach dem Trauma, zu bevorzugen ist.

Bei Hypoventilation ist die maschinell assistierte Beatmung erforderlich. Eine Indikation zur frühzeitigen Beatmung besteht auch im Rahmen der Therapie des Hirnödems (siehe dort). Eine kontrollierte Beatmung relaxierter Verletzter macht eine neurologische Verlaufskontrolle unmöglich und sollte auf Sonderfälle beschränkt bleiben, z. B. Thoraxtrauma. Peep-Beatmung führt zur Erhöhung des intrakraniellen Druckes und muß daher im Einzelfall genau begründet sein. Eine Hyperventilation ist in der Regel durch Sedierung (lytischer Cocktail, Valium u. a.) zu beherrschen und für sich alleine noch keine Indikation zur Respiratorbeatmung. Die maschinelle Beatmung ist in den angegebenen Abständen zur Kontrolle des neurologischen Status zu unterbrechen. Die Atemfrequenz sollte dann jeweils festgestellt und dokumentiert werden. Bei ausreichender Eigenatmung ist die Beatmung abzusetzen. Es besteht die Möglichkeit, die assistierte Beatmung zunächst noch in stündlichen Intervallen fortzusetzen und den Patienten so von der Beatmung abzutrainieren (s. S. 254).

*Hirnödemtherapie* (s. S. 249): Die Kombination der verschiedenen Möglichkeiten der Ödemtherapie kann nur unter fortlaufender Kontrolle der intrakraniellen Druckwerte im Rahmen des Monitoring erfolgen. Hierzu ist die operative Einbringung epiduraler oder intraventrikulärer Druckmessungen erforderlich.

*Kreislauf:* Zunächst hat die Schockbehandlung nach den üblichen Richtlinien zu erfolgen. Zur Volumensubstitution sollten frühzeitig Blutkonserven gegeben werden. Der Blutdruck sollte möglichst rasch bei mittleren arteriellen Werten über 70 mmHg liegen. Im weiteren Verlauf können zur Verbesserung der Mikrozirkulation Plasmaexpander gegeben werden.

*Wasser-, Elektrolyt- und Säure-Basen-Haushalt* werden nach den üblichen intensivmedizinischen Richtlinien kontrolliert. Abweichungen werden korrigiert. Eine übermäßige Infusion von NaCl-Infusionen ist wegen der Gefahr eines Hirnödems zu vermeiden. Ernährung siehe Seite 254.

Behandlung vegetativer Störungen siehe Seite 261.
Behandlung früher traumatischer Anfälle siehe Seite 168.

*Krankengymnastische Behandlung:* Bei allen Patienten sollte eine entsprechende Behandlung frühzeitig begonnen werden. Die bewußtlosen Patienten sind zwangsläufig zunächst nur passiv durchzubewegen. Bei zunehmender Fähigkeit zur Mitarbeit muß jedoch gezielt die Funktion einzelner Muskelgruppen geschult und die baldige Mobilisation ins Auge gefaßt werden. Bei teilparetischen Patienten ist eine intensive Atemtherapie auch nach Beendigung der Respiratorbeatmung erforderlich.

Jeder Patient mit einem Schädel-Hirn-Trauma, das mit einer über die ersten Stunden der Akutversorgung hinausreichenden Bewußtlosigkeit einhergeht, sollte einer Klinik zugeführt werden, die über alle diagnostischen, operativen und intensivmedizinischen Möglichkeiten verfügt.

### Prognose

Die Letalität der Hirnverletzungen hängt ab vom Schweregrad und der Dauer der Hirnfunktionsstörungen. Ein Hirntodsyndrom am Unfallort als Folge einer Hirnverletzung bleibt trotz aller Maßnahmen hoffnungslos. Auch ein Hirnverletzter im Komastadium IV, das nicht rasch reversibel ist, überlebt nicht. Mit zunehmend geringeren Hirnfunktionsstörungen wächst die Überlebenschance. Jüngere Patienten, die längere Zeit ein apallisches Syndrom boten, haben zu etwa 1 Drittel die Chance, sich so weitgehend zu erholen, daß sie sich wieder selbst versorgen und zum Teil in ihrem alten Beruf tätig werden können, 1 Drittel dieser Patienten bleibt pflegebedürftig und ein weiteres Drittel stirbt an Spätkomplikationen.
Die Dauer der Bewußtlosigkeit läßt die Überlebenschance in Abhängigkeit vom Lebensalter abschätzen. 15jährige können sich auch nach 20tägiger Bewußtlosigkeit erholen, bei 40jährigen liegt diese Frist bei 12 Tagen. In der Regel besteht bei 50- bis 60jährigen eine Überlebenschance bei einer Dauer der primären Bewußtlosigkeit von 7 Tagen. Im Einzelfall erlaubt jedoch auch die Kenntnis einer solchen Statistik keine Prognose. Überlebende nach schweren Hirnverletzungen können nach einem größeren Rehabilitationszeitraum, der bis zu 2 Jahre und darüber hinaus betragen kann, eine weitgehende Erholung erleben. Bei persistierenden fokalen Ausfällen oder fortbestehenden Hirnstammsymptomen ist nur mit einer teilweisen Rehabilitation zu rechnen.

## Traumatische intrakranielle Hämatome

Intrakranielle traumatische Hämatome sind eine lebensbedrohliche Komplikation von Schädel-Hirn-Verletzungen. Sie machen unverzügliches Handeln erforderlich. Die Hämatome werden eingeteilt nach ihrer Lokalisation (epidural, subdural, intrazerebral) und nach der Entwicklungsgeschwindigkeit der hämatombedingten Raumforderung. Nach *Frowein* werden bei subduralen Hämatomen folgende Stadien unterschieden:

1. Akute Phase: Operation innerhalb der ersten 24 Stunden nach Trauma.
2. Subakute Phase: Operation zwischen 2.–10. Tag nach Trauma.
3. Chronische Phase: Operation nach dem 10. Tag.

Diese Festlegung hat sich bei den subduralen Hämatomen bewährt und soll aus Gründen der Vereinfachung auch bei den anderen Hämatomarten gelten.
Das Auftreten hämatombedingter Symptome hängt ab von der Entwicklungsgeschwindigkeit des Hämatoms. Das neurologische Bild des Verletzten am Unfallort und meist auch noch bei der Aufnahme im erstbehandelnden Krankenhaus wird deshalb nur geprägt vom Ausmaß der Hirnverletzung. Gelegentlich kann ein intrakranielles Hämatom sich auch nach einem banalen Trauma (Schädelprellung) entwickeln.
Aufgrund der klinischen Symptomatik ist es nicht möglich, zwischen den einzelnen Hämatomarten zu differenzieren. Gelegentlich (7%) liegen Mehrfachhämatome oder Kombinationen verschiedener Hämatomarten vor. Bei dem Verdacht auf ein intrakranielles Hämatom hat die diagnostische Abklärung sofort zu erfolgen.

## Epidurales Hämatom

### Definition und Leitsymptome

Das epidurale Hämatom macht etwa 1 Drittel der intrakraniellen Blutungen aus. Es liegt extradural zwischen Dura mater und Schädelknochen. Blutungsquelle ist meist ein Ast der A. meningea media. 2 Drittel aller epiduralen Hämatome betreffen die Temporalregion. Mit abnehmender Häufigkeit verteilt sich der Rest auf die frontale, die parietale und parietookzipitale sowie auf die okzipitale Lokalisation. Beidseitige Ausdehnung findet man bei Blutungen aus dem Sinus sagittalis. Epidurale Hämatome sind in der Regel umschrieben und nicht über größere Hirnpartien ausgedehnt.
Epidurale Hämatome betreffen überwiegend männliche Personen der jüngeren Altersstufen.
Die meist temporale Lokalisation, die zu einer zur Gegenseite gerichteten Massenverschiebung führt, verursacht ein laterales Hirnstammkompressionssyndrom. Es kommt schließlich zur Einklemmungssymptomatik.

### Klinik

Dem epiduralen Hämatom wird traditionell ein sogenanntes „freies Intervall" zugeordnet. Dieses ist jedoch nur in weniger als 1 Drittel der Fälle vorhanden. Etwa 10% der Patienten haben keine primäre Bewußtlosigkeit. Die Bewußtseinsstörung kann kurz sein, so daß der Verletzte zum Zeitpunkt der stationären Aufnahme wieder voll orientiert oder nur noch leicht bewußtseinsgetrübt ist. Bei einem schweren Hirntrauma besteht eine primäre Bewußtlosigkeit. Das führende neurologische Symptom ist die *Halbseitensymptomatik* (60–75%). Sie findet sich in 7–10% homolateral zum Hämatom als Folge der Verschiebung des Hirnstamms gegen den gegenseitigen freien Tentoriumrand. Sie äußert sich zunächst in einer leichten Halbseitensymptomatik, die im weiteren Verlauf an Intensität zunimmt.
*Pupillenstörungen* finden sich bei 40% der Patienten und sind bereits Hinweis auf die beginnende Einklemmung. Selten sieht man in einem frühen Stadium als Folge einer Reizung der mit dem N. oculomotorius verlaufenden parasympathischen Fasern zunächst eine Pupillenverengung auf der Seite des Hämatoms, der dann die Erweiterung der Pupille folgt. Wird das Hämatom in diesem Stadium nicht erkannt, bildet sich das (laterale) Hirnstammsyndrom voll aus. Krampfanfälle treten in 5–10% der epiduralen Hämatome auf. Sie sind bei subakuten Verläufen doppelt so häufig wie bei akuten.

Im Rahmen eines akuten epiduralen Hämatoms entsteht *keine* Stauungspapille. Die Anwendung eines Mydriatikums zur Untersuchung des Augenhintergrundes ist ein Kunstfehler.
Epidurale Hämatome können mit einer kontusionellen Hirngewebsschädigung unter dem Hämatom oder auf der Gegenseite verbunden sein.

In der überwiegenden Zahl sind die ersten Symptome eines epiduralen Hämatoms 3–4 Stunden nach dem Trauma bei sorgfältiger Untersuchung nachweisbar. Dies wäre der günstige Zeitpunkt zur Einleitung der Zusatzdiagnostik.

### Apparative Diagnostik

*Neuroradiologische Diagnostik*

Die Röntgenübersichtsaufnahmen des Schädels zeigen in 85% eine Fraktur, die meist Gefäßkanäle der A.meningea oder einen Sinus kreuzt. Nur selten ist diese Fraktur auf der Gegenseite des Hämatoms. Die ap-Aufnahme kann eine Verlagerung eines verkalkten Corpus pineale zur Gegenseite erkennen lassen.
Die Computertomographie ist das schnellste und sicherste diagnostische Verfahren. Lokalisation und Ausdehnung des epiduralen Hämatoms sowie intrakranielle Begleitverletzungen werden sichtbar. Das Hämatom zeigt gewöhnlich eine bikonvexe Form, homogene Dichte und eine glatte Begrenzung zur Hirnoberfläche hin. Der Nachweis eines über dem Sinus sagittalis superior gelegenen epiduralen Hämatoms gelingt nur bei ausreichend hoher Schichtung.
Bei nicht durchführbarer Computertomographie ist die Angiographie auf der klinisch relevanten Seite durchzuführen. Die Abdrängung der Gefäße von der Kalotte im Hämatombereich wird erkennbar. Gelegentlich muß durch Drehung des Kopfes ein frontales oder okzipitales Hämatom in einer 2. Serie bewiesen werden. In Einzelfällen ist die Blutungsquelle durch ein Extravasat erkennbar.

*Elektrophysiologische Diagnostik*

Das EEG ist kein geeignetes Untersuchungsverfahren bei akuten epiduralen Hämatomen. Es finden sich bei nicht akuten Verläufen erhebliche lokale und diffuse sekundäre Veränderungen, bei lateraler Lage des Hämatoms umschriebene Abflachungen.

*Laboruntersuchungen*

Laboruntersuchungen spielen bei der Diagnostik des epiduralen Hämatoms keine Rolle. Nur bei Säuglingen kann ein epidurales Hämatom zu einem Volumenmangelsyndrom führen. Auch hier ist der Zeitverlust durch das Abwarten einer Laboruntersuchung nicht vertretbar.
Trotzdem wird man parallel zur Behandlung den Gerinnungsstatus untersuchen lassen.

### Differentialdiagnose

Beim akuten epiduralen Hämatom kommen nur andere intrakranielle raumfordernde Prozesse (Hirnödem, andere Hämatome, Pneumatozele) in Betracht. Bei subakuten Verläufen sind sekundäre Hirnschädigungen durch Hypoxie, Stoffwechselstörungen oder entzündliche Komplikationen einer offenen Hirnverletzung auszuschließen.

### Intensivtherapie und Überwachung

Entscheidend ist der frühe Nachweis hämatombedingter Änderungen der Bewußtseinslage, bei Bewußtlosen der Reaktionslage, und des neurologischen Befundes. Werden Folgen des Hämatoms über das normale Monitoring deutlich, nämlich Atemstörungen oder Herz-Kreislauf-Störungen, ist der günstigste Zeitpunkt zum Handeln verpaßt worden. Die Therapie ist in jedem Fall eine operative und erfolgt im unmittelbaren Anschluß an die neuroradiologische Diagnostik. Erfolgte die Verlegung in eine neurochirurgische Klinik noch nicht bei dem Verdacht auf ein Hämatom, so ist sie sofort nach dem computertomographischen Hämatomnachweis durchzuführen. Besteht bereits ein fortgeschrittenes Einklemmungssyndrom, ist im erstbehandelnden Krankenhaus eine *Nottrepanation* (erweitertes Bohrloch über dem Hämatom) durchzuführen. Erst danach kommt eine Verlegung in Betracht.
Die postoperative Therapie richtet sich nach den vorliegenden Hirnfunktionsstörungen.

### Verlauf und Prognose

Das klinisch rechtzeitig erkannte, neuroradiologisch nachgewiesene und sofort operierte epidurale Hämatom hat eine gute Prognose. Das nicht operierte akute epidurale Hämatom führt in der

Regel zum Tode. Selten nachgewiesene nicht operierte und verkalkte epidurale Hämatome waren mit hoher Wahrscheinlichkeit venöser Genese und konnten wegen der intrakraniellen Drucksteigerung durch ein Hirnödem nicht weiter an Größe zunehmen. Infolgedessen ist bei diesen Patienten von einer primären schweren Hirnverletzung auszugehen. Die Erholung ist durch das nicht erkannte Hämatom möglicherweise beeinträchtigt worden.
Von den Überlebenden werden 80% wieder voll und 10% beschränkt arbeitsfähig. 10% bleiben arbeitsunfähig. Beim Vorliegen einer schweren primären Hirnverletzung ist die Prognose durch diese Verletzung schlecht. Mit einer symptomatischen Epilepsie als Folge eines epiduralen Hämatoms ist in 5% der Fälle zu rechnen.

## Subdurales Hämatom

### Definition und Leitsymptome

Das subdurale Hämatom liegt unter der Dura und rührt meist aus Rindenkontusionen mit Verletzungen kleiner Venen und Arterien her, seltener von isolierten Verletzungen von Brückenvenen oder eines Sinus. Akute subdurale Hämatome sind supratentoriell zu fast 80% in der Umgebung des Keilbeinflügels lokalisiert oder nehmen von hierher ihren Ausgang und dehnen sich über die angrenzenden Hirnareale aus. Etwa 10% der Hämatome liegen jeweils frontal oder parietal und nur knapp 2% infratentoriell. Betroffen sind überwiegend Männer. Der Altersgipfel liegt, im Gegensatz zu den epiduralen Hämatomen, im 6. Lebensjahrzehnt. Bei den akuten subduralen Hämatomen ist in der Regel auch eine schwere primäre Hirnschädigung nachweisbar.

### Klinik

*Akutes subdurales Hämatom*

Das subdurale Hämatom der ersten 24 Stunden ist meist mit einer schweren primären Hirnschädigung verbunden. Im Vordergrund steht daher zunächst die auf die ausgedehnte Kontusion oder das Hirnödem zu beziehende Hirnfunktionsstörung. Die hämatombedingte Symptomatik gesellt sich zu diesem Bild. Meist findet sich bald eine deutliche Hirnstammsymptomatik. Ein symptomfreies oder symptomarmes Intervall wird gelegentlich beobachtet. Zum Operationszeitpunkt findet sich bei mehr als der Hälfte der akuten subduralen Hämatome eine Anisokorie mit Pupillenerweiterung meist auf der Seite des Hämatoms. Halbseitenzeichen können frühzeitig die Seite der Hirnverletzung anzeigen. Epileptische Anfälle treten in 10–15% auf, sind differentialdiagnostisch jedoch nicht verwertbar.

*Subakutes subdurales Hämatom*

Subakute subdurale Hämatome weisen neben der langsameren Ausbildung der Raumforderung auch eine geringere primäre Hirnschädigung auf. Vielfach ist die Bewußtseinsstörung sekundär entstanden oder verstärkt und zum Zeitpunkt des Hämatomnachweises weniger ausgeprägt als beim akuten Hämatom. Es finden sich Verwirrtheit, motorische Unruhe, Klagen über Kopfschmerzen. Herdzeichen (motorische Ausfälle, Sprachstörungen) sind häufiger nachweisbar, Pupillenstörungen und Einklemmungszeichen seltener als beim akuten Hämatom.

*Chronisches subdurales Hämatom*

Gelegentlich ist die Genese des chronischen subduralen Hämatoms strittig, hin und wieder ist jedoch ein vorausgegangenes Trauma bekannt, das ärztliche Behandlung erforderlich machte. Im Vordergrund der Symptome stehen allmählich zunehmende Kopfschmerzen und psychische Veränderungen. Später treten motorische Ausfälle hinzu. Pupillenstörungen sind selten. Eine Stauungspapille ist bei jüngeren Patienten eher zu erwarten, während motorische und psychische Störungen in den höheren Altersgruppen überwiegen. Erst im Stadium der Dekompensation nehmen die Beschwerden an Intensität zu. Dann treten Zeichen der intrakraniellen Drucksteigerung auf. Auch ein unbehandeltes chronisches subdurales Hämatom kann zur Einklemmung führen. (Subdurale Hämatome bei Kumarin-Patienten s. S. 103.)

## Apparative Diagnostik

*Neuroradiologische Diagnostik*

Die Röntgenübersichtsaufnahmen des Schädels zeigen zwar in fast 2 Drittel der Fälle Frakturen, der Frakturverlauf hat aber nicht immer eine Beziehung zur Hämatomlokalisation. Beim chronischen subduralen Hämatom finden sich fast nie Frakturen.

Im Computertomogramm sind Größe und Lage des Hämatoms sowie das Ausmaß der Raumforderung, weitere Hämatome oder Kontusionen zu erkennen. Akute subdurale Hämatome weisen eine sichelförmige oder plankonvexe hyperdense Zone auf, die zum Hirn hin meist unregelmäßig begrenzt ist und meist einen größeren Teil der betroffenen Hemisphäre bedeckt. Ein chronisches Hämatom zeigt eine geringere Dichte, die der Dichte des Hirns entsprechen kann. Das Hämatom ist dann nur durch die Raumforderungszeichen zu vermuten.

Im Karotisangiogramm sind subdurale und epidurale Hämatome nicht immer sicher zu unterscheiden. Die Abdrängung der Gefäße von der Kalotte ist beim akuten subduralen Hämatom meist sichelförmig, ältere subdurale Hämatome erscheinen plankonvex und chronische häufig bikonvex.

*Elektrophysiologische Diagnostik*

Bei akuten Hämatomen wird kein EEG durchgeführt. Beim chronischen subduralen Hämatom ist in fast der Hälfte der Fälle durch Alpha-Wellen-Verminderung und Amplitudenerniedrigung die Seitenlokalisation möglich, steile Wellen und spike-wave-Komplexe können gesehen werden.

*Laboruntersuchungen*

In bezug auf das akute Hämatom sind nur die Gerinnungsparameter von Interesse. Beim chronischen Hämatom könnten Laborwerte zur differentialdiagnostischen Abgrenzung eines *Empyems* durch entzündungsspezifische Veränderungen herangezogen werden.
In diesem Zusammenhang wäre auch einmal an eine Liquordiagnostik zu denken, deren Risiko bei ausgeprägter intrakranieller Raumforderung zu beachten ist.

## Differentialdiagnose

Wesentlich andere Gesichtspunkte als beim epiduralen Hämatom bestehen nicht. Da beim subduralen Hämatom allerdings häufiger Kontusionen vorliegen, ist bei einer Verschlechterung des Zustandes die Computertomogramm-Kontrolle durchzuführen, um ein auftretendes subdurales Hämatom von einer intrazerebralen Raumforderung durch Zunahme eines lokalen Ödems oder Auftreten eines interzerebralen Hämatoms abzugrenzen. Schwierigkeiten treten beim chronischen subduralen Hämatom auf, dessen traumatische Begründung häufig nicht bewußt oder nicht gegeben ist. Hier wird zunächst an alle raumfordernden intrakraniellen und vaskulären Prozesse gedacht werden müssen. Die Diagnose ist durch das Computertomogramm rasch zu klären. Die Abgrenzung eines traumatischen subduralen Hämatoms von einer spontan Subarachnoidalblutung ist durch Anamnese, Nachweis knöcherner Verletzungsfolgen am Schädel und Computertomogramm in der Regel leicht möglich. Das nur selten auftretende posttraumatische *Hygrom* (= Hydrom) ist durch die liquorisodense Raumforderung vom Hämatom abzugrenzen. Die operative Therapie ist unverzüglich erforderlich. Im weiteren Verlauf nach Steroidtherapie auftretende flache Liquoransammlungen müssen klinisch und computertomographisch kontrolliert werden, heilen jedoch in der Regel spontan.

### Intensivtherapie und Überwachung

Das akute subdurale Hämatom ist sofort zu operieren. Bei subakuten Hämatomen sollte ebenfalls rasch operiert werden. Ein chronisches subdurales Hämatom muß nur sofort operiert werden, wenn ein akut bedrohlicher Zustand vorliegt. Meist kann die Operation geplant erfolgen. Da es sich in der Regel um ältere Patienten handelt, kann eine sorgfältige Narkose- und Operationsvorbereitung erfolgen.
Es gelten die für die schwere Hirnverletzung und das epidurale Hämatom angegebenen Richtlinien.

### Verlauf und Prognose

Der Verlauf ist in erster Linie abhängig von der Entwicklungsgeschwindigkeit des Hämatoms, vom präoperativen Zustand und vom Alter des Verletzten. Akute subdurale Hämatome haben eine Letalität von 60–75% (bei manchen Autoren höher). Die Hämatome der ersten Stunde sind absolut ungünstig. Subakute subdurale Hämatome haben eine Letalität von 15–25%. Die Letalität der chronischen subduralen Hämatome liegt unter 10%, wobei der Tod oft auf sekundäre Komplikationen zurückzuführen ist.
Unter den Überlebenden akuter Hämatome sind in der Regel die Patienten, die vor der Operation nicht bewußtlos waren. Das gleichzeitige Vorliegen einer Hirnkontusion verschlechtert die Überlebensaussichten. Über 60 Jahre alte Verletzte sterben in einem höheren Prozentsatz, auf das präoperative Syndrom bezogen sind die Unterschiede zu jüngeren Altersgruppen nicht wesentlich. Von den Überlebenden wird etwa die Hälfte wieder voll arbeitsfähig. Nach einzelnen Statistiken jedoch bleiben bis zu 50% pflegebedürftig.

## Intrazerebrales Hämatom

### Definition und Leitsymptome

Die intrazerebralen Hämatome treten entweder im Bereich einer Kontusion oder als Folge zerrungsbedingter Gefäßzerreißungen auf. Sie finden sich meist oberflächennah im Temporal- oder/und im Frontallappen. Sie können auch doppelseitig auftreten. Meist erreichen sie nicht die Stammganglien. Bei fortschreitender Blutung können sie in das Ventrikelsystem bzw. in den Subarachnoidalraum einbrechen. Die Hämatome entstehen überwiegend nicht auf der Seite der Gewalteinwirkung. Auch intrazerebrale Hämatome können akut und subakut auftreten oder als Mehrfachhämatome bei anderen intrakraniellen Blutungen oder traumatischen Subarachnoidalblutungen vorliegen.

### Klinik

Eine primäre Bewußtlosigkeit besteht bei mehr als der Hälfte der Patienten, sie kann vorübergehend rückläufig sein. Neurologische Herdsymptome werden besonders bei langsamer Hämatomentstehung deutlich. Etwa 1 Drittel der Patienten ist wach und orientiert. Kopfschmerzen werden beklagt. Die dazutretenden Zeichen der intrakraniellen Drucksteigerung sind unspezifisch.

### Apparative Diagnostik

*Neuroradiologische Diagnostik*

Die Röntgenübersichtsaufnahmen des Schädels können Frakturen zeigen.
Im Computertomogramm zeigt sich neben der Lokalisation und der Größe des Hämatoms auch die begleitende Kontusion. In einem frühen Computertomogramm liegt oft nur eine hämorrhagische Kontusion mit kleinen, unter Umständen nicht konfluierenden Blutungsherden vor. Innerhalb von 24 Stunden können diese kleinen Blutungen erheblich an Größe zunehmen, bei multiplen Kontusionen kann es zum Auftreten multipler intrazerebraler Hämatome kommen. Der Durchbruch in den Subduralraum oder in das Ventrikelsystem ist zu erkennen. Das sehr seltene intrazerebelläre Hämatom kann in der entsprechenden CT-Schicht erkannt werden.
Angiographisch ist ein sicherer Hämatomnachweis nur bei größeren Hämatomen mit gefäß-

freiem Bezirk in der kapillarvenösen Phase und Zeichen der lokalen Raumforderung durch Verlagerung der Gefäße möglich. Bei Verdacht auf eine intrazerebrale Blutung sollte primär ein Computertomogramm, keine Angiographie durchgeführt werden.

*Elektrophysiologische Diagnostik*

Das EEG kann Seitenhinweise geben, zeigt jedoch keine spezifischen Befunde.

*Spezielle Laboruntersuchungen*

Sind zum Hämatomnachweis nicht erforderlich. Der Nachweis von blutigem Liquor hilft differentialdiagnostisch nicht weiter.

### Differentialdiagnose

Wie bei den anderen intrakraniellen Hämatomen.

### Intensivtherapie und Überwachung

Die Operationsindikation hängt ab von Größe und Lage des Hämatoms sowie von der Syndromentwicklung und den vorliegenden Begleitverletzungen. Ein isoliertes raumforderndes Hämatom mit Symptomen der intrakraniellen Drucksteigerung und nachgewiesenen Raumforderungszeichen ist unverzüglich operativ zu entleeren. Bestehen gleichzeitig ausgedehnte Kontusionen, hängt der Verlauf im weiteren vom Ausmaß dieser Hirnschädigung ab. Verletzte mit nicht operationspflichtigen intrazerebralen Hämatomen müssen im weiteren Verlauf sorgfältig überwacht werden. Die Intensivtherapie gestaltet sich bei diesen Patienten wie bei den anderen postoperativ nach den Richtlinien für die Behandlung schwerer Hirnverletzungen.

### Verlauf und Prognose

Die Letalität der operationsbedürftigen traumatischen intrazerebralen Hämatome liegt über 50%. Sie ist auf die meist erhebliche primäre Hirnschädigung zu beziehen. Zusätzlich besteht eine Altersabhängigkeit, die Letalität liegt bei über 60jährigen höher. Die Prognose für Verletzte mit kleineren, nicht operationspflichtigen Hämatomen ist gut.
Eine Hirnkontusion und ein operationspflichtiges Hämatom überlebende Patienten gehören überwiegend jüngeren Altersgruppen an. Sie bleiben zu über 50% pflegebedürftig. Ein verhältnismäßig kleiner Teil kann später wieder erwerbsfähig werden. Mit epileptischen Anfällen ist bei etwa 20% zu rechnen.

## Offene Schädel-Hirn-Verletzungen

### Definition und Leitsymptome

Die offene Schädel-Hirn-Verletzung ist definiert durch eine *Duraverletzung*, die im Bereich offener Kalottenfrakturen (Weichteildefekt über einer Fraktur) oder Basisfrakturen mit Eröffnung pneumatisierter Höhlen (Nasennebenhöhlen, Felsenbein) zu einer Verbindung von Außenwelt und Durainnenraum führt.
Stumpfe Traumen der Kalotte (Steinwurf, Sturz auf Kanten u. a.) können zur Impression von Knochenfragmenten und Durazerreißung führen. Bei ausgedehnter Verletzung ist Austritt von Liquor und Hirngewebe möglich.
Schuß- oder Pfählungsverletzungen sind unschwer zu erkennen.
Schädelbasisverletzungen sind meist Folge stumpfer Gewalteinwirkung. Temporale Frakturen strahlen ins Felsenbein ein. Gesichtsschädelfrakturen führen zu Verletzungen im Bereich der Stirnhöhlen, Siebbeinzellen oder der Keilbeinhöhle. Bei Berstungsfrakturen können auch klaffende Frakturen durch die Schädelbasis ziehen und pneumatisierte Höhlen eröffnen.
Die Symptome der offenen Schädel-Hirn-Verletzungen sind zunächst die des primären Hirnschadens. Alle Zwischenstufen vom normalen neurologischen Befund bis zum Hirntodsyndrom kommen vor. Lokalsymptome können nachweisbar sein.

**Klinik**

Bei Kalottenverletzungen ist die Verletzungsstelle sichtbar. An die Eröffnung pneumatisierter Höhlen muß bei Schädelbasisverletzungen gedacht werden, wenn ausgedehnte Gesichts- und Kieferverletzungen, Lidhämatome sowie Blutungen aus Nase, Rachen und Ohr vorliegen. Liquorabfluß ist nicht immer nachweisbar. Manchmal zeigt sich auf einem Zellstofftupfer ein farbloser Hof um die rote Mitte eines aufgefangenen Bluttropfens.

Das Akutstadium offener Schädel-Hirn-Verletzungen unterscheidet sich nicht von dem geschlossener Hirnverletzungen. Neben den möglichen Komplikationen des Hirnödems und des intrakraniellen Hämatoms kommt noch die Möglichkeit des Auftretens einer *Pneumatozele* (= raumfordernde Luftansammlung) bei Duraverletzung mit ventilartigem Lufteinstrom in den frontalen Subduralraum in Frage.

Entzundliche Komplikationen sind: *Meningitis, epi- oder subdurales Empyem, Hirnabszeß*.

Mit einer Meningitis muß nicht vor dem zweiten Tag nach dem Trauma gerechnet werden. Bei Verschlechterung des neurologischen Zustandes sichert nach Ausschluß einer intrakraniellen Raumforderung die lumbale Liquorentnahme die Diagnose. Empyem und Abszeß, die in der Regel eine langere Entstehungsdauer haben und unter einem chronischen Krankheitsbild verlaufen können (s. S. 114), werden als raumfordernde Läsionen neuroradiologisch nachgewiesen.

**Apparative Diagnostik**

*Neuroradiologische Diagnostik*

Die Übersichtsaufnahmen des Schädels zeigen nach frontobasal oder laterobasal ziehende Frakturlinien. Nach intrakraniell eingedrungene Luft kann als raumfordernde Pneumatozele oder in Form kleiner Luftbläschen und als negative Kontrastfüllung der Ventrikel (Pneumenzephalon) nachweisbar werden.

Bei Impressions- und Steckschüssen kann das Geschoß zu erkennen, der Schußkanal durch Knochensplitter und Geschoßteile markiert sein. Über diese Befunde hinaus ermöglicht das Computertomogramm den genauen Nachweis intrakranieller Luft. Bei frontobasalen Verletzungen liegt die Luft überwiegend frontal, bei laterobasalen Frakturen kommt es überwiegend zu feinblasiger Luftverteilung in den basalen Zisternen und über den Hemisphären. Eine kleine frontale Pneumatozele macht bei Verschlechterung des Zustandes eine Verlaufskontrolle im Computertomogramm erforderlich. Intrakranielle Hämatome werden nachweisbar, auch sie können Lufteinschlüsse enthalten. Das Computertomogramm ermöglicht nicht immer die Unterscheidung von Empyem und extrazerebralem Hämatom. Zum Nachweis eines Abszesses ist gegebenenfalls das Computertomogramm nach Kontrastmittelgabe zu wiederholen. Sollte bei einer nach Tagen eintretenden sekundären Verschlechterung radiologisch intrakraniell eine umschriebene Luftansammlung vorliegen, muß an einen Gasbrandabszeß gedacht werden.

*Elektrophysiologische Diagnostik*

Das EEG ist in der akuten Phase ohne Wert, kann später jedoch auf einen Hirnabszeß hinweisen.

*Laboruntersuchungen*

Entzündliche Laborparameter sprechen für eine entsprechende Komplikation der offenen Hirnverletzung.

Die Meningitis und meist auch das subdurale Empyem sind durch Liquoruntersuchungen zu sichern. Die mikrobiologische Untersuchung ist erforderlich. Der Nachweis einer strittigen nasalen Liquorfistel kann im postakuten Stadium durch Liquorszintigraphie gelingen.

**Differentialdiagnose**

Spezielle differentialdiagnostische Probleme ergeben sich im Vergleich zu gedeckten Hirntraumen und ihren Komplikationen nicht. Diese gelten in gleicher Weise für die offene Hirnverletzung. Wurde das Vorliegen einer solchen Verletzung erkannt, ist an die besonderen Komplikationsmöglichkeiten zu denken.

### Intensivtherapie und Überwachung

Zur operativen Therapie siehe entsprechende neurochirurgische Literatur. Die Schockbehandlung und die primäre Wundversorgung können im erstbehandelnden Krankenhaus erfolgen. Nach Stabilisation der vegetativen Funktionen und Blutstillung sollte Kontakt mit einer neurochirurgischen Abteilung zur Absprache des Übernahmetermins erfolgen. Beim Auftreten raumfordernder Komplikationen ist die Dringlichkeit entsprechend höher.
Der Wert einer prophylaktischen antibiotischen Therapie ist umstritten. Bei nicht entzündeten Meningen wäre das Mittel der Wahl *Chloramphenicol* (3mal tgl. 1 g etwa 1 Woche lang), das wegen möglicher Nebenwirkungen und unzureichender Abdeckung von Problemkeimen der Intensivstationen kaum noch gegeben wird.

### Verlauf und Prognose

Sehr ausgedehnte offene Hirnverletzungen können zu einem irreversiblen Schock führen. Hirnstammverletzungen, Blutungen aus verletzten großen Hirnarterien und ein massives Hirnödem bewirken ein primär hoffnungsloses Syndrom. Bei nur geringen primären Hirnfunktionsstörungen hängt die Prognose von der Verhütung oder dem rechtzeitigen Nachweis von Komplikationen und der operativen Behandlung ab.
Das Ausmaß der primären Hirnschädigung und der Komplikationen ist, wie bei anderen Hirnverletzungen, verantwortlich für Dauerschäden und erreichbaren Rehabilitationsgrad. Bei Hirnschußverletzungen kommt es in etwa 50% zu einer Epilepsie, bei anderen offenen Hirnverletzungen in weniger als 10%.

## Literatur


1. *Bodechtel, G., A. Kollmannsberger:* Raumfordernde Prozesse. In: Differentialdiagnose neurologischer Krankheitsbilder. *Bernsmayer, A., A. Schrader, A. Struppler* (Hrsg.). Thieme, Stuttgart–New York 1984
2. *Dietz, H., W. Umbach, R. Wüllenweber:* Klinische Neurochirurgie, Bd. I, II. Thieme, Stuttgart–New York 1982
3. *Gobiet, W.:* Intensivtherapie nach Schädel-Hirn-Trauma. Springer, Berlin 1977
4. *Grumme, T.:* Das Hirnödem. Intensivmedizinische Probleme in der Neurochirurgie. De Gruyter, Berlin 1984
5. *Krenkel, W., J. Bröcheler:* Traumatische Hämatome. In: Neurologie in Praxis und Klinik, Bd. 1. *Hopf, H. C., K. Poeck, H. Schliack* (Hrsg.). Thieme, Stuttgart–New York 1983
6. *Kretschmer, H.:* Neurotraumatologie. Thieme, Stuttgart–New York 1976
7. *Langsch, W. L., E. Kazner:* Cranial computerized tomography. Springer, Berlin 1976
8. *Poeck, K.:* Die geschlossenen traumatischen Hirnschädigungen. In: Neurologie in Praxis und Klinik, Bd. 1. *Hopf, H. C., K. Poeck, H. Schliack* (Hrsg.). Thieme, Stuttgart–New York 1983
9. *Todorow, S., P. Oldenkott:* Praktische Hirntraumatologie. Deutscher Ärzte-Verlag, Köln 1984
10. *Waldbaur, H.:* Indikationen und allgemeine Richtlinien zur Strahlentherapie bei raumfordernden und anderen Prozessen des Nervensystems. In: Neurologische und psychiatrische Therapie. *Flügel, K. A.* (Hrsg.). perimed, Erlangen 1978
11. *Wieck, H. H.:* Neurotraumatologie. Thieme, Stuttgart–New York 1980

# Hirntumoren und Meningeosen

## Hirntumoren

Die übliche Einteilung intrakranieller Tumoren erfolgt nach pathoanatomischen Gesichtspunkten. Für intensivmedizinische Fragestellungen sind diese Aspekte zwar wichtig, für die Einleitung einer möglichen Therapie jedoch nicht entscheidend, da neben der Dignität eines Tumors auch Lage und Ausdehnung über die Indikation zur intensivmedizinischen Therapie entscheiden können. Die Intensivtherapie bei Hirntumoren wird notwendig, wenn ein *Status* oder eine *Serie epileptischer Anfälle* auftritt oder wenn Zeichen eines *zunehmenden intrakraniellen Drucks* mit drohender Einklemmung auftreten, ohne daß eine sichere histologische Zuordnung des Tumors vorher gelungen ist. Daher wird hier *keine* Einteilung der Hirntumoren nach pathologisch anatomischen Gesichtspunkten vorgenommen. Maligne und benigne hirneigene Tumoren, Metastasen, mesodermale Tumoren und auch große Tumoren der Sellaregion können für eine akute Einklemmungssymptomatik und für die Häufung epileptischer Anfälle verantwortlich sein.

### Definition und Leitsymptome

Über die absolute Häufigkeit von Hirntumoren liegen keine verläßlichen Zahlen vor. Leitsymptome intrakranieller Tumoren sind:

- Fokale und sekundär generalisierte epileptische Anfälle (*jeder* epileptische Anfall nach dem 20. Lebensjahr bedarf der weiteren neurologischen Abklärung zum Ausschluß eines intrakraniellen Tumors).
- Zunehmende, in dieser Art bisher nicht bekannte Kopfschmerzen.
- Neurologische Herdsymptome (s. Tab. 18).
- Stauungspapille.

### Klinik

Je nach Lokalisation können die verschiedenen Tumoren sehr ähnliche klinisch neurologische Symptome hervorrufen und so einen klinischen Hinweis auf den Läsionsort geben. Die wesentlichen Syndrome sind in Tabelle 18 zusammengefaßt, wenngleich seit Einführung des Computertomogramms die lokaldiagnostische Aussage der Syndrome doch deutlich relativiert werden mußte.

Die *Massenverlagerung* durch Tumorwachstum und zusätzliches *Ödem* führen zu Zeichen des erhöhten intrakraniellen Drucks. Die hierbei zu findende Stauungspapille ist in den meisten Fällen erst ein Spätsymptom, eine fehlende Stauungspapille schließt eine intrakranielle raumfordernde Läsion nicht aus.

Bei unilokulären Tumoren kommt es zur ipsilateralen Volumenvermehrung mit Ausdehnung des Tumors in die Subarachnoidalräume. Die Massenverschiebung durch Tumorwachstum und Ödem unter der starren Falx cerebri hindurch auf die kontralaterale Seite sowie die axiale Massenverschiebung mit Einklemmen der medialen Temporallappenanteile zwischen Tentorium und Mittelhirn leiten über zur Einklemmungssymptomatik. Bei Tumoren der hinteren Schädelgrube kann sowohl eine rostrale Einklemmung mit Verlagerung des *Kleinhirnwurms* und des *Mittelhirns in den Tentoriumschlitz* als auch eine kaudale Einklemmung mit Herniation der *Kleinhirntonsillen im Foramen magnum* entstehen.

| | |
|---|---|
| **Stirnhirn (Marklager, Konvexität und Balken)**<br>Psychomotorische Veränderungen, affektive Nivellierung, Adversiv- und Jackson-Anfälle, generalisierte Anfälle, leichte kontralaterale Hemiparese, frontale Gangstörung (kleinschrittiger, haftender Gang) Greifreflexe<br><br>**Stirnhirn (orbitale Rinde)**<br>Triebenthemmung, Riechstörungen<br><br>**Schläfenlappen**<br>Reizbarkeit und Verstimmbarkeit evtl. Enthemmung. Psychomotorische und generalisierte Anfälle. Hemiparese, Gesichtsfeldeinschränkungen.<br>Bei Läsionen der dominanten Hemisphäre: Wernicke- oder amnestische Aphasie<br><br>**Parietallappen**<br>Sensible Jackson-Anfälle. Sensible oder sensomotorische Hemiparese, Gesichtsfeldeinschränkung<br>Neuropsychologische Störungen (Neglect, Orientierungsstörung, evtl. zusätzlich bei Läsion der dominanten Hemisphäre: Apraxie, amnestische Aphasie, Dyslexie) | **Okzipitallappen**<br>Anfälle mit optischer Aura, Hemianopsie. Dyslexie, räumlichen Orientierungsstörungen, bei doppelseitigem Befall kortikale Blindheit mit Anosognosie<br><br>**Stammganglien**<br>Psychomotorische Verlangsamung, Somnolenz, kontralaterale Hemiparese, akintisches Parkinson-Syndrom<br><br>**Dienzephalon und Sella**<br>Psychomotorische Verlangsamung, vermehrtes Schlafbedürfnis; bei Sellatumoren und Kraniopharyngeomen endokrine Ausfälle<br><br>**Hirnstamm (Mesenzephalon und Pons)**<br>Störungen der Pupillo- und Blickmotorik, evtl. zusätzliche Hirnnervenlähmung, Paresen und Ataxie<br><br>**Kleinhirn**<br>Ipsilaterale Ataxie bei einseitigem Kleinhirnhemisphärenbefall. Neigung des Kopfes zur Herdseite. Frühzeitig Hydrocephalus occlusus mit Kopfschmerzen, Stauungspapille und Nystagmus |

**Tab. 18 Mögliche anamnestische Angaben und klinische Symptome bei intrakraniellen Tumoren verschiedener Lokalisation.**

*Klinische Symptomatik des sich entwickelnden Hirndrucks bei intrakraniellen Tumoren*

In den Anfangsstadien kommt es zu einer zunehmenden psychomotorischen Verlangsamung, *Greifreflexe* sind fast regelmäßig vorhanden. Die Patienten werden schläfrig und aspontan. Diese Symptomatik kann über sehr lange Zeit anhalten, bis es zur akuten Entwicklung der Zeichen einer drohenden Einklemmung mit Erbrechen, Singultus, druckschmerzhaften Nervenaustrittspunkten und Hirnnervenlähmungen kommt. Danach kann eine sich schnell entwikkelnde Bewußtlosigkeit mit den typischen Zeichen einer supratentoriell raumfordernden Läsion (s. S. 20) eintreten.

## Diagnostik

### Neuroradiologie

Durch die Computertomographie können Hinweise auf Lokalisation, Ausmaß der Massenverlagerung, Ausmaß des Ödems und oft auch eine hinlängliche Wahrscheinlichkeit in der Artdiagnose erhalten werden. Die CT-Kriterien in der Differentialdiagnose der verschiedenen Hirntumoren sollen hier nicht erörtert werden. Wegen der großen prognostischen Bedeutung sollen hier nur die typischen CT-Befunde, wie sie bei *Metastasen* gefunden werden, erwähnt werden: Multiplizität, rindennahe Lagen, ringförmige Struktur mit zentraler Nekrose und ein ausge-

prägtes perifokales Ödem richten den Verdacht auf eine metastatische Absiedlung.
Bislang unbekannte Hirntumoren bedürfen zusätzlich der Abklärung mittels transfemoraler selektiver Katheterangiographie.
Die Röntgenaufnahme des Schädels in 2 Ebenen, evtl. mit Spezialaufnahmen (Sella, Nasennebenhöhlen, Felsenbeine) können bei mesodermalen Tumoren, bei Tumoren der Sellaregion und bei Verdacht auf Knochenmetastasen hilfreich sein.

### Elektrophysiologie

Ein EEG kann beim Verdacht auf fokale Anfälle unter Fortbestehen eines psychomotorischen Status sehr hilfreich sein und zwischen psychomotorischem Status und Allgemeinsymptomen bei Einklemmung unterscheiden helfen. Die lokaldiagnostische Aussagekraft des EEGs ist, ähnlich den klinischen Syndromen, nach Einführung der Computertomographie relativiert worden.

### Laboruntersuchungen

Übliche Routinelaboruntersuchungen (Tumormarker!). Weitere Laboruntersuchungen sind in der Regel nicht notwendig. Bei Metastasenverdacht ohne Hinweis auf einen Primärtumor wird man eine Tumorsuche einleiten. Bei Tumoren der Sellaregion sollte die Untersuchung der endokrinologischen Basiswerte vor Einleitung der Hirndrucktherapie veranlaßt werden.

## Differentialdiagnose

- Abszesse
- Parasitäre Erkrankungen
- Tuberkulome und Granulome
- Frischer Insult mit Luxusperfusion (2.–4. Woche nach Insult)
- Herpes-simplex-Enzephalitis.

## Intensivtherapie und Überwachung

Bei der Indikation zur Intensivtherapie muß unterschieden werden zwischen Patienten mit *bekannten* Hirntumoren und Patienten, die im Status oder mit Zeichen der drohenden Einklemmung in die Klinik aufgenommen werden und bei denen dann computertomographisch erstmalig der dringende Verdacht auf einen Hirntumor geäußert wird.

### Intensivtherapie bei Patienten mit bekannten Hirntumoren

Intensivtherapie kann notwendig werden, wenn ein Status oder eine Serie epileptischer Anfälle auftritt oder wenn Zeichen der drohenden Einklemmung gefunden werden. Allgemein gültige Kriterien, wann eine Intensivtherapie durchgeführt werden sollte und wann nicht, gibt es nicht. Hier muß man sich im einzelnen Fall, wie auch bei anderen prognostisch infausten Erkrankungen neu entscheiden. Als Hilfe bei dieser Entscheidung dienen folgende Kriterien:
- Der *Status epilepticus* wird in jedem Fall behandelt.
- Schmerzbehandlung, Sedierung, Flüssigkeits- und Kalorienzufuhr werden immer gewährleistet.
- Eine Indikation zur Hirnödembehandlung (einschließlich Intubation und Beatmung) wird *nicht* mehr gestellt bei bekanntem inoperablem Hirntumor
  - mit multipler Lokalisation (Metastasen)
  - nach Ausbestrahlung oder mehrfacher Chemotherapie
  - mit sehr großer Manifestation in der dominanten Hemisphäre.

Diese Kriterien gelten für maligne *und* benigne inoperable Hirntumoren.

### Intensivtherapie bei Patienten mit bislang unbekannten Hirntumoren

- Hirnödembehandlung einschließlich Intubation und Beatmung wird nicht mehr begonnen, wenn der Patient bereits im Komastadium III ist.

- Auch bei extrem großen Tumoren der dominanten Hemisphäre mit den computertomographischen Zeichen der Malignität und beginnender Einklemmung verzichten wir auf die Maximaltherapie.
- In allen anderen Fällen konsequente Hirnödembehandlung einschließlich Intubation und Beatmung.
- Eine kardiale Reanimation wird immer dann durchgeführt, wenn auch die Indikationsstellung zur Hirnödemtherapie und Beatmung vorgenommen wurde. Eine Ausnahme hiervon ist gegeben, wenn im Notdienst oder bei Notaufnahmen ohne sichere Kenntnis der Vordiagnose und wegen der vitalen Indikation vor Vorliegen weiterer apparativer Befunde eine Reanimation und eine Beatmungstherapie begonnen wurden. In diesen Fällen werden die Beatmung und Hirndruckbehandlung fortgesetzt, eine weitere kardiale Reanimation wird jedoch nicht mehr vorgenommen.

### Spezielle Therapie

- Antiödematöse Therapie vgl. Seite 246. Patienten mit vasogenem Ödem bei Hirntumoren sprechen sehr gut auf die hochdosierte Dexamethason-Gabe an, Dosierung siehe Tabelle 27.
- Beim Vorliegen eines Hydrocephalus occlusus muß die Indikation zum Shunt diskutiert werden.
- Notfallmäßige Operationen sind nur selten, manchmal jedoch bei Tumoren der hinteren Schädelgrube notwendig.
- Eine notfallmäßige Bestrahlung wird beim Verdacht auf einen strahlensensiblen Tumor (CT) (Germinoblastom mit typischer Lage in der Pinealisregion, intrazerebrale Lymphome) notwendig.

### Verlauf und Prognose

Oft gelingt es, mit diesen Maßnahmen das Fortschreiten der Einklemmungssymptomatik zu verzögern. Dann ist Zeit gewonnen, die weitere Diagnostik betreiben zu können und sich auf das endgültige Therapiekonzept, auch mit der Frage der Fortführung der Intensivtherapie, festzulegen.

## Karzinomatöse oder leukämische Meningeose

### Definition, Leitsymptome und Klinik

Bei der Meningeosis carcinomatosa und leucaemica kommt es zu diffusen Infiltrationen der weichen Hirnhäute durch Tumorzellen. Die Leitsymptome ähneln denen der *intrakraniellen Tumoren* und *basaler granulomatöser Meningitiden*. Kopfschmerzen und Meningismus durch Dehnung der weichen Hirnhäute, epileptische Anfälle und neurologische Herdsymptome, besonders auch frühe Hirnnervenläsionen bei basaler Infiltration lassen bei bekannter Tumoranamnese an eine Meningeosis denken. Selten kann eine Meningeosis auch Erstmanifestation einer Leukämie sein oder dem Nachweis des Primärtumors vorausgehen.
Zeichen eines Hydrocephalus occlusus oder communicans mit Hirndruckzeichen können eine akute Dekompensation mit Bewußtseinstrübung verursachen.

### Diagnostik

#### Neuroradiologie

Die kraniale Computertomographie gibt Aufschluß über Ausmaß und Lokalisation der Infiltration, intrazerebraler Anteile der Tumoren, Ausmaß des Ödems und die Entwicklung eines Hydrocephalus occlusus bzw. communicans.

#### Elektrophysiologie

Im EEG können Zeichen der Allgemeinveränderung, manchmal auch Herdbefunde gefunden werden, die nicht selten Aufschluß über eine

multiple Infiltration, die der kranialen Computertomographie entgangen sein könnte, geben.
Bei basalen Meningeosen werden Hirnstammreflexe (Blinkreflex, Masseterreflex) und evozierte Potentiale untersucht.

**Laboruntersuchungen**

Im Liquor ist meist ein hohes Gesamteiweiß bei niedrigem Liquorzucker und erhöhtem Liquorlaktat zu finden. Tumorzellen können nachgewiesen werden. Das CEA im Liquor ist häufig positiv.

**Weitere Untersuchungen**

Bei bislang nicht bekanntem Primärtumor oder beim Verdacht auf multiple weitere Metastasen ist eine Tumor- bzw. Metastasensuche indiziert.
Bei Leukämien und Lymphomen: Sternal- bzw. Beckenkammbiopsie.
Rotes und weißes Differentialblutbild.

## Differentialdiagnose

- Hirntumor
- Granulomatöse Meningiten (tuberkulöse Meningitis s. S. 116, Morbus Boeck s. S. 118, andere granulomatöse Infiltration s. S. 118).

## Intensivtherapie und Überwachung

Die Indikation zur Intensivtherapie wird in Abhängigkeit von Prognose und Ausmaß des Grundleidens begonnen. Sie wird gestellt bei bislang unbekannten Primärtumoren oder unbekannten Systemerkrankungen und bei fehlendem Nachweis weiterer Metastasen. Die antiödematöse Therapie und die Indikation zur Shuntversorgung entsprechen dem Vorgehen bei intrazerebralen Tumoren.
Mit der Schädel-Radiatio wird unmittelbar begonnen.

**Chemotherapie**

Intrathekale Gabe von Amethopterin (Methotrexat).
*Durchführung:* 10 mg/qm Oberfläche in 3tägigem Abstand bis zu einer Gesamtdosis von 50 mg, dies entspricht 4 Injektionen in 2 Wochen. Bei der Einzelgabe sollte eine Konzentration von 1 mg/ml Instillationsmenge nicht überschritten werden. Methotrexat® wird in künstlichem Liquor entsprechend verdünnt. Die subokzipitale Applikation hat sich hierbei bewährt.

Literatur im Anschluß an das nächste Kapitel.

# Akute Rückenmarkskrankheiten

## Spinal raumfordernde Läsionen

### Definition und Leitsymptome

Intraspinal raumfordernde Läsionen teilt man nach den topischen Beziehungen der Tumoren zum Rückenmark ein. Man unterscheidet:
- Extradural-intraspinale,
- juxtamedulläre (intradural-extramedulläre) und
- intramedulläre Läsionen.

Die Tumoren der Wirbelsäule können zu extraduralen raumfordernden Läsionen führen. Es überwiegen Metastasen und Sarkome, gefolgt von Mißbildungstumoren wie Dermoiden und Epidermoiden sowie Wirbelangiomen. Lipome und Fibrome sind selten. Auch bei Lymphomen und beim Plasmozytom können extradurale Läsionen gefunden werden. Der *Epiduralabszeß* ist ein Beispiel für eine akute entzündliche Läsion, die hämatogen, metastatisch oder durch Fortleitung von einer Wirbelosteomyelitis extradural-intraspinale Raumforderungszeichen hervorrufen kann.
Unter Behandlung mit Antikoagulantien kann ein *spinales epidurales Hämatom* auftreten.
Juxtamedulläre Geschwulste bilden die größte Gruppe der intraspinalen Tumoren. Es handelt sich fast ausschließlich um *Meningeome* und *Neurinome*. Maligne juxtamedulläre Tumoren sind sehr selten, gelegentlich kommen *Sarkome* oder *maligne Schwannome* vor. Etwas häufiger ist die spinale Aussaat von *Medulloblastomen*.

Zu den intramedullären Tumoren rechnet man die *Gliome*, meist Ependymome und Astrozytome. Stiftförmig entwickelte Ependymome sind fast immer deutlich gegenüber dem Mark abgegrenzt. Auch *Rückenmarksangiome, Lipome* und intramedulläre *Dermoide* oder *Epidermoide* können gefunden werden. Die großen Zysten bei der *Syringomyelie* werden zu intramedullären Tumoren gerechnet, da sie zu einer Liquorblokkade und Verdrängung normalen Rückenmarkgewebes führen können.

### Klinik

Das klinische Bild der spinal raumfordernden Läsionen wird im wesentlichen durch Schmerzen, Funktionsstörungen der langen Bahnen des Rückenmarks und durch radikuläre Symptome bestimmt. Die neurologischen Erscheinungen kommen meist durch die primäre Druckwirkung der raumfordernden Läsion und durch sekundäre Beeinträchtigung der Blutversorgung des Rükkenmarks durch Druck auf die das Rückenmark versorgenden Gefäße zustande.
Bei allen 3 Lokalisationen kann eine erhebliche *Spastik* das klinische Bild bestimmen. Bei extraduralen Tumoren gehen radikuläre Schmerzen in der Höhe der Läsion meist diffusen Störungen der Sensibilität oder motorischen Ausfallserscheinungen voraus. Die Sensibilitätsstörungen betreffen alle Qualitäten und steigen von distal nach proximal auf. Oft finden sich schon initial Sensibilitätsstörungen in den sakralen Segmenten, da die exzentrisch gelegenen langen Bahnen frühzeitig betroffen sein können. In Tumorhöhe kann sich eine hyperpathische Zone sowie deutliche Klopfschmerzhaftigkeit der Wirbelsäule finden. Bei extramedullär raumfordernden Prozessen muß an die Möglichkeit gedacht werden, daß durch Druck auf die A. spinalis anterior ein

symptomatisches ischämisches Syndrom entstehen kann.
Bei extramedullären intraduralen Tumoren sind die Schmerzen weniger ausgeprägt. Parästhesien oder eine distale motorische Schwäche können im Vordergrund stehen. Intramedulläre Tumoren beginnen oft mit Störungen von Schmerz- und Temperaturempfindung, die durch Läsionen der spinothalamischen Bahn oder ihrer Kreuzung zustande kommen. Infolge der exzentrischen Lage der sensiblen Bahnen im Rückenmark bleibt die perianale Region, die sogenannte Reithose, lange Zeit ausgespart. Bei weiterem Tumorwachstum findet man unterhalb der Läsion motorische Ausfälle, die Sensibilitätsstörungen gehen über die dissoziierte Form hinaus und führen dann auch zu Störungen der Lageempfindung. Schmerzen treten in der Regel erst sehr spät auf. Wächst die Geschwulst halbseitig im Rückenmark, kann ein Brown-Sequard-Syndrom entstehen, das in der Regel aber nur inkomplett ausgebildet ist.

## Diagnostik

### Neuroradiologie

*Röntgennativuntersuchung*

Röntgennativuntersuchungen der Wirbelsäule zur Suche nach indirekten Tumorzeichen wie Veränderungen an den Konturen der Bogenwurzeln, Erweiterung der Foramina intervertebralia, Erweiterung des Wirbelkanals, Exkavation der dorsalen Wirbelbegrenzung und Hämangiomwirbel.

*Myelographie*

Zur Sicherung der Diagnose und zur Klärung der genauen Lage und Ausdehnung der spinalen raumfordernden Läsion ist die Myelographie, heute praktisch immer mit wasserlöslichen Kontrastmitteln, entweder bei lumbalem oder zervikalem Zugang erforderlich.

*Computertomographie*

Die Computertomographie kann Auskunft über das Ausmaß eines extraspinalen Tumoranteils, der Knochendestruktionen und postmyelographisch über einen späten Übertritt von Kontrastmittel über den zunächst kompletten Stop geben.

*Magnetische Resonanztomographie (MR)*

Die magnetische Resonanztomographie hat vor allem bei langsam wachsenden intramedullären Tumoren eine deutliche Besserung des nicht invasiven Nachweises solcher Tumoren auch bei noch negativem myelographischem Befund gebracht.

*Elektrophysiologie*

Mit Hilfe der SEP können Störungen der sensiblen Leitung oft frühzeitig nachgewiesen werden. Bei pathologisch veränderten SEP kann man durch verschiedene Stimulationsorte *(segmentale Stimulation)* die Tumorlokalisation in der Höhe eingrenzen. Intramedulläre Tumoren sollen mit erheblichen Leitungsverzögerungen, extramedulläre Tumoren mit Amplitudenveränderungen der SEP einhergehen. Bei zervikalen Tumoren ist die Bestimmung der zentralen Überleitungszeit (s. S. 70) von Bedeutung.

*Laboruntersuchung*

Routinelabor, Tumormarker, alkalische Phospatase, Entzündungsparameter.

*Liquordiagnostik*

Bei normaler Zellzahl ist das Gesamteiweiß unterhalb der raumfordernden Läsion stark erhöht. Der Liquor kann nach Entnahme spontan gerinnen. Der Liquor ist bei starker Eiweißerhöhung gelblich, er kann schlierig, trübe aussehen.
Auch bei epiduralem Abszeß ist die Zellzahl des Liquors oft nur wenig erhöht. Queckenstedtscher Versuch siehe Seite 78.

### Differentialdiagnose

- *Multiple Sklerose,* insbesondere spinale Form der multiplen Sklerose: Anamnestisch können vorausgegangene Schübe auf eine MS hindeuten (Neuritis nervi optici, Blasenstörungen, Doppelbilder, Hirnnervenläsionen, Augenhintergrund!). Im Liquor kann die autochthone IgG-Produktion nachgewiesen werden. Bei spinaler Verlaufsform der MS wird die Diagnose oft erst nach normaler Myleographie möglich.
- Akute Myelitis und Guillain-Barré-Syndrome (s. S. 198 und S. 134).
- Vaskuläre spinale Prozesse (s. S. 196).
- Spinale Gliose und Syringomyelie (MR).
- Funikuläre Spinalerkrankung: $B_{12}$-Spiegel, Schilling-Test.
- Medialer Bandscheibenvorfall kann selten mit dem Bild einer Querschnittslähmung einhergehen, akuter Beginn, Myelographie mit inkomplettem oder komplettem Stop bedingt durch eine extradural raumfordernde Läsion im Bereich des Bandscheibenraums.

### Intensivtherapie

Wird nur bei schweren und hohen Querschnittssyndromen, die akut auftreten, notwendig. Bei hohen Querschnittssyndromen VK, Blutgasanalysen, Überwachung des expiratorischen $pCO_2$, evtl. Intubation (Tracheotomie) und Beatmung.
Intermittierender Blasenkatheterismus.
Bei spastischer Para- und Tetraparese muß schon in der Frühphase der Erkrankung mit der Behandlung der Spastik begonnen werden. Neben spezieller Lagerung und speziellen krankengymnastischen Übungen ist Baclofen (Lioresal®) für die Initialbehandlung das Mittel der Wahl. Die Anfangsdosierung liegt bei 3 × 5 bzw. 2 × 10 mg Lioresal®/d. Die Dosis wird individuell nach Wirkung gesteigert. Später kann die Kombination mit anderen antispastisch wirksamen Substanzen (Myotonlytika) versucht werden, z. B. Dantrolen (Dantamacrin®) oder Sirdalud®.

### Operative Behandlung

Die Therapie gutartig raumfordernder Läsionen des Spinalkanals ist operativ. Bei bösartigen Tumoren kommt eine Strahlentherapie, eine Zytostatikatherapie, evtl. eine Hormonbehandlung zusätzlich oder alleine in Frage.
Die Operationsergebnisse auch bei malignen Tumoren sind seit Einführung des Operationsmikroskopes und der bipolaren Koagulation günstig, so daß die Indikation zur Operation großzügig gestellt werden kann. Die Strahlenbehandlung der bösartigen raumfordernden Läsionen ist nur begrenzt möglich, da die Strahlenempfindlichkeit des Rückenmarks sehr groß ist und die meisten Tumoren relativ gering strahlensensibel sind. Eine sofortige Bestrahlung ist bei Lymphomen und bei Plasmozytomquerschnitt erforderlich. Hier empfiehlt sich auch die intrathekale Gabe von Zystostatika (Dosierung und Zubereitung s. S. 193).
Die früh einsetzende symptomatische Begleittherapie mit Erhaltung der Gelenkbeweglichkeit, Vermeidung von Druckgeschwüren, Verhütung von Infektionen der ableitenden Harnwege und suprapubischer Katheter hat auch bei Querschnittsläsionen aufgrund gutartiger oder bösartiger Tumoren einen wichtigen Stellenwert.

## Vaskuläre Rückenmarkschädigung

### Definition und Leitsymptome

Spinale Durchblutungsstörungen sind wesentlich seltener als zerebrale Durchblutungsstörungen, einige pathogenetische Prinzipien sind beiden jedoch gemeinsam. Bei den spinalen Durchblutungsstörungen handelt es sich um ischämisch bedingte Läsionen, denen eine Reihe von unterschiedlichen Grundkrankheiten zugrunde liegen können. Neben *Embolien* und *hämodynamisch bedingten ischämischen Läsionen* („letzte Wiese") können auch spinale Angiome für die Entwicklung ischämischer Ausfälle verantwortlich sein, da sie oft über einen intraspinalen

Anzapfmechanismus und nicht durch ihre raumfordernde Komponente klinisch bedeutsam werden.

## Klinik

Die spinalen Durchblutungsstörungen können transient, partiell oder voll remittierend und irreversibel auftreten.

### Spinalis-anterior-Syndrom

Beim Spinalis-anterior-Syndrom kommt es entsprechend dem funktionellen Territorium dieses Gefäßes zu einem motorischen Querschnittssyndrom und zu einer dissoziierten Sensibilitätsstörung (Tractus spinothalamicus). Die Durchblutung der Hinterstränge bleibt ungestört, daher sind Oberflächensensibilität und Lagewahrnehmung intakt. Das sensible Querschnittsniveau differiert oft um ein Segment zwischen rechter und linker Körperhälfte. Die Lähmungen sind zunächst schlaff, später entwickelt sich eine Spastik. Ein akuter Schmerz in Höhe des Gefäßverschlusses wird angegeben. Dieser kann den übrigen neurologischen Symptomen um Stunden vorausgehen. Blasen- und Mastdarmstörungen können gefunden werden, ihr Ausmaß ist jedoch sehr variabel. Das Spinalis-anterior-Syndrom entsteht bei der Thrombose der A. spinalis anterior, kann aber auch bei Blockade der extraspinalen Zuflußarterien, z. B. bei einem Aortenaneurysma entstehen. Häufigste Läsionshöhe ist das untere Thorakalmark, im Zuflußbereich der A. radicularis magna. Auch als Folge einer Aorta-descendens-Operation mit Clamping kann sich ein Spinalis-anterior-Syndrom entwickeln. Aufgrund der sehr variablen Kollateralisierung kann aber auch eine Reihe von Varianten des Spinalis-anterior-Syndroms gefunden werden.

### Myelomalazie

Ein vollständiges Querschnittssyndrom als Folge von Durchblutungsstörungen (vollständige Myelomalazie) ist selten. Neben der Para- bzw. Tetraparese und den Sensibilitätsstörungen für alle Qualitäten werden Blasen- und Mastdarmstörungen und gelegentlich ein Priapismus beobachtet. Die Störungen der vegetativen Innervationen führen, wie auch beim Spinalis-anterior-Syndrom, oft zu frühen trophischen Störungen mit Druckulzera.
Ein akutes Querschnittssyndrom mit Pulslosigkeit der Beine muß den Verdacht auf einen akuten Aortenbifurkationsverschluß oder ein dissoziierendes Aortenaneurysma richten.

## Diagnostik

Diagnostische Möglichkeiten wie beim zerebralen ischämischen Insult gibt es bei spinalen Durchblutungsstörungen nicht. Weder der Infarkt noch die Thrombose der zuführenden Arterie läßt sich mit heutigen Methoden mit hinlänglicher Sicherheit darstellen. Die Diagnose beruht daher weitgehend auf Anamnese und klinischem Befund.

### Neuroradiologie

Nachweis einer extraspinalen Ursache der Durchblutungsstörungen durch Röntgennativaufnahmen der Wirbelsäule, CT-Diagnostik und Sonographie (Para- und Prävertebralraum, retroperitoneale Raumforderungszeichen).

Ausschluß einer andersartigen Querschnittssymptomatik: Die Unterscheidung zu anderen sich rasch entwickelnden raumfordernden Prozessen ist aussagekräftig mit Hilfe der Myelographie möglich. Die neurologische Untersuchung kann Hinweise auf die Läsionshöhe und damit die exakte Planung der Myelographie geben.

Eine Querschnittssuche mit der spinalen Computertomographie ist nicht sinnvoll. Es ist zu berücksichtigen, daß bei raumfordernden Läsionen die Symptomatik oft einige Segmente kaudal der tatsächlich betroffenen Rückenmarksegmente beginnt.

### Elektrophysiologie

Die somatosensibel evozierten Potentiale von Beinnerven ermöglichen die Objektivierung von Oberflächensensibilitätsstörungen. Da die SEP über die Hinterstränge geleitet werden, können beim Spinalis-anterior-Syndrom normale SEP gefunden werden.

Eine Differenzierung zwischen den einzelnen Krankheitsgruppen gelingt mit Hilfe der SEP nicht, obwohl bei multipler Sklerose und bei intramedullären Tumoren (s. S. 194) häufig erheblich verzögerte Latenzen zu beobachten sein sollen, während extradurale Läsionen und ischämische Läsionen zuerst Amplitudeneffekte zeigen.

### Liquordiagnostik

Im Liquor kann eine leichte Eiweißvermehrung (Schrankenerhöhung) gefunden werden.

## Differentialdiagnose

- Spinale Metastasen
- Medialer hoher Bandscheibenvorfall.
  Bei beiden kann außer der mechanischen Kompression des Rückenmarks auch eine symptomatische Durchblutungsstörung (A. spinalis anterior) auftreten.
- Myelitis (s. u.).

### Spinales Angiom

Die spinalen arteriovenösen Angiome können durch einen Anzapfmechanismus intermittierende ischämische Symptome von seiten des Rükkenmarks verursachen. Häufig werden sie erst im mittleren Erwachsenenalter klinisch manifest. Nächtliche radikuläre Schmerzen, die bei Ruhe zunehmen können, und rasch intermittierende neurologische Ausfallsymptome werden gefunden. Große Angiome können auch druckbedingte Störungen langer Bahnen verursachen.

Eine *spinale Subarachnoidalblutung* ist eine nicht seltene Komplikation. Diese kann wegen des ebenfalls akuten Schmerzbeginns mit Nakkensteife als zerebrale Subarachnoidalblutung interpretiert werden. Auch im kranialen Computertomogramm kann Blut im Subarachnoidalraum gefunden werden. Die aktuellen Beschwerden sind meist im Rücken lokalisiert, bei hohen zervikalen Angiomen kann auch dieses Zeichen irreführen. In der Myelographie sind erweiterte zuführende und abführende Gefäße als geschlängelte Kontrastmittelaussparungen zu finden. Der Liquor ist blutig. Dann sollte eine spinale Angiographie veranlaßt werden, die nur von sehr erfahrenen Neuroradiologen durchgeführt werden sollte, da möglicherweise schon eine therapeutische Embolisation der Gefäßmißbildung geplant werden kann.

Die *spinalen Durafisteln* führen nur ganz selten zu akuten Blutungen. Häufiger sind langsam fortschreitende Querschnittsymptome, die auf eine venöse Drainagestörung zurückgeführt werden.

## Intensivtherapie und Überwachung

Bei spinalen Durchblutungsstörungen im Zervikalbereich kann eine intensivmedizinische Behandlung erforderlich werden.
Liegt ein Aortenaneurysma vor, muß die Operabilität überprüft werden. Eine kausale Behandlung der Thrombose oder Embolie der Rückenmarksarterien gibt es derzeit nicht, die allgemeine pflegerische Behandlung ist auch auf Normalstationen durchführbar.

# Myelitis

## Definition und Leitsymptome

Myelitis ist der Sammelbegriff für eine Reihe von pathogenetisch sehr unterschiedlichen, entzündlichen Rückenmarkserkrankungen. Nicht selten findet man auch eine Beteiligung der Nachbarstrukturen z. B. der Meningen und der

Nervenwurzeln (Meningoradikulomyelitis), wobei der myelitische Anteil aber überwiegt. Die fokalen neurologischen Symptome der Myelitis sind oft nicht von anderen Rückenmarkserkrankungen zu unterscheiden. Zeichen der langen Bahnen wie zentrale spastische Paresen, Pyramidenbahnzeichen, dissoziierte Sensibilitätsstörungen, Blasenstörungen und spinale Ataxien können wie auch eine mehr oder weniger ausgeprägte Querschnittssymptomatik Ausdruck einer Myelitis sein.

Myelitiden können bakteriell, viral und immunologisch (autoimmun, parainfektiös) ausgelöst werden.

## Klinik

### Myelitis transversa

Bei der Myelitis transversa kommt es zu einer rasch progredienten Querschnittssymptomatik mit Blasen- und Mastdarmstörungen. Nicht selten ist die Myelitis transversa erster Schub einer zunächst mit spinaler Symptomatik einhergehenden multiplen Sklerose (MS). Neben der Querschnittsmyelitis gibt es auch Verläufe mit neurologischer Symptomatik, die nur auf eine Teilunterbrechung des Rückenmarksquerschnitts zurückzuführen sind (z. B. Brown-Sequard-Syndrom, vorwiegend motorische oder dissoziierte sensible Ausfälle, isolierte Hinterstrangsymptomatik).

### Bakterielle Myelitiden

Bakterielle Myelitiden sind selten. Bei der bakteriellen Endokarditis gelangen septische Embolien ungleich häufiger ins Gehirn als ins Rückenmark (s. S. 119). Fortgeleitete Myelitiden von einer tuberkulösen oder syphilitischen Meningitis werden nur selten beobachtet.

### Virale und postvirale Myelitiden

Etwas häufiger sind virusbedingte bzw. postvirale (para- oder postinfektiöse) Myelitiden bei oder nach Infektion mit Epstein-Barr-Virus, Poliomyelitis-Virus, Coxsackie- oder Varizella-Zoster-Virus. Ob die (seltene) Myelitis bei Masern, Röteln und Mumps auf einen direkten Virusbefall oder auf einen Immunmechanismus zurückzuführen ist, ist noch nicht letztlich geklärt.

Vor Auftreten der myelitischen Symptome stellen sich häufig Rückenschmerzen ein. Bei der neurologischen Untersuchung fallen initial schlaffe Lähmungen, die nach einigen Tagen spastisch werden, auf. Die Kombination von schlaffen und spastischen Paresen bzw. von erloschenen und lebhaften Muskeleigenreflexen deutet auf die zusätzliche Beteiligung der Nervenwurzeln hin (Myeloradikulitis). Liegt die Läsion im hohen Halsmark, kann es zur Ateminsuffizienz kommen. Die Entzündung kann sich nach kranial mit Beteiligung des kaudalen Hirnstamms und der motorischen Hirnnerven ausweiten. Bei einem Patienten haben wir eine bedrohliche Ventilationsstörung mit pathologischem Atemmuster bei noch gut erhaltener Vitalkapazität als Ausdruck einer direkten Beteiligung des Atemzentrums in der Medulla oblongata gesehen.

### Poliomyelitis

Bei der Poliomyelitis kommt es zu schlaffen Lähmungen mit Muskelatrophien. Vornehmlich ist die graue Substanz und hier besonders die motorische Vorderhornzelle von der Entzündung betroffen. Die Poliomyelitis ist in unseren Breiten zwar z. Z. selten, spielt aber in Afrika eine große Rolle. Die letzten Epidemien in den 50er Jahren sind wegen der Einführung der künstlichen Beatmung auf Intensivstationen von historischer Bedeutung (Poliomyelitis s. S. 141).

## Zusatzuntersuchungen

### Liquordiagnostik

Liquordiagnostik wie bei Enzephalitis. Bei den meisten virusbedingten Myelitiden finden sich

eine mäßige Zellzahlerhöhung und eine Eiweißerhöhung. Initial sind mikroskopisch Granulozyten, später Lymphozyten nachweisbar. Antikörpertiter im Liquor sind nur dann beweisend für eine frische Infektion, wenn es zu einem Titeranstieg nach 10–14 Tagen gekommen ist. Ein erhöhtes autochthones IgG ist differentialdiagnostisch wichtig. ELISA-Techniken siehe Seite 80f.
Bei früher Liquorentnahme kann der Liquor normal sein, daher sollte immer eine Kontrollpunktion durchgeführt werden.

### Myelographie

Besteht der geringste Verdacht auf eine raumfordernde Läsion, wird die Liquorentnahme mit der *Myelographie* kombiniert. Man sollte es sich zur Regel machen, bei jeder Myelographie, die wegen des Verdachts auf eine Entzündung oder eine raumfordernde Läsion durchgeführt wurde, genügend Liquor für die virologisch-immunologische und evtl. zytologische Diagnostik zu entnehmen.

### Elektrophysiologie

Die NLG-Messung einschließlich der F-Wellen-Bestimmung kann die Beteiligung des peripheren Neurons nachweisen. Die somatosensibel evozierten Potentiale zervikal und kortikal können bei der Höhenlokalisation helfen (s. S. 195).
Bei intubierten und bewußtseinsgetrübten Patienten gelingt mit Hilfe akustisch evozierter früher Hirnstammpotentiale eine Hirnstammüberwachung. Pathologische visuell evozierte Potentiale (VEP) können einen klinisch inapparenten MS-Herd aufdecken und die Verdachtsdiagnose einer multiplen Sklerose stützen.

## Intensivtherapie und Überwachung

Bei Entzündungslokalisation im Halsmark oder Zeichen der Hirnstammbeteiligung sollte die Behandlung auf einer Intensivstation erfolgen. Der pflegerische Aufwand eines tetraparetischen Patienten ist auf einer Allgemeinstation nur schwer zu erbringen. Ansonsten wird eine Intensivbehandlung nur bei aufsteigender neurologischer Symptomatik erforderlich. Regelmäßige Kontrollen der VK (vgl. S. 137) sind erforderlich. Bei zusätzlicher Fazialisparese können die VK-Werte verfälscht sein. Neben der Insuffizienz der Atemmuskulatur ist auch mangelhaftes Abhusten mit daraus resultierender höherer Pneumoniegefahr in seltenen Fällen eine Indikation zur Intubation und Beatmung. Übergänge zum Guillain-Barré-Syndrom sind bekannt, zu weiteren spezifischen therapeutischen Maßnahmen siehe Seite 134.
Die sonstigen allgemeinen therapeutischen Prinzipien gleichen denen bei vaskulären Rückenmarksschädigungen. Lagerung, Thromboseprophylaxe, Krankengymnastik und Behandlung der Spastik stehen im Vordergrund.

*Immunsuppressive Therapie:* Immer wieder wird man sich zur Therapie mit Kortison (Dosierung s. S. 261) entschließen, wenn auch keine kontrollierten Studien die Wirksamkeit von Kortison bei spinalen Schüben der multiplen Sklerose oder bei virusbedingten Myelitiden bewiesen haben.

Bei *Zoster-Radikulomyelitis* kann eine virostatische Therapie (Aciclovir, Interferon, Dosierung s. S. 127.) erfolgreich eingesetzt werden.

*Bakterielle Myelitiden* werden mit breiter Antibiotika-Therapie behandelt (s. S. 113), eine tuberkulostatische Therapie wird bei entsprechendem Verdacht eingeleitet (s. S. 117).
Der epidurale Abszeß macht die Symptome einer spinal raumfordernden Läsion, verbunden mit Nackensteifigkeit und Entzündungszeichen bei heftigsten Schmerzen.

Grundsätzlich sollte auch bei Patienten mit entzündlichen Querschnittssyndromen möglichst bald über die Möglichkeit einer Verlegung in eine zur Behandlung von Rückenmarkserkrankungen spezialisierte Klinik gedacht werden.

## Traumatische Querschnittsläsionen

Traumatische Querschnittsläsionen sind neurochirurgische Notfälle. Neurologen werden meist erst in späteren Phasen der Rehabilitation in die Behandlung dieser Patienten miteinbezogen. Die Initialbehandlung ist ebenfalls neurochirurgisch, danach hängt die gesamte Prognose aber überwiegend von der Vermeidung von Komplikationen ab. Je nach Querschnittshöhe können die Patienten dauerbeatmungspflichtig sein. Sie sind von Dekubitalulzera, massiver Spastik, Gelenkkontrakturen, Myositis ossificans und aufsteigenden Blasenentzündungen gefährdet. Gerade bei traumatischen Rückenmarksläsionen kommt es auf eine möglichst frühe fachgerechte Behandlung an, die auch auf neurologischen und neurochirurgischen Intensivstationen nicht immer gewährleistet ist. Daher sollte sehr früh an die Möglichkeit der Verlegung der Patienten in spezielle Zentren für Querschnittsgelähmte gedacht werden. Ähnliches gilt, wie bereits ausgeführt, auch für Patienten mit viralen oder parainfektiösen akuten entzündlichen Querschnittssyndromen. Eine Information über zur Verfügung stehende Betten in den Querschnittszentren ist über die Informationsstelle für Querschnittslähmung, Berufsgenossenschaftliches Unfallkrankenhaus, Hamburg, Tel. 040/739611, zu erhalten.

## Literatur


1. *Cairncross, J. G.:* Spinal cord compression and carcinomatous meningitis. In: Current therapy in neurologic disease, p. 216. *Johnson, R. T.* (ed.). B. C. Decker, Inc., Philadelphia–Toronto 1985
2. *Daun, H., S. Kunze:* Einführung in Grundlagen und Klinik der spinalen raumfordernden Prozesse. In: Spinale raumfordernde Prozesse, S. 11–24. *Schiefer, W., H. H. Wieck* (Hrsg.). perimed, Erlangen 1976
3. *Jochheim, K. A.:* Querschnittslähmungen, Therapie und Rehabilitation. In: Neurologische und psychiatrische Therapie, S. 108. *Flügel, K. A.* (Hrsg.). perimed, Erlangen 1978
4. *Lechner, H., E. Ott:* Differentialdiagnose spinaler raumfordernder Prozesse. In: Spinale raumfordernde Prozesse, S. 57–61. *Schiefer, W., H. H. Wieck* (Hrsg.). perimed, Erlangen 1976
5. *Lisak, R. P.:* Transverse myelitis. In: Current therapy in neurologic disease, p. 398. *Johnson, R. T.* (ed.). B. C. Decker, Inc., Philadelphia–Toronto 1985
6. *Nittner, K.:* Tumoren des Rückenmarkes und der Wirbelsäule. In: Klinische Neurochirurgie, S. 165–210. *Dietz, H., W. Umbach, R. Wüllenweber* (Hrsg.). Thieme, Stuttgart–New York 1984
7. *Reisner, H.:* Zur Klinik spinaler raumfordernder Prozesse. In: Spinale raumfordernde Prozesse, S. 24–30. *Schiefer, W., H. H. Wieck* (Hrsg.). perimed, Erlangen 1976
8. *Scheid, W.:* Die Hirntumoren und andere raumfordernde intrakranielle Prozesse. Die raumfordernden spinalen Prozesse. In: Lehrbuch der Neurologie, 4. Aufl., S. 383–425, 804–820. *Scheid, W.* (Hrsg.). Thieme, Stuttgart–New York 1980
9. *Walker, M. D.:* Malignant neural tumors. In: Current therapy in neurologic disorders. *Johnson, R. T.* (ed.). B. C. Decker Inc., Philadelphia Toronto 1985

# Neuropsychiatrische Krankheiten

## Alkoholentzugsdelir

### Definition, Leitsymptome und Klinik

Das Delirium tremens ist eine schwere akute alkoholbedingte, exogene Psychose mit körperlichen Allgemeinsymptomen, die eine Intensivbehandlung notwendig macht. Alkoholentzugssymptome treten erst nach monatelangem, erheblichem, regelmäßigem Alkoholkonsum auf. Je nach dem Ausmaß des vorangegangenen Abusus geht den ersten Symptomen eine Alkoholkarenz von mehreren Stunden bis etwa 3 Tagen voraus. In seltenen Fällen kann eine Intoxikation auch übergangslos in ein Entzugsdelir übergehen. Erste *Prodrome* des Entzugsdelirs können morgendliches Zittern der Hände, vermehrtes Schwitzen, Reizbarkeit und gastrointestinale Beschwerden sein. Das *Prädelir* ist dann gekennzeichnet durch zusätzliche Tachykardie, zunehmende Unruhe, Dysarthrie und Ataxie. Erhöhte Suggestibilität, gesteigerte nächtliche Unruhe und Halluzinationen kündigen den Übergang in das Vollbild des *Delirium tremens* an. Häufig kommen Patienten im Prodromalstadium infolge eines Entzugs-Grand-Mal-Anfalls in stationäre Behandlung. Das Vollbild des Delirs ist durch die folgenden Symptome charakterisiert:

#### Psychopathologische Symptome

Desorientiertheit besteht zu Ort, Zeit und Situation. Zur Person sind oft noch korrekte Antworten zu erhalten. Es bestehen Störungen der Wahrnehmung mit illusionärer Verkennung und Halluzinationen, die meist optisch (kleinere Objekte, die sich bewegen) und oft szenischer Natur sind. Es besteht meist eine gesteigerte Suggestibilität (z. B. Ablesen einer Speisekarte vom leeren Blatt). Die Stimmung ist sehr labil mit ängstlicher Erregung, Reizbarkeit, Aggressivität und Enthemmung.

#### Motorische Symptome

Die Patienten zeigen ein starkes, grobes Zittern des ganzen Körpers, das bei intendierten Bewegungen noch zunimmt. Es besteht eine psychomotorische Unruhe mit Wälz- oder auch stereotypen Bewegungen wie Nesteln und pantomimisch ausgeführten Handlungen aus dem alltäglichen Leben.

#### Vegetative Symptome

Schlaflosigkeit, starkes Schwitzen, Tachykardie über 120/min, RR-Schwankungen und besonders bei schweren Verläufen Fieber um 39 °C.

### Differentialdiagnose

Die Symptomatik ist nicht spezifisch für das Delirium tremens und kann ähnlich bei anderen Delirien (Enzephalitis, Fieber-Sepsis, medikamentös induziert, Medikamentenentzug) gefunden werden. Der erfahrene Kliniker stellt oft aufgrund des Aspekts des Patienten die Verdachtsdiagnose, die aber durch eine Fremdanamnese gestützt werden muß. Hinweisend sind auch zusätzliche Laborbefunde, wie die Erhöhung der Transaminasen, insbesondere der Gamma-GT.

### Komplizierende Begleiterkrankungen

Fettleber, Leberzirrhose, Leberausfall mit Leberausfallskoma, chronische Pankreatitis, Pfortaderhypertension mit Ösophagusvarizen, Varizenblutungen, Mallory-Weiß-Syndrom, he-

patische Enzephalopathie, akute Rhabdomyolyse, alkoholtoxische Kardiomyopathie, alkoholtoxische Polyneuropathie, Wernicke-Enzephalopathie, Pachymeningeosis haemorrhagica interna.
Nur selten fehlen Elektrolytstoffwechselentgleisungen, fast immer liegt eine *Hypokaliämie* vor. Oft finden sich Säure-Basen-Störungen und Ketonurie. Die Behandlung der komplizierenden Begleiterkrankungen ist an anderer Stelle in diesem Buch ausführlich dargestellt bzw. wird in Büchern der internistischen Intensivmedizin beschrieben.

## Zusatzdiagnostik

### Laboruntersuchungen

- Notfallroutine.
- Zusätzlich: Gesamteiweiß, Chlorid, Kalzium, Magnesium, Phosphat, GOT, GPT, LDH, PCHE, je nach Komplikation Ammoniak, Lipase, Amylase im Serum und im Urin, Blut im Magensaft und Stuhl.
  Liquor nur bei Problemen in der Differentialdiagnose notwendig.

### Neuroradiologie

Computertomogramm nur bei Problemen der Differentialdiagnostik (praktisch immer nach Entzugs-Grand-Mal!).

## Intensivtherapie und Überwachung

Allgemeine Intensivtherapie siehe Seite 274. Eine frühzeitige und ausreichende Behandlung des Prädelirs oder des beginnenden Delirs kann die Ausbildung des Delirs verhindern oder dessen Verlauf abkürzen.

### Prodromalphase

Orale Gabe von Haloperidol (Haldol®-Janssen) 4 × 20 bis 4 × 50 Tropfen, in Einzelfällen kombiniert mit 3 × 5 bis 3 × 10 mg Diazepam.

### Übergang in das manifeste Delir

Hochdosierte Gabe von Haloperidol parenteral (30–100 mg/d). Wir beginnen mit 30 mg und geben nicht mehr als 60 mg/d (≙ 12 Amp. Haldol®). Zusätzlich kann Diazepam 15–40 mg/d verordnet werden. Dies erscheint günstig bei vorangegangenem Grand-Mal-Anfall, epileptischer Aktivität im EEG oder nicht ausreichender Sedierung unter Haloperidol (Haldol®-Janssen).

### Vollbild des Delirs

Kommt der Patient im Vollbild des Delirs zur Aufnahme, ist Clomethiazol (Distraneurin®) das Mittel der Wahl. Man beginnt mit 100–200 mg i.v. per Infusion „im Schuß" bis zur Sedierung des Patienten. Es folgt dann eine kontinuierliche Gabe bis zu 2500 ml Distraneurin®/d. Die Dosierung ist so zu wählen, daß der Patient kontinuierlich in einem schläfrigen Zustand gehalten wird. Nur etwa 4mal am Tag soll nach Dosisreduktion zu ausgiebiger, aktiver Bronchialtoilette geweckt werden.

### Therapiekomplikationen

Neuroleptika sind potentiell lebertoxische Medikamente und sollten bei ausgeprägten Leberfunktionsstörungen nur mit Vorsicht eingesetzt werden. Bei ausgeprägter Hyperhermie und Schocksymptomatik ist auch an ein malignes Neuroleptikafieber als Nebenwirkung (s. S. 207) zu denken. Bei den genannten Komplikationen ist die Therapie mit Clomethiazol fortzuführen. Als schwerstwiegende Nebenwirkung dieser Therapie sind primäre Atemlähmung, Atemwegsverlegung durch bronchiale Hypersekretion und Blutdruckabfall zu nennen. Ein früher Hinweis auf Überdosierung ist die Verengung der vorher erweiterten Pupillen. Die parenterale Therapie mit Clomethiazol darf nur unter Intubationsbereitschaft erfolgen.

**Begleittherapie**

Ausgleich von Elektrolyt- und Volumendefizit, insbesondere des meist bestehenden Kaliummangels. Eine Substitution des *Magnesiummangels* soll gleichzeitig auch eine Therapie des Delirium tremens sein. Bei kardialer Vorschädigung schnelle Digitalisierung und bei persistierender Tachykardie Behandlung mit Betablokkern. Prophylaktisch ist die Gabe von Vitamin $B_1$ mit 100 mg/d, bei parenteraler Ernährung mit hochkalorischen Lösungen mit 400 mg/d angezeigt.
Clomethiazol bietet in der Regel eine gute Anfallsprophylaxe.
Treten dennoch Grand-Mal-Anfälle auf, ist eine schnelle Aufsättigung mit Phenytoin (s. S. 168) notwendig. Nach Abklingen des Delirs wird man Phenytoin ausschleichend absetzen.

*Hinweis:* Wegen der hohen Suchtgefährdung ist eine ambulante orale Therapie des Delirs mit Distraneurin® kontraindiziert.

### Verlauf und Prognose

Das Delirium tremens dauert 4–10 Tage, jedoch finden sich auch protrahierte Verläufe, insbesondere bei Polytoxikomanien. Die Letalität des unbehandelten Delirs wird mit bis zu 30% angegeben. Bei den heutigen Behandlungsmethoden liegt sie zwischen 1 und 8%. Nach Abklingen des Delirs ist es selbstverständlich Aufgabe des behandelnden Arztes, den Patienten zu einer weiteren Entzugsbehandlung zu motivieren.

## Wernicke-Enzephalopathie (Wernicke-Korsakow-Syndrom)

### Definition und Leitsymptome

Die Wernicke-Enzephalopathie (Synonym: *Polioencephalopathia hämorrhagica superior)* tritt akut mit einem oder mehreren der 3 Leitsymptome Ataxie, Störungen der Okulomotorik oder psychische Veränderungen auf. Als wesentlicher Faktor in der Pathogenese ist ein Vitamin-$B_1$-(Thiamin-)Mangel gesichert. Der tägliche Bedarf an Vitamin $B_1$ beträgt 0,5–1 mg/1000 kcal Kohlehydrat in der Nahrung. Für die Entstehung eines $B_1$-Defizits können Fehlernährung, chronische Magen-Darm-Erkrankungen, Leberzirrhose mit Verminderung der Speicherfähigkeit für Vitamin $B_1$ und erhöhter Vitaminbedarf bei hochkalorischer Ernährung mit Kohlehydraten verantwortlich sein. Bei der überwiegenden Anzahl der Erkrankten besteht ein chronischer Alkoholabusus mit Fehlernährung. Durch den zunehmenden Einsatz langfristiger hochkalorischer parenteraler Ernährung sieht man die Wernicke-Enzephalopathie häufiger auch als akute Komplikation bei stationären Patienten.
Die psychischen Symptome können manchmal schwer von einem Korsakow-Syndrom abgegrenzt werden. Das kombinierte Krankheitsbild wird auch als Wernicke-Korsakow-Syndrom bezeichnet (s. S. 204).

### Klinik

Als Prodrome können sich Magen-Darm-Störungen, Hyperthermie und Tachykardie zeigen. In der Vorgeschichte der Erkrankten ist nach chronischem Alkoholabusus, chronischen Magen-Darm-Erkrankungen, malignen Darmerkrankungen, Lebererkrankungen, Fehlernährung und länger andauernder parenteraler Ernährung sowie schweren chronischen Infekten zu forschen.
Früh finden sich Augenmotilitätsstörungen mit Nystagmus, bilateralen Abduzensparesen, horizontaler Blickparese, internukleärer Ophthalmoplegie. Seltener sind Störungen des N. oculomotorius (Ptose und Störungen der Pupillenmotorik).
Die meist schweren Koordinationsstörungen zeigen sich als Stand- und Gangataxie, weniger als Zeigeataxie. Bei der kalorischen Vestibularisprüfung finden sich Hinweise auf eine Funktionsstörung der Vestibulariskerne.

Die psychischen Symptome sind sehr variabel, häufig sind Apathie und Antriebsstörungen, fluktuierende Verwirrtheit, insbesondere nächtlich, aber auch Erregungszustände und akute halluzinatorische Psychosen. Es bestehen stufenlose Übergänge zu einer Korsakow-Psychose. *Selten finden sich perakute Verlaufsformen mit initial tiefem Koma.*

Eine *Korsakow-Psychose* kann sich auch unabhängig von einer Wernicke-Enzephalopathie chronisch entwickeln. Führendes Symptom sind die amnestischen Störungen mit Verlust des Kurz- und Altgedächtnisses. Die Patienten sind kaum in der Lage, neue Gedächtnisinhalte aufzunehmen. Die Auffassungsfähigkeit für komplexe Situationen und Inhalte ist ebenso gestört. Es kommt oft zur Verkennung der Situation und Umgebung sowie zu einer Störung der Orientierung zu Person und Ort. Zu Beginn der Erkrankung tritt oft als typisches Symptom eine Neigung der Patienten zur Konfabulation auf.

## Differentialdiagnose

- Akute Basilaristhrombose
- Akute intermittierende Basilarisinsuffizienz, insbesondere zu Beginn der Erkrankung
- Pachymeningeosis hämorrhagica interna (Kombination von Bewußtseinsstörungen mit bilateraler Abduzensparese)
- Tumoren in der Umgebung des 3. Ventrikels
- Infarkte des mediobasalen Temporallappens
- Temporallappenepilepsie
- Herpes-simplex-Enzephalitis
- Bilaterale basale Kontusionen
- Toxisch-metabolische Enzephalopathien
- Leigh-Syndrom (subakut nekrotisierende Enzephalopathie).

Das *Leigh-Syndrom* ist eine bei Erwachsenen nur selten auftretende Krankheit, die akut, chronisch progredient oder schubweise verläuft. Neben Symptomen, die an eine Wernicke-Enzephalopathie erinnern, finden sich eine Optikus-Atrophie, spastische Tonuserhöhung, epileptische Anfälle und andere neurologische Herdsymptome. Die neuropathologischen Veränderungen gleichen ebenfalls denen der Wernicke-Enzephalopathie: Proliferation der Glia und Kapillaren sowie Nekrotisierung oder Demyelinisierung unter relativer Aussparung der Neurone werden gefunden. Im Gegensatz zur Wernicke-Enzephalopathie gehören kapilläre Blutungen nicht zu dem Syndrom. Die Veränderungen bei der Wernicke-Enzephalopathie finden sich bevorzugt in der Nachbarschaft des 3. und 4. Ventrikels und des Aquädukts, besonders betroffen ist die Region der Vierhügelplatten, der Okulomotoriuskerne und der Corpora mammilaria. Letztere sind beim Leigh-Syndrom nie verändert. Der Schwerpunkt der Veränderungen liegt im Cortex, im Striatum, im Kleinhirn, in der Brücke und in den Hintersträngen. Pathogenetisch wird ebenfalls eine Störung des Thiamin-Stoffwechsels angenommen.

## Zusatzdiagnostik

### Laboruntersuchung

Bei alkoholischer Genese der Erkrankung ist die Labordiagnostik, wie beim Alkoholentzugsdelir beschrieben, wichtig.

### Neuroradiologie

Im Computertomogramm meist nur unspezifische Zeichen der Volumenminderung.

Ob sich in der MR periaquäduktale Veränderungen regelhaft nachweisen lassen werden, ist noch nicht entschieden.

Bei Verdacht auf Basilaristhrombose Dopplersonographie und Angiographie.

### Elektrophysiologie

Auch das EEG zeigt nur eine unspezifische Allgemeinveränderung, in der Hirnstammdiagnostik kann man Verzögerungen der späten Reflexantworten des Blinkreflexes finden.

Die akustisch evozierten Hirnstammpotentiale sind meist normal, die somatosensibel evozierten Potentiale können eine kortikale Amplitudenminderung zeigen.

### Intensivtherapie und Überwachung

Bei Verdacht auf eine Wernicke-Enzephalopathie ist die sofortige hochdosierte Substitutionsbehandlung mit Vitamin $B_1$ indiziert. Es wird initial eine Dosis von 100 bis 400 mg Thiamin/d parenteral gegeben. Bilden sich unter dieser Behandlung, insbesondere die Blickparesen, nicht in den ersten 2 Tagen zurück, besteht beträchtlicher Zweifel an der Diagnose. Im weiteren Verlauf ist eine Substitution mit 100 mg Vitamin $B_1$/d ausreichend (Benerva®, Vitamin $B_1$-ratiopharm®). Akute exogene Psychosen sind mit Haldol®-Janssen oder Distraneurin®, wie beim akuten Delir beschrieben, zu behandeln.

### Prognose

Unbehandelt führt die Erkrankung binnen weniger Tage zum Tode. Bei sofortiger Vitamin-$B_1$-Gabe ist noch bei 10–20% der Patienten mit einem tödlichen Ausgang zu rechnen, wobei meist jedoch die komplizierenden Begleiterkrankungen die unmittelbare Todesursache darstellen. Während eine völlige Rückbildung der okulomotorischen Störungen und weitgehende Besserung der Ataxie erwartet werden können, bilden sich die Symptome einer Korsakow-Psychose nur in 20% der Fälle völlig zurück.

## Andere Entzugsdelire

### Definition, Leitsymptome und Klinik

Neben dem Alkoholentzug werden delirante Syndrome auch bei plötzlicher Reduzierung von anderen zentral dämpfenden Substanzen beobachtet. Hier sind am häufigsten Entzugsdelire nach *Hypnotika* (Barbiturate, Meprobamat, Glutethimit und Methaqualon) und *Tranquilizern* zu nennen. Die Entzugssymptomatik ist bei den genannten Pharmaka ähnlich und nur durch unterschiedlichen Verlauf und Intensität der einzelnen Symptome gekennzeichnet. Die Leitsymptome sind Entzugsanfälle, delirante Syndrome oder ein Dämmerzustand. Als Faustregel gilt, daß Substanzen mit langer Wirkungsdauer und Halbwertzeit zu spät einsetzenden, protrahierter verlaufenden und weniger ausgeprägten Symptomen führen. Im Unterschied zum Alkoholdelir sind die vegetativen Symptome Tremor, Schwitzen, Tachykardie, Fieber zu Beginn des medikamentösen Entzugsdelirs nicht so ausgeprägt. Zu schweren Komplikationen kann die zu beobachtende schwere orthostatische Hypotonie führen.

### Zusatzdiagnostik

Die Diagnostik unterscheidet sich nicht von der des Alkoholdelirs.

### Intensivtherapie und Überwachung

Die Intensivmaßnahmen beim medikamentösen Entzugsdelir entsprechen dem bei Alkoholentzug.
Bei Medikamentenabhängigkeit kann eine frühzeitige Behandlung die Ausbildung eines Delirs verhindern. Die Therapie der Wahl ist das ausschleichende Absetzen des Suchtmittels. Barbiturate enthaltende Mischpräparate können durch die alleinige Gabe eines Barbiturats ersetzt werden. Die Initialdosierung richtet sich nach dem Ausmaß des Abusus. Man gibt initial eine Barbituratdosis, die zu einer leichten Intoxikation führt. Nach 1–2 Tagen beginnt man mit der ausschleichenden Dosierung. Zur parenteralen Therapie eignet sich besonders das kurz wirksame Barbiturat Thiopental (Trapanal®). Unter EEG-Kontrolle kann die Thiopental-Tagesdosis um jeweils 50–100 mg reduziert werden.
Hat sich durch abruptes Absetzen der Medikation bereits ein Delir entwickelt, können die zur Behandlung notwendigen Dosen erheblich über den der chronisch eingenommenen Menge des Suchtmittels liegen. Es ist dann auch mit einem

Delirverlauf mit einer Dauer von 2 oder mehr Wochen zu rechnen. Sehr problematisch können *Distraneurin-Entzugsdelire* werden, die oft nicht auf Haloperidol, sondern nur auf Distraneurin ansprechen und dann nach Absetzen der therapeutischen Dosis rezidivieren können.

## Akute lebensbedrohliche Katatonie und malignes Neuroleptikafieber

### Definition, Leitsymptome und Klinik

Die Symptome Mutismus, Negativismus, Katalepsie, Stereotypie und Rigor der Muskulatur charakterisieren das katatone Syndrom. Schizophrene Psychosen mit den charakteristischen Basissymptomen, die diese Symptomkonstellation zeigen, werden als Katatonien bezeichnet, obwohl das katatone Syndrom nicht für diese Erkrankung spezifisch ist. Die *akute lebensbedrohliche Katatonie* (katatone Hyperthermie) stellt eine hoch akute, vital gefährdende Verlaufsform dieser Krankheit dar. Sie manifestiert sich mit starker Erregung oder Stupor, Hyperthermie über 38 °C rektal, gesteigertem Sympathikotonus mit Tachykardie über 120/min, und Hypertonie, Tonuserhöhung der Skelettmuskulatur (Flexibilitas cerea, Rigor und positivem Zahnradphänomen). Die Verweigerung von Nahrungs- und Flüssigkeitsaufnahme durch den Patienten führt zu drohender oder manifester Entgleisung des Flüssigkeits- und Elektrolythaushalts.

Das *maligne Neuroleptikafieber* (vgl. S. 159) ist eine Komplikation bei hochdosierter Neuroleptikatherapie, wie sie meist in der Behandlung von schizophrenen Psychosen eingesetzt wird. Auch hier sind Mutismus, Katalepsie, Tonuserhöhung der Muskulatur, Stupor und Entgleisung der vegetativen Steuerung mit Tachykardie, Hyperthermie, starkem profusem Schwitzen, bei kalter, gering durchbluteter Haut die führenden Symptome. Treten Schizophrenie und malignes Neuroleptikafieber gemeinsam auf, ist die Differentialdiagnose oft nicht möglich. Die Ursache der vegetativen Entgleisung bei beiden Erkrankungen ist nicht gesichert. Es wird eine Fehlfunktion der zentralen dopaminergen thalamischen und hypothalamischen Rezeptoren diskutiert. Dabei wirken Überwärmung und Wärmestau durch erhöhte Wärmeproduktion bei gesteigerter Muskelarbeit und in der Wärmeregulation ineffektives Schwitzen bei erhöhtem Vasokonstriktorentonus (blasse, kühle zyanotische Haut) im Sinne eines Circulus vitiosus zusammen.

### Differentialdiagnose

Katatone Symptome kombiniert mit Fieber und vegetativen Entgleisungen können sich ebenso bei einer Enzephalitis, bei Intoxikationen, im Verlauf manischer Erkrankungen und auch beim akuten Delir, insbesondere wenn es initial mit Neuroleptika behandelt wird, zeigen.

### Diagnostik

#### Neuroradiologie

Computertomogramm zum Ausschluß symptomatischer Formen bei thalamischen und hypothalamischen Läsionen.

#### Elektrophysiologie

*EEG:* Paroxysmale Dysrhythmien und diffuse Kurvenverlangsamung sind sowohl bei unbehandelten, besonders aber auch bei mit Neuroleptika behandelten Schizophrenien beschrieben. Bei katatoner Hyperthermie zeigt das EEG diffuse Veränderungen bis zur schweren Allgemeinveränderung. (Bei Enzephalitiden sind in ca. 30– 50% der Fälle zusätzlich herdförmige Veränderungen zu finden.)

#### Laboruntersuchungen

Im Verlauf besonders: CK, Elektrolyte, Laktat im Serum, Gerinnung, Bilirubin im Serum und im Urin, Blutgasanalysen, Blutkulturen. Bei den Laborkontrollen ist immer daran zu denken, daß die akute Entgleisung durch nicht bilanzierte Nahrungs- und Flüssigkeitszufuhr, interkurrente Infekte oder andere interne Komplikationen verursacht sein kann. Die erhöhte Muskelarbeit bei ineffektiver Wärmeabfuhr kann zu Muskelzerfall (Rhabdomyolyse) führen (s. S. 159).

### Intensivtherapie und Überwachung

Allgemeine intensivtherapeutische Maßnahmen: Zentraler Venenkatheter, evtl. arterieller Zugang zur Blutgasanalyse und kontinuierlichen RR-Überwachung, Blasenkatheter.

Überwachung von RR, Puls, EKG, Körpertemperatur und Urinausscheidung kontinuierlich, mit stündlicher Protokollierung.

Basistherapie ist die Substitution und Bilanzierung von Flüssigkeit, Elektrolyten und Säure-Basen.

Entwickelt sich die Krankheit unter Gabe von Neuroleptika, wird zunächst *Lorazepam**, intravenös gegeben. Tritt innerhalb von 2 Stunden eine deutliche Besserung der vegetativen Symptome ein, gibt man weiter Lorazepam 4–6 mg/d unter Beibehaltung der Neuroleptikatherapie. Bleibt die Besserung aus, werden alle Neuroleptika abgesetzt. Danach kann, besonders wenn sich deutliche Symptome eines pathologisch gesteigerten Muskelstoffwechsels (CK-Erhöhung, Rigor, Azidose, Myoglobinurie) zeigen, ein Therapieversuch mit *Dantrolen-Natrium* (s. S. 160) gemacht werden. Als Dosierung werden 2,5 mg/kgKG als Schnellinfusion initial und eine Fortsetzung, je nach Wirkung, bis zu einer Tagesdosis von 10mg/kgKG empfohlen. Die Therapie erfolgt am besten parenteral, da ein Therapieversagen aufgrund gestörter Resorption möglich ist. Auch hier sollte ein Therapieerfolg innerhalb der ersten 2 Stunden mit Senkung der Körpertemperatur, Atemfrequenz und Pulsfrequenz auftreten.
Bei der katatonen Hyperthermie unter Neuroleptikabehandlung sind auch Therapieerfolge bei Gabe von Anticholinergika, Amantadin und kombinierter Behandlung mit Carbidopa/Levodopa und Anticholinergika beschrieben. Ist die akute Hyperthermie abgeklungen, kann wieder mit der Gabe von Neuroleptika begonnen werden, ohne daß mit einem Rezidiv gerechnet werden muß. Die Behandlung der akuten Komplikation auf der Intensivstation muß immer in enger Zusammenarbeit mit dem Psychiater erfolgen. In der Literatur wird die Kombination eines der genannten Therapiekonzepte mit der *Elektrokrampftherapie* stark propagiert. Diese Therapie erfolgt jedoch nicht auf der neurologischen Intensivstation.

* In Deutschland nicht erhältlich, kann als Ativan® in England bezogen werden (Fa. Wyeth).

## Literatur


1. *Bergener, M., M. Eichenhauer:* Beitrag zum Krankheitsbild der Encephalopathia Wernicke. Psychiatria clin. 3 (1970), 274ff.
2. *Cole, M., A. Turner, O. Frank, C. Baker, M. Levy:* Extraocular palsy and thiamine therapy in Wernickes encephalopathy. Am. J. Clin. Med. 22 (1969), 44ff.
3. *Feuerlein, F.:* Akute und chronische Alkoholschäden einschließlich Entzugssymptome. In: Neurologie in Praxis und Klinik, Bd. II. *Hopf, H. C., K. Poeck, H. Schliack* (Hrsg.). Thieme, Stuttgart–New York 1981
4. *Friechione, O. L., N. H. Cassem, D. Hooberman, D. Hobsch:* Intravenous Lorazepam in neuroleptic-induced catatonia. J. clin. Psychopharm. 3 (1983), 338ff.
5. *Goodman, G.:* The pharmacological basis of therapeutics. Mac Millan Publishing Co., New York 1980
6. *Häfner, H., S. Caspar:* Akute lebensbedrohliche Katatonie. Nervenarzt 53 (1982), 385ff.
7. *Kick, H.:* Die katatone Hyperthermie. Nervenarzt 52 (1981), 51ff.
8. *Schulsinger, O. Z., P. J. Forni, B. B. Clyman:* Curr. Alcohol 1 (1977), 319
9. *Stoudemire, A.:* The differential diagnosis of catatonic states. Psychosomatics 23 (1982), 245ff.
10. *Stoudemire, A., S. J. Luther:* Neuroleptic malignant syndrome and neuroleptic induced catatonia. Differential diagnosis and treatment. Int. J. Psych. Med. 14 (1984), 75ff.
11. *Victor, M.:* The Wernicke-Korsakow-Syndrom. In: Handbook of clinical neurology, vol. 28. *von Vinken, P. Z., G. M. Bruyn* (eds.). North Holland Publishing Corp., Amsterdam 1976

# Seltene Krankheiten

## Zentrale pontine Myelinolyse

### Definition und Leitsymptome

Die zentrale pontine Myelinolyse ist eine akute Entmarkungskrankheit des Brückenfußes. Die Ursache ist noch nicht endgültig geklärt. Während man früher eine direkte alkoholtoxische Wirkung bei längerem Alkoholismus und Mangelernährung für die Krankheit verantwortlich machte, sieht man heute den zu raschen Ausgleich einer bestehenden *Hyponatriämie* als entscheidende Ursache an. Die Hyponatriämie kann Folge langdauernden Erbrechens, eines Alkoholabusus oder einer Nierenkrankheit sein. Auch der Morbus Wilson (s. S. 214) prädisponiert zur zentralen pontinen Myelinolyse.

### Klinik

Es kommt zur Tetraparese bis Tetraplegie mit horizontaler Blicklähmung. Ein dem *Locked-in-Syndrom* ähnliches Bild kann resultieren, der Nervus facialis soll jedoch häufig ausgespart bleiben. Bewußtseinsstörungen bis zum Koma und zerebelläre Symptome sind oft vorhanden.

### Zusatzdiagnostik

#### Neuroradiologie

Im Computertomogramm zeigt sich eine hypodense Läsion in der Brücke. Genaue Verlaufsuntersuchungen, wann nach Beginn der Symptome der erste CT-Befund sichtbar wird, gibt es nicht.

Dopplersonographie und evtl. Angiographie sind erforderlich, da das Syndrom der Basilaristhrombose ähneln kann.

#### Elektrophysiologie

Die akustischen Hirnstammpotentiale sind am besten geeignet, den Läsionsort im Hirnstamm anzuzeigen.

#### Laboruntersuchungen

Routinelabor, vor allen Dingen Elektrolyte, Leber- und Nierenwerte.
Der Liquor ist meist normal.

### Differentialdiagnose

- Basilaristhrombose
- Multiple Sklerose
- Wernicke-Korsakow-Syndrom.

### Intensivtherapie und Überwachung

Da die Krankheit mit progredienten Bewußtseinsstörungen einhergeht, ist die sofortige Überwachung auf einer Intensivstation erforderlich. Übliche intensivmedizinische Maßnahmen, regelmäßige Elektrolytkontrolle, langsamer Ausgleich einer Hyponatriämie. Dies ist zugleich die Prophylaxe dieser Erkrankung, für die es ansonsten keine kausale Therapie gibt. Die zentrale pontine Myelinolyse verläuft meist tödlich. Es ist nicht geklärt, ob sie bei vorsichtigem Elektrolytausgleich im Frühstadium aufzuhalten ist.

# Reye-Syndrom

## Definition und Leitsymptome

Beim Reye-Syndrom handelt es sich um eine *toxische Enzephalopathie,* die mit diffuser Verfettung der Leberzellen, der Nieren und des Herzmuskels einhergeht. Es betrifft meist jüngere Patienten, besonders Kleinkinder, kommt aber auch bei Erwachsenen vor. Seine Ursache ist unbekannt.

## Klinik

Beginn mit Fieber, Erbrechen und Durchfällen oder Zeichen eines viralen Infektes der oberen Luftwege. Nach Stunden bis Tagen entwickelt sich ein Hirnödem mit progredienter Bewußtseinsstörung bis zum Koma und Einklemmungszeichen.

## Zusatzdiagnostik

- Leukozytose, Transaminasenerhöhung oder Ikterus, Hypoglykämie.
- Im Liquor findet sich eine leichte Liquorpleozytose. Anfänglich besteht eine respiratorische Alkalose, später eine respiratorische Azidose.
- Oberbauchsonographie und evtl. Leberbiopsie.
- Computertomogramm: Hypodense Zonen in den Stammganglien können gefunden werden.

## Differentialdiagnose

Enzephalitis bzw. Meningoenzephalitis. Die Leberzellverfettung ist das entscheidende differentialdiagnostische Kriterium.

## Intensivtherapie und Überwachung

Die Intensivtherapie beschränkt sich, da es eine kausale Therapie des Reye-Syndroms nicht gibt, auf die Behandlung der Komplikationen, besonders Hirndrucktherapie. Die Prognose ist jedoch nicht immer schlecht, so daß eine konsequente intensivtherapeutische Behandlung sinnvoll ist. Der Tod tritt durch Hirndrucksteigerung und irreversiblen Schock ein. Eine Heilung ohne Defekt ist möglich.

# Hydrocephalus communicans („Normaldruck-Hydrozephalus")

## Definition und Leitsymptome

Beim kommunizierenden Hydrozephalus wird häufig kein dauerhafter Druckanstieg beobachtet. Daher wird oft die Bezeichnung des Normaldruck-Hydrozephalus als Synonym gewählt. Nach Subarachnoidalblutung, nach Meningitiden oder Hirnverletzungen findet sich vor allem in der Frühphase eine erhebliche Drucksteigerung. Das Ausmaß der Drucksteigerung hängt vom Grad des Mißverhältnisses aus Liquorproduktion und Liquorresorption ab. Bei einigen Patienten mit „Normaldruck-Hydrozephalus" kann bei der Dauerüberwachung des intrakraniellen Druckes eine intermittierende leichte Erhöhung des Liquordruckes gefunden werden.

## Klinik

Charakteristisch ist die Trias der Symptome *Demenz, Gangstörung* und *Inkontinenz.* Seltener findet sich eine vertikale Blickparese, Kopfschmerzen, Greifreflexe und positive Pyramidenbahnzeichen. Das Gangbild wird breitbeinig, langsam, kleinschrittig, die Füße „kleben am Boden". Die Patienten können psychomotorisch hochgradig verlangsamt sein, in seltenen Fällen findet sich eine Bewußtseinsstörung bis zum Koma.

## Zusatzdiagnostik

### Computertomographie

Im Computertomogramm finden sich allseits erweiterte Ventrikelräume. Typisch sind kleine, hypodense „Käppchen“ an den Vorder- und Hinterhörnern der Ventrikel, die durch eine Auspressung von Liquor durch das Ventrikelependym in das Hirnparenchym entstehen.

Injiziert man Kontrastmittel intrathekal, so kommt es zum partiellen Reflux des Kontrastmittels in die Ventrikel. Die Instillation von radioaktiv markierten Substanzen in den Liquorraum zeigt noch 24 Stunden nach der Injektion eine massive Anreicherung im Ventrikel (RISA-Szintigraphie).

#### Intraventrikuläre Drucküberwachung

Bei Dauerüberwachung des intrakraniellen Drucks kann geprüft werden, ob intermittierende Druckspitzen auftreten. Hiermit kann eine Indikationsstellung zur Ableitungsoperation gewonnen werden.

### Therapie

Die einzige Behandlungsmethode ist die Shunt-Operation. Es kommt bei manchen Patienten bereits kurz nach der Operation zu einer schnellen Besserung der Symptomatik. Allerdings kann nur einem Teil der Patienten geholfen werden. Auch mit Hilfe der präoperativ durchgeführten Druckmessung ist eine sichere Vorhersage über den Behandlungserfolg nicht gegeben. Die Shunt-Operation kann andererseits gerade beim Normaldruck-Hydrozephalus zu Komplikationen führen (subdurale Hygrome). Die Wahl eines Ventils mit optimalem Öffnungsdruck ist daher wichtig.

## Pseudotumor cerebri

### Definition, Leitsymptome und Klinik

Unter Pseudotumor cerebri versteht man eine Schädelinnendrucksteigerung unklarer Ursache, die mit den typischen Symptomen des erhöhten intrakraniellen Drucks, Kopfschmerzen, Schwindel, Erbrechen verbunden ist. Manche Patienten klagen über Sehverschlechterung und Gesichtsfeldeinschränkung. Es findet sich eine Stauungspapille. Doppelbilder können durch eine Abduzensparese bedingt sein. Andere fokale neurologische Symptome sind selten. Bevorzugt tritt dieses Syndrom bei jungen, adipösen Patientinnen auf. Möglicherweise spielen endokrine Störungen eine Rolle.

Bei der notwendig werdenden apparativen Diagnostik findet man keine speziellen Ursachen des erhöhten intrakraniellen Drucks. Nach Ausschluß aller anderen Krankheiten, die mit Schädelinnendrucksteigerung einhergehen, ist der echte Pseudotumor cerebri (auch benigne intrakranielle Hypertension genannt) eine sehr seltene Krankheit. Sie wird nur wegen der Notwendigkeit, andere Ursachen der intrakraniellen Drucksteigerung auszuschließen, zu einem Notfall.

### Zusatzdiagnostik

#### Neuroradiologie

Das Computertomogramm zeigt enge Ventrikel und verstrichene Subarachnoidalräume ohne sonstige pathologische Zeichen. Schon das Computertomogramm schließt die meisten anderen Krankheiten aus, die mit Symptomen der Hirndrucksteigerung einhergehen.

Besteht der geringste Verdacht auf eine Hirnvenenthrombose, ist die Angiographie indiziert.

*Elektrophysiologie*

Im EEG finden sich keine spezifischen Befunde. Die VEP können pathologische Amplitudenänderungen, jedoch meist keine Latenzverzögerungen zeigen.
Durch die Perimetrie können Gesichtsfelddefekte dokumentiert werden.

#### Laboruntersuchungen

Der Liquorstatus ist normal, der Druck ist erhöht.
Eine endokrinologische Abklärung ist erforderlich.

### Intensivtherapie und Überwachung

Eine Überwachung auf Intensivstationen ist nach Abschluß der Diagnostik nicht erforderlich. Eine kausale Behandlung existiert nicht. Manchmal berichten die Patienten über eine Besserung der Kopfschmerzen nach diagnostischer Liquorpunktion, die dann therapeutisch wiederholt werden kann. Acetazolamid (Diamox® 2–4 g/d [Elektrolytkontrollen!]) soll die Liquorproduktion und damit den intrakraniellen Druck senken. Die Therapie mit Prednison (60–100 mg/d) kann versucht werden, obwohl die Entstehung einer gutartigen Hirndrucksteigerung sowohl *unter* als auch *nach* Absetzen einer Kortikoidtherapie beobachtet wurde.
Langfristig soll das Körpergewicht gesenkt werden.

## Amnestische Episode

### Definition, Leitsymptome und Klinik

Amnestische Episoden treten bei älteren Patienten (Häufung zwischen dem 50. und 60. Lebensjahr) auf. Die Merkfähigkeit wird ganz plötzlich gestört. Die Patienten äußern immer wieder die gleichen Fragen, sind ängstlich und wirken ratlos. Geordnetes Handeln ist möglich. Während der amnestischen Episode besteht eine ausgedehnte retrograde Amnesie. Die Dauer der amnestischen Episode liegt selten über 12–24 Stunden. Dann kommt das Gedächtnis schlagartig zurück. Anschließend besteht nur noch für die Zeit der amnestischen Episode eine Amnesie. Vaskuläre Ursachen mit bilateralen temporobasalen Durchblutungsstörungen (vertebrobasiläres System) werden diskutiert. Amnestische Episoden rezidivieren in etwa 15–20% der Fälle. Sie werden nur gelegentlich wegen der differentialdiagnostischen Erwägungen intensivstationsbedürftig.

### Zusatzdiagnostik

#### Computertomographie

Die Computertomographie zeigt keine pathologischen Befunde, nur selten finden sich Hinweise auf frühere, ältere abgelaufene ischämische Läsionen.

#### Elektroenzephalographie

Das EEG in der amnestischen Episode ist allenfalls leicht allgemeinverändert und zeigt keine Krampfpotentiale (DD: zu psychomotorischen Anfällen). Unspezifische EEG-Veränderungen wie bei vertebrobasilären Durchblutungsstörungen werden beschrieben.

#### Dopplersonographie

Vertebralisstenosen als Ursache amnestischer Episoden wurden zwar immer wieder diskutiert, jedoch selten nachgewiesen.

### Differentialdiagnose

- Psychomotorischer Status
- Akuter Verwirrtheitszustand bei Intoxikationen
- Nur selten wird eine Enzephalitis oder exogene Psychose auszuschließen sein.

### Therapie

Amnestische Episoden enden auch ohne Therapie. Wegen der möglichen vaskulären Ursache wird man sich zu einer rheologischen Therapie (s. S. 93) z. B. mit Hydroxyäthylstärke 10%ig und Pentoxifyllin entscheiden.

## Parkinson-Krise

### Definition, Leitsymptome und Klinik

Die bekannten Leitsymptome des Morbus Parkinson (Rigor, Tremor und Akinese) können trotz Therapie in fortgeschrittenen Krankheitsstadien so ausgeprägt werden, daß die Patienten sich nicht mehr bewegen können. Sie liegen starr im Bett, nehmen auf Ansprache nur noch verzögert Blickkontakt auf und können sich verbal und mimisch nicht mehr äußern. Durch den gestörten Schluckakt ist die Nahrungsaufnahme auch für weiche und flüssige Speisen (und die Medikamente) erschwert, und der Speichel fließt aus dem Mund. Die Patienten sind bei flacher Atmung und zunehmender Verschleimung durch eine Pneumonie vital gefährdet. Dekubitalulzera und Lungenembolien sind weitere Komplikationen.
Eine Parkinson-Krise wird bewußt in Kauf genommen, wenn bei einer medikamentösen Neueinstellung von Patienten mit sehr hochdosierter Ausgangsmedikation eine Pause *(Drug-holiday)* für einige Tage eingeplant wird. Schließlich kann eine Parkinson-Krise auch entstehen, wenn Parkinson-Patienten wegen anderer akuter Erkrankungen stationär behandelt werden müssen und die behandelnden Ärzte nicht über die Diagnose und die bisherige Therapie informiert werden konnten.

### Differentialdiagnose

- Akinetisches Neuroleptikasyndrom.
- Progressive supranukleäre Lähmung der *Augenmotilität* (zunächst vertikal, später für alle Blickrichtungen) kombiniert mit Rigor, Akinese und Demenz *(Stele-Richardson-Syndrom)*. Das Syndrom spricht nicht auf L-Dopa an.

### Intensivtherapie und Überwachung

Entschließt man sich zur Behandlung auf einer Intensivstation, wird zunächst eine Magensonde gelegt, um die Flüssigkeits- und Kalorienbilanzierung der Patienten zu gewährleisten. Zur Behandlung der Parkinson-Krise steht auch L-Dopa als Infusionslösung zur Verfügung. Diese ist nicht im Handel, sondern muß beim Hersteller (Roche) angefordert werden. Wenn die Patienten nicht schlucken können, können die üblichen Kombinationen von L-Dopa mit Decarboxylase-Hemmstoffen (Madopar®-Kapseln, Nacom®-Tabletten) ohne weiteres geteilt bzw. zerkleinert werden. Dann kann die Dosierung variabler über die Magensonde erfolgen.

Neben den allgemeinen intensivmedizinischen Maßnahmen (Thromboseprophylaxe, intensive Krankengymnastik, Atemgymnastik und der Behandlung der bei den meist alten Patienten häufig vorkommenden internistischen Begleiterkrankungen) finden folgende Anti-Parkinson-Mittel Anwendung:

#### Amantadin

Der Wirkungsmechanismus von Amantadin beim Parkinson-Syndrom ist noch nicht aufgeklärt, die positive Wirkung ist jedoch belegt. Amantadin kann parenteral verabreicht werden (0,2 g Amantadinsulfat plus 25 g Fruktose als 500 ml-Infusion PK Merz®). Die Infusion kann bis zu 4mal täglich wiederholt werden, cave Flüssigkeitsbelastung, Lungenödem. Bei Niereninsuffizienz niedrigere Dosierung.

#### L-Dopa

Die Dosierung von L-Dopa richtet sich nach den zuletzt eingenommenen Medikamenten. Oft ist schon vorher eine sehr hoch dosierte Therapie mit L-Dopa-Präparaten (1–2 g/d) durchgeführt worden. Dann erreicht man mit einer weiteren Dosissteigerung keine sicheren Effekte. Kurzfristiges Absetzen der Therapie kann die Wirksamkeit von L-Dopa wieder erhöhen. Der Erfolg ist nicht voraussagbar, und ausreichend gesicherte Erkenntnisse über Wirkung der Medikamentenpause in der Parkinson-Krise liegen nicht vor.

Bei Patienten, bei denen keine ausreichend hohe Vorbehandlung mit L-Dopa durchgeführt wurde, kann L-Dopa in einer Dosierung von 8-12 × 62,5 bis 6 × 125 mg (Madopar® 62,5 bzw. 125 mg) gegeben werden. Die Streckung der Tagesdosis auf viele Einzelgaben ist sinnvoll, da es hierunter seltener zu den störenden *On-Off-Perioden* kommt.

### Dopaminagonisten

In fortgeschrittenen Stadien der Krankheit wird die Dekarboxylierung von L-Dopa in den Nervenzellen nur noch unvollständig durchgeführt. Dies führt zu einem Wirkverlust von L-Dopa. Dann können Dopaminagonisten, z. B. Bromocriptin (Pravidel®), durch direkte Wirkung an der postsynaptischen Membran Besserung bringen. Bromocriptin wird zunächst niedrig dosiert gegeben (3 × 2,5 mg), kann jedoch bis auf Tagesdosen von 25–75 mg/d gesteigert werden.

### Anticholinergika

Anticholinergika haben einen festen Platz in der allgemeinen Parkinson-Therapie, in der Intensivbehandlung der Parkinson-Krise finden sie keine Anwendung.

## L-Dopa-Psychose

Die L-Dopa-Psychose kann in der Behandlung der Parkinsonkrise und bei Überdosierung in der Allgemeinbehandlung des Morbus Parkinson auftreten. Alle Parkinson-Medikamente können eine exogene Psychose hervorrufen. Daß diese am häufigsten bei L-Dopa gesehen wird, hängt vermutlich von der häufigeren Anwendung dieses Medikamentes ab. Auch unter Bromocriptin und unter Amantadin können akute exogene Psychosen, die oft schwer von paranoidhalluzinatorischen Psychosen abzugrenzen sind, entstehen. Nicht selten ist bei Patienten in der L-Dopa-Psychose die Parkinson-Symptomatik kaum nachweisbar. Im Vordergrund der Symptomatik stehen optische, szenische Halluzinationen. Akustische Halluzinationen sind wesentlich seltener. Die Patienten können akut verwirrt und psychomotorisch erregt sein.

Viele Patienten sprechen in der L-Dopa-Psychose auf L-Tryptophan 500 mg (Kalma®) in wenigen einzelnen Gaben, z. B. abends 2 Tabletten, günstig an. Ansonsten gibt man geringe Dosen Haloperidol (Haldol®-Janssen) unter Inkaufnahme einer Verschlechterung der Parkinson-Symptomatik.

## Morbus Wilson

### Definition, Leitsymptome und Klinik

Die Wilsonsche Erkrankung geht mit einer abnormen Kupfereinlagerung im Körpergewebe einher, besonders Leber, Gehirn (vor allem der Linsenkern) und Kornea sind betroffen. Ursache ist eine Störung der Kupferausscheidung über die Galle. Die Krankheit wird autosomal rezessiv vererbt und manifestiert sich meist im 2.–3. Lebensjahrzehnt. Die zerebralen Symptome äußern sich in motorischen Störungen wie Tremor, Dysarthrie und Choreoathetose. Psychopathologische Veränderungen treten hinzu. Ganz selten können Zeichen eines metabolischen Komas akut auftreten, das jedoch im Einzelfall schwer vom Leberkoma zu unterscheiden ist, da die Patienten häufig in eine akute Leberinsuffizienz kommen. In der Kornea lagert sich Kupfer besonders am Rand als Kaiser-Fleischerscher Ring ab.

### Zusatzdiagnostik

- Serumkupferspiegel sind nicht immer sicher erhöht, die Kupferausscheidung im Urin ist pathologisch erhöht.
- Leberenzyme und Ammoniak zur Differentialdiagnose des Leberkomas.
- Liquor und EEG sind normal.

**Differentialdiagnose**

Leberkoma.

**Therapie**

Die Basistherapie besteht in kupferarmer Diät, die Kupferausscheidung wird durch D-Penicillamin 3–4 × 250 mg/d erreicht. Nebenwirkungen von D-Penicillamin: Knochenmarksdepression, D-Penicillamin-induzierte Myasthenie, Polymyositis.

# Schlafapnoe-Syndrom

## Definition, Leitsymptome und Klinik

Beim Schlafapnoe-Syndrom kommt es zur Ventilationsstörung im Schlaf. Ursache hierfür können Störungen des zentralen Atemantriebs, der Innervation der Zungen-, Schlund- und Atemmuskulatur oder eine periphere Obstruktion der Atemwege sein. Oft treten diese Faktoren miteinander kombiniert auf.
Die Schlafapnoe ist verbunden mit alveolärer Hypoventilation, periodischer Atmung, verlängerten Atempausen und schnarchender Atmung. Beispiele für Krankheiten mit *primär zentraler Störung der Atmung* sind das „Undines-Fluch-Syndrom“ mit Versagen des Atemantriebs im Schlaf, Krankheiten des autonomen Nervensystems (Shy-Drager-Syndrom, autonome Neuropathie), Hirnstammläsionen und Läsionen des oberen Halsmarks.
Zur *peripheren Obstruktion* können Fehlbildungen des Nasen-Rachen-Raumes und der Trachea, obstruktive Lungenerkrankungen, aber auch Adipositas führen.
Eine Apnoe ist gekennzeichnet durch Sistieren der oralen und nasalen Atmung länger als 10 Sekunden. Bei der *zentralen* Apnoe kommt es nach Ausfall der zentralen Innervation zum Ausbleiben der Zwerchfellkontraktionen, der Aktion der Atemmuskulatur und zum Kollaps des Pharynx mit Zurückfallen der Zunge. Mit Zunahme der Hypoxie werden wieder erste frustane Atemzüge durch die orale und nasale Atmung gebahnt. Die Apnoe wird schließlich durch einen tiefen, schnarchenden Atemzug beendet.
Bei den *peripheren obstruktiven* Formen des Apnoesyndroms bleibt der zentrale Antrieb erhalten. Die Apnoe ist deshalb gekennzeichnet durch frustane Atemzüge. Je nach Dauer der Hypoxie bildet sich eine Zyanose aus, und es kommt zu weiteren Störungen: Zu Beginn der Apnoe findet sich eine zunehmende Bradykardie, dann auch AV-Blockierungen verschiedenen Grades und Asystolien von mehr als 7 Sekunden Dauer. Gegen Ende der Apnoe treten überdauernde tachykardische Rhythmusstörungen und ventrikuläre Extrasystolien (monotop, polytop und auch salvenförmig) auf. *Motorischen Reizsymptome* zeigen sich als Flapping-Tremor, Myoklonien, rumpfnahe Massenbewegungen und gelegentlich auch Grand-Mal-Anfälle. Auch unabhängig von Grand-Mal-Anfällen kommt es zu Enuresis.
Die Schlafapnoe kann verbunden sein mit einer ganzen Anzahl weiterer z. T. *sekundärer Symptome:* Hypersomnie am Tage, morgendlichen Kopfschmerzen, psychischen Veränderungen, arterieller und pulmonaler Hypertonie und einem *Narkolepsie-Kataplexie-Syndrom.* Die Krankheit ist nicht selten. Sie wird so z. B. als Hauptursache des plötzlichen nächtlichen Kindestodes angesehen. In 20–60% der Fälle von Hypersomnie soll sie die Ursache sein.

## Differentialdiagnose

- Epilepsie mit schlafgebundenen Anfällen
- Primär nächtliche Herzrhythmusstörungen mit Adams-Stokes-Anfällen
- Narkolepsie, Kataplexie
- Psychogene Anfälle.

## Zusatzdiagnostik

**Neuroradiologie**

- Computertomographie
- Röntgen-Schädel

- Kraniozervikaler Übergang zum Ausschluß symptomatischer Formen.

**Elektrophysiologie**

- Nächtliche EEG-Polygraphie mit gleichzeitiger Registrierung von nasaler, oraler, thorakaler und abdomineller Atmung. EMG des M. mentalis, Okulographie und EKG-Registrierung.
- Ein Schlafapnoe-Syndrom wird diagnostiziert, wenn in 7 Stunden Nachtschlaf mehr als 30 Apnoen (d. h. Sistieren der nasalen und oralen Atmung von mehr als 10 Sekunden Dauer) auftreten. Apnoephasen müssen sich auch im NREM-Schlaf finden. Die übrigen Ableitungsparameter gestatten die Aussage, ob eine vornehmlich zentrale oder peripherobstruktive Störung vorliegt.

**Weitere Untersuchungen**

- Hirnstammdiagnostik: AEHP, SEP, Blinkreflex zum Ausschluß symptomatischer Formen
- Untersuchung auf autonome Neuropathie (s. S. 137)
- HNO-Untersuchung mit Laryngo-/Bronchoskopie
- CT des Larynx und der Trachea
- 24-Stunden-EKG: Nächtliche Herzrhythmusstörungen, wie oben beschrieben, ohne primär kardiale Ursachen sollten den Verdacht auf ein Schlafapnoe-Syndrom richten (Lungenfunktionsprüfung, evtl. Herzkatheteruntersuchung bei Verdacht auf pulmonale Hypertonie).

### Intensivtherapie und Überwachung

Die Aufnahme der Patienten auf eine Intensivstation ist in der Regel nur nachts nötig. Im Vordergrund steht die diagnostische Abklärung mit der Registrierung der oben genannten Parameter. Sie können mit häufigen, langen nächtlichen Apnoen, mit Zyanose, motorischen Symptomen und paroxysmalen psychischen und neurologischen Veränderungen einhergehen. In seltenen Fällen kann die primäre Aufnahme auf die Intensivstation nötig werden. Die notfallmäßige Intubation kann bei obstruktiven Ursachen sehr schwierig sein. Im übrigen richtet sich die Therapie danach, ob die Störung vornehmlich obstruktiv oder primär zentral ist.

In jedem Fall wird die Reduktion eines evtl. bestehenden Übergewichtes notwendig. Ein Herzschrittmacher kann notwendig werden. Läßt sich eine periphere Obstruktion nachweisen, bedeutet die chirurgische Beseitigung oft eine kausale Therapie der meisten Symptome einschließlich der Herzrhythmusstörungen und der Hypersomnie am Tage. Medikamentös ist bei den zentralen Formen die Gabe von Atemanaleptika wirksam (z. b. Theophyllin 80 mg plus Protryptilin 10–20 mg zur Nacht). In einigen Fällen, in denen auch die beschriebenen Maßnahmen versagen, kann die bleibende Tracheotomie lebensrettend sein.

## Literatur


1. *Brune, G. G., T. W. Plenge:* Parkinsonsyndrom. In: Neurologie in Praxis und Klinik, 6. 1 ff. *Hopf, H. C., K. Poeck, H. Schliack* (Hrsg.). Thieme, Stuttgart–New York 1981
2. *Guilleminault, C., A. Kilkian, K. Lehrman, L. Forno, W. C. Dement:* Sleep apnoea syndrome: States of sleep and autonomic dysfunction. J. Neurol. Neurosurg. Psychiat. 40 (1977), 718–725
3. *Holdorf, B., E. C. Fuchs:* Aresorptiver Hydrocephalus des Erwachsenen. In: Neurologie in Praxis und Klinik, 6.106ff. *Hopf, H. C., K. Poeck, H. Schliack* (Hrsg.). Thieme, Stuttgart–New York 1981
4. *Kilkian, A. G., C. Guilleminault, J. F. Schroeder, K. L. Lehrman, F. B. Simmons, W. C. Dement:* Sleep-induced apnea syndrome. Am. J. Med. 63 (1977), 348ff.
5. *Leigh, R. D.:* Progressive supranuclear palsy. In: Current therapy in neurologic disease, p. 252. *Johnson, R. T.* (ed.). B. C. Decker, Inc., Philadelphia–Toronto 1985
6. *Moses, H.:* Parkinsons disease. In: Current therapy in neurologic disease, S. 244. *Johnson, R. T.* (ed.). B. C. Decker, Inc., Philadelphia–Toronto 1985
7. *Mumenthaler, M., M. Mumenthaler, C. Meyer:* Amanestische Episoden. In: Status psychomotorikus und seine Differentialdiagnose. *Karbowski, K.* (Hrsg.). Huber, Bern 1980
8. *Przuntek, H.:* Morbus Wilson. In: Neurologische und psychiatrische Therapie. *Flügel, K. A.* (Hrsg.) perimed, Erlangen 1978

# Fachübergreifende Probleme der neurologischen Intensivmedizin

# Neurologische Manifestationen bei internistischen Krankheiten

## Störungen des Wasser- und Natriumhaushaltes

### Definition und Leitsymptome

Das Gesamtkörperwasser verteilt sich auf den *Intrazellulärraum* (ICV = ca. 66% des Gesamtkörperwassers) und den *Extrazellulärraum* oder das Extrazellulärvolumen (ECV = ca. 34% des Gesamtkörperwassers).
Zum Extrazellulärraum zählen der interstitielle und der intravasale Raum (≙ Plasmavolumen). Da das austauschbare Natrium praktisch nur im Extrazellulärraum vorhanden ist und das wichtigste Kation darstellt, gehen Störungen des Natriumgehalts stets mit Änderungen der extrazellulären Flüssigkeitsmenge einher. Hypo- und Hypernatriämien sagen nichts über den Gesamtnatriumgehalt des Organismus bzw. die Größe des ECV aus. Bei starker Verminderung des ECV kann z. B. trotz Hypernatriämie der Gesamtgehalt des Organismus an Natrium herabgesetzt sein. Das Extrazellulärvolumen kann gegenüber dem Normbereich entweder herabgesetzt (Dehydrierung) oder vermehrt sein (Hyperhydrierung). In Abhängigkeit von der Relation zwischen Natrium- und Wasserdefizit unterscheidet man zwischen isotonen, hypertonen und hypotonen Formen der De- bzw. Hyperhydrierung, wobei fließende Übergänge zwischen den einzelnen Formen beobachtet werden.

#### Dehydrierung

*Isotone Dehydrierung*

Bei der isotonen Dehydrierung kommt es zu einem Verlust von extrazellulärem Wasser und Natrium im physiologischen Verhältnis, so daß die Osmolalität des Extrazellulärvolumens unverändert ist. Der Intrazellulärraum ist nicht betroffen. Ursächlich kommen Blutungen, Wasser- und Natriumverluste durch den Magen-Darm-Kanal und die Nieren (Überdosierung von Diuretika) bei verminderter Natrium- und Wasseraufnahme sowie Natrium- und Wasserverluste in große Körperhöhlen (z. B. Aszites, Hydrothorax, Ileus) in Betracht.

*Hypotone Dehydrierung*

Bei der hypotonen Dehydrierung liegt ein Verlust von mehr Natrium als extrazellulärer Flüssigkeit vor. Ursachen: salzverlierende Nephropathie, Morbus Addison, massive Entwässerung mit Diuretika sowie lang anhaltendes Erbrechen und starke Diarrhöen.

*Hypertone Dehydrierung*

Ursachen der hypertonen Dehydrierung (Verlust von mehr Wasser als Natrium, Gesamtnatriumbestand erniedrigt oder normal) sind übermäßige Wasserverluste durch den Magen-Darm-Kanal (Erbrechen, Durchfälle, Magendrainage) und durch die Haut (starkes Schwitzen bei Fieber, Thyreotoxikose und Delirium tremens), Diabetes mellitus, polyurische Phase des akuten Nierenversagens und Leberzirrhose mit sekundärem Aldosteronismus.

#### Hyperhydrierung

*Isotone Hyperhydrierung*

Bei der isotonen Hyperhydrierung findet sich eine Zunahme des Extrazellulärvolumens ohne Veränderung der Osmolalität und des Intrazellulärvolumens. Als Ursache müssen Herzinsuffizienz, nephrotisches Syndrom sowie die überschießende und zu rasche Infusion iso- oder hypertoner Lösungen genannt werden.

*Hypotone Hyperhydrierung*

Die hypotone Hyperhydrierung ist durch eine Zunahme des Extra- und des Intrazellulärraums bei herabgesetzter Osmolalität charakterisiert, z. B. Zufuhr großer Mengen salzarmer oder salzfreier Lösungen (Lävulose, Glukose), bei akuter und chronischer Niereninsuffizienz, bei Nebennierenrindeninsuffizienz, Mangelernährung und Herzinsuffizienz. Beim *Schwartz-Bartter-Syndrom* mit inadäquater Sekretion von Adiuretin (paraneoplastisches Syndrom beim Bronchial- und Pankreaskarzinom sowie beim Thymom) kommt es zu einer starken Zunahme des Extrazellulärvolumens.

*Hypertone Hyperhydrierung*

Bei dieser Störung des Natrium- und Wasserhaushaltes kommt es zu einer Retention von Natrium im Extrazellulärraum mit konsekutivem Anstieg der Osmolalität. Die Folge ist eine Abgabe von Flüssigkeit aus dem Intrazellulärraum bis zur Isotonie mit Verminderung des Intrazellulärvolumens. Eine hypertone Hyperhydrierung entsteht meist iatrogen bei einseitiger Therapie mit Natriumchlorid oder Natriumbikarbonat sowie beim *Conn-Syndrom* und beim *Morbus Cushing*.

## Klinik

### Änderung des Durstgefühls

Der Durst ist ein subjektives klinisches Symptom, das von der Osmolalität der extrazellulären Flüssigkeit abhängt. Je höher die Osmolalität und je kleiner das ECV ist, um so stärker ist der Durst (z. B. hypertone Dehydrierung).

### Neurologische Symptome

Bei nahezu allen genannten Störungen des Wasser- und Elektrolythaushaltes können metabolische Komata, epileptische und auch neuromuskuläre Symptome gefunden werden. Die Beurteilung der Situation kann dadurch erschwert sein, daß präexistente zerebrale Störungen mit Bewußtseinstrübung und dadurch fehlendem Durstgefühl die Ursache der hypertonen Dehydratation darstellen können.

Bei einer *Abnahme des Extrazellulärraums* finden sich folgende Symptome:
- Abnahme des Körpergewichts
- Hypotension
- Abfall des zentralen Venendrucks
- Fehlende Halsvenenfüllung
- Oligurie, spezifisches Gewicht > 1015
- Abnahme von Bulbusdruck, Hautturgor und Zungenfeuchtigkeit
- Durstgefühl.

Bei einer *Zunahme des Extrazellulärraums* werden folgende Symptome beobachtet:
- Zunahme des Körpergewichts
- Hypertonie
- Anstieg des zentralen Venendrucks
- Zunehmende Halsvenenfüllung
- Ödeme
- Pulmonale Stauung (Rasselgeräusche über den basalen Lungenabschnitten).

Bei *abnehmender Osmolalität* findet man eine Erniedrigung des Serumnatriums.
Eine *Zunahme der Osmolalität* ist durch eine Erhöhung der Natrium- und der Blutzuckerkonzentration im Serum gekennzeichnet.
An klinischer Symptomatik imponieren meist Durstgefühl und die unspezifischen Symptome eines metabolischen Komas.

## Zusatzdiagnostik

### Klinische Diagnostik

- Körpergewicht
- Arterieller Blutdruck
- Halsvenenfüllung
- Zentralvenöser Druck
- Nachweis von Ödemen, Lungenstauung etc.

| | Wasser [ml] | Natrium [mval] | Chlorid [mval] | Kalium [mval] |
|---|---|---|---|---|
| Urin | 1500 | 50–80 | 90–120 | 40 |
| Perspiratio insensibilis | 800 | – | – | – |
| Stuhl | 200 | – | – | – |
| Total | 2500 | 50–80 | 90–120 | 40 |

**Tab. 19 Normaler Erhaltungsbedarf an Wasser und Elektrolyten pro Tag bei gesunden Erwachsenen (in Anlehnung an *Truniger*).**

### Laborchemische Diagnostik

*Serum:* Natrium, Chlorid, Kalium, Harnstoff, Kreatinin, Säure-Basen-Haushalt, Gesamteiweiß, Blutzucker, Hämatokrit, MCV, Osmolalität (hauptsächlich vom extrazellulären Natrium abhängig).

*Urin:* Urinstatus und -sediment, Bestimmung von Natrium, Kalium, Chlorid, Harnstoff und Kreatinin im 24-Stunden-Urin. Osmolalität. Bestimmung folgender Urin/Plasma-Quotienten zur Differenzierung zwischen funktioneller Oligurie und akutem Nierenversagen:

$$\frac{U_{osm}}{P_{osm}} > 1{,}2 = \text{normal}$$

$$\frac{U_{Harnstoff}}{P_{Harnstoff}} > 5 = \text{normal}$$

### Weitere Untersuchungen

- Elektrokardiogramm
- Röntgen-Thorax.

## Intensivtherapie und Überwachung

Zur exakten täglichen Flüssigkeits- und Elektrolytbilanzierung bei Störungen des Wasser- und Elektrolythaushaltes seien folgende grundsätzliche Therapierichtlinien angemerkt:

Der Erhaltungsbedarf an Wasser und Elektrolyten setzt sich aus den Verlusten durch Urin, Perspiratio insensibilis und Sekreten zusammen (Tab. 19). Bei starker physischer Belastung, hohen Außentemperaturen und bei Fieber kann es zu einem Anstieg der Perspiratio insensibilis et sensibilis (Schweiße) auf 2 Liter und mehr pro Tag kommen. Die Perspiratio insensibilis führt zu keinen Elektrolytverlusten. Der Schweiß enthält jedoch durchschnittlich 40 mval Natrium, 5 mval Kalium und 40 mval Chlorid pro Liter.

Von entscheidender Bedeutung bei Elektrolyt- und Flüssigkeitsverlusten ist die quantitative Erfassung dieser Störungen durch Messungen der Volumina bzw. der Elektrolytkonzentration des Urins oder der Sekrete des Magens und Intestinums bei Fisteln, Drainagen und Diarrhöen. Insbesondere müssen Flüssigkeitsverluste in große Körperhöhlen (Ileus, Aszites) berücksichtigt werden.

Der Korrekturbedarf bei Flüssigkeits- und Elektrolytstoffwechselstörungen orientiert sich am Körpergewicht, sofern dieses vor Erkrankungsbeginn bestimmt wurde. Als Faustregel kann man annehmen, daß bei 1 kg Gewichtsabnahme der Patient einen Flüssigkeitsverlust von 1 Liter erlitten hat und umgekehrt. Bei schwerkranken Patienten ist von der Gewichtsdifferenz der durch Katabolismus bedingte Gewichtsverlust abzuziehen (0,3 kg/d). Sofern die Osmolalität im Normbereich bleibt, entspricht die Gewichtsabnahme dem Defizit des Extrazellulärvolumens.

Ist das Körpergewicht vor Beginn der Erkrankung nicht bekannt, so richtet sich das therapeutische Vorgehen nach der klinischen Symptomatik unter sorgfältiger Kontrolle des zentralvenösen Drucks bzw. der Jugularvenenfüllung.

Die Korrektur einer Dehydrierung oder Hyperhydrierung sollte nicht schlagartig, sondern unter sorgfältiger klinischer Kontrolle erst innerhalb von wenigstens 48 Stunden erfolgen.

Prinzipiell soll beim Volumenersatz darauf geachtet werden, daß dem Organismus diejenige Flüssigkeit zugeführt wird, die entweder nach außen verlorenging oder innen sequestriert wurde.
- Bei Blutung: Vollblut oder Erythrozytenkonzentrate, im Notfall: Plasmaexpander
- Bei Plasmaverlusten (z. B. Verbrennungen) Plasmapräparate, im Notfall: Plasmaexpander
- Bei Verminderung des Extrazellulärvolumens: isotone Kochsalzlösung
- Bei Verlust hypotoner Flüssigkeiten (Schweiß) und ungenügendem Durstgefühl: Mischung isotoner Kochsalzlösung und elektrolytfreier Lösung (5%ige Glukose).

Bei hypertoner Dehydratation wird das Wasserdefizit wie folgt geschätzt:

$$\text{Wasserdefizit} \approx \frac{Na^+_{Ist} - Na^+_{Soll}}{Na^+_{Soll}} \times \frac{KG\ (kg)}{5} = 1\ \text{Wasser}$$

*Beispiel:*

Gewicht: 70 kg, $Na^+_{Ist}$ 160 mmol/l

$$\text{Wasserdefizit} \approx \frac{160-140}{140} \times \frac{70}{5} = 2\ l$$

Das Wasserdefizit sollte innerhalb 48 Stunden ausgeglichen werden, wobei in den ersten 2–3 Stunden etwa 500 ml Flüssigkeit verabreicht werden (z. B. 5%ige Glukoselösung, elektrolythaltige hypotone Lösungen).

Bei hypotoner Dehydratation kann das Natriumdefizit, wie folgt geschätzt werden:

Natriumdefizit (im ECV) ≈

$$(Na^+_{Soll} - Na^+_{Ist}) \times \frac{KG\ (kg)}{5}\ \text{mval}\ Na^+$$

*Beispiel:*

Natriumdefizit ≈

$$(140\ \text{mval/l} - 130\ \text{mval/l}) \times \frac{70}{5} = 140\ \text{mval}$$

Bei hypotoner Hyperhydrierung sollte neben einer Drosselung der Einfuhr das überschüssige Wasser durch Verabreichung von Schleifendiuretika (Furosemid 40–80 mg i.v.) entfernt werden. Bei bedrohlicher neurologischer Symptomatik Infusion von hypertoner 2%iger NaCl-Lösung unter gleichzeitiger Gabe von Furosemid (40–80 mg i.v., Steigerung der Dosis bei Bedarf), evtl. Dialysetherapie.

## Störungen des Kaliumhaushaltes

Das Kalium stellt das Hauptkation innerhalb der Zelle dar und ist im Extrazellulärraum nur in geringer Konzentration vorhanden. Trotzdem können sowohl eine ausgeprägte Hypokaliämie als auch eine Hyperkaliämie zu intensivmedizinischen Notfallsituationen führen, da die neuromuskuläre Erregbarkeit sowohl in der Herz- (lebensbedrohliche Rhythmusstörungen) als auch in der quergestreiften Muskulatur (Muskellähmungen) ungünstig beeinflußt wird.

### Hyperkaliämie

#### Definition und Leitsymptome

Klinische Symptome werden im allgemeinen erst bei Serum-Kalium-Werten von > 6 mval/l beobachtet, wobei weniger die absolute Höhe

der Kaliumkonzentration, als vielmehr die Geschwindigkeit des Kaliumanstiegs eine Rolle spielt.
Ursachen der Hyperkaliämie:
- Ungenügende renale Ausscheidung (z. B. akutes Nierenversagen, chron. Niereninsuffizienz, antikaliuretische Diuretika etc.).
- Austritt von Kalium aus dem Intrazellulärraum (z. B. Azidosen, Hämolysen, Rhabdomyolyse).
- Übermäßige Kaliumzufuhr.

### Klinik

*Neurologische Veränderungen*

- Störungen der Tiefensensibilität
- Parästhesien an den unteren Extremitäten
- Verwirrtheitszustände
- Bei Kaliumwerten über 7,5 mval/l: hyperkaliämische Lähmungen (s. S. 156ff.).

*Herz- und Kreislaufveränderungen*

- Bradykardie und Arrhythmie
- Blutdruckabfall mit feuchtkalten Extremitäten
- Peripherer Kreislaufkollaps
- Kammerflimmern und diastolischer Herzstillstand
- EKG: spitze, zeltförmige T-Zacke, Verbreiterung des QRS-Komplexes, Verschwinden der P-Zacke, Arrhythmien.

### Zusatzdiagnostik

*Laboruntersuchungen*

- Serumkalium
- Säure-Basen-Haushalt.

Cave: Falsch-hohe Kaliumwerte finden sich bei lange gestandenen oder transportierten Blutproben, aber auch bei Hämolyse während oder nach Blutabnahme und bei Myolyse während der Blutabnahme.

*Weitere Untersuchungen*

- Elektrokardiographie
- Röntgen-Thorax.

### Differentialdiagnose

- Andere Störungen des Wasser-, Elektrolyt- und Säure-Basen-Haushaltes (Hypokaliämie etc.)
- Myopathien (Myasthenie, Dermatomyositis etc.)
- Neuropathien (Poliomyelitis, Polyradikulitis, Polyneuritis etc.).

### Intensivtherapie und Überwachung

*Soforttherapie*

- Unterbindung jeglicher Kaliumzufuhr
- Unter EKG-Kontrolle: Rasche Verabreichung von 10–30 ml einer 10–20%igen NaCl-Lösung. Falls gleichzeitig eine Azidose vorliegt Natriumbikarbonat 45 mval i.v.
  oder:
  Langsame Injektion von 10–30 ml einer 10%igen Kalziumglukonatlösung.
- Insulin-Glukose-Tropf: 200–500 ml einer 20–40%igen Glukoselösung mit 1 E Altinsulin je 3 g Glukose.

*Kaliumelimination aus dem Organismus*

- Gabe von Kunstharzionenaustauschern (z. B. 20 g Resonium A® oder Sorbisterit in 100 ml Wasser p.o. und 20 g Resonium A® oder Sorbisterit in 200 ml NaCl 0,9% als Klysma).
- Rascheste und wirksamste Maßnahme bei Niereninsuffizienz: Hämodialyse.

## Hypokaliämie

### Definition und Leitsymptome

Eine Hypokaliämie liegt vor, wenn die Kaliumkonzentration des Blutserums einen Wert von 3,6 mval/l unterschreitet. Kaliummangelzustände können bei den verschiedensten Erkrankungen auftreten:

- Unzureichende Kaliumzufuhr (z. B. Anorexia nervosa, entzündliche und neoplastische Erkrankungen des oberen Gastrointestinaltraktes, ungenügende Substitution bei parenteraler Ernährung).
- Erhöhte Kaliumverluste bei Erkrankungen des Gastrointestinaltraktes (z. B. Ulkuserkrankung, Pylorusstenose, Erkrankungen der Gallenblase und Gallenwege, Pankreatitis, Malabsorptionssyndrom, entzündliche Darmerkrankungen, Laxantienabusus).
- Erhöhte Kaliumausscheidung durch die Nieren (z. B. chronisch interstitielle Nephritis, isosthenurische Polyurie bei chronischer Niereninsuffizienz oder akutem Nierenversagen, Diuretikatherapie, primärer und sekundärer Aldosteronismus).
- Transmineralisationsvorgänge (z. B. familiäre hypokaliämische Lähmung, thyreotoxische periodische Lähmung, Coma diabeticum, Rehydratation).

## Klinik

Auch bei der Hypokaliämie besteht keine strenge Korrelation zwischen Serumkaliumwerten und der klinischen Symptomatik.

*Neuromuskuläre Störungen*

- Atonie der Muskulatur mit Hyporeflexie und Herabsetzung der groben Kraft
- In schweren Fällen: schlaffe Lähmungen der Skelett- und Atemmuskulatur (sog. schnappende Fischmaulatmung)
- Magen-Darm-Atonien, die über eine Obstipation zum paralytischen Ileus führen können
- In fortgeschrittenen Fällen: Apathie, Somnolenz bis zum Koma.

*Kardiovaskuläre Veränderungen*

- Hypotonie, Tachykardie
- Herzrhythmusstörungen
- Energetisch-dynamische Herzinsuffizienz (nach *Hegglin*)
- Erhöhte Glykosidempfindlichkeit
- EKG: Abflachung der T-Welle, ST-Senkung, T-Negativierung, Ausbildung einer U-Welle, TU-Verschmelzungswelle.

## Zusatzdiagnostik

*Laboruntersuchungen*

- Serumkalium
- Säure-Basen-Haushalt.

*Weitere Untersuchungen*

- Elektrokardiographie
- Röntgen-Thorax.

## Differentialdiagnose

- Verschiedene andere Störungen des Wasser- und Elektrolythaushaltes (z. B. Dehydratation, Hyponatriämie, Hyperkaliämie, Hyperkalzämie, Hypermagnesiämie)
- Muskelerkrankungen (Myasthenie, Dermatomyositis, s. S. 159ff.)
- Neuropathien (Poliomyelitis, Polyradikulitis, Intoxikationen, Panarteriitis nodosa, akute hepatische Porphyrie, s. S. 148ff.).

## Intensivtherapie und Überwachung

- Bei akutem Mangel ist die Kaliumsubstitution in Form einer intravenösen Tropfinfusion durchzuführen. Eine Infusionsgeschwindigkeit von 20 mval Kalium/h darf nicht überschritten werden. Die 24stündige Gesamtzufuhr sollte auch bei schwerer Hypokaliämie nicht mehr als 150–180 mval betragen. Möglichst gleichmäßig infundieren! Bei Hypokaliämie mit begleitender metabolischer Alkalose ist Kaliumchlorid indiziert, bei Hypokaliämie mit begleitender metabolischer Azidose empfiehlt sich die Substitution mit Kaliumbikarbonat. Als optimale Kaliumkonzentration der Infusionsflüssigkeit sind 40–60 mval/l anzusehen. Einem Liter der Basislösung (z. B. Sterofundin®, Tutofusin®) sind somit die not-

wendigen Elektrolytmengen hinzuzufügen. Bei peripher liegendem venösen Zugang sollte die Infusionsflüssigkeit nicht mehr als 40 mval Kalium/l enthalten. Bei zentralvenösem Venenkatheter sind höhere Konzentrationen zulässig.
- Leichte bis mittelschwere Kaliummangelzustände können bereits durch orale Zufuhr kaliumreicher Nahrungsmittel behoben werden. Sollten diese Maßnahmen nicht ausreichen, so empfiehlt sich die zusätzliche Verabreichung von oral applizierbaren Kaliumsalzen.

## Störungen des Kalziumhaushaltes

### Hypokalzämie

**Definition und Leitsymptome**

Eine akute Verminderung der extrazellulären Kalziumkonzentration unter 1,75 mmol/l führt zur *Tetanie,* einer Übererregbarkeit des Nervensystems. Eine hypokalzämische Tetanie kann bei folgenden Erkrankungen beobachtet werden:

- Primärer und sekundärer Hypoparathyreoidismus (z. B. nach Strumektomie)
- Vitamin-D-Mangel
- Heilphase einer Rachitis oder Osteomalazie
- Infusionen kalziumbindender Substanzen oder Intoxikationen.

Aber auch bei normaler Serum-Kalzium-Konzentration können tetanische Zustände beobachtet werden (Hyperventilationstetanie, metabolische Alkalose nach Erbrechen oder Alkalizufuhr, sog. Magentetanie und Hypomagnesiämie).

**Klinik**

- Kribbeln in den Händen und um den Mund (pelziges Gefühl)
- Depressive Verstimmung, Angst, Unruhe, Übelkeit
- Herzklopfen, Retrosternalschmerz
- *Chvostek-, Trousseau*sches Zeichen
- Im Anfall schmerzhafte tonische Kontraktionen der gestreiften Muskulatur: Karpopedalspasmen
- Krampi (schmerzhafte Muskelkrämpfe)
- Karpfenmund (Spasmus des M. orbicularis oris)
- Stimmritzenkrämpfe, Schlundkrämpfe, Ösophaguskrampf, Bauchkrämpfe
- EKG: QT-Verlängerung.

**Zusatzdiagnostik**

*Elektrophysiologische Untersuchungen*

- EEG: Leichte Allgemeinveränderungen, gelegentlich steile Wellen.
- EMG: Gruppierte Entladungen (triplets, multiplets) bei Nadelmyographie.

*Laboruntersuchungen*

Blutuntersuchungen: Übliche Laborroutine mit Kalzium, Phosphat, alkalische Phosphatase, Blutgasanalyse, Säure-Basen-Status.

*Weitere Untersuchungen*

- Röntgen-Thorax
- Elektrokardiogramm.

**Differentialdiagnose**

- Normokalzämische Tetanie
- Epileptischer Anfall
- Hysterischer Anfall
- Muskelkrämpfe nach Überanstrengungen
- Eklampsie
- Strychninvergiftung
- Tetanus
- Tollwut.

**Intensivtherapie und Überwachung**

- Initial: 20–40 ml 10%iges (0,23 mmol/l) Kalziumglukonat langsam i.v.

- Bei Wiederholung der Anfälle: Kalziumdauerinfusion: 15 mg (0,37 mmol) Kalzium/kgKG in 500 ml physiologischer NaCl-Lösung sollten über einen Zeitraum von 3–5 Stunden infundiert werden.

## Hyperkalzämische Krise

### Definition und Leitsymptome

Eine mehr oder weniger rasche Verschlechterung eines Hyperkalzämie-Syndroms wird als hyperkalzämische Krise bezeichnet. Der Schweregrad des Krankheitsbildes ist nur bedingt abhängig von der Höhe des Serumkalziums. Der Serumkalziumspiegel ist jedoch meistens auf Werte über 3,75 mmol/l erhöht.
Ursachen:
- Maligne Erkrankungen
- Primärer Hyperparathyreoidismus
- Vitamin-D- und AT10-Intoxikation
- Seltene Ursachen: Morbus Boeck, Immobilisation, Hyperthyreose, Morbus Addison, Akromegalie, Hartwassersyndrom bei Dialysepatienten etc.

### Klinik

Neben gastrointestinalen, renalen und kardialen Ursachen werden folgende neurologisch-psychiatrischen Symptome beobachtet:
- Adynamie, Hyporeflexie
- Müdigkeit, Schlappheit
- Eiweißvermehrung im Liquor
- Verstimmungen, Depressionen
- Unruhe, Verwirrtheit
- Psychosen
- Somnolenz, Koma.

### Zusatzdiagnostik

*Laboruntersuchungen*

- Blut: Natrium, Kalium, Kalzium, Chlorid, Magnesium, Phosphat, alkalische Phosphatase, Gesamteiweiß mit Elektropherese, Kreatinin, Kreatinin-Clearance, Harnstoff.
- Urin: Urinstatus mit Sediment, 24-Stunden-Proteinurie, Ausscheidung von Natrium, Chlorid, Kalium, Kalzium, Phosphat im 24-Stunden-Urin.

*Weitere Untersuchungen*

- Elektrokardiogramm
- Röntgen-Thorax.

### Differentialdiagnose

Das klinische Bild der hyperkalzämischen Krise ist nicht charakteristisch. Von großer Bedeutung ist die Anamnese.
Differentialdiagnostisch abzugrenzen sind:
- Tablettenintoxikationen
- Komata anderer Genese
- Psychosen.

### Intensivtherapie und Überwachung

Nach Diagnosestellung ist eine unverzügliche Einleitung der Therapie mit dem Ziel der raschen Senkung des Serumkalziums unbedingt erforderlich. Die Behandlung ist bis zur Überwindung des akut bedrohlichen Zustands der Patienten unabhängig von der zugrundeliegenden Erkrankung.

*Überwachung und Kontrollmaßnahmen*

- Herzrhythmus und Atmung fortlaufend
- RR, Puls, ZVD stündlich
- Diurese stündlich
- Natrium, Kalium, Kalzium, Magnesium im Serum alle 6 Stunden
- Blutgase und Säure-Basen-Haushalt alle 12 Stunden
- Natrium, Kalium im Urin täglich.

*Therapie*

- Ausschaltung auslösender Faktoren (z. B. sofortiges Absetzen hochdosierter Sexualstero-

ide wie Östrogene, Gestagene, Androgene und Antiöstrogene)
- Vermeiden von Kalziumzufuhr (Milch, Milchprodukte).

*Initiale Behandlung*

- Isotone NaCl-Lösung, 6–8 1/24 h
- Furosemid (Lasix®) 40–80 mg i.v. alle 2 Stunden, ggf. höhere Dosen (Thiazide sind kontraindiziert, da sie zu einer Erhöhung der tubulären Kalziumreabsorption führen)
- Kalziumantagonisten (z. B. Nifedipin [Adalat®] 3 × 10 mg p.o.)
- Prednisolon 100 mg i.v. täglich
- Calcitonin, 2–4 tgl. 5–10 I. E./kgKG i.v.

*Bei Therapieresistenz nach 24 Stunden*

- Mithramycin (Mithramycin „Pfizer") 25 µg/kgKG als i.v.-Infusion in 4–6 Stunden oder
- Anorganische Phosphatpufferlösung (0,081 mol $Na_2HPO_4$ + 0,019 mol $KH_2PO_4$), 1 Liter 0,1 molare Lösung (pH = 7,4) über 12 Stunden als i.v.-Infusion
- Hämodialysebehandlung gegen kalziumfreies Dialysat, wenn bei Niereninsuffizienz eine ausreichende Polyurie nicht erreicht werden kann. Der Effekt ist nur von kurzer Dauer.

# Neurologische Manifestationen bei Nierenkrankheiten

Neben den Enzephalopathien, die bei Nierenerkrankungen durch hypertensive Krisen oder massive Störungen im Flüssigkeits-, Elektrolyt- und Säure-Basen-Haushalt verursacht werden, können 3 verschiedene urämische Enzephalopathien unterschieden werden:

- Die akute urämische Enzephalopathie
- Das Disäquilibriumsyndrom
- Die progressive Dialyseenzephalopathie.

## Akute urämische Enzephalopathie

### Definition und Leitsymptome

Das klinische Vollbild der dekompensierten, akuten oder chronischen Niereninsuffizienz wird entscheidend von den Symptomen der urämischen Enzephalopathie bestimmt, dessen Auftreten für den Patienten stets eine lebensbedrohliche Situation darstellt. Bei Kranken mit akutem Nierenversagen entwickelt sich oft schon nach wenigen Tagen bei nur relativ niedrigen Serumkreatinin- und Harnstoffwerten eine ausgeprägte urämische Enzephalopathie, während Kranke mit chronischer Niereninsuffizienz oft lange asymptomatisch bleiben. Die Pathogenese der urämischen Enzephalopathie ist noch weitgehend ungeklärt.

### Klinik

Neben allgemeinen, gastrointestinalen, kardiovaskulären, pulmonalen und hämatologischen Urämiesymptomen findet sich bei der dekompensierten akuten oder chronischen Niereninsuffizienz die folgende *neurologische Symptomatik:*
- Zentrale bzw. zerebrale Symptome: Konzentrationsschwäche, getrübtes Erinnerungsvermögen, verlangsamte Sprache und Motorik, Somnolenz, Sopor, Verwirrtheits- und Erregungszustände, Koma.
- Periphere bzw. neuromuskuläre Symptome: Initial: Sensibilitätsstörungen, insbesondere gestörtes Vibrationsempfinden und Parästhesien.
  Später: Faszikulationen, Muskelkrämpfe, gesteigerte Reflexe, Polyneuropathie der unteren Extremitäten.

### Zusatzdiagnostik

*Elektrophysiologische Untersuchungen*

- EEG: (Verlangsamung des Grundrhythmus und Dysrhythmien); die Latenz evozierter Potentiale (zentrale Überleitung) nimmt zu.

- EMG: Nicht dringend erforderlich, die Polyneuropathie kann klinisch diagnostiziert werden.

*Laboruntersuchungen*

- Serum: Natrium (Normo- oder Hypernatriämie), Kalium (Hyperkaliämie), Chlorid (Normo- oder Hyperchlorämie), Kalzium (Hypokalzämie), Phosphat (Hyperphosphatämie), Blutbild mit Hk (normo- bis hypochrome Anämie), Thrombozyten (Thrombopenie in 10% der Fälle, Störung der Thrombozytenfunktion), Harnstoff, Kreatinin (starke Erhöhung von Harnstoff und Kreatinin), Säure-Basen-Status (metabolische Azidose), Blutzucker, SGOT, SGPT, Gesamteiweiß, Osmolalität, Gerinnungsstatus
- Urin: Status, Osmolalität, Natrium, Harnstoff, Kreatinin.

Bei dekompensierter chronischer Niereninsuffizienz findet sich meist eine isosthenurische Polyurie. Die Mehrzahl der Fälle von akutem Nierenversagen geht mit einer Oligurie einher. Je nach Grunderkrankung läßt sich eine Leukozyturie, Erythrozyturie und/oder Proteinurie und Zylindurie nachweisen.

*Weitere Untersuchungen*

- EKG
- UKG
- Röntgen-Thorax
- Sonographie.

## Differentialdiagnose

*Enzephalopathie bei akuter Glomerulonephritis*

Von der akuten urämischen Enzephalopathie muß eine Enzephalopathieform differentialdiagnostisch abgegrenzt werden, die im Rahmen einer akuten oder rapid progressiven Glomerulonephritis auftreten kann und deren Ursache noch nicht eindeutig geklärt ist. Neben einem Hirnödem bei hyperhydrierten Patienten wird eine exzessive intrazerebrale Vasokonstriktion als Anzeichen einer allgemeinen Kapillaritis im Rahmen der Grundkrankheit bei dieser Enzephalopathieform ursächlich vermutet. Hypertone Blutdruckwerte können der Enzephalopathie vorausgehen. An klinischen Symptomen findet man im akuten Stadium Kopfschmerzen, Schwindel, Erbrechen, Sehstörungen bis zur Amaurose, Benommenheit und Unruhe. Die Reflexe sind gesteigert, Pyramidenzeichen und Kloni können vorhanden sein. Am Augenhintergrund sind Gefäßverengungen nachweisbar. Tonisch-klonische Krämpfe können generalisiert auftreten, laufen gelegentlich aber auch seitenbetont oder fokal ab.

## Intensivtherapie und Überwachung

- Magensonde, zentraler Venenkatheter (ZVD 4stündlich), regelmäßige Blutgasanalysen einschl. Säure-Basen-Haushalt, engmaschige Blutdruckregistrierung
- Kontinuierliche EKG- und Atmungsüberwachung
- Bei respiratorischer Insuffizienz Intubation und frühzeitige Beatmung
- Die wirksamste Behandlung und die sicherste Prophylaxe der urämischen Enzephalopathie sind die rechtzeitige Einleitung der Dialysebehandlung.

Beim akuten Nierenversagen wird unter folgenden Voraussetzungen unabhängig von der urämischen Enzephalopathie eine Dialyseindikation gestellt:

- Serum-Harnstoff $>$ 30 mmol/l, Oligurie $<$ 300 ml Urin/24 Stunden
- Hyperkataboles akutes Nierenversagen
- Konservativ nicht beherrschbare Hyperkaliämie
- Konservativ nicht beherrschbare metabolische Azidose
- Konservativ nicht beherrschbare Überwässerung („fluid lung", Hirnödem, dekompensierte Linksherzinsuffizienz)
- Andere Urämiesymptome.

Hinsichtlich der konservativen Therapie des akuten Nierenversagens und der chronischen Niereninsuffizienz sei auf die Lehrbücher der internistischen Intensivmedizin verwiesen.

### Verlauf

Unter den oben genannten intensivtherapeutischen Maßnahmen, insbesondere unter einer konsequenten Dialysetherapie kommt es in der Regel innerhalb weniger Tage zum Verschwinden der urämischen Symptomatik. Beim akuten Nierenversagen hängt die Prognose entscheidend von Art, Schwere und Verlauf der Grundkrankheit sowie von Komplikationen im Bereich anderer Organsysteme ab. Die durchschnittliche Lebenserwartung von Patienten mit chronischer dialysebedürftiger Niereninsuffizienz liegt bei etwa 7–8 Jahren, wobei die Prognose vom Vorliegen kardiovaskulärer Risikofaktoren bestimmt wird.

### Disäquilibriumsyndrom

Ein Disäquilibriumsyndrom tritt gelegentlich während oder unmittelbar im Anschluß an die ersten Hämodialysen auf und ist durch eine ähnliche Symptomatik wie bei der akuten urämischen Enzephalopathie gekennzeichnet. Ursächlich wird eine akute Hirndrucksteigerung mit Hirnödem unter der Dialysebehandlung angenommen. Bei schwerer urämischer Intoxikation und sehr effektiver Dialysetherapie werden osmotisch wirksame Substanzen rascher aus dem Blut eliminiert, als sie aus dem Liquorraum nachdiffundieren können. Aufgrund dieses Mechanismus entsteht ein osmotischer Gradient zwischen Blut und Liquorraum, der einen Wassereinstrom in das Gehirn bewirkt. Zur Vermeidung eines Disäquilibriumsyndroms sollte initial eine schonende Dialysetherapie durchgeführt werden (tägliche, kurze Dialysen mit einem kleinen Dialysator sowie einem niedrigen Blutfluß).

### Progressive Dialyseenzephalopathie

Das Krankheitsbild der progressiven Dialyseenzephalopathie („Dementia dialytica") wurde erstmals 1972 bei Patienten unter längerer chronischer Dialysebehandlung beschrieben und beinhaltet eine rasch progrediente neurologisch-psychiatrische Symptomatik, die durch Sprachstörungen (Broca-Aphasie, speech-arrest), Wesensänderung, Psychosen, Demenz, Myoklonien und generalisierte Krampfanfälle gekennzeichnet ist. Die Symptomatik verschlechtert sich meist unter der Dialysetherapie. Die progressive Dialyseenzephalopathie führt nicht selten innerhalb von Monaten zum Tode, allerdings sind auch Remissionen und Defektheilungen beschrieben worden. Als Ursache wird eine chronische Intoxikation von Aluminium angenommen, das in Form von Phosphatbindern und Kationenaustauschern aufgenommen wird und in der Dialysatflüssigkeit vorhanden sein kann.

Im EEG finden sich fokale Sharp-wave- und Spike-wave-Gruppen bei unterschiedlichen Graden der Allgemeinveränderungen vorwiegend in den frontalen und temporalen Ableitungen.

Die Therapie besteht in einer Ausschaltung aller Möglichkeiten einer weiteren Aluminiumzufuhr und in einer Elimination des Aluminiums aus dem Organismus mit Desferrioxamin (Desferal®).

## Endokrine Komaformen

### Coma diabeticum (ketoazidotisches Koma)

#### Definition und Leitsymptome

Unter einem Coma diabeticum versteht man eine komplexe Stoffwechselentgleisung als Folge eines absoluten Insulinmangels. Bei einem vorher befriedigend eingestellten Diabetiker kann das Coma diabeticum durch Infektionen, Erkrankungen des Magen-Darm-Traktes mit Erbrechen, Operationen, Behandlungsfehler (Diätfehler, selbständiges Absetzen oder Reduzieren des Insulins oder von oralen Antidiabetika), bei schweren psychischen Belastungen und nach vaskulären Komplikationen (Schlaganfall, Herzinfarkt etc.) ausgelöst werden. Infolge des absoluten Insulinmangels wird Glukose vermindert in die Zellen aufgenommen, was eine Hyperglykämie und Glukosurie zur Folge hat.

Eine massive Steigerung der Lipolyse führt zum Anstieg der freien Fettsäuren und der Ketonkörper (Acetessigsäure, Aceton, ß-Hydroxybuttersäure) im Serum sowie zu einer metabolischen Azidose. Folge der Hyperglykämie und der dadurch entstehenden Hyperosmolalität und Ketonämie ist eine osmotische Diurese, die zu einer extra- und intrazellulären Dehydratation führt. Durch die Diurese und die starke Ketonurie werden Kalium und Natrium vermehrt als Salze der Ketosäuren im Urin ausgeschieden. Der Kaliummangel wird initial nicht selten durch die Azidose maskiert, die eine Verschiebung des Kaliums aus dem Intra- in den Extrazellulärraum bewirkt. Im Rahmen der Störungen im Flüssigkeit-, Ionen- und Säure-Basen-Haushalt kann eine funktionelle Oligurie auftreten.

## Klinik

*Anamnese*

- Bei insulinpflichtigen Diabetikern ist zunächst nach der Insulindosis, nach Änderungen der Insulindosis in der letzten Zeit und nach der letzten Injektion zu fragen.
- Bei Diabetikern, die mit oralen Antidiabetika behandelt werden, ebenfalls Frage nach Präparat, Dosis und evtl. Absetzen des Pharmakons.
- In der neurologischen Intensivmedizin werden Kortikosteroide nicht selten in der Behandlung des vasogenen Hirnödems eingesetzt. Die Steroidtherapie kann, wenn ein schlecht eingestellter Diabetes mellitus vorliegt, ein Coma diabeticum auslösen.

*Symptome*

- Starke Müdigkeit, Abgeschlagenheit, Apathie, Kopfschmerzen, Muskelschmerzen, starker Durst.
- In 25–50% aller Fälle abdominelle Symptome in Form von Meteorismus, Druckschmerzhaftigkeit, Erbrechen bis zum Bild des akuten Abdomens (Pseudoperitonitis diabetica). Bei nichtketotischem Koma muß beim Auftreten einer akuten abdominellen Symptomatik an eine Pankreatitis gedacht werden.
- Tiefe beschleunigte Atmung (Kußmaul-Atmung) als Ausdruck einer Azidose mit Acetongeruch in der Ausatmungsluft.
- Bewußtseinsstörung verschiedenen Grades.
- Fokale Anfälle.
- Häufig deutliche Exsikkose, daher oft Normalwerte für Serumnatrium, -kalium und -chlorid, intrazelluläres Kalium signifikant vermindert, Erhöhung der Retentionswerte.
- Hyperglykämie (Blutzucker meist < 600 mg/dl [33 mmol/l]), erhöhte Serumosmolalität, Ketonämie, metabolische Azidose, Erhöhung der freien Fettsäuren und der Triglyceride.
- Leukozytose mit Linksverschiebung.
- Urin: Glukosurie, Ketonurie, Proteinurie, pH-Wert unter 6.
- In seltenen Fällen ist eine Verbrauchskoagulopathie beim ketoazidotischen Coma diabeticum beschrieben worden.

## Zusatzdiagnostik

*Laboruntersuchungen*

- Blut: Großes Blutbild, Natrium, Kalium (wenn möglich, auch intrazellulär), Chlorid, Kalzium, Phosphat, Gesamteiweiß, Osmolalität, Cholesterin, Triglyzeride, freie Fettsäuren, Ketonkörper, Harnsäure, Harnstoff, Kreatinin, Säure-Basen-Status, Blutzucker (Haemo-Glucotest® 20–800 R), Plasmaketontest, Laktat (Laktazidose), SGOT, SGPT, γ-GT, α-Amylase, Lipase, CPK.
- Urin: Status und Sediment, quantitative Bestimmung von Natrium, Kalium, Chlorid, Glukose und Eiweiß im 24-Stunden-Urin), Osmolalität.

*Weitere Untersuchungen*

- Elektrokardiographie
- Röntgen-Thorax
- Fachaugenärztliche Untersuchung.

**Differentialdiagnose**

Folgende Erkrankungen können zu Erhöhungen des Blutzuckers bis 400–600 mg/dl (22,3–33,3 mmol/l) führen, ohne daß ein ketoazidotisches Koma entsteht.
- Myokardinfarkt
- Pankreatitis
- Zerebrovaskulärer Insult, intrazerebrale Massenblutung
- CO-Vergiftung.

**Intensivtherapie und Überwachung**

Die pathophysiologischen Kenntnisse des Coma diabeticum sind die Basis des therapeutischen Konzeptes, nämlich Flüssigkeit- und Elektrolytsubstitution, Insulingabe und Korrektur der Azidose. Dennoch können trotz Normalisierung des Blutzuckers Komplikationen wie Hirnödem und Kreislaufschock beobachtet werden. Im einzelnen sind folgende Maßnahmen notwendig:

- Zentraler Venenkatheter, Magensonde mit kontinuierlicher Absaugung des Magensekrets, Blasenkatheter, regelmäßige Blutgasanalysen, kontinuierliche EKG- und Atmungsüberwachung.
- Kurzfristige Messungen von Natrium, Kalium und Chlorid im Serum. Engmaschige Kontrolluntersuchungen des Säure-Basen-Status und der Osmolalität im Serum.
- Initial 16 E Altinsulin, anschließend 4 E/h als i.v.-Dauerinfusion über Infusiomat oder Perfusor. Die Dosis sollte auf 8 E/h erhöht werden, wenn der Blutzuckerabfall innerhalb von 2 Stunden weniger als 10% beträgt. Falls eine Dauerinfusion über einen Infusiomaten durchgeführt wird, empfiehlt sich folgende Infusionslösung: 50 E Altinsulin in 500 ml NaCl 0,9%. Die ersten 50 ml aus dem Ende des Infusionsschlauchs werden wegen der initialen Insulinabsorption im Glas verworfen. Die Absorption von Insulin am Glas oder Infusionsbesteck spielt im weiteren Verlauf der Infusion bei Anwendung von 4–8 E Insulin/h keine Rolle. Sie kann durch zusätzliche Verabreichung von Humanalbumin in einer Konzentration von 200 mg/dl zur Infusionslösung verhindert werden. Grundsätzlich sollte bei der Exsikkosebehandlung so vorgegangen werden, daß zunächst isotone NaCl-Lösungen bis zum Erreichen eines Blutzuckerwertes von ca. 300 mg/dl (16,6 mmol/l) infundiert werden. Anschließend erfolgt ein Wechsel auf 5%ige (50 g/l) Glukoselösungen. Bei einem Blutzuckerabfall unter 300 mg/dl (16,6 mmol/l) werden zunächst 1 l 5%ige Glukose während 5 Stunden mit 20–80 mval Kalium in Abhängigkeit von der Serumkalium-Konzentration verabreicht. Die Insulindosis sollte 2–6 E/h als Fortsetzung der Dauerinfusion oder als Zugabe zur Glukoseinfusion (10–30 E/l) betragen. Zur Vermeidung eines Hirnödems sollte der Blutzucker zunächst nicht unter 250 mg/dl gesenkt werden. Die Zusammensetzung der zu substituierenden Flüssigkeit hängt von der Serumnatrium-Konzentration ab (Tab. 20).
- Beim ketoazidotischen Coma diabeticum fehlen initial in der Regel etwa 10% des Körpergewichtes an Flüssigkeit, die innerhalb der ersten 24 Stunden zugeführt werden sollten. Infusionsmengen bei stabilen Kreislaufverhältnissen:
- 1. Stunde: 1 l; 2.–7. Stunde 1 l pro 2h. Nach der 8. Stunde: 1 l pro 5h (nach *Berger* et al. 1981). Bei instabilen Kreislaufverhältnissen hat sich die Infusionsmenge nach dem ZVD und ggf. nach dem Pulmonalarteriendruck zu richten (vgl. Tab. 20).
- Falls nach einer Flüssigkeitssubstitution von 6 Litern keine ausreichende Kreislaufwirkung erzielt werden kann, müssen Albuminlösungen oder Plasmaexpander zugeführt werden. Nur bei arteriellen pH-Werten von unter 7,1 ist eine langsame Azidosekorrektur mit Bikarbonat erforderlich: 40–60 mval Bikarbonat/

| Serum-Na [mval/l] | Infusionslösung |
|---|---|
| > 165 | 0,45% NaCl (evtl. 2,5% Glukose) |
| 145–165 | 0,45% NaCl |
| < 145 | 0,9 % NaCl |

| ZVD [cm $H_2O$] [mm/tg] | Pulmonal-arteriendruck [mmHg] | Infusionsmenge [l/h] |
|---|---|---|
| < 3 | 10 | 1 |
| 3–8 | 10–18 | 0,5–1 |
| 8–12 | 18–24 | 0,5 |
| > 12 | 24 | 0,25 |

| Serum-K [mval/l] | Menge K [mval/h] Blut-pH < 7,1 | Menge K [mval/h] Blut-pH > 7,1 |
|---|---|---|
| <3 | 30 | 20 |
| 3–3,9 | 20 | 15 |
| 4–4,9 | 15 | 10 |
| 5–5,9 | 10 | 5 |
| > 6 | 0 | 0 |

**Tab. 20 Elektrolyt- und Flüssigkeitssubstitution beim Coma diabeticum (nach *Berger* et al. 1981).**

500 ml Infusionslösung bis zum Ausgleich des Säure-Basen-Haushaltes.

- Die Kaliumsubstitution muß spätestens zum Zeitpunkt des Abfalls der Glukose und der Rückbildung der metabolischen Azidose begonnen werden (bezüglich der benötigten Kaliummenge vgl. Tab. 20).
- Aufgrund der Hypophosphatämie, die bei der Behandlung des Coma diabeticum nahezu regelhaft auftritt, ist eine Phosphatsubstitution erforderlich. Falls der Serumphosphor bei normaler Nierenfunktion auf Werte unter 1,5 mg/dl (0,5 mmol/l) abfällt, sollten 1–2 g (= 33–66 mmol/l) Phosphor als isotone gepufferte Natriumphosphatlösung in kontinuierlicher i.v.-Infusion während 8 Stunden verabreicht werden.
- Thromboembolieprophylaxe (s. S. 263 ff.).
- Beim geringsten Verdacht auf eine Infektion sollte eine Antibiotikatherapie eingeleitet werden, da die Infektion bei der herabgesetzten zellulären Infektabwehr des Diabetikers rasch progredient verlaufen kann.
- Die initiale Digitalisierung sollte wegen schwankender Kaliumwerte mit der Gefahr von Herzrhythmusstörungen vermieden werden.

## Verlauf

Aufgrund der oben genannten modernen Therapiemaßnahmen konnte die Letalität des ketoazidotischen Präkomas und Coma diabeticum auf

| **Adrenerge Symptomatik** | **Neuroglykopenie** |
|---|---|
| – Nervosität, Unruhe<br>– Aggressivität, Affektinkontinenz<br>– Angstgefühl<br>– Zittern<br>– Blässe<br>– Schweißausbruch<br>(Diese Symptome können bei einer autonomen Neuropathie, bei der Medikation von nichtkardioprävalenten Betablockern und bei sehr allmählichem Absinken des Blutzuckerspiegels fehlen. Ansonsten sind sie meist Vorboten der neuroglykopenischen Symptome.) | – Konzentrationsschwäche<br>– Sehstörungen (unspezifisch)<br>– Kopfschmerzen<br>– Verwirrtheit<br>– Antriebsstörung<br>– Gedächtnisstörungen<br>– Somnolenz<br>– Fokale Anfälle<br>– Generalisierte tonisch klonische Anfälle<br>– Halbseitenlähmungen<br>– Koma |

**Tab. 21 Symptome der Hypoglykämie (modifiziert nach *Berger* und *Tsotsalas* 1983).**

5–20% gesenkt werden. Die Sterblichkeit des nichtketotischen Komas ist mit 20–40% deutlich höher. Die Ursache hierfür ist das höhere Alter der Patienten mit Coma diabeticum hyperosmolare ohne Ketoazidose und das häufigere Vorkommen von tödlichen Begleiterkrankungen (vor allem Herz- und Hirninfarkt).
Nach Beherrschen des Coma diabeticum sollte eine rasche suffiziente Blutzuckereinstellung mit einem modernen Depot-Insulin unter strenger Einhaltung einer Diabetesdiät durchgeführt werden. Die wichtigste Maßnahme zur Reduktion der Letalität des Coma diabeticum ist die Prophylaxe des Komas durch eine bessere Instruktion der Patienten. Nach Untersuchungen von *Berger* et al. (1981) fand sich in 21–38% der Fälle mit Coma diabeticum ein vermeidbarer Therapiefehler als auslösender Faktor.

## Hypoglykämie

### Definition und Leitsymptome

Die Diagnose einer Hypoglykämie sollte auf diejenigen Fälle beschränkt bleiben, in denen die Blutglukosekonzentration unter 40 mg/dl (entsprechend einer Plasmaglukosekonzentration von 45 mg/dl) liegt oder bei Nachweis einer entsprechenden klinischen Symptomatik unter 50 mg/dl (2,78 mmol/l). Da Glukose der wichtigste Energieträger für das Gehirn darstellt, stehen bei der Hypoglykämie zentralnervöse und neurovegetative Symptome im Vordergrund.

### Klinik

*Anamnese*

Anamnestisch ist nach auslösenden Ursachen zu fahnden:

- Bei Insulinpatienten: Nicht selten Nahrungskarenz, erhöhte körperliche Belastung, Alkoholexzeß, gelegentlich Medikamente wie Salicylate, Propranolol (Dociton®), Disopyramid (Rythmodul®) etc.
- Bei Patienten, die mit Sulfonylharnstoffderivaten behandelt werden: Niereninsuffizienz, starke körperliche Belastung, Alkohol und Pharmaka wie Salicylate, Pyrazolonderivate, Monoaminoxydasehemmer, Propranolol (Dociton®) etc.

*Symptome und klinische Befunde*

Eine Zusammenstellung der klinischen Symptomatik der Hypoglykämie, die äußerst vielfältig ist, enthält Tabelle 21. Zu unterscheiden sind Symptome der adrenergen Gegenregulation sowie neurologische Ausfälle.

## Zusatzdiagnostik

*Elektrophysiologische Diagnostik*

- EEG eigentlich nicht notwendig, wird jedoch nach generalisierten Anfällen häufig durchgeführt und kann dann, je nach Befund (Herdbefund) irreführend sein.

*Laboruntersuchungen*

- Blutzuckerbestimmung mit Hilfe von Enzymstreifen (Haemo-Glycotest® 20–800 R, Auswertung mit dem Reflux II).

## Differentialdiagnose

Die Differentialdiagnose der Hypoglykämie ist in Tabelle 22 zusammengefaßt. Differentialdiagnostische Merkmale gegenüber dem diabetischen Koma sind:
- Stark erniedrigter Blutzucker
- Rasches Erwachen des Patienten nach i.v.-Verabreichung von 25–50 ml einer 40%igen Glukoselösung.

## Therapie

- Sofortige Verabreichung von 25–50 ml einer 40%igen Glukoselösung.
- Durch Sulfonylharnstoffe verursachte Hypoglykämien neigen zur Rezidivierung, daher sollte nach Wiedererlangen des Bewußtseins eine kontinuierliche Zufuhr von Kohlehydraten vorgenommen werden, etwa 2 l einer 5%igen Glukoselösung/24 h über 1–2 Tage unter ständigen Blutzuckerkontrollen.
- Als zusätzliche Behandlungsform des hypoglykämischen Schocks kann 1 mg Glukagon (Glukagon, Lilly) i.m. alle 6 Stunden über einen Zeitraum von 48 Stunden verabreicht werden.
- Bei Vorliegen einer Hypoglykämie im Rahmen einer Nebenniereninsuffizienz bzw. eines hypophysären Komas müssen neben der

**Exogen ausgelöste Hypoglykämien**

- Iatrogen, durch (relative) Überdosierung von Insulin oder Sulfonylharnstoff-Präparaten
- Hypoglycaemia factitia
- Arzneimittelnebenwirkungen (Salicylate, Propranolol, Disopyramid u. a.)
  Arzneimittelwechselwirkungen mit Sulfonylharnstoffen durch Sulfidoxazol, Dihydrocoumarin, Phenylbutazon u. a.
  Alkohol

**Spontane Hypoglykämien**

*Nüchtern-Hypoglykämien*
- Organischer Hyperinsulinismus (Insulinom)
  Inselzelladenom (multiple Adenome oder singulär)
  Inselzellkarzinom
- Störungen der Leberfunktion:
  Leberfunktionsausfall (toxisch, infektiös, zirrhotisch, durch schwere Rechtsherzinsuffizienz)
- Insuffizienz endokriner Organ(system)e:
  Störungen der Hypophysenvorderlappen-Nebennierenrinden-Achse (Wachstumshormon-, Cortisol-Mangel)
- Extrapankreatische Tumoren (Fibrosarkome, Malignome)
- Substratmangel:
  prolongiertes Fasten, Fehlernährung, prolongierte Muskelarbeit, Schwangerschaft, (einzeln oder in Kombination)
- Verschiedenes:
  Sepsis, Insulin-Autoimmun-Syndrom, Urämie

*Postprandiale Hypoglykämien (funktionelle Hypoglykämien)*
- Frühe reaktive Hypoglykämie (postoperative alimentäre Hypoglykämie)
- Späte reaktive Hypoglykämie
- Idiopathisch-kryptogenetische Formen der postprandialen Hypoglykämien

**Tab. 22 Differentialdiagnose der Hypoglykämie (in Anlehnung an *Berger* und *Tsotsalas* 1983).**

Glukoselösung auch NaCl und Glukokortikoide zugeführt werden (Therapie siehe in den entsprechenden Kapiteln).

### Verlauf

Das hypoglykämische Koma ist, wenn es nicht allzu lange andauert, meist rasch auf eine intravenöse Glukosegabe reversibel. Bei längerem Bestehen können neurologische Ausfälle bis zum apallischen Syndrom zurückbleiben. Nach Beherrschen der Akutsituation ist eine differentialdiagnostische Abklärung der Hypoglykämie (Tab. 22) erforderlich, damit die notwendige Therapie eingeleitet werden kann.

## Hypophysäres Koma

### Definition und Leitsymptome

ACTH- und/oder TSH-Mangel bzw. ein hypophysäres Koma können infolge eines primären Hypophysentumors, einer Sellametastase, einer postpartalen ischämischen Nekrose des Hypophysenvorderlappens *(Sheehan-Syndrom)*, einer Blutung in die Hypophyse, nach Hypophysektomie oder nach Bestrahlungstherapie der Hypophysenregion auftreten. Die hypophysäre Krise und das Koma können Jahre nach dem auslösenden Ereignis infolge Streßsituationen wie z. B. einer Infektion auftreten. Die Leitsymptome des hypophysären Komas entsprechen denen des Myxödemkomas und der Addison-Krise.

### Klinik

*Anamnese*

- Wie beim Ausfall der entsprechenden peripheren Drüsen.
- Kopfschmerzen unklarer Genese.
- Vorangehende Geburt mit sekundärer Amenorrhöe und Versiegen der Laktation.
- Operationen bzw. Radiatio im Hypophysenbereich.
- Sehstörungen, insbesonders Gesichtsfeldausfälle.

Symptome und klinische Befunde wie beim Ausfall der entsprechenden peripheren Drüsen.

### Zusatzdiagnostik

*Neuroradiologische Diagnostik*

- Röntgenaufnahmen bzw. Tomogramme der Sella (Vergrößerung und Arrosionen der Sella bei Hypophysentumoren).
- CT (Hypophysentumor?).
- Vor einer Operation wird nahezu immer eine selektive Angiographie erforderlich.

*Elektrophysiologische Diagnostik*

- Das EEG zeigt beim hypophysären Koma unspezifische Allgemeinveränderungen. In einem eigenen Fall konnten ausgeprägte Theta-Parenrhythmien registriert werden.

*Laboruntersuchungen*

Wie beim Myxödemkoma bzw. Addison-Krise.

*Weitere Untersuchungen*

- Elektrokardiographie
- Röntgen-Thorax
- Fachaugenärztliche Untersuchung (Gesichtsfeldeinschränkung?).

### Differentialdiagnose

- Myxödemkoma
- Addison-Krise.

### Intensivtherapie und Überwachung

Wie beim Ausfall der peripheren Drüsen. Bei kombinierter Schilddrüsen- und Nebennierenrindeninsuffizienz infolge TSH- und ACTH-Mangel muß mit der Steroidsubstitution zumindest 1 Tag vor der Schilddrüsensubstitution begonnen werden. Bei hypothyreoter Stoffwechsellage ist erfahrungsgemäß auch die endogene Kortisolproduktion sehr niedrig. Durch initiale Thyroxinsubstitution wird der Kortisolstoffwechsel abrupt beschleunigt, und die nicht durch ACTH stimulierbare Nebennierenrinde ist nicht in der Lage, durch Steigerung der Kortisolproduktion entsprechend Schritt zu halten. Die Folge hiervon ist eine Addison-Krise (s. u.).

## Addison-Krise

### Definition und Leitsymptome

Die primäre chronische Nebenniereninsuffizienz (Morbus Addison) ist heute meist durch eine idiopathische, wahrscheinlich autoimmunologisch vermittelte Nebennierenrindenatrophie bedingt. Zirkulierende Antikörper gegen Nebennierengewebe können bei etwa der Hälfte der Patienten mit Nebennierenrindeninsuffizienz nachgewiesen werden. Die Nebennierenrindentuberkulose als Ursache des Morbus Addison ist in den letzten Jahren und Jahrzehnten weit in den Hintergrund getreten. Seltene Ursachen sind Tumormetastasen (kleinzelliges Bronchialkarzinom, Mammakarzinom), chronische Pilzinfektionen sowie Blutungen in die Nebennieren (z. B. bei Antikoagulantientherapie). Kommt es im Verlaufe einer chronischen Insuffizienz der Nebennierenrinde zu einem gesteigerten Hormonbedarf infolge Belastungssituationen jeglicher Art (z. B. Operation, Traumen, fieberhafte Infekte, körperliche Belastungen) ohne entsprechende zusätzliche Glukokortikoidsubstitution, so entwickelt sich eine Addison-Krise. In den meisten Fällen zeigen die Patienten schon die typischen Zeichen der chronischen Nebennierenrindeninsuffizienz wie graubraune bis braunschwarze Pigmentierung an lichtexponierten Körperstellen sowie im Bereich der Achselhöhlen, der Mamillen und in den Hautfalten.

### Klinik

Die drohende Krise kündigt sich häufig mit kolikartigen Oberbauchschmerzen in Kombination mit Erbrechen und Durchfällen an, die dann zu einem schwerwiegenden Verlust an Flüssigkeit und Elektrolyten und konsekutiv nicht selten zur funktionellen Oligurie führen. Nicht selten werden bei der Addison-Krise akute exogene Psychosen mit Halluzinationen, Erregungszuständen und Delirien beobachtet. Auffällig ist eine rasch auftretende, neuromuskuläre Schwäche, die zur Ateminsuffizienz führt und selbst das Sprechen unmöglich werden läßt. Der Patient wird unruhig, apathisch und schließlich komatös. Eine zusätzlich bestehende Hypoglykämie kann zerebrale Krampfanfälle auslösen. Es bestehen eine Hypothermie und eine deutliche Hypotonie mit systolischen Blutdruckwerten um 70 mmHg und oft nicht meßbaren diastolischen Druckwerten.

### Zusatzdiagnostik

*Neuroradiologische Diagnostik*

- Röntgen-Schädel seitlich (Sella turcica)
- Computertomographie.

*Laboruntersuchungen*

- Blut: Großes Blutbild mit Eosinophilen absolut, Elektrolyte (Hyponatriämie, Hypochlorämie, Hyperkaliämie), Säure-Basen-Status (metabolische Azidose), Gesamteiweiß, Blutzucker, Prothrombinzeit, Harnstoff, Kreatinin, Plasmacortisol-Tagesprofil.
- Urin: Status mit Sediment, Ausscheidung von Natrium, Kalium, Chlorid und der 17-Hydroxykortikosteroide und 17-Ketosteroide im 24-Stunden-Urin (falls keine Steroidtherapie).

*Weitere Untersuchungen*

- Röntgen-Thorax
- Abdomenleeraufnahme (Nebennierenrindenverkalkung)
- Sonographie
- Abdomen-CT.

### Differentialdiagnose

- Syndrom der pluriglandulären Insuffizienz (Unterfunktion zweier oder mehrerer endokriner Drüsen)
- Andere Erkrankungen, die mit einer Dehydratation und hypotonen Zuständen einhergehen.

### Intensivtherapie und Überwachung

- Fortlaufende Registrierung von Herzrhythmus und Atmung, Intubation bei Erbrechen und/oder Bewußtseinstrübung
- Blutdruck, ZVD und Diurese stündlich
- Elektrolyte, Blutzucker: 4stündlich
- EKG und Urinelektrolyte: 12stündlich
- Kortisol (Hydrocortison Hoechst®) initial 100 mg i.v., anschließend alle 6 Stunden 100 mg i.v., bis der Schock behoben ist. Anschließend Übergang auf orale Hydrokortisonmedikation (4 × 2 Tbl. à 25 mg täglich)
- Flüssigkeitssubstitution: in den ersten 24 Stunden mindestens 3000–4000 ml (isotone NaCl-Lösung, 5%ige Glukose- und 5%ige Lävuloselösung)
- Bei schwerer Hypotonie Plasmaexpander und Humanalbumin
- Mineralokortikoide brauchen in der Akutsituation nicht verabreicht zu werden, da das hochdosierte Kortisol eine ausreichende mineralokortikoide Wirkung besitzt.

### Verlauf

Nach Beherrschen der Akutsituation schrittweiser Abbau des Hydrokortisons auf die Erhaltungsdosis von 20–35 mg Kortisol (Hydrocortison Hoechst®) je nach Bedarf meist in 3–4 Einzeldosen über den Tag verteilt, wobei man am Vormittag der physiologischen Rhythmik entsprechend eine höhere Dosis verabreicht (z. B. 10–5–5–5 mg Hydrocortison Hoechst®). Nur bei persistierenden hypotonen Zuständen sollten kleine Dosen Fludrocortison (Astonin®-H) der Therapie zugeführt werden (0,05–0,2 mg Fludrocortison entsprechend ½ bis 2 Tabletten Astonin®-H). Die Substitutionstherapie ist heute unproblematisch und ermöglicht dem Addison-Patienten in der Regel ein normales Leben. Bei zusätzlichen körperlichen Belastungen, bei Traumen und bei akuten Erkrankungen (auch z. B. bei einem grippalen Infekt) ist der Kortisolbedarf deutlich erhöht. In diesen Fällen müssen Kortisoldosen von 100–150 mg/d eingenommen werden, um die Gefahr einer Addison-Krise zu vermeiden.

## Myxödemkoma

### Definition und Leitsymptome

Das Myxödemkoma tritt bei einer schweren Hypothyreose auf, wenn zusätzliche auslösende Faktoren wie Infekte, septische Zustände oder die Einnahme von bestimmten Pharmaka (Phenothiazine oder Barbiturate) vorliegen. Die Erkrankung betrifft vorwiegend ältere Frauen. Charakteristisch sind die myxödematöse Haut und der pyknische Habitus. Zusammen mit der Hypothermie besteht eine alveoläre Hypoventilation, die durch Retention von $CO_2$ die Entstehung des Komas begünstigt.

### Klinik

- Bekannte Hypothyreose (z. B. Zustand nach Strumektomie oder Radiojodtherapie)
- Oft auch hypothyreote Struma und Makroglossie
- Beginn mit allgemeiner psychischer Verlangsamung, Somnolenz
- Muskeldehnungsreflexe erloschen
- Deutliche Hypothermie mit Körpertemperaturen bis unter 30°C
- Herabgesetzte Atemtiefe und Atemfrequenz. Die Hypoventilation führt zur hyperkapnischen respiratorischen Azidose
- Sinusbradykardie oder bradykardes Vorhofflimmern. Niedervoltage im EKG, Hypotonie
- Evtl. Perikarderguß.

## Zusatzdiagnostik

*Elektrophysiologische Diagnostik*

- EEG: Unspezifische Allgemeinveränderungen in Abhängigkeit von der Komatiefe.

*Laboruntersuchungen*

- Blutbild
- Arterielle Blutgase
- Na, K, Cl, Ca, Cholesterin, Gesamteiweiß, Blutzucker
- $T_3$, $T_4$, TSH
- Urinelektrolyte, Urinstatus.

*Weitere Untersuchungen*

- Elektrokardiographie (Bradykardie? Niedervoltage?)
- Ultraschallkardiographie (Perikarderguß?)
- Röntgen-Thorax (Verbreiterung des Herzens?).

## Differentialdiagnose

Hypophysäres Koma.

## Intensivmedizin und Überwachung

In der Akutphase des Myxödemkomas sind folgende Maßnahmen erforderlich:

- Fortlaufende Registrierung von Herzrhythmus und Atmung
- Stündliche Kontrolle von ZVD und Urinausscheidung
- 4stündliche Kontrolle von Rektaltemperatur und arteriellen Blutgasen
- 12stündliche Kontrolle von Na, K und Blutzucker
- Maschinelle Beatmung in Abhängigkeit von der Blutgasanalyse und der Spontanatemfrequenz
- L-Thyroxin 400–500 µg i.v. als Bolusinjektion am 1. Tag, ab 2. Tag 100 µg i.v. bzw. nach Erlangen des Bewußtseins auch oral. Später Fortsetzung der Therapie in der üblichen Erhaltungsdosis
- Hydrocortison Hoechst® 150–200 mg i.v./d, wenn das Myxödemkoma durch eine sekundäre (hypophysäre) Hypothyreose bedingt ist und neben dem TSH-Mangel auch ein ACTH-Mangel vorliegt. Später kann die Steroiddosis in oraler Form langsam reduziert und schließlich ganz abgesetzt werden.
- Engmaschige Bilanzierung des Flüssigkeits-, Elektrolyt- und Säure-Basen-Haushaltes
- Bei der medikamentösen Therapie anderer Komplikationen (z. B. Digitalisglykoside, Antibiotika) muß bedacht werden, daß der Abbau zahlreicher Pharmaka bei der Hypothyreose stark verlangsamt ist.

# Thyreotoxische Krise

## Definition und Leitsymptome

Unter einer thyreotoxischen Krise versteht man eine lebensbedrohliche Reaktion des Organismus auf erhöhte Schilddrüsenhormonkonzentrationen, die in ihren absoluten Werten jedoch nicht höher zu sein brauchen als bei der unkomplizierten Hyperthyreose. Die Pathogenese ist unklar. Diskutiert wird ein akutes Versagen des zellulären Kompensationsmechanismus gegenüber einem Schilddrüsenhormonexzeß. Als auslösende Faktoren müssen die hochdosierte Jodzufuhr (Röntgenkontrastmittel), operative Eingriffe, Infektionen, Traumen und emotionale Faktoren angesehen werden. Pathophysiologisch und prognostisch lassen sich 2 Formen der Hyperthyreose, die zu einer thyreotoxischen Krise führen können, unterscheiden: Der immunogen bedingte *Morbus Basedow* mit und ohne endokrine Ophthalmopathie und die *Autonomie der Schilddrüse*. Bei beiden Erkrankungen lassen sich zirkulierende Schilddrüsen-Autoantikörper, die thyreoideastimulierenden Immunglobuline (TSI) sowie häufig Thyreoglobulin- und mikrosomale Antikörper nachweisen. Bei der endokrinen Ophthalmopathie werden pathogenetisch auch Immunkomplexe, bestehend aus

Thyreoglobulin und Thyreoglobulinantikörper diskutiert.

## Klinik

*Internistische Leitsymptome*

- Abrupter Beginn mit starker Unruhe, Erregbarkeit und Schlaflosigkeit
- Hyperthermie mit Temperaturen bis 41 °C
- Adynamie, Anorexie
- Sinustachykardie bis 200/min oder tachykardes Vorhofflimmern
- Feuchte Haut mit Zeichen der peripheren Vasodilatation
- Tremor
- Exsikkose.

Aus Gründen der diagnostischen Standardisierung und der prognostischen Beurteilung wird die thyreotoxische Krise in 3 Stadien mit gleichen internistischen Leitsymptomen eingeteilt, die sich durch das Ausmaß der *Bewußtseinsstörungen* differenzieren lassen:
- Stadium I: Die Patienten sind unruhig, verwirrt und können depressiv und/oder psychotisch sein (Suizidalität).
- Stadium II: Die Kranken sind desorientiert und werden schläfrig.
- Stadium III: Koma.

## Zusatzdiagnostik

*Laboruntersuchungen*

- Bestimmung der Schilddrüsenhormone $T_3$ und $T_4$ im Serum
- Blutbild
- Natrium, Kalium, Kalzium, Chlorid, Gesamteiweiß, Cholesterin, alkalische Phosphatase, Glukose, Harnstoff, Kreatinin.

*Weitere Untersuchungen*

- Elektrokardiographie (Rhythmusstörungen)
- Röntgen-Thorax.

## Differentialdiagnose

- Alle septisch verlaufenden Krankheitsbilder
- Phäochromozytomkrise
- Akute paranoidhalluzinatorische Psychose, Katatonie.

## Intensivtherapie und Überwachung

Die Behandlung hat zu beginnen, bevor Laboruntersuchungen die Verdachtsdiagnose bestätigen. Ziel der Therapie ist die vollständige Blokkade von Schilddrüsenhormon-Neusynthese und -Sekretion. Außerdem müssen die Hyperthermie, der Flüssigkeitsverlust und der hyperadrenerge Zustand des Patienten rasch unter Kontrolle gebracht werden.

*Thyreostatika*

- Dauerinfusion von 160–240 mg Favistan®/d und
- Dauerinfusion von 4–6 Ampullen (à 236 mg) Endojodin®/d.

*Sympathikolytika*

- Betarezeptorenblocker, beispielsweise Visken® 0,1 mg/h i.v. oder andere Betarezeptorenblocker, in äquivalenter Dosierung
- Reserpin 4 × 1 mg i.m.

*Glukokortikoide*

- Prednisolon 100 mg/d.

*Symptomatische Maßnahmen*

- Sedierung (s. S. 259ff.), evtl. Neuroleptika (Haloperidol)
- Flüssigkeitssubstitution gemäß zentralem Venendruck und Ausscheidung
- Hohe Kalorienzufuhr mit Magensonde oder parenteral
- Herzglykoside bei Herzinsuffizienz (gegen Tachykardie unwirksam)
- Sauerstoffzufuhr 4–6 l/min

- Behandlung der Hyperthermie
- Embolieprophylaxe (siehe S. 263 ff.).

*Hormonelimination*

*Plasmapherese:* Besonders bei Vorliegen einer zerebralen, kardialen oder intestinalen Symptomatik (Stadium II und III) ist zur Verkürzung der kritischen Phase des Krankheitsverlaufes eine akute Reduzierung des extrathyreoidalen Hormonpools mittels Plasmapherese anzustreben. Außerdem wird mit Hilfe dieser Maßnahme bei der immunogenen Form der Hyperthyreose zusätzlich die Elimination von TSI und bei der endokrinen Ophthalmopathie die mögliche Eliminierung von Immunkomplexen erreicht.

# Andere Komaformen

## Coma hepaticum

### Definition und Leitsymptome

Bei einer Reihe von Lebererkrankungen können zerebrale Funktionsstörungen auftreten, deren Spektrum von der latenten portokavalen Enzephalopathie bis zum Coma hepaticum reicht. Es handelt sich somit nicht um ein klar definiertes Krankheitsbild, sondern um ein Syndrom von verschiedener Intensität, ausgelöst durch unterschiedliche Ursachen. Die frühere Einteilung in Leberzerfalls- und Leberausfallskoma wurde neuerdings verlassen. Man unterscheidet heute zwischen akutem und chronischem Leberversagen. Die häufigsten Ursachen des Coma hepaticum zeigt Tabelle 23.

**I. Akutes Leberversagen**

- Virusinfektionen (Hepatitis A, B, NonA-NonB, Marburg-, Adeno-, Reo-, Herpes-simplex-, Coxsackie-Viren)
- Alkoholhepatitis
- Vergiftungen (Knollenblätterpilz, Paracetamol, Tetrachlorkohlenstoff, Chloroform u. a.)
- Arzneimittelschäden (z. B.: Tetracyclin), Anästhetika
- Akute Schwangerschaftsfettleber
- Reye-Syndrom
- Akute Lebervenenthrombose (Budd-Chiari-Syndrom)
- Septische Cholangitis mit Abszedierung
- Primäre und sekundäre maligne Tumoren
- Stoffwechselstörungen (z. B.: Morbus Wilson)

**II. Chronisches Leberversagen**

- Zu reichliche Eiweißzufuhr bei Leberzirrhosen
- Gastrointestinale Blutungen
- Alkoholabusus
- Akute Infektionen
- Überdosierung von Diuretika
- Sedativa
- Operationen
- Aszitespunktionen
- Durchfall und Erbrechen
- Pfortader- sowie Lebervenenthrombose

**Tab. 23 Klassifikation und Ätiologie des Coma hepaticum (nach *Mörl* 1984).**

Die Pathogenese der portokavalen Enzephalopathie ist noch weitgehend ungeklärt. Als hirntoxische Substanzen werden Proteinmetaboliten (Ammoniak, biogene Amine, Phenole) diskutiert, die aus dem Intestinum unter Umgehung der Leber über die portokavalen Anastomosen in das Gehirn gelangen. Auffällig sind die bei Leberzirrhose erniedrigten Plasmakonzentrationen der verzweigtkettigen Aminosäuren Valin, Leucin und Isoleucin sowie die erhöhten Plasmaspiegel der aromatischen Aminosäuren Phenylalanin, Tyrosin und Tryptophan, die vermehrt ins Gehirn aufgenommen werden sollen. Die klinischen Veränderungen des akuten und chronischen Leberversagens resultieren aus dem Zusammenbruch der wesentlichen Leberfunktionen: Entgiftung, Synthese und Sekretion.

**Klinik**

*Anamnese*

Die Notfallanamnese der Patienten kann meist nur von Begleitpersonen erhalten werden. Die anamnestischen Angaben (z. B. Toxineinnahme) können wesentlich und meist schon sehr frühzeitig zur Diagnosesicherung beitragen. Stets ist neben dem Alkoholabusus auch nach dem Genuß von Pilzen zu fragen. Die Virushepatitiden lassen sich anamnestisch gelegentlich anhand ihrer Inkubationszeit und ihres Übertragungsmodus unterscheiden.

*Symptome*

Die klinische Symptomatik ist durch neurologische Veränderungen gekennzeichnet, deren Spektrum von leichter Schläfrigkeit bis hin zum tiefen Koma reicht. Nach *Trey* lassen sich 4 Komastadien unterscheiden, die innerhalb kurzer Zeit ineinander übergehen können (Tab. 24). Diese Einteilung hat sich bewährt, da zwischen Letalität des Coma hepaticum und dem Komastadium eine enge Korrelation besteht.

Im *Frühstadium* des akuten Leberversagens klagen die Patienten über Angstgefühle, Kopfschmerzen, Schwindel, rasche Ermüdbarkeit, Verwirrtheit- und Erregungszustände, die sich in lautem Schreien, spontan oder durch geringe Reize ausgelöst, manifestieren können. Flapping Tremor und Foetor hepaticus finden sich fast stets.

Die *späteren Stadien* sind durch zunehmende Bewußtseinstrübung, Antriebsstörung und Tonuserhöhung der Muskulatur gekennzeichnet.

Im *Finalstadium* treten Ateminsuffizienz und Kreislaufdepression mit Hypotension und Herzrhythmusstörungen auf.

Bei einer *Virushepatitis* gelten plötzlich auftretende diffuse Haut- und Schleimhautblutungen, Auftreten von Spider naevi sowie eine rasche Größenabnahme der Leber als wichtige klinische Zeichen für den Übergang in einen fulminanten Verlauf. Fast stets kommt es beim akuten Leberversagen zum Auftreten eines Ikterus. Bei perakuten Verlaufsformen (Reye-Syndrom, schwere Knollenblätterpilzvergiftung) kann der Kranke innerhalb von wenigen Stunden in ein tiefes Koma verfallen und sterben, bevor sich ein Ikterus entwickelt hat.

| | |
|---|---|
| **Stadium 1:** | *Prodromalstadium:* gekennzeichnet durch rasche Ermüdbarkeit und Verlangsamung, Konzentrations- und Merkfähigkeitsstörungen, verwaschene Sprache, Stimmungslabilität und beginnenden Flapping-Tremor, keine EEG-Veränderungen. |
| **Stadium 2:** | *Somnolenz:* Der Patient zeigt eine zunehmende Schläfrigkeit und Apathie. Typisch ist der Flapping Tremor. Die Schriftprobe ist auffällig, die Koordination gestört, leichte EEG-Veränderungen sind nachweisbar |
| **Stadium 3:** | *Koma I und II:* Der Patient ist bewußtlos, die Reflexe sind gesteigert, die Kornealreflexe sind erhalten, Reaktionen auf Schmerzreize verzögert. Foetor hepaticus. Deutliche EEG-Veränderungen. |
| **Stadium 4:** | *Koma III und IV:* Der Patient ist bewußtlos, zeigt keine Reaktion auf Schmerzreize, die Reflexe sind aufgehoben, (Kornealreflexe erloschen), die Atmung ist vertieft. Flapping-Tremor fehlt meistens. EEG: schwere Allgemeinveränderungen und triphasische Wellen. |

**Tab. 24 Stadien des Coma hepaticum.**

### Zusatzdiagnostik

*Neuroradiologische Diagnostik*

Ein Computertomogramm wird oft in der Differentialdiagnose des nichtikterischen hepatischen Komas zum Ausschluß intrakranieller Komaursachen erforderlich.

*Elektrophysiologische Diagnostik*

Das Elektroenzephalogramm zeigt als wichtigsten, allerdings unspezifischen Hinweis auf eine portokavale Enzephalopathie eine zunehmende Allgemeinveränderung und als relativ häufigen, wenn auch nicht pathognomonischen Befund bilaterale triphasische Wellen.

*Laboruntersuchungen*

- Blut: Übliche Notfall-Laborroutine, insbesondere Elektrolyte (Hypokaliämie? Hyponatriämie?), Blutbild, Blutzucker, Nierenfunktionsparameter (Harnstoff, Kreatinin, Kreatinin-Clearance).
  Säure-Basen-Haushalt (respiratorische Alkalose? metabolische Alkalose? oder Azidose?).
  Gerinnungsstatus: „Quick", sowie die Faktoren II, V und VII.
  Bilirubin, SGOT, SGPT, Gamma-GT, alkalische Phosphatase, Cholinesterase, GLDH, Elektropherese, Ammoniak, Laktat, Hepatitisserologie.
- Urin: Sediment (Leucin-, Tyrosinkristalle), Natrium, Kalium.
- Stuhl: Meläna, okkultes Blut.

*Weitere Untersuchungen*

- Röntgen-Thorax
- Elektrokardiogramm.

### Differentialdiagnose

Leberkomata ohne Ikterus müssen abgegrenzt werden von:
- Intrakraniellen raumfordernden Läsionen
- Alkoholentzugsdelir (s. S. 202ff.)
- Enzephalitiden (s. S. 124ff.)
- Akuten Psychosen und anderen psychiatrischen Erkrankungen (s. S. 207ff.)
- Reye-Syndrom (s. S. 210ff.).

### Intensivtherapie und Überwachung

Im Stadium I und II des akuten Leberversagens ist eine engmaschige Überwachung zur frühzeitigen Erkennung eines progredienten Verlaufs von großer Bedeutung. Der Wachheitsgrad muß 2mal täglich überprüft werden, wobei sich zusätzlich psychomotorische Tests (Schriftproben, Rechenproben, Streichholztest etc.) sowie regelmäßige EEG-Ableitungen bewährt haben. Weiterhin sind engmaschige Laborkontrollen (Blutbild, Säure-Basen-Status, Gerinnungsstatus, Elektrolyte, Blutzucker, harnpflichtige Substanzen) durchzuführen. Bei Patienten mit akutem Leberversagen im Komastadium III und IV:
- Magensonde, zentraler Venenkatheter (regelmäßige Messungen des ZVD). Überwachung der Atmung (regelmäßige Blutgasanalysen).
- Stündliche Überwachung des neurologischen Befundes, evtl. Hirndruckmessung erforderlich.

### Therapie des akuten Leberversagens

- Ausschaltung auslösender Faktoren (Blutung, Infektion, Elektrolytverschiebungen, Sedativa, überreichliche Proteinzufuhr)
- Therapie des Hirnödems (s. S. 246ff.)
- Eiweißfreie Ernährung. Kontinuierliche parenterale Ernährung mit 1000 ml 40%ige Glukoselösung pro Tag. Vorsicht: schwere Hyperglykämie. Häufige Blutzuckerkontrollen. Fette sollten beim akuten Leberversagen nicht gegeben werden. Keine Fruktoselösungen, da dadurch eine Laktazidose begünstigt bzw. Energie aus der Leber in Form von ATP benötigt wird.
- Exakte Wasser- und Elektrolytbilanzierung
- Streßulkusprophylaxe durch Verabreichung von Ranitidin (Zantic®, Sostril®)

- Entleerung und Sterilisation des Darms durch: Einlauf mit 2 Eßlöffeln Bifiteral® in 0,5 l Wasser, 10–15 g Magnesiumsulfat durch die Magensonde, Neomycin zunächst 4–6 g/d über die Magensonde, dann 2–4 g/d Bifiteral® 3 × 40 ml über die Magensonde (Therapiekontrolle: pH-Metrie des Stuhls, der auf einen pH zwischen 5 und 6 eingestellt werden sollte)
- Falls Prothrombinzeit unter 15% des Normalwertes abfallen sollte, Gabe von Frischplasma oder „Fresh-frozen"-Plasma und Antithrombin III nach aktueller Bestimmung. Therapie der Verbrauchskoagulopathie (s. S. 264)
- Bei Therapieresistenz gegenüber den genannten Maßnahmen evtl. invasive intensivtherapeutische Maßnahmen (Hämoperfusion, Plasmapherese, Pavianleberperfusion).

### Therapie des chronischen Leberversagens

- Parenterale Ernährung mit 500 ml Comafusin® über 24 Stunden sowie 1 000 ml 40%ige Glukoselösung (häufige Blutzuckerkontrollen)
- Korrektur der Elektrolytstörungen: Bei Hypokaliämie: Kaliumsubstitution mit KCl in 5%iger Glukose (pro Stunde maximal 20 mval, pro Tag maximal 240 mval)
  Hyponatriämie durch Wasserentzug korrigieren.
  Cave: Diuretika
- Behandlung der Koagulopathie wie beim akuten Leberversagen
- Streßulkusprophylaxe mit Ranitidin (Zantic®, Sostril®)
- Entleerung und Sterilisation des Darms wie beim akuten Leberversagen
- Behandlung einer gastrointestinalen Blutung (siehe Lehrbücher der internistischen Intensivmedizin)
- Bei fortgeschrittener Niereninsuffizienz: Peritonealdialyse oder arteriovenöse Spontanfiltration bzw. maschinelle Nierenersatztherapie in Form der intermittierenden Hämofiltration oder der Hämodialyse
- Bei Therapieresistenz: Behandlungsversuch mit Bromocriptin (Pravidel®) in einer Dosierung bis zu 15 mg/d.

## Paraproteinämien

### Definition und Leitsymptome

Unter einer Paraproteinämie versteht man das überschießende Auftreten eines einheitlichen, d. h. monoklonalen Immunglobulins im Blut, weshalb treffender auch von einer *monoklonalen Gammopathie* gesprochen wird. Durch unkontrollierte Vermehrung einer einzelnen Zellrasse (Klons) von antikörperproduzierenden Plasmazellen (IgG, IgA) bzw. Immunozyten (IgM) im Rahmen eines Plasmozytoms (multiples Myelom) oder einer Makroglobulinämie Waldenström (lymphoplasmozytoides Immunozytom) kommt es zum Anstieg des Gesamteiweißes im Blut aufgrund exzessiver Vermehrung des synthetisierten und sezernierten Immunglobulins, das wegen seiner Monospezifität für das Abwehrsystem des Körpers nutzlos ist. Diese Hyperproteinämie kann so ausgeprägt sein, daß das Paraprotein nicht selten mehr als 50% des Gesamteiweißes ausmacht, was dann auch Auswirkungen auf die Fließeigenschaft des Blutes hat *(Hyperviskositätssyndrom)*. Im Extremfall führt dies zur Minderperfusion des Gehirns mit Seh- und Hörstörungen bis hin zum *Coma paraproteinaemicum*.

### Klinik

*Plasmozytom*

Die Frühphase der monoklonalen Gammopathie wird meist nur zufällig erfaßt, z. B. bei der Abklärung einer beschleunigten Blutsenkung. Anfänglich ist die Klinik uncharakteristisch, der Patient kann über Rückenschmerzen sowie vermehrte Müdigkeit klagen, meist fällt schon eine Blässe auf. Bei der Untersuchung findet sich häufig ein Druck- und Klopfschmerz über der Wirbelsäule und am Schädel. Nicht selten werden die Patienten aber auch wegen Beschwerden wie bei einem Diskusprolaps oder unter der Symptomatik eines progredienten Querschnitts operiert (vgl. S. 194), wobei sich dann erst histologisch das Plasmozytom als Ursache der intraspinalen Raumforderung zeigt.

Auch eine Polyneuropathie kann im Vordergrund der Symptomatik stehen (vgl. S. 140), insbesondere wenn das Paraprotein als *Kryoglobulin* vorliegt, d. h. eine reversible Kältepräzipitierbarkeit besitzt. Dabei findet sich dann auch meist eine deutliche Raynaud-Symptomatik mit kälteabhängiger Akrozyanose.
Im fortgeschrittenen Stadium mit multiplen Osteolysen und diffuser Osteoporose besteht häufig eine Hyperkalzämie mit ihren klinischen Zeichen wie Übelkeit und Erbrechen, Polydipsie und Polyurie bis hin zur Exsikkose und zum Koma (vgl. S. 26). Hierbei muß differentialdiagnostisch auch ein *Hyperviskositätssyndrom* erwogen werden mit seinen vielfältigen neurologischen Manifestationen wie Schwindel, Kopfschmerz, Hörstörung bis hin zu Krampfanfällen, Somnolenz und Coma paraproteinaemicum. Dabei zeigt sich die Hyperviskosität direkt auch am Augenhintergrund (Fundus paraproteinaemicus) mit Venenstau, Papillenödem und Netzhautblutungen, was sich in Sehstörungen äußert. Weiterhin fehlt selten eine generalisierte hämorrhagische Diathese, die sich auf eine paraproteininduzierte Koagulo- und Thrombozytopathie gründet (Purpura hyperproteinaemica).

*Makroglobulinämie Waldenström*

Hier ist das klinische Bild meist weniger eindrucksvoll. Die Patienten klagen über Müdigkeit und Dyspnoe, häufig findet sich eine mäßige Hepatosplenomegalie sowie kleinere Lymphknotenschwellungen. Osteolysen fehlen. Auch hier läßt sich nicht selten eine Polyneuropathie, oft in Assoziation mit Kryoglobulinen nachweisen; ein Hyperviskositätssyndrom kann aufgrund der stärkeren Beeinflussung der Blutrheologie durch das hochmolekulare IgM schon in frühen Krankheitsphasen auftreten, ebenso wie die verstärkte Blutungsneigung.

## Zusatzdiagnostik

*Neuroradiologie*

- Schädelaufnahme mit Frage nach Osteolysen (Schrotschuß-Schädel)
- Wirbelsäulenaufnahme (Osteolysen und Kompressionsfrakturen)
- Myelographie bei Verdacht auf intraspinalen Tumor (Querschnitt).
- Evtl. Computertomogramm nach intrathekaler Kontrastmittelgabe. Von der Nativ-Computertomographie bei unklarer Querschnittshöhe ist keine sichere Zuordnung der Rückenmarkskompression zu erwarten.

*Elektrophysiologie*

- EMG/ENG bei Verdacht auf Polyneuropathie
- SEP bei beginnendem Querschnitt ohne exakte Höhenlokalisation.

*Laboruntersuchungen*

- BSG, Blutbild mit Thrombozyten, Gerinnung
- Elektrolyte mit Kalzium, Retentionswerte
- Gesamteiweiß, Serum- und Urinelektropherese (M-Gradient)
- Eiweiß quantitativ im Urin (bei alleiniger Ausscheidung von Leichtketten im Urin reagiert die Urin-Stix-Methode negativ, da nur Albumin erfaßt wird, so daß die Biuret-Reaktion auch bei negativem Stix durchgeführt werden sollte. Bence-Jones-Kochprobe unsicher)
- Immunelektropherese von Serum und Urin zum Nachweis der monoklonalen Gammopathie sowie der L-Ketten-Ausscheidung
- Quantitive Bestimmung von IgG, IgA und IgM im Serum (Konzentration des Paraproteins im Serum und Ausmaß des Antikörpermangel-Syndroms)
- Ggf. Plasmaviskosität
- Kryoglobuline (Abnahme und Transport in vorgewärmten Spritzen).

*Weitere Untersuchungen*

- Sternalpunktion.

## Differentialdiagnose

- Benigne monoklonale Gammopathie: Unproblematischer klinischer Verlauf, der sich langfristig kaum ändert; fehlende L-Ketten-Ausscheidung, niedriger Plasmazellanteil im Knochenmark.

**Intensivtherapie und Überwachung**

- Bei Hyperkalzämie: Flüssigkeitszufuhr und Lasix® zur Beschleunigung der Kalziumausscheidung im Urin (genaue Bilanzierung!); Steroide, rascher Beginn der zytostatischen Behandlung (s. u.)
- Beim Hyperviskositätssyndrom: Einmalige oder kurzfristig wiederholte Plasmapherese (s. S. 262), rascher Beginn der Zystostase
- Beim drohenden Querschnitt: Operative Dekompression und/oder Bestrahlung, anschließend Zytostase
- Standardchemotherapie:

*Plasmozytom:*
Alkeran® 0,25 mg/kg/d } Tag 1–4
Prednison 2 mg/kg/d }
*(Alexanian-Schema)*
Wiederholung nach ca. 6 Wochen je nach Blutbild.

*Makroglobulinämie Waldenström:*
Leukeran® 10 mg von Tag 1–3
Prednison 75/50/25 mg absteigend von Tag 1–3 *(Knospe-Schema)*
Wiederholung alle 14 Tage nach Blutbildkontrolle.

## Aspekte der Behandlung von Intoxikationen

Dieser kurze Abriß der häufigsten Intoxikationen kann natürlich nur die Grundzüge der Behandlung aufweisen. Es muß auf die ausführliche toxikologische Spezialliteratur verwiesen werden, die auf allen Intensivstationen vorhanden sein sollte, die häufiger auch Intoxikationen behandeln.
Grundsätzlich muß zwischen der primären und sekundären Giftelimination unterschieden werden, wobei unter der primären Entgiftung insbesondere die Magenspülung zu verstehen ist, die bei eingetrübtem Bewußtsein nur nach Sicherung der Atemwege durch eine Intubation durchzuführen ist. Bei eingetretenen Vergiftungserscheinungen ist aufgrund der häufigen, toxininduzierten Darmatonie eine Magenspülung auch noch bis zu 24 Stunden nach Einnahme des Giftes sinnvoll. Bei jeder Magenspülung sollte die 1. Probe des Mageninhalts für einen toxikologischen Giftnachweis asserviert werden. Jede Magenspülung sollte mit der Instillation von Kohle und Glaubersalz abgeschlossen werden.
Eine sekundäre Giftelimination wie durch forcierte Diurese, Hämodialyse oder Hämoperfusion ist nur dann sinnvoll, wenn hierdurch eine wesentliche Steigerung der Giftelimination zu erreichen ist. Bei Vergiftungen durch Sedativa vom *Benzodiazepin*-Typ ist fast immer ein konservatives Vorgehen mit Sicherung der Atemwege und Kontrolle der Herz-Kreislauf-Funktion ausreichend. Bei Intoxikationen mit *trizyklischen Antidepressiva* oder mit *Phenothiazin-Derivaten* ist dagegen eine sekundäre Entgiftung auch mittels extrakorporaler Giftelimination nicht effektiv möglich, da diese Substanzen eine hohe Plasmaeiweißbindung sowie eine sehr starke Anreicherung im Gewebe aufweisen. Trotz rascher Absenkung der Blutspiegel unter der Hämoperfusion ist für diese Substanzen aufgrund ihres großen Verteilungsvolumens eine wirksame extrakorporale Entgiftung nicht möglich. Von besonderer Bedeutung sind im Falle einer Vergiftung mit trizyklischen Antidepressiva die kardiovaskulären Nebenwirkungen, die bei ausgeprägten AV-Überleitungsstörungen den prophylaktischen Einsatz eines passageren Herzschrittmachers notwendig machen können, wohingegen ventrikuläre Extrasystolien meist gut auf Xylocain® ansprechen. Die atropinartigen, parasympathikolytischen Nebenwirkungen bei der Intoxikation mit Antidepressiva lassen sich durch Physostigminsalicylat (Anticholium) gut beeinflussen.
Wesentlich günstiger für eine sekundäre Giftelimination sind die toxikokinetischen Bedingungen bei den meisten *Schlafmittelintoxikationen.*

| | Renal spontan | Forcierte Diurese | Hämodialyse | Hämoperfusion |
|---|---|---|---|---|
| Pentobarbital (mittellang) | 4 | 6–14 | 75–110 | 100–250 |
| Phenobarbital (lang) | 2 | 8–17 | 40–80 | 100–250 |
| Carbromal | 2 | 6–12 | 85–100 | 110–250 |
| Methaqualon | ? | ? | 29 | 150–230 |
| Glutethimid | 1 | 1 | 50–100 | 150–250 |
| Methyprylon | 2 | 11 | 80 | 230 |
| Diethylpentenamid | ? | 8–10 | 50–60 | 100–200 |
| Chloralhydrat | ? | ? | 160 | 90–100 |

**Tab. 25 Clearance-Werte (ml/min) verschiedener Detoxikationsmethoden bei Schlafmittelvergiftungen ($Q_B$ = 150–250 ml/min).**

Da sich diese Substanzen nicht im Gewebe anreichern, können sie rasch und effektiv auch über die Blutbahn sowie z. T. über eine forcierte Diurese eliminiert werden.
Während bis vor einigen Jahren noch die Indikation für die forcierte Diurese sehr weit gestellt wurde, ist man nunmehr durch genaueren Einblick in die Toxikokinetik sowie aufgrund der beobachteten Nebenwirkung der forcierten Diurese wesentlich zurückhaltender geworden. Eine Indikation wird heute nur noch bei Intoxikationen mit Barbituraten, mit Acetylsalicylsäure und mit Lithiumsalzen gesehen, wobei die Kontraindikationen von Herz- und Niereninsuffizienz sowie von drohendem Hirn- und Lungenödem zu beachten sind.
Liegt eine schwere, vitalbedrohliche Schlafmittelvergiftung mit tiefem Koma, meist mit beatmungspflichtiger Ateminsuffizienz, vor und kommen zentralnervöse Regulationsstörungen mit Hypotonie und zum Teil auch Hypothermie hinzu oder verschlechtert sich das klinische Bild trotz konservativer Intensivtherapie zunehmend, so ist dies als Indikation zur extrakorporalen Detoxikation bei Schlafmittelvergiftung anzusehen. Wie Tabelle 25 zu entnehmen ist, läßt sich durch die Hämodialyse und insbesondere durch die Hämoperfusion über beschichtete Aktivkohle oder ungeladenes Kunstharz (Hemoresin®) eine wesentliche Steigerung der Giftelimination erreichen.

## Literatur


1. *Berger, M., U. Keller, O. Vorster:* Verlauf und Therapie des Coma diabeticum. Internist 22 (1981), 219–228
2. *Berger, M., M. Tsotsalas:* Diagnostik der Hypoglykämie im Erwachsenenalter. Dt. med. Wschr. 108 (1983), 1065–1070
3. *Berger, M., M. Tsotsalas:* Therapie der Hypoglykämie im Erwachsenenalter. Dt. med. Wschr. 108 (1983), 1070–1072
4. *Koller, F., G. A. Nagel, K. Neuhaus:* Internistische Notfallsituation, 3. Aufl. Thieme, Stuttgart–New York 1981
5. *Lawin, P.:* Praxis der Intensivbehandlung, 4. Aufl. Thieme, Stuttgart–New York 1981
6. *Mödder, B.:* Behandlung der hypercalcämischen Krise. Dt. med. Wschr. 107 (1982), 184–186
7. *Mörl, M.:* Diagnostik des Coma hepaticum. Dt. med. Wschr. 103 (1984), 501–503
8. *Morl, M.:* Therapie des Coma hepaticum. Dt. med. Wschr. 109 (1984), 503–506
9. *Rosen, P., F. J. Baker II., G. R. Braen, R. H. Dailey, R. C. Levy:* Emergency medicine. Concepts and clinical practice, 1st edition, vol. 1 and 2. Mosby, St. Louis–Toronto–London 1983
10. *Schölmerich, P., H.-P. Schuster, H. Schönborn, P. P. Baum:* Moderne Intensivmedizin. Methodik, Pathophysiologie, Klinik, Ergebnisse, 2. Aufl. Thieme, Stuttgart–New York 1980
11. *Schuster, H.-P.:* Soforttherapie bei Vergiftungen. perimed Fachbuch-Verlagsgesellschaft, Erlangen 1983

# Übergreifende Therapiekonzepte

## Konservative Hirndrucktherapie

### Definitionen und Pathophysiologie

In der Pathophysiologie der intrakraniellen Drucksteigerung kommt dem Hirnödem eine entscheidende Bedeutung zu. Oft verursacht das begleitende Hirnödem mehr sekundäre Raumforderungszeichen als die zugrundeliegende Läsion. Pathogenetisch unterscheidet man das *vasogene* und das *zytotoxische* Hirnödem.

Das *vasogene Ödem* entsteht bei einer Störung der Blut-Hirn-Schranke. Dadurch kann plasmaähnliche Flüssigkeit aus den Kapillaren in das Hirngewebe übertreten. Ursachen hierfür sind Schädigungen der Gefäßendothelien hirneigener Gefäße (Öffnung der tight junctions) oder das Vorkommen pathologischer Gefäße, bei denen die Blut-Hirn-Schranke nicht oder nicht korrekt ausgebildet ist, z. B. bei Metastasen oder bei hirneigenen Tumoren. Beim vasogenen Ödem befindet sich die Ödemflüssigkeit extrazellulär. Sie breitet sich in der weißen Substanz, dem Marklager der Hemisphären oder des Kleinhirns aus und findet sich vor allem bei Hirntumoren, Hirnabszessen, Enzephalitiden in der Akutphase und nach intrazerebralen Blutungen.

Beim *zytotoxischen Ödem* bleibt die Blut-Hirn-Schranke initial intakt. Aufgrund der Diskrepanz zwischen mangelhafter oder fehlender Sauerstoffversorgung und Steigerung des Zellmetabolismus kommt es zur intrazellulären Anhäufung von Laktat und freien Fettsäuren. Die Synthese von Prostaglandinen und von Thromboxan $A_2$ ist gesteigert. Durch den Energiemangel wird der Mechanismus der $Na^+/K^+$-Pumpe gestört, und es kommt zur Anreicherung des extrazellulären Kaliums (Depolarisation) und zum Natrium- und Wassereinstrom. Das Zellvolumen vergrößert sich durch Aufnahme von extrazellulärer Flüssigkeit. Durch die Membranveränderungen kommt es zur intrazellulären Kalziumvermehrung, die neben anderen Faktoren eine Vasokonstriktion im ischämischen Bereich hervorruft. Hierdurch wird die ohnehin schon schlechte $O_2$-Versorgung noch weiter gestört.
Wichtigste Ursache des zytotoxischen Ödems sind der ischämische Hirninfarkt, die generalisierte Hypoxie nach kurzfristigem Kreislaufstillstand (Reanimation!), Enzephalitiden in der Subakutphase und die Wasserintoxikation. Nach einigen Tagen kommt es zu sekundären Schädigungen der Blut-Hirn-Schranke mit begleitendem vasogenem Ödem.

### Therapie

Die konservative Therapie des gesteigerten intrakraniellen Drucks bezieht sich neben mechanischen Maßnahmen zur Senkung des intrakraniellen Volumens vor allem auf die Ausschwemmung des Hirnödems (Tab. 26). Die beiden Arten des Hirnödems sprechen auf die verschiedenen therapeutischen Maßnahmen unterschiedlich an. Ausreichende Sedierung und Schmerztherapie sowie richtig ausgeführte pflegerische Maßnahmen (z. B. kurzes Absaugen) sind die notwendige Basis einer erfolgversprechenden Hirndruckbehandlung.

| |
|---|
| **Allgemeine Maßnahmen**<br>– Kopfhochlagerung<br>– Hyperventilation mit Hypokapnie ($paCO_2$ um 30 mmHg)<br>und guter $O_2$-Sättigung (pa $O_2 \geqslant 100$ mmHg)<br>– Möglichst keine PEEP-Beatmung (HF-Ventilation?)<br>– ZVD nicht über 10 cm $H_2O$<br>– Ausgeglichener Säure-Basen-Haushalt<br>– Ausreichender arterieller Mitteldruck $\geqslant$90–100 mmHg, bei ICP-Überwachung ausreichender zerebraler Perfusionsdruck $\geqslant$60 mmHg<br>– Normothermie, evtl. Hypothermie<br>– Muskelrelaxation (?), („Deefferenzierung“) |
| **Spezielle pharmakologische Maßnahmen**<br>– Osmodiuretika:<br>a) Sorbit 40%: 1–2 ml/kgKG im Bolus<br>b) Glycerin 10%: Dauerperfusion (ca. 500 ml/d) nach Osmolalität. Angestrebte Serumosmolalität 320–335 mosmol/l<br>– Steroide (Dexamethason) bei vasogenem Ödem und schweren Schädel-Hirn-Traumen (Dosierung siehe Tab. 27)<br>– Thiopenthal 10–20 mg/kgKG im Bolus, 2–4 mg/kgKG Dauerperfusion (ICP + EEG-Überwachung), (induced Coma, „Deefferenzierung“) |

**Tab. 26 Maßnahmen zur Hirndrucksenkung und „Brain-Protection“.**

## Lagerung

In der Therapie des gesteigerten intrakraniellen Drucks ist die Lagerung eine einfache, aber sehr effiziente Methode: Hochlagern des Oberkörpers um 30–45 Grad erleichtert den venösen Abfluß aus dem Schädelinnenraum. Die Kenntnis dieses einfachen Mechanismus ist besonders wichtig, da sich hieraus auch die Problematik der PEEP-Beatmung bei gesteigertem Schädelinnendruck mit Erschwerung des venösen Abflusses ergibt. Auch andere Ursachen der intrathorakalen Druckerhöhung (ZVD-Kontrolle) sind daher bei erhöhtem Hirndruck problematisch.

## Kontrollierte Hyperventilation

Die kontrollierte Hyperventilation mit Erniedrigung des $paCO_2$ hat einen sehr günstigen hirndrucksenkenden Effekt, da bei Hypokapnie eine Vasokonstriktion der intakten zerebralen Gefäße herbeigeführt wird. Hiermit vermindert sich das intrazerebrale Gesamtblutvolumen. Das Hirnödem selbst wird nicht beeinflußt. Eine zu starke Hypokapnie birgt die Gefahr der zerebralen Hypoxie in sich. Angestrebt werden $paCO_2$-Werte zwischen 30 und 35 mmHg. Es sollte mit niedrigen Atemhubvolumina beatmet werden, also Atemfrequenzen von ca. 20/min. In der Erprobung ist die Hochfrequenzbeatmung (HFV).

## Osmotherapie

Hyperosmolare Lösungen erhöhen die Osmolalität des Blutes. Es entsteht ein Osmolalitätsgradient zwischen Hirngewebe und Extrazellulärraum. Dem Hirngewebe wird Flüssigkeit entzogen. Osmotherapie ist nur wirksam, wenn die Blut-Hirn-Schranke weitgehend intakt ist. Kann die osmotisch wirksame Substanz schnell durch die gestörte Blut-Hirn-Schranke ins Gewebe übertreten, besteht kein osmotischer Gradient mehr. Beim vasogenen Ödem kommt die positive drucksenkende Wirkung der Osmotherapie nur dadurch zustande, daß dem gesunden Gewebe Flüssigkeit entzogen wird.

Als Osmodiuretika werden 20%iges Mannit, 40%iges Sorbit, Glyzerin (und Harnstoff) eingesetzt.

*Sorbit und Mannit*

Mannit wird über die Niere ausgeschieden, Sorbit in der Leber verstoffwechselt. Bei beiden Substanzen fürchtet man den Reboundeffekt durch Umkehr des Osmolalitätsgradienten einige Stunden nach Infusion, da die Substanzen auch bei erhaltener Blut-Hirn-Schranke langsam in den Intrazellulärraum eintreten. Sorbit hat einen etwas schnelleren Wirkeintritt und eine kürzere Wirkdauer als Mannit, daher infundieren wir bei akuten Hirndruckkrisen 1–2 ml/kg Sorbit (Tutofusin® S 40) über einen zentralen Venenzugang in 5–10 Minuten. Die Infusion soll im Laufe des Tages wiederholt werden, um einem Reboundeffekt vorzubeugen. Eine Gesamtdosis von 4 ml/kg/d soll nicht überschritten werden. Für die Dauertherapie ist Sorbit, wie auch Mannit, nicht geeignet. Sinnvoll ist jedoch die Kombination von Glyzerin als Basistherapie und Sorbit zur Behandlung von Druckspitzen.

*Glyzerin*

Für die Dauertherapie setzen wir Glyzerininfusionen ein. Glyzerin wird auch intrazerebral abgebaut, wodurch die Reboundgefahr verringert wird. Es ist bislang nicht bewiesen, ob Glyzerin einen positiven Effekt auf den Stoffwechsel und auf die rheologischen Parameter hat. Glyzerin kann in 10%iger Lösung (500 ml Glycerosteril 10%) über 4–5 Stunden infundiert oder kontinuierlich über 24 Stunden unter Serumosmolalitätskontrolle infundiert werden. Die an der Serumosmolalität orientierte Dosierung (Ziel: Serumosmolalität von 320–335 mosmol/kg) wird über Infusomat gesteuert. Wenn mit den i.v.-Gaben von Glyzerin keine wirksame Osmolalität erzielt wird, kann eine additive (oder alleinige) orale Glyzerintherapie eingesetzt werden.
Die Maximaldosis für die i.v.-Glyzeringabe liegt bei 1250–1500 ml/24h. Limitierende Faktoren sind die Volumenbelastung und die Gefahr der Hämolyse.

*Überwachung der Osmotherapie*

Flüssigkeitsbilanz, ZVD, Blutbild, Elektrolyte und kontinuierliche Serumosmolalitätsbestimmungen müssen sorgfältig überwacht werden. Die durch Osmotherapie eingeleitete verstärkte Diurese muß ausgeglichen werden, da bei starker Hämokonzentration eine Verschlechterung der zerebralen Durchblutung verursacht werden kann. Ausgeglichene, keine überschießend negative Bilanzierung! *Hyperosmolare Krisen* bei Erhöhung von Glukose (besonders nach Dexamethasontherapie und unter Glyzerin!) oder zu hohem Serumnatrium müssen beachtet werden. Wünschenswert ist die Überwachung des Hirndrucks (ICP-Monitoring) mit gleichzeitiger Bestimmung des zerebralen Perfusionsdruckes.

**Kortikosteroide**

Die hirndrucksenkende Wirkung von Dexamethason (Fortecortin®, Decadron®) wird einem direkten Effekt auf das Ödem, vermutlich durch Abdichten der Blut-Hirn-Schranke zugeschrieben. Damit erklärt sich, daß Dexamethason nur beim vasogenen Ödem wirkt. Die klinische Besserung bei Patienten mit ödemumgebenen Hirntumoren ist oft sehr eindrucksvoll. Auf ischämisch bedingte zytotoxische Ödeme hat Dexamethason praktisch keine Wirkung (vgl. auch Hirnödemtherapie beim Schlaganfall, S. 99, und Therapie der Virusenzephalitiden, S. 128). Die Wirkung von Dexamethason beim traumatischen Hirnödem ist umstritten. Wenn überhaupt, wirkt nur eine frühzeitige und hochdosierte Behandlung mit initialer Gabe von 80–100 mg Dexamethason. Behandlungsschemata siehe Tabelle 27.

| **Schweres Schädel-Hirn-Trauma** | | **Vasogenes Ödem** (Tumor-Abszeß-Blutung) | |
|---|---|---|---|
| Initial | 80–120 mg i.v. | Initial | 40–48 mg i.v. |
| Anschließend bis zum 4. Tag* | 2stündl. 8 mg i.v. | Anschließend bis zum 4. Tag** | 6stündl. 8 mg i.v. |
| 5–7 Tag** | 4stündl. 8 mg i.v. | 5–7 Tag | 12stündl. 8 mg i.v. |
| 8–10 Tag | 8stündl. 8 mg i.v. | 8–10 Tag | morgens 8 mg i.v. |
| 11–15 Tag | morgens 8 mg i.v. | Ab 11. Tag | alternierend 8 mg i.v. |
| Ab 14. Tag | alternierend 8 mg i.v. | | |

* Bei vorzeitiger Beendigung dieser hohen Dosis am ersten Dexamethason-freien Tag 40 I. E. ACTH (Synacthen®) morgens.
** Ab hier schnellere Reduktion nach klinischem Befund möglich.

z. B. Decadron®-Phosphat Amp. 120 mg, 48 mg, 4 mg, 8 mg
Decadron® Tabletten 0,5 mg
Fortecortin® Mono-Fertigspritzen 40 mg, 100 mg, Mono-Ampullen 4 mg, 8 mg
Fortecortin® Tabletten 0,5, 1,5 und 4 mg

**Tab. 27 Dexamethason-Schema.**

Eine ausreichende Ulkusprophylaxe mit $H_2$-Antagonisten (Cimetidin [Tagamet®], Ranitidin [Sostril®]), kombiniert mit über die Magensonde zu applizierenden Antazida, ist wesentlich. Auch bei kurzfristigem Einsatz von Dexamethason kommt es zur Blutzuckererhöhung, die Entzündungsneigung und die Thrombosegefahr nehmen zu.

## Diuretika

Diuretika haben keinen direkten Einfluß auf das Hirnödem. Sie führen durch die Diurese zusätzlich zu einer Eindickung des Blutes, wodurch die zerebrale Mikrozirkulation negativ beeinflußt wird. Ob die manchmal beobachtete Hirndrucksenkung nach Diuretika auf eine Hemmung der Liquorproduktion zurückzuführen ist, wird diskutiert. Die meisten Autoren empfehlen die Gabe von Furosemid (Lasix®), wenn überhaupt, in Kombination mit anderen Medikamenten.

## Barbiturate

Die Bolusinjektion kurz wirksamer Barbiturate hat eine günstige hirndrucksenkende Wirkung. Zu bedenken ist, daß hochdosierte Barbiturate auch den Blutdruck senken können, was unter Umständen eine Senkung des zerebralen Perfusionsdruckes bewirken kann. Die Gabe von kurz wirksamen Barbituraten erfolgt über einen Perfusor mit getrenntem venösen Zugang. Da periphere Venen unter Thiopental-Infusionen leicht thrombosieren, ist ein zweiter zentralvenöser Zugang erforderlich. Weniger Komplikationen entstehen bei häufigen, z. B. stündlichen Bolusinjektionen.
*Dosierung von Thiopental:* 10–15 mg/kg in 5–10 Minuten oder Bolus, danach Dauerbehandlung mit 2–4 mg/kg/h, nur unter kontinuierlicher intrazerebraler Druckmessung.
Eine abschließende Bewertung der Stellung der Barbiturate in der Hirnödemtherapie kann wegen der z. T. widersprüchlichen Befunde noch nicht gegeben werden.

### Brain-Protection

Unter Brain-Protection werden die Prophylaxe sekundärer ischämischer Hirnschäden und die Verlängerung der zerebralen Reanimationszeit verstanden. Hirnprotektive Maßnahmen sollen einen Einfluß auf die Hirndurchblutung, den Hirnmetabolismus und den Hirndruck haben.
Durch Herabsetzung des intrakraniellen Drucks (Vasokonstriktion) in gesunden Hirnarealen soll die Durchblutung minderversorgter Gebiete erhöht werden. Dies setzt einen ausreichenden systemischen Blutdruck voraus. Die Unterdrükkung der neuralen Funktionen (induziertes Koma) soll die bedrohliche Diskrepanz zwischen vermindertem $O_2$-Angebot und gesteigertem Stoffwechsel in gefährdeten Hirnregionen vermindern. Die Bildung freier Radikale, die die Zellmembranen und Zellorganellen schädigen können, soll vermindert, der Laktatanstieg in Grenzen gehalten, die Glukoseutilisation verbessert und die kritische Depolarisation und Kalziumanreicherung intrazellulär wie auch die Bildung von Prostaglandinen und Thrombexan A verhindert werden.
Die meisten Veröffentlichungen beziehen sich bislang auf den hirnprotektiven Effekt kurzwirksamer Barbiturate (Thiopental, s. o.) und Etomidate (Hypnomidate®, z. Z. jedoch nicht zur Daueranwendung zugelassen). Auch Phenytoin, Kalziumantagonisten, Xylocain® (bislang nur im Tierexperiment), Hemmstoffe der Prostaglandinsynthese und Naloxon sind tierexperimentell und klinisch untersucht worden. Die Erwartungen an die zerebroprotektive Wirksamkeit, die durch einige sehr positive tierexperimentelle Befunde mit deutlicher Verlängerung der zerebralen Wiederbelebungszeit geweckt wurden, haben sich nicht erfüllt. Vermutlich sind die allgemeinen Maßnahmen, wie sie in Tabelle 26 neben speziellen medikamentösen Verfahren aufgeführt sind, von entscheidender Bedeutung. Nach unserer Meinung darf eine Hirndrucktherapie mit einer der genannten Substanzen, insbesondere mit Thiopental, nur unter gleichzeitig fortlaufender Überwachung des intrakraniellen Drucks und des EEG unter Serumspiegelbestimmung durchgeführt werden. Angestrebt werden Thiopental-Serumspiegel von 40–70 mg/l. Die Thiopental-Dosierung kann in manchen Fällen nach dem Auftreten eines Burst-suppression-Musters (s. S. 60) im EEG gesteuert werden. Dosierung und Applikation von Thiopental siehe Seite 249.
Obwohl z. Z. die Dauertherapie mit Etomidate aufgrund noch nicht vollständig geklärter Nebenwirkungen (NNR-Insuffizienz) nicht zulässig ist, geben wir hier als Alternative zu Thiopental auch die Dosierung für Etomidate an: initiale Bolusinjektion von 1 mg/kg, anschließend Fortsetzung mit 2–3 mg/kg/h.
Die hirnprotektiven Maßnahmen haben die an sie gestellten Erwartungen bislang nicht erfüllen können. Trotzdem sollte man, zusammen mit den in Tabelle 26 aufgeführten allgemeinen Maßnahmen nach schweren Schädel-Hirn-Traumen, bei massivem Hirnödem mit Steigerung des intrakraniellen Drucks und vielleicht auch bei ausgedehnten ischämischen Insulten (sehr früher Beginn der Therapie nach Gefäßverschluß ist erforderlich) diese Therapie weiter erproben.
In der Diskussion ist z. Z. noch, ob eine Barbituráttherapie nur bei erhöhtem zerebralem Blutfluß indiziert ist und bei Hirndruck mit normalem bis niedrigem zerebralem Blutfluß vielleicht sogar kontraindiziert sein könnte. Die intraarterielle Gabe von Kalziumantagonisten könnte hier ein weiteres Therapiekonzept sein.
Verschiedentlich wird auch die Infusion von Piracetam zur „Brain Protection" empfohlen, was angesichts der fehlenden Nebenwirkungen versucht werden kann.

## Beatmung in der neurologischen Intensivtherapie

### Definitionen und Grundlagen

Die künstliche Beatmung mit Respiratoren ersetzt die insuffiziente Spontanatmung eines Patienten durch Anwendung von Überdruck. Bei der konventionellen künstlichen Beatmung ge-

schieht das durch Volumenbewegung mit dem Ziel,
- den Gasaustausch für Sauerstoff und Kohlensäure sicherzustellen und
- die Homöostase des Säure-Basen-Haushaltes zu gewährleisten.

Im einzelnen müssen durch die apparative Beatmung folgende Teile der Lungenfunktion übernommen bzw. unterstützt werden:
- Die Ventilation, das Ein- und Ausatmen des Ventilationsvolumens
- Die Distribution, die möglichst gleichmäßige Verteilung des Ventilationsvolumens auf alle Lungenabschnitte
- Die Diffusion der Atemgase durch die alveolokapilläre Membran. Sauerstoff muß aus der Alveolarluft ins Blut gelangen und Kohlensäure muß aus dem Blut in die Alveolen abgegeben werden
- Die Perfusion, welche das venöse Blut an den Alveolen vorbeileitet und nach dem Gasaustausch als arterialisiertes Blut dem Körperkreislauf wieder zur Verfügung stellt.

Als *kontrollierte Beatmung* bezeichnet man jede Form der künstlichen Beatmung, die das Atemminutenvolumen verabreicht, aber nicht mit dem Patienten synchronisiert ist. Sie erfordert oft, bei neurologischen Patienten aber nicht immer, eine tiefe Sedierung und/oder Muskelrelaxation. Das Ventilationsvolumen wird mit langsam ansteigendem Druck in die Lungen insuffliert und fällt nach Erreichen des Spitzendruckes („peak") auf das endinspiratorische Beatmungsdruckplateau („plateau") ab. Das zeitliche Verhältnis von Inspiration und Exspiration eines Atemzyklus beträgt in der Regel 1:2, kann bei modernen Respiratoren auf 1:3 verkürzt werden, auf 1:1 verlängert oder umgekehrt werden („inversed ratio").

Während der Exspiration kann der Beatmungsdruck Null sein, kann jedoch auch auf einem positiven endexspiratorischen Beatmungsdruck verharren („PEEP").

Die *assistierte Beatmung* stellt eine Form der künstlichen Beatmung dar, welche mit dem Patienten synchronisiert ist und seine spontanen Inspirationsanstrengungen unterstützt. Während der assistierten Beatmung muß auf die Muskelrelaxation ganz und auf Sedierung kann größtenteils verzichtet werden.

Die assistierte Beatmung stellt die erste Form der Entwöhnung vom Respirator dar und leitet zu weiteren Entwöhnungsfunktionen über:
- *IMV (intermittent mandatory ventilation):* Kombination von Spontanatmung mit Beatmungshüben unterschiedlicher Frequenz vom Respirator.
- *Assistierte Spontanatmung:* Jeder Atemzug des intubierten Patienten wird durch den Respirator mit Hilfe eines zusätzlichen Gasflusses unterstützt.
- *CPAB (continuous positive airway breathing):* Spontanatmung am Tubus gegen Überdruck. CPAB stellt die letzte Stufe der Entwöhnung vom Respirator dar. Der Patient ist noch intubiert, mit dem Respirator verbunden, atmet aber vollständig spontan. Der Atemwegdruck ist auf einen positiven, am Respirator gewählten Druck eingestellt.

## Klinik der künstlichen Beatmung

Die Ursachen neurologisch bedingter Ateminsuffizienz können zentral und peripher ausgelöst werden. Ausdruck der Ateminsuffizienz sind Tachypnoe, vermehrte frustrane Atemanstrengungen oder pathologische Atemmuster und Zyanose.

Die Tachypnoe führt zu einer Erhöhung der Totraumventilation. Trotz des durch die hohe Atemfrequenz bedingten großen Atemminutenvolumens gelangt nur ein geringer Anteil der Ventilation in den Alveolarbereich, wo der Gasaustausch stattfindet. Die verminderte alveoläre Ventilation bewirkt die Zyanose.

*Hypoxämie* ist das Leitsymptom aller pulmonalen wie extrapulmonalen Störungen der Atemfunktion, sobald sie ein klinisch relevantes Ausmaß erreicht haben. Die Differentialdiagnose der Hypoxämie geht aus Tabelle 28 hervor.

Nicht selten ist eine neurologisch bedingte Ateminsuffizienz durch vorbestehende Lungenerkrankungen z. B. Emphysem, Asthma bron-

| Störung | Ruhe | | Totraum-vergrößerung | Hyperoxie |
|---|---|---|---|---|
| | $paCO_2$ | $paO_2$ | $paO_2$ | $paO_2$ |
| Alveoläre Hypoventilation | ↑ | ↓ | | ↑ |
| Distributionsstörung | ↔ (↓) | ↓ | ↑ | ↑ |
| Kurzschlußdurchblutung | ↔ (↓) | ↓ | | ↔ (↑) |
| Diffusionsstörung | ↔ (↓) | ↓ | | ↑ |

**Tab. 28 Differentialdiagnose der Hypoxämie.**

- Bewußtlosigkeit mit Hirnstamm-symptomatik
- Pathologische Atemform
- Dyspnoe
- $paO_2$ $<$ 90 mmHg
- $paCO_2$ $>$ 50 mmHg

**Tab. 29 Indikation zur Intubation und künstlichen Beatmung in der neurologischen Intensivmedizin.**

chiale kompliziert. Nach einer Aspiration kann eine Aspirationspneumonie oder ein akutes Atemnotsyndrom (ARDS) entstehen.

Das *ARDS (adult respiratory distress syndrom)* ist die uniforme Antwort des Lungenparenchyms auf eine Vielzahl von Noxen. Erste Anzeichen sind Veränderungen der Blutgase, Hypoxämie und Hypokapnie. Ursachen für diese Veränderungen sind ein erhöhter intrapulmonaler Rechts-Links-Shunt und eine erhöhte Totraumventilation.

Das ARDS stellt immer eine prognostisch ungünstige Komplikation der Grunderkrankung dar und kann nur mit eingreifenden beatmungstechnischen Maßnahmen behoben werden, die ihrerseits einen ungünstigen Einfluß auf den Verlauf der Grunderkrankung nehmen können (vgl. erhöhter intrakranieller Druck).

Wegen der hohen Mortalität des ARDS ist ein aggressives therapeutisches Vorgehen in der Frühphase gerechtfertigt und muß durch eine entsprechende Flüssigkeitsbilanzierung, forcierte Diurese, Verabreichung vom Katecholaminen und hochdosierter Kortisongabe unterstützt werden.

Gerade in der neurologischen Intensivmedizin muß das Absinken des arteriellen Sauerstoffpartialdruckes besonders kritisch beobachtet werden, um frühzeitig eine entsprechende Beatmungstherapie einzuleiten. Die Indikation zur Intubation und künstlichen Beatmung wird großzügig gestellt und geht aus Tabelle 29 hervor.

## Praktische Durchführung der Intubation und Beatmung

Die Intubation wird nach Präoxygenation in Allgemeinanästhesie und Muskelrelaxation vorgenommen, um den Anstieg des Hirndruckes während der Intubation zu vermeiden. Die Lage des Tubus wird auskultatorisch und anschließend durch eine Röntgenaufnahme des Thorax kontrolliert. Als Beatmungsgerät sollte nur ein Volumen-Zeit-gesteuerter Respirator verwendet werden, der die verschiedenen Beatmungsformen ausführen kann. Die Grundeinstellung des Beatmungsgerätes ist in Tabelle 30 wiedergegeben. Die Effektivität der Beatmung muß nach 30 Minuten durch eine arterielle Blutgasanalyse kontrolliert werden.

Die *inspiratorische Sauerstoffkonzentration* in der Einatemluft sollte 50% nicht überschreiten und nach der aktuellen Blutgasanalyse korrigiert werden. Unnötig hohe inspiratorische Sauerstoffkonzentration führt zu einem erhöhten intra-

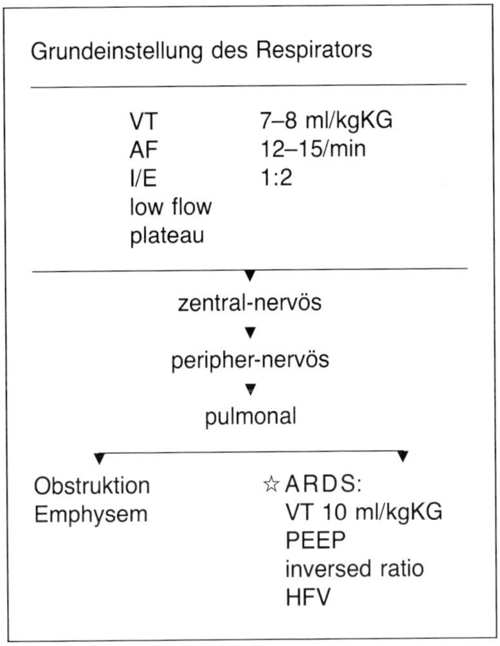


**Tab. 30 Grundeinstellung des Respirators (VT = Atemzugvolumen, AF = Atemfrequenz, I/E = Atemzeitverhältnis, PEEP = positive endexspiratory pressure, HFV = high frequency ventilation).**

pulmonalen Rechts-Links-Shunt mit nachfolgendem Absinken des arteriellen Sauerstoffpartialdruckes, und eine Sauerstoffkonzentration, die über 40% des Inspirationsgemisches beträgt, bewirkt u. U. eine pulmonale Sauerstoffintoxikation. Zur Sedierung der Patienten während der künstlichen Beatmung siehe Seite 259.

In der Phase der Entwöhnung kann auf eine Sedierung gänzlich verzichtet werden. Der Oberkörper sollte erhöht gelagert werden, besonders wenn eine Beatmung mit positivem endexspiratorischem Druck wegen der pulmonalen Situation erforderlich wird (vgl. auch S. 246). Auf die Pflege und Lagerung des kontrolliert beatmeten Patienten ist große Sorgfalt zu verwenden, um Dekubitalulzera zu vermeiden. Sobald es das Grundleiden zuläßt, sollte der Patient 2mal täglich zur Vorbeugung einer hypostatischen Pneumonie in Seitenlage gebracht werden. Abklopfen und Vibrationsmassagen sind sinnvolle unterstützende Maßnahmen.

Große Sorgfalt muß auf Sterilität beim Absaugen des endobronchialen Sekretes verwendet werden, da Patienten unter Kortisonmedikation und Barbiturattherapie besonders infektgefährdet sind.

## Überwachung während der Beatmung

Obligat:
- Beatmungsdruck
- Atemvolumen oder Atemminutenvolumen
- Inspiratorische Sauerstoffkonzentration
- Atemfrequenz
- Endexspiratorische $CO_2$-Konzentration
- Elektrokardiogramm
- Blutgas- und Säure-Basen-Analysen.

Fakultativ:
- Compliance
- Resistance
- Beatmungsmitteldruck.

## Tracheotomie oder Langzeitintubation

In der neurologischen Intensivtherapie stellt sich häufig die Frage nach der Tracheotomie, da das Grundleiden in aller Regel nicht in kurzer Zeit zu beheben ist und Schäden an den Stimmbändern und im subglottischen Raum (Tracheomalazie) befürchtet werden.

## Vorteile der Tracheotomie

- Mundpflege und Bronchialtoilette erleichtert
- Abfluß der Nasennebenhöhlen gewährleistet
- Totraum um 50% gesenkt = Atemarbeit vermindert
- Trachealstenosehäufigkeit gesenkt
- Irritation der Stimmbänder vermieden
- Anfeuchtung der Atemgase verbessert.

**Nachteile der Tracheotomie**

- Offene Wunde, Narbe.

Als Notfallmaßnahme kommt die Tracheotomie nicht in Betracht, hier hat nach wie vor die nasotracheale Intubation ihre Domäne.
In der neurologischen Intensivmedizin hat die Tracheotomie besonders dann ihre Bedeutung, wenn nach langer Krankheit eine Inaktivitätsatrophie der Thoraxmuskeln entstanden ist oder Paresen der Thoraxmuskulatur persistieren. Die Verminderung des Totraumes durch die Tracheotomie senkt die Atemarbeit entscheidend, so daß trotz Muskelschwäche eine frühzeitige Entwöhnung vom Respirator eingeleitet werden kann.

### Entwöhnung vom Respirator

Sobald der Patient kooperativ wird, das Grundleiden weitgehend gebessert ist und die pulmonalen Komplikationen abgeklungen sind, kann mit der Entwöhnung vom Respirator begonnen werden. Sind Atemminutenvolumen, Atemfrequenz und Atemvolumen im Bereich der Norm und beträgt die inspiratorische Sauerstoffkonzentration weniger als 50% kann mit der Spontanatmung am Tubus begonnen werden. Bei ausreichender Spontanatmung über 24 Stunden kann die Extubation versucht werden. Weitere Kriterien zur Extubation nach Langzeitbeatmung in der neurologischen Intensivmedizin gehen aus Tabelle 31 hervor. Ist nach erfolgter Extubation oder Entfernung der Trachealkanüle ein Trinkversuch zufriedenstellend verlaufen, kann das Tracheostoma verschlossen und die Beatmung als erfolgreich abgeschlossen betrachtet werden.

| | |
|---|---|
| – Grundleiden gebessert? | |
| – Beatmungsursache behoben? | |
| – Komplikationen? | |
| – Ausreichende Spontanatmung über 24 h | |
| – Patient ansprechbar, kooperativ | |
| – $paO_2$ | $>$ 90 mmHg |
| – AF | $<$ 25/min |
| – VK | $>$ 10–15 ml/kgKG |
| – Insp. Effort | 20 cm $H_2O$ |

**Tab. 31 Kriterien zur Extubation nach Langzeitbeatmung in der neurologischen Intensivmedizin ($paO_2$ = arterieller Sauerstoffpartialdruck, AF = Atemfrequenz).**

- Wie lange wird eine Nahrungsaufnahme nicht möglich sein?
- Wie schwerwiegend sind das Krankheitsbild und die zu erwartende Katabolie?
- Welchen Ernährungszustand bietet der Patient?
- Liegen bekannte Stoffwechselstörungen und/oder Beeinträchtigungen von Organfunktionen vor?
- Wie hoch ist der Grundumsatz des Patienten?
- Ist der Patient kooperationsbereit?
- Verfüge ich über ein eingearbeitetes Team?
- Ist eine ausreichende technische Ausstattung mit Infusionspumpen, Monitoren und einem Akutlabor vorhanden?
- Ist die nächtliche Überwachung des Patienten gewährleistet?

**Tab. 32 Entscheidungskriterien für eine Ernährungstherapie.**

## Konzepte der klinischen Ernährungstherapie

Die parenterale und enterale Ernährungstherapie hat in den zurückliegenden Jahren in der Intensivmedizin immer größeres Interesse gefunden. In prospektiv-randomisierten Studien gelang es, bei Patienten eine Beziehung zwischen dem Ernährungszustand und dem Krankheitsverlauf herzustellen. So konnten verschiedene Untersuchergruppen unabhängig voneinander für die operative Medizin zeigen, daß eine effiziente Ernährungstherapie die perioperative Morbidität und Mortalität signifikant zu senken vermag.
Die Ernährungstherapie hat sich grundsätzlich an den Erfordernissen des Einzelfalles und nicht

an starren Schemata zu orientieren. Die Antworten auf die nachfolgenden Fragen, die sich zum einen auf den Zustand des Patienten und zum anderen auf die zur Verfügung stehenden Möglichkeiten beziehen, dienen daher als erste Orientierungshilfe (Tab. 32).

Es ist bekannt, daß sich der menschliche Organismus auch an längere Fastenperioden anzupassen vermag. Dies wird durch eine Stoffwechselumstellung erreicht (Hungerstoffwechsel), in der die Energiebereitstellung durch eine verstärkte Lipolyse gewährleistet wird. Gleichzeitig werden die Stickstoffverluste minimiert. Diese Adaptation ist dem Organismus jedoch während des Postaggressionsstoffwechsels, der durch einen erhöhten Energieverbrauch, einen verstärkten Proteinabbau und eine Verwertungsstörung für zugeführte Kohlehydrate gekennzeichnet ist, nicht möglich.

Vor allem der vermehrte Proteinabbau – u. a. werden Aminosäuren verstärkt in die Glukoneogenese eingeschleust – gefährdet den Organismus, da ihm bei länger anhaltender Nahrungskarenz die Bausteine für die notwendige Proteinsynthese fehlen. Bei der Planung einer Ernährungstherapie sind daher der voraussichtliche Zeitraum der Nahrungskarenz und die zu erwartenden Stickstoffverluste unbedingt in die Überlegungen mit einzubeziehen.

Unter Berücksichtigung des Ernährungszustandes kann schließlich eine der weiter unten aufgeführten Therapieformen gewählt werden. Vorbestehende Stoffwechselstörungen und Beeinträchtigungen von Organfunktionen sind bei jeder Ernährungstherapie zu berücksichtigen, erwähnt seien der Diabetes mellitus, Fettstoffwechselstörungen, die Leber- und Niereninsuffizienz.

Der Grundumsatz von Patienten läßt sich anhand von Tabellen errechnen (z. B. Dokumenta Geigy – Wissenschaftliche Tabellen). Schwieriger ist es jedoch, den tatsächlichen Energiebedarf zu ermitteln. Mit neuen Systemen („Metabolic Computer“) kann der Energieverbrauch mittels der indirekten Kalorimetrie (Messung der $O_2$-Aufnahme und der $CO_2$-Abgabe sowie Berechnung des respiratorischen Quotienten) ermittelt werden. Durch ihren Einsatz wird die klinische Ernährungstherapie wesentlich bereichert werden und sich weiter auf das Ziel einer bedarfsorientierten Ernährungstherapie hin entwickeln.

Zur Zeit besteht lediglich die Möglichkeit, den Energieverbrauch abzuschätzen. Dabei gilt allgemein, daß sich durch ein leichtes, mittleres und schweres Krankheitsbild der Energieverbrauch um 20%, 40% bzw. 50% gegenüber dem Grundumsatz erhöht.

Bei der Durchführung einer Ernährungstherapie bedarf es der Kooperation des Patienten. Lehnt der Patient den „Tropf“ ab, wird die Therapie in der überwiegenden Zahl der Fälle scheitern. Dieses gilt vor allem für eine präoperative oder gar eine ambulant durchzuführende Ernährungstherapie.

Schwestern und Pfleger einer Intensivstation übernehmen eine besonders hohe Verantwortung, da letztlich sie es sind, die mit der praktischen Durchführung einer Ernährungstherapie betraut sind. Ein grundlegendes Wissen über die Art und den Inhalt der verwandten Lösungen, über die Grundzüge des Stoffwechsels und die Konzepte der Ernährungsbehandlung sollte vorausgesetzt werden.

Die Durchführung einer Ernährungstherapie wird durch eine adäquate technische Ausstattung, die Infusionspumpen, Monitore und ein Akutlabor umfaßt, wesentlich erleichtert. Infusionspumpen garantieren die Konstanz der Infusionsgeschwindigkeit, die schließlich zu einer entsprechenden Stoffwechselhomöostase führt, Monitore erlauben die Kontrolle von Herz- und Kreislauffunktion bei einer höherkalorischen Ernährung unter Zusatz von Insulin und Kalium. Im Labor müssen sich Glukose- und Elektrolytkonzentrationen im Serum sowie Blutgaswerte jederzeit bestimmen lassen.

Zwischen 6 unterschiedlichen Behandlungsvarianten kann gewählt werden:
- Flüssigkeits- und Elektrolytsubstitution
- Flüssigkeits- und Elektrolytzufuhr mit zusätzlich geringen Kohlehydratmengen
- Hypokalorisch peripher-venöse Ernährung
- Höherkalorische parenterale Ernährung

- Kombinierte parenteral/enterale Ernährungstherapie
- Ausschließlich enterale Ernährung.

Zwischen zwei grundsätzlichen Zielen muß bei jeder Ernährungstherapie unterschieden werden: zum einen dem Ausgleich der Stickstoffverluste und zum anderen der Deckung des Energiebedarfs.
Mit einer reinen Flüssigkeits- und Elektrolytzufuhr können beide Ziele nicht erreicht werden. Diese Therapie gewährleistet lediglich die Homöostase im Wasser- und Elektrolythaushalt. Dagegen führt bereits die Gabe von Kohlehydraten in Höhe des täglichen basalen Bedarfes (ca. 150 g) zu einer signifikanten Verbesserung der Stickstoffbilanz um ca. 20% gegenüber einer reinen Wasser- und Elektrolytzufuhr. Diese Therapieform kann daher durchaus bei einer nur einige Tage (bis ca. 4 Tage) andauernden Nahrungskarenz und einem guten Ernährungszustand des Patienten zur Anwendung gelangen.
Die peripher-venöse Ernährung mit Komplettlösungen, eine höherkalorische parenterale und eine kombinierte parenteral/enterale Ernährung führen dagegen zu wesentlichen Verbesserungen der Stickstoffbilanz, und zudem kommt es unter der parenteralen und kombinierten parenteral/enteralen Ernährungstherapie auch zu einem Ausgleich der Energiebilanz. Daher sollen diese 3 Therapieformen ausführlicher besprochen werden.

## Peripher-venöse hypokalorische Ernährung

Die peripher-venöse Ernährung erfreut sich seit einigen Jahren einer zunehmenden Beliebtheit. Dies liegt neben der Entwicklung neuer Lösungen und der guten theoretischen Bearbeitung des Konzeptes auch an einer offensiven Propagierung dieser Therapieform durch die Hersteller. An Nährstoffen werden bei der hypokalorischen Ernährung Kohlehydrate in Höhe des täglichen Bedarfes (ca. 150 g) und Aminosäuren in einer Menge von ca. 1,0 g/kgKG/d zugeführt (Tab. 33).

| | |
|---|---|
| Kohlehydrate | 100– 200 g |
| Aminosäuren | 50– 75 g |
| Natrium | 120– 240 mmol |
| Kalium | 40– 90 mmol |
| Osmolarität | 600–1000 mosmol/l |
| Infusionsvolumen | 2000–3000 ml |

**Tab. 33 Peripher-venöse Ernährung: tägliche Nährstoff- und Elektrolytzufuhr.**

| Osmolarität: | Geeignet für: |
|---|---|
| 300 mosmol/l: | Jede Vene |
| 800 mosmol/l: | Größere periphere Venen |
| 1000 mosmol/l: | Große periphere Venen (Unterarm, Ellenbeuge) |
| ⩾1000 mosmol/l: | Zentrales Venensystem |

**Tab. 34 Lokale Verträglichkeit von Infusionslösungen.**

Je nach Nährstoffinhalt und Elektrolytzusätzen liegen die Osmolaritäten der Lösungen zwischen 600 und 1000 mosmol/l. Die normale Serumosmolarität beträgt ca. 300 mosmol/l. Bis zu einer Osmolarität von 800 mosmol/l können die Lösungen als gut peripher-venös verträglich angesehen werden (Tab. 34). Vorsicht geboten ist bei der Zugabe von Elektrolytkonzentraten, da die Moleküle in dissoziierter Form vorliegen, so daß z. B. der Zusatz von 20 mmol Kaliumchlorid in einem Liter Infusionslösung die Osmolarität dieser Lösung um 40 mosmol/l erhöht (Tab. 35).
Bei einer peripher-venösen Ernährungstherapie* wird trotz der geringen Kohlehydrat- und Kalorienzufuhr ein hoher stickstoffsparender Effekt erzielt, der sich in signifikant verbesserten *Stickstoffbilanzen* ausdrückt. Die Größenordnung der Stickstoffbilanzverbesserung liegt bei einer täg-

* z. B. Periplasmal®, B. Braun, Melsungen
PE 900 pfrimmer, Pfrimmer & Co., Erlangen
AKE 1100, Fresenius AG, Bad Homburg

| Infusionslösung | | Osmolarität |
|---|---|---|
| Vollelektrolytlösung | | 300 mosmol/l |
| Glukose | 5% | 280 mosmol/l |
| Glukose | 10% | 560 mosmol/l |
| Glukose | 20% | 1120 mosmol/l |
| AS 10% + | 10% KH | 1600 mosmol/l |
| Fett | 10% o. 20% | 320 mosmol/l |

**Tab. 35 Osmolaritäten verschiedener Infusionslösungen (AS = Aminosäuren, KH = Kohlehydrate).**

| | |
|---|---|
| Kohlehydrate | 4,2 kcal/g |
| Aminosäuren | 4,2 kcal/g |
| Fette | 9,3 kcal/g |

**Tab. 36 Brennwerte der Nährstoffe.**

| | |
|---|---|
| Kohlehydrate (Glukose) | bis 7,0 g |
| Aminosäuren* | 1,0–2,0 g |
| Fette** | 0,5–2,0 g |
| Natrium | 2,0–4,0 mmol |
| Kalium | 1,0–2,0 mmol |
| Energie | 30 –40 kcal |
| Flüssigkeit | 30 –40 ml |
| Vitamine | |
| Spurenelemente | |

Zum Beispiel:
* Aminoplasmal®, B. Braun, Melsungen
Aminosteril®, Fresenius, Bad Homburg
Aminofusin®, Pfrimmer, Erlangen
Aminomel®, Salvia, Mannheim
** Intralipid®, Kabi Vitrum/Pfrimmer, Stockholm
Lipofundin S®, B. Braun, Melsungen

**Tab. 37 Dosierungsempfehlungen für die komplette parenterale Ernährung beim Erwachsenen pro kgKG und Tag.**

lichen Gabe von ca. 100–200 g Kohlehydraten und 1,0 g Aminosäuren/kgKG bei ca. 60%, verglichen mit einer ausschließlichen Kohlehydratzufuhr.

Die unter dieser Therapieform ausgeglichenen Glukose- und Elektrolytkonzentrationen im Serum werden ebenfalls als sehr vorteilhaft angesehen, so daß sich die peripher-venöse Ernährung vor allem im Rahmen einer standardisierten Infusionstherapie bewährt hat. Nachteilig ist aber, daß ein hohes *Energiebilanzdefizit* eingegangen wird, da in 3 l Flüssigkeit nur ca. 400–800 Kalorien in Form von Kohlehydraten zugeführt werden (Tab. 36). Zu beachten sind auch die erheblichen Kosten der Lösungen, die auf den hohen Aminosäuregehalt zurückzuführen sind. Eine Kosten-Nutzen-Abwägung dieser Therapieform erscheint daher geboten.

## Komplette parenterale und kombinierte parenteral/enterale Ernährungstherapie

Trotz aller Fortschritte in der enteralen Ernährung hat die komplette parenterale Nährstoffzufuhr ihren festen Stellenwert in der klinischen Medizin gewahrt. Ihre Effizienz ist hervorragend belegt, man denke an die Langzeiternährung über Monate und Jahre nach ausgedehnten Darmresektionen, an die Behandlung nach schweren Verbrennungen und Polytraumata. Nachfolgend sollen daher nur einige Hinweise zur praktischen Durchführung einer derartigen Therapieform gegeben werden.

Zu einer kompletten parenteralen Nährstoffzufuhr gehören Kohlehydrate, Aminosäuren, Fette, Elektrolyte, Vitamine und Spurenelemente. Hauptkalorienträger sind die Kohlehydrate, entweder als Glukose allein oder in Kombination mit Fruktose und Xylit. Eine Kohlehydratzufuhr von 400–500 g/d sollte beim Erwachsenen allerdings nicht ohne weiteres überschritten werden, da unter einer so hohen Kohlehydratgabe respiratorische Quotienten von über 1,0, die als Ausdruck einer Nettotriglyzeridsynthese angesehen werden, beobachtet wurden (Tab. 37).

Als *Kohlehydrat* geben wir der Glukose den Vorzug gegenüber den Nicht-Glukose-Kohlehydraten (Fruktose, Sorbit und Xylit), da Glukose das physiologische Nährsubstrat darstellt, dessen Konzentration im Blut und Harn leicht bestimmt werden kann.

*Fette* bilden den zweitwichtigsten Energieträger; Linolsäure ist zudem eine essentielle Fettsäure. Die z. Zt. verfügbaren Fettemulsionen mit langkettigen Triglyzeriden können als sehr gut verträglich angesehen werden. Ihre Metabolisierung wurde in zahlreichen Studien eindeutig belegt. Fettemulsionen besitzen einen hohen Energiegehalt bei gleichzeitig niedriger Osmolarität (ca. 300 mosmol/l). Die Dosierung für Fette beträgt 0,5–2,0 g/kgK/d. Bei einer längerfristigen Ernährung sollten ca. 30–50% der Gesamtkalorien in Form von Fettemulsionen gegeben werden.
An Laborkontrollen empfiehlt sich vor der Gabe von Fettemulsionen die Bestimmung der Glukose- und Triglyzeridkonzentration im Serum. Die Triglyzeride sollten unter laufender Gabe von Fetten täglich überprüft werden. Als Obergrenze gilt uns eine Konzentration von 3 mmol/l. Als Kontraindikationen zur parenteralen Fettgabe werden das akute Leberversagen, Schock, Sepsis, ein dekompensierter Diabetes mellitus, eine akute nekrotisierende Pankreatitis und primäre Fettstoffwechselstörungen angesehen.

*Aminosäuren* werden gewöhnlich mit 1,0–2,0 g/kgKG/d dosiert. Klinisch relevante Unterschiede konnten zwischen den Standardaminosäurenlösungen der namhaften Hersteller, trotz teilweise erheblicher Unterschiede der Aminosäurenmuster, nicht nachgewiesen werden. Offensichtlich verfügt die Leber bei intakter Organfunktion über eine ausreichend große Regulationskapazität. Dennoch wird sehr intensiv an Aminosäurenlösungen für die Therapie spezieller Stoffwechselsituationen (Leberkoma, Sepsis, Nierenversagen, posttraumatischer Stoffwechsel) gearbeitet. Um dazu allgemeingültige Empfehlungen geben zu können, liegen jedoch entsprechende Studien noch nicht in ausreichender Zahl vor. Für die komplette parenterale Ernährung verwenden wir daher handelsübliche 10%ige Aminosäurenlösungen ohne Zusatz von Kohlehydraten.

| | |
|---|---|
| Ascorbinsäure | 0,50 mg |
| Biotin | 5,00 µg |
| Cyanocobalamin | 0,03 µg |
| Ergocalciferol | 0,04 µg |
| Folsäure | 3,00 µg |
| Nicotinamid | 0,20 mg |
| Pantothensäure | 0,20 mg |
| Phytylmenachion | 2,00 µg |
| Pyridoxin | 0,03 mg |
| Retinol | 10,00 µg |
| Riboflavin | 0,03 mg |
| Thiamin | 0,02 mg |
| α-Tocopherol | 1,50 mg |

**Tab. 38 Empfehlungen zur Substitution von Vitaminen bei totaler parenteraler Ernährung (nach *Wretling*). Menge jeweils pro kgKG und Tag.**

| | |
|---|---|
| Eisen | 1,0 –2,0 mg |
| Zink | 1,0 –2,5 mg |
| Kupfer | 0,24–0,5 mg |
| Chrom | ? |
| Selen | ? |
| Mangan | ? |
| Molybdän | ? |

**Tab. 39 Empfehlungen zur Substitution von Spurenelementen bei totaler parenteraler Ernährung (nach *Jeejeebhoy*). Menge jeweils pro Tag.**

Zur Substitution von Vitaminen und Spurenelementen siehe Tabelle 38 und 39.
Bei der kompletten parenteralen Ernährungstherapie hat sich ein stufenweiser Aufbau der Nährstoffzufuhr über mehrere Tage bewährt. Individuelle Stoffwechselreaktionen können somit beobachtet und in die Planung der Ernährungstherapie einbezogen werden.
Die Infusion der Nährlösungen sollte grundsätzlich über Infusionspumpen erfolgen, entweder als Parallelinfusionen oder aus einem vorbereiteten Mischbeutel. Die Infusionsgeschwindigkeit wird in unserer Abteilung in ml/h vorgegeben, um eine konstante Nährstoffzufuhr pro Zeit und damit ein dauerhaftes Stoffwechselgleichge-

wicht zu erreichen. Ist der Flüssigkeitsbedarf höher als erwartet, sollte dieser in Form von Elektrolyt- oder Kohlehydratlösungen geringer Konzentration gedeckt werden.
Eine genaue Dokumentation der täglich infundierten Nährstoffe ist obligat. Sie erzieht zur kritischen Auseinandersetzung mit dem jeweiligen Ernährungsregime und erleichtert noch unerfahrenen Mitarbeitern das Erfassen der Ernährungspläne (Tab. 40).

Die komplette parenterale Ernährung ist eine aufwendige und teure Therapieform. Sie sollte Patienten mit einem bestehenden Ernährungsmangel, einer längerfristigen Nahrungskarenz und einer zu erwartenden erheblichen Katabolie vorbehalten bleiben. So früh wie möglich ist daher eine Kombination mit einer enteralen Ernährungsform anzustreben.
Hierzu bieten sich chemisch definierte Diäten und die neuentwickelten Oligopeptiddiäten an (Beispiel: Peptisorb®, Salvipeptid®), die ein Gemisch aus Aminosäuren und Peptiden enthalten und bei niedriger Osmolarität zu einer schnellen Resorption der zugeführten Nährstoffe führen. Da diese Diätetika zu ihrer vollständigen Resorption nur auf die Funktion des oberen Dünndarms angewiesen sind, können sie auch bei nicht völlig intakter intestinaler Funktion eingesetzt werden und erweitern damit das Spektrum der enteralen Ernährungstherapie wesentlich. Ihr früher Einsatz ergänzt eine komplette parenterale Ernährung und führt schließlich in der Mehrzahl langfristig zu ernährender Patienten zu einer, wenn nicht ausschließlichen, so doch überwiegend enteralen Nährstoffzufuhr.

| | | | | |
|---|---|---|---|---|
| Glukose | 20% | 1000 ml | | |
| Aminosäuren | 10% | 1000 ml | | |
| Fett | 10% | 500 ml | | |
| Dosierung: | | 104 ml/h | | |
| Zusätzlich Sondenkost*: ½ Beutel à 150 ml (Magensonde) um 10–16–22–4 Uhr | | | | |
| **Nährstoffe: parenteral/enteral** | | | | |
| Kohlehydrate | 200 g + | 120 g = | 1344 kcal | |
| Aminosäuren | 100 g + | 30 g = | 546 kcal | |
| Fette | 50 g + | 9 g = | 548 kcal | |
| | | Kalorien: | 2438 kcal | |
| | | Flüssigkeitsmenge: | 3100 ml | |

* z. B.: Peptisorb®

**Tab. 40 Dokumentation einer Ernährungstherapie (kombiniert parenteral/enteral).**

## Sedierung, Schmerzbehandlung und Behandlung vegetativer Krisen

Für die Durchführung der Sedierung und der Schmerzbehandlung auf neurologischen Intensivstationen gilt, daß die Therapie frühzeitig begonnen und ausreichend hoch dosiert werden muß. Eine Sedierung ohne gleichzeitige Schmerztherapie kommt nur in Ausnahmefällen (z. B. Delirbehandlung) in Frage. Ansonsten wird man, wenn Sedierung erwünscht ist, stark sedierende Pharmaka mit analgetisch wirksamen Substanzen kombinieren. Stehen Schmerzen im Vordergrund, wird man zu starken Schmerzmitteln mit z. T. auch sedierender Wirkung (z. B. Opiate und synthetische Morphinabkömmlinge) oder zu starken Schmerzmitteln in Kombination mit sedierenden Substanzen greifen.

### Sedierung

Zur Sedierung benutzen wir in erster Linie Diazepam (Valium® Roche) oder chemisch verwandte Substanzen wie z. B. Flunitrazepam (Rohypnol®) oder Midacolam (Dormicum® Roche). Für die Behandlung auf der Intensivstation

**Diazepamabkömmlinge**
Diazepam: Valium®
Ampullen à 10 mg
10–20 mg i.v. Bolusinjektion

Midazolam: Dormicum®
Ampullen à 5 mg (1 ml) und Ampullen à 15 mg (3 ml)
7,5–15 mg i.v. Bolusinjektion (1 Ampulle auf 10 ml NaCl, fraktionierte Gabe, nicht zur Dauertherapie)

Flunitrazepam: Rohypnol®
Ampullen à 2 mg
1–2 Ampullen i.v. Bolusinjektion
4 Ampullen in NaCl auf 24 ml, Perfusor, 1–4 ml/h
Höchstdosis etwa 32 mg/d

**Neuroleptika**
Promethazin: Atosil®
Ampullen à 25 mg
25 mg i.v. langsame Bolusinjektion
4 Ampullen mit NaCl auf 24 ml, Perfusor, 1–2 ml/h

Laevomepromazin: Neurocil®
Ampullen à 50 mg
25 mg i.v. langsame Bolusinjektion
4 Ampullen mit NaCl auf 24 ml, Perfusor, 2–4 ml/h

**Analgetika**
Tramadol: Tramal®
Ampullen à 50 mg; 25–75 mg i.v. Bolusinjektion

Buprenorphin: Temgesic®
Ampullen à 0,3 mg
0,15 mg i.v. Bolusinjektion
6 Ampullen auf 24 ml, Perfusor, 1–2 ml/h

Fentanyl: Fentanyl®-Janssen
Ampullen à 0,1 mg = 2 ml
Ampullen à 0,5 mg = 10 ml
Initialdosis 0,3–0,7 mg; Perfusor 1 mg/h

**Tab. 41 Medikamente zur Sedierung und Schmerzbehandlung.**

wählen wir die intravenöse Gabe in Form von Bolusinjektionen oder als Dauerinfusion über Perfusor (Tab. 41). Bei Hirnstammerkrankungen muß mit paradoxen Wirkungen, starker Atemsuppression oder auch klinischer Unwirksamkeit gerechnet werden. Oft kann selbst mit sehr hohen Dosen von Sedativa, auch in Kombination, keine wesentliche Sedierung erzielt werden. Dies gilt z. B. für das Locked-in-Syndrom bei Basilaristhrombose. Bei Diazepamabkömmlingen beobachtet man bei Patienten mit Hirnstammerkrankungen oft nach wenigen Tagen eine erhebliche Toleranzentwicklung, die eine ein- oder mehrtägige Umstellung auf andere Substanzen erforderlich macht. Danach kann wieder mit einer Wirksamkeit der Diazepamabkömmlinge gerechnet werden.
Als Alternative oder in Kombination zur Diazepamtherapie kommen niederpotente Neuroleptika wie Promethazin (Atosil®) oder Laevomepromazin (Neurocil®) intramuskulär, langsam intravenös oder über Perfusor in Frage. Bei psychotischen Patienten oder bei deliranten Patienten kann Haldol®-Janssen eingesetzt werden, dessen sedierende Komponente deutlich geringer ist als bei den niederpotenten Neuroleptika. Neuroleptika können auch in der Schmerztherapie mit stark wirksamen Schmerzmitteln (z. B. Opiatabkömmlingen) kombiniert werden.

## Schmerzbehandlung

Stehen Schmerzen im Vordergrund, wählen wir die Gabe von stark sedierend wirkenden Analgetika. Gute Erfahrungen haben wir mit Buprenorphin (Temgesic®) in Einzeldosen (Dosierung s. Tab. 41) gemacht. Die Einzelgabe als Bolus sollte ½ Ampulle nicht überschreiten, da bei höheren Dosen ein atemdepressiver Effekt bis zum Atemstillstand möglich ist. Fentanyl (Fentanyl®-Janssen) wird zu Beginn langsam i. v. gegeben, anschließend erfolgt die Weitergabe in einer Dosierung von 0,05–0,1 mg/h über Perfusor. Bei Gabe von Fentanyl immer gleichzeitige oder alternierende Gabe von Sedativa. Eine fixe Kombination von Fentanyl mit Dihydrobenzperidol (Thalamonal®) ist im Handel.

Mit Hilfe von Tramadol (Tramal®) in Einzelgaben, in Ausnahmefällen auch oral, kann ebenfalls eine gute Schmerzbehandlung erreicht werden. Als adjuvante sedierende Medikamente stehen wieder Abkömmlinge von Diazepam und niederpotente Neuroleptika zur Verfügung. Gelingt es mit den angegebenen Medikamenten auch in hoher Dosis nicht, eine ausreichende Sedierung oder Schmerzbehandlung zu erzielen, kann die Gabe von kurzwirksamen Barbituraten sinnvoll sein (vgl. S. 249).
Bei Patienten, die für längere Zeit auf der Intensivstation behandelt werden, muß für einen physiologischen Schlafrhythmus gesorgt werden, der auf Intensivstationen spontan kaum möglich ist. Hier empfehlen sich schlafanstoßende Antidepressiva oder Neuroleptika, Tranquilizer halten wir für die *Dauerbehandlung* wegen der Gewöhnungsgefahr für kontraindiziert.

### Behandlung vegetativer Krisen

Vegetative Krisen äußern sich als Entgleisung von Blutdruck (Hypertonie), Herzfrequenz (Tachykardie) und als Temperaturregulationsstörungen (zentrale Hyperthermie).

*Hypertonie* und *Tachykardien* können mit i.v. applizierbaren, kurz wirksamen und somit gut steuerbaren Medikamenten behandelt werden.
- Kalziumantagonisten: Verapamil (Isoptin®), Nifedipin (Adalat®).
- Betablocker: Propranolol (Dociton®), Atenolol (Tenormin®).

Eine ausreichende Sedierung ist die Basis für eine erfolgreiche Therapie der vegetativen Krise. In manchen Fällen wird eine „neurovegetative Blockierung“ (s. u.) erforderlich.

Die *Hyperthermie* wird nach folgendem Stufenplan behandelt:
1. Symptomatische Maßnahmen:
   Kühlelemente, Wadenwickel.
2. Medikamentöse Therapie:
   ben-u-ron® (Paracetamol) Suppositorien 1000 mg.
   Novalgin® (Metamizol) 2 ml in bis zu 4stündlichen Abständen. Metamizol erst nach erfolgloser Therapie mit Paracetamol einsetzen (cave: Kreislaufdepression).
3. „Neurovegetative Blockierung“:
   Hochdosierte Gabe von niederpotenten Neuroleptika (Prometazon, Levomepromazin, auch in Kombination [s. Kapitel Sedierung und Schmerz]).
   Dehydrobenzperidol® (Droperidol) initial 12,5–25 mg i.v., Erhaltungsdosis 5–10 mg i.v. alle 4 Stunden.
   „Lytischer Cocktail“ (200 mg Dolantin® + 100 mg Prometazon + 1,2 mg Hydergin®, 1 ml ½- bis 2stündlich i.v.).
4. „Kühlzelt“ nur nach Ausschöpfung der Therapie 1–3.

## Immunsuppression

Eine Reihe neurologischer Krankheitsbilder hat ihre Ursache in einer Störung des Immunsystems. Dabei spielen die Entwicklung von Autoantikörpern (z. B. bei Myasthenia gravis, s. S. 150, Dermatomyositis, s. S. 159, und bei der zerebralen Form des Lupus erythemathodes disseminatus, s. S. 91) und die Ablagerung von Immunkomplexen (verschiedene Formen der Vaskulitiden und Polyneuropathien) eine wesentliche Rolle. Hieraus erklärt sich auch das therapeutische Konzept der Immunsuppression, treffender auch *Immunmodulation* genannt, bei dem durch einen medikamentösen Eingriff das gestörte Gleichgewicht des Immunsystems durch Immunsuppression bzw. Immunstimulation wiederhergestellt werden soll.

### Kortikosteroide

Die Basis der Immunsuppression besteht in der Gabe von Kortikosteroiden, wobei bei akuten Krankheitsbildern meist eine Dosis von 1 mg Prednisolon/kgKG als Einstiegsdosis gewählt wird. Je nach klinischem Verlauf wird die Dosis dann rasch (Dosishalbierung jede Woche) oder verzögert (wöchentliche Reduktion um 10 mg) abgebaut, so daß nach einigen Wochen auf die Steroiderhaltungsdosis von 5–10 mg Prednisolon bzw. auf eine alternierende Dosierung von 10–15 mg Prednisolon jeden 2. Tag übergegangen werden kann. Die hohen Initialdosen werden auf morgendliche und abendliche Gaben verteilt, die Erhaltungsdosis wird einmal morgens gegeben. Als Magenulkusprophylaxe hat sich die Gabe von Antazida jeweils eine Stunde nach jeder Mahlzeit während der Dauer der Steroidmedikation bewährt. Wegen der diabetogenen Wirkung der Steroide auf den Kohlehydratstoffwechsel sind regelmäßige Blutzuckerkontrollen angezeigt, gelegentlich ist eine vorübergehende Insulinapplikation notwendig.

### Immunsuppressiva

Reicht der immunsuppressive Effekt der Kortikosteroide nicht aus, so muß zusätzlich auf Immunsuppressiva im engeren Sinne übergegangen werden. Dazu zählen das Azathioprin (Imurek®) und das Zytostatikum Cyclophosphamid (Endoxan®), wobei letzteres durch einen rascheren Wirkungseintritt, aber auch durch eine höhere Nebenwirkungsquote gekennzeichnet ist. Die Dosierung liegt für beide Substanzen bei 2–3 mg/kgKG. Wegen ihrer teratogenen Wirkung ist auf eine sichere Antikonzeption hinzuweisen, weiterhin ist die mutagene Wirkung bei der Dauertherapie zu beachten. Die wichtigste Nebenwirkung liegt jedoch in der myelosuppressiven Wirkung dieser Substanzen (Leukozytopenie!). Gelegentlich beobachtet man eine schleichende Ausbildung einer makrozytären Anämie bzw. einer Thrombozytopenie. Bei der unbedachten Kombination mit Allopurinol (z. B. Zyloric®) kann es zu schweren Knochenmarksaplasien mit septischem Krankheitsbild kommen. Ist während der Imurek®-Behandlung die Allopurinol-Gabe notwendig, so muß die Azathioprin-Dosis auf 1 Drittel der Ausgangsdosierung reduziert werden. Während der gesamten Zeit der medikamentösen Immunsuppression sind regelmäßige Blutbildkontrollen notwendig.

Ein neuer Aspekt der Immunmodulation ist in den letzten Jahren durch die Entwicklung des Cyclosporin A (Sandimmun®) hinzugekommen, das ausschließlich an den T-Lymphozyten angreift. Ein knochenmarktoxischer Effekt ist bei dieser Substanz nicht zu erwarten, dagegen besitzt es eine Nephrotoxizität, so daß regelmäßige Blutspiegelkontrollen notwendig sind. Ausgehend von den überraschend günstigen Ergebnissen mit dieser Substanz bei Nieren- und Knochenmarktransplantationen sind in den letzten Jahren auch Studien bei verschiedenen Immunkrankheiten angelaufen. Zur Zeit kann jedoch noch kein sicheres Urteil zur Bedeutung des Cyclosporin A bei diesen Indikationen angegeben werden.

### Plasmapherese (Plasmaaustauschbehandlung)

Aufgrund des rasch einsetzenden immunsuppressiven Effektes hat die Plasmapherese für die Akutbehandlung bestimmter Immunkrankheiten inzwischen einen festen Platz eingenommen. Die immunologische Basis der Plasmapheresebehandlung beruht auf der Entfernung zirkulierender Autoantikörper sowie möglicherweise auch anderer immunmodulatorischer Substanzen, wie z. B. Immunkomplexen, Komplementfaktoren und Gerinnungsfaktoren, wobei dieses Verfahren meist zusätzlich zu einer medikamentösen Immunsuppression durchgeführt wird.
Die praktische Durchführung basiert auf der Etablierung eines extrakorporalen Kreislaufs, wobei das Blut über einen weitlumigen Katheter (Shaldon-Katheter) aus der Vena subclavia oder der Vena jugularis interna entnommen und in eine periphere Vene wieder zurückgegeben wird, bei günstigen Venenverhältnissen ist die Entnahme und Rückgabe des Blutes über 2 in beide Kubitalvenen eingelegte Dialysekanülen vorzuziehen.
Die Auftrennung des Blutes in die korpuskulären Elemente und in das Plasma mit nachfolgender Abtrennung und Austausch des Plasma kann grundsätzlich auf 2 verschiedenen Wegen erreicht werden: Entweder durch Auftrennung des

Blutes im Schwerefeld mit Hilfe einer Blutzellzentrifuge oder mittels Filtration des Plasmas über hochpermeable Membranen (Membranplasmaseparation), die die Passage selbst hochmolekularer Plasmaproteine gewährleisten, jedoch alle korpuskulären Blutbestandteile zurückhalten. Das so gewonnene Plasma wird verworfen und durch eine Humanalbuminlösung ersetzt.
In der Neurologie hat sich die Plasmapheresebehandlung bei fortgeschrittenen Stadien der Myasthenia gravis (s. S. 150) bewährt, wobei häufig der Übergang in das beatmungspflichtige Stadium verhindert bzw. bei schon eingetretener Beatmungsnotwendigkeit diese Phase deutlich verkürzt werden kann. Die Bedeutung der Plasmapheresebehandlung beim akuten und chronischen Guillain-Barré-Syndrom kann zur Zeit noch nicht eindeutig beurteilt werden. Ein Therapieversuch in der Phase noch zunehmender Paresen erscheint jedoch sinnvoll, wohingegen nach Überschreiten des Lähmungsmaximums von dieser Behandlungsform abgesehen werden sollte. Über die Wertigkeit der Plasmapheresebehandlung bei der Dermatomyositis (s. S. 159) sind die Ansichten geteilt. Wir beschränken uns zur Zeit auf eine medikamentöse Immunsuppression. Therapieversuche mit der Plasmaaustauschbehandlung bei der Multiplen Sklerose haben sich bisher in verschiedenen Studien nicht als wirksam erwiesen.
Eine weitere Indikation für die Plasmaaustauschbehandlung ist die rasche und effektive Verminderung der Plasmaviskosität bei Hyperviskositätssyndromen, meist ausgelöst durch Paraproteinämien (s. S. 242).
Komplikationen der Plasmapheresebehandlung können durch die unselektive Entfernung aller Immunglobuline neben der angestrebten Eliminierung der Autoantikörper bzw. der Paraproteine zustande kommen. Durch wiederholte Plasmaaustauschbehandlung wird bei den so behandelten Patienten zusätzlich zu ihrer krankheitsbedingten bzw. medikamentös induzierten Immunkompromittierung noch ein Antikörpermangelsyndrom induziert, das ein sorgfältiges, aseptisches Vorgehen während der Plasmapherese sowie eine gewissenhafte Katheterpflege bzw. nach Möglichkeit das Vermeiden von Verweilkathetern erforderlich macht. Eine prophylaktische Gabe von Antibiotika bzw. Immunglobulinen ist nicht sinnvoll.

# Systemische Antikoagulation und Thromboseprophylaxe

Antikoagulantien hemmen die Fibrinbildung und damit das Wachstum fibrinhaltiger Thromben und können so eine Thromboembolie verhindern. 2 Substanzgruppen stehen zur Verfügung:
- Heparin
- Kumarinderivate.

Beide Substanzgruppen unterscheiden sich aufgrund ihrer Eigenschaften und Wirkungsweise, so daß eine differenzierte Indikationsstellung erforderlich ist. Bei der Antikoagulantientherapie unterscheidet man grundsätzlich zwischen Kurzzeittherapie (Dauer der stationären Behandlung) und Langzeittherapie (unter Umständen lebenslang). Die Wahl des adäquaten Antikoagulans hängt im Einzelfall von der Art und dem Ausmaß der zugrundeliegenden Erkrankung, von weiteren klinischen Gegebenheiten sowie von der Wirkungsweise und den unerwünschten Wirkungen der einzelnen Antikoagulantien ab.

## Heparin

### Pharmakologische Eigenschaften

Heparin benötigt für die Hemmung der aktivierten Gerinnungsfaktoren den Kofaktor Antithrombin III in ausreichender Konzentration. Er steht gewöhnlich im Überschuß zur Verfügung, kann aber unter pathologischen Bedingungen so stark absinken, daß ein thrombosebegünstigendes Mißverhältnis entsteht. In diesen Fällen muß Antithrombin III (z. B. Kybernin®) substituiert werden, um eine ausreichende Heparinwirkung zu erzielen.

Da es sich beim Heparin um ein biologisches Ausgangsmaterial handelt, kann nur eine biologische Standardisierung erfolgen. Darum sollten grundsätzlich Dosierungsangaben nur in I. E. erfolgen, wobei 1 I. E. oder auch 1 USP-Einheit etwa $\frac{1}{130}$ mg Heparin entspricht. Heparine werden aus dem Magen-Darm-Trakt nicht unzerstört resorbiert und müssen daher parenteral zugeführt werden. Die Halbwertszeit in der Zirkulation beträgt etwa 60 min, die Elimination erfolgt teils unverändert mit dem Urin, teils durch enzymatischen Abbau.

**Indikationen**

- Initialbehandlung thromboembolischer Erkrankungen zur Erreichung einer raschen Gerinnungshemmung (z. B. Becken- oder Beinvenenthrombosen, Lungenembolie, Myokardinfarkt und akuter embolischer oder thrombotischer Gliedmaßenarterienverschluß), sofern nicht chirurgische Maßnahmen oder der Fibrinolysetherapie der Vorzug gegeben werden muß.
- Nach thrombolytischer Therapie, vor Übergang auf oral wirksame Antikoagulantien
- Prophylaxe und Therapie der Verbrauchskoagulopathie
- Langzeittherapie während Gravidität und Laktation
- Zeitlich begrenzte Gerinnungshemmung bei extrakorporalem Kreislauf (Herzoperationen, Hämodialyse, Plasmapherese)
- Prä- und postoperative Thromboseprophylaxe (Low-dose-Therapie)
- Kurzzeitprophylaxe in der inneren Medizin und Neurologie (schockgefährdete Patienten, Patienten mit Coma diabeticum, Herzinsuffizienz, mit thromboembolischen Erkrankungen, zerebralem Insult, Adipositas, Polyglobulie, Thrombozytosen, diuretischer Behandlung).

**Dosierung und Behandlungsdauer**

Für den therapeutischen Einsatz eignet sich zur Erhaltung eines gleichmäßigen Wirkspiegels am besten die i.v.-Dauertropfinfusion. Bei frischer tiefer Becken- bzw. Beinvenenthrombose bzw. Lungenembolie sollte zunächst eine Bolusinjektion von 5000 USP-Einheiten Heparin i.v. (z. B. Liquemin®, Thrombophob®) verabreicht werden. Anschließend folgt eine Dauertropfinfusion von 1000–1500 USP-Einheiten/h. Bei blutungsgefährdeten Risikopatienten erniedrigte Dosis: Bolus 2000–4000 USP-Einheiten mit nachfolgender Infusion von 15000–20000 USP-Einheiten/d. Die Therapiedauer beträgt 3–10 Tage in Abhängigkeit von der Grunderkrankung und der klinischen Besserung, bevor mit einer überlappenden Umstellung auf orale Antikoagulantien begonnen wird. Dabei wird das Heparin erst abgesetzt, wenn innerhalb von 3–5 Tagen die volle Wirkung des oralen Antikoagulans vorhanden ist.
Bei Verdacht oder sicherem Vorliegen einer Verbrauchskoagulopathie empfiehlt sich die Gabe von 200 USP-Einheiten Heparin/h. Die Substitutionstherapie besteht in Frischplasma, evtl. PPSB, Fibrinogen und Antithrombin III (z. B. Kybernin®), da Heparin nur bei ausreichender Antithrombin-III-Konzentration wirksam ist. Bei sehr niedrigen Thrombozytenwerten und hämorrhagischer Diathese sollten außerdem Thrombozytenkonzentrate verabreicht werden.
Die niedrig dosierte Heparinbehandlung (Low-dose-Heparintherapie) sollte in einer Dosierung von $3 \times 5000$ oder $2 \times 7500$ USP-Einheiten Heparin/24 h subkutan durchgeführt werden (z. B. Calciparin®). In der neurologischen Intensivmedizin hat sich die sonst empfohlene kombinierte Verabreichung von Heparin und Dihydroergotamin (DHE) (z. B. Heparin-Dihydergot®) nicht durchgesetzt.

**Laborkontrollen**

Bei der therapeutischen Heparinisierung werden als Kontrollparameter neben der Gerinnungszeit die aktivierte partielle Thromboplastinzeit (aPTT) und die Plasmathrombinzeit (PTZ, TZ) durchgeführt. Angestrebt wird eine 1,5–2fache Verlängerung der aPTT und eine 2–3fache Verlängerung der TZ.

### Antidot

Bei leichten bis mäßiggradigen Blutungskomplikationen ist die Unterbrechung der Heparinzufuhr wegen der kurzen Halbwertszeit in der Regel ausreichend. Bei lebensbedrohlichen Blutungen steht Protaminsulfat oder Protaminchlorid als Antidot zur Verfügung, welches die Heparinisierung sofort nach i.v.-Injektionen aufhebt. In der Regel neutralisiert 1 ml der handelsüblichen Protaminchloridlösung (z. B. Protamin 1000 „Roche"®) 1000 USP-Einheiten Heparin.

### Sonstige Nebenwirkungen (außer Blutungen)

- Allergische Reaktionen
- Haarausfall (reversibel)
- Bei Langzeittherapie Osteoporose
- Immunthrombozytopenie.

### Kontraindikationen gegen den Einsatz einer volldosierten Heparintherapie

- Aktuelle oder potentielle Blutungen, wo eine lokale Blutstillung nicht möglich ist (z. B. unmittelbar nach Operationen und Organpunktionen sowie nach translumbaler Aortographie)
- Blutende Ulcera ventriculi oder duodeni
- Blutende Tumoren (z. B. Magen-Darm-, Bronchial- oder Urogenitaltumoren)
- Nierensteine
- Schwere hämorrhagische Diathesen (z. B. Verbrauchskoagulopathie, Thrombozytopenie)
- Schwere Hypertonie (> 200/100 mmHg)
- Floride Colitis ulcerosa
- Floride Lungentuberkulose
- Unzureichende oder unregelmäßige Therapiekontrolle
- Intrakranielle Blutungen.

## Kumarinderivate

### Wirkungsweise

Kumarine sind indirekte Antikoagulantien, die in der Leber einen Vitamin-K-abhängigen Syntheseschritt der Faktoren II, VII, IX und X kompetitiv hemmen. Somit besteht ein vom Heparin differenter Wirkmechanismus, der erklärt, daß die Kumarinwirkung erst nach 8–12 Stunden einsetzt und ihre volle Wirkung erst nach einigen Tagen erreicht. Das am häufigsten verwandte indirekte Antikoagulans ist das Phenprocoumon (Marcumar®), ein lang wirkendes Antikoagulans, welches nach oraler Verabreichung voll wirksam ist und nach der Resorption zu einem hohen Prozentsatz an Albumin gebunden wird. Die Plasmahalbwertszeit beträgt 160 Stunden.

### Indikationen

Kumarine sind Mittel der Wahl zur Dauerbehandlung mit Antikoagulantien. Für die Akuttherapie sind sie wegen des verzögerten Einsetzens der vollen Wirkung ungeeignet. Wichtigste Indikationen:
- Venöse thromboembolische Erkrankungen
- Embolisierende Herzerkrankungen (Mitralklappenvitien mit absoluter Arrhythmie bei Vorhofflimmern, dilatative Kardiomyopathie)
- Myokardinfarkt
- Gegebenenfalls periphere arterielle Durchblutungsstörungen
- Angeborener Antithrombin-III-Mangel.

### Dosierung

Um innerhalb von 2–4 Tagen eine therapeutisch wirksame Einstellung zu erzielen, ist initial eine höhere Dosierung von Phenprocoumon (Marcumar®) erforderlich. Liegt der Ausgangs-Quick-Wert um 90–100%, so kann die Dosis für die ersten 24 Stunden schematisch festgelegt werden:

1. Tag: 5 Tabletten Marcumar®
2. Tag: 3–4 Tabletten Marcumar®
3. Tag: Quick-Wert-Bestimmung, da von diesem Wert die Dosierung für den 3. und 4. Behandlungstag abhängt.

Liegt dann der Quick-Wert noch oberhalb des therapeutischen Bereiches von 15–25%, so werden täglich 1½ Tabletten verabreicht. Liegt er im therapeutischen Bereich, wird 1 Tablette Marcumar® appliziert, und bei Quick-Werten von unter 15% sollte ½ Tablette täglich verabfolgt werden. Am 5. Behandlungstag erfolgt eine erneute Quick-Wert-Bestimmung, um die Erhaltungsdosis zu ermitteln, die in der Regel zwischen ½–2 Tabletten/d liegt.

Interaktionen von indirekten Antikoagulantien mit anderen Medikamenten:
- Pharmaka, die eine Verminderung der Cumarinwirkung bewirken (nach *Asbeck* 1983): Barbiturate, Cholestyramin, Phenytoin, Diuretika, Gluthetemid, Griseofulvin, Rifampicin, Vitamin-K-Therapie.
- Medikamente, die zu einer Steigerung der Cumarinwirkung führen (nach *Asbeck* 1983): Allopurinol, anabole Steroide, Chinidin, Chloralhydrat, Chloramphenicol, Clofibrat, Disulfiram, Mefenamin, Neomycin, Nortryptilin, Oxyphenbutazon, Phenylbutazon, Salicylat, Sulfaphenazol, Sulfafurazol, Tridofos.

Außerdem können Lebererkrankungen, Vitamin-K-Mangel, Herzinsuffizienz, Durchfälle, Fieber sowie eine Thyreotoxikose die Wirkung von Kumarinen verstärken.

**Laborkontrollen**

Geeignete Methoden zur Therapieüberwachung mit Kumarinderivaten sind die Thromboplastinzeit nach *Quick* und der Thrombotest nach *Owren*. Als optimaler Therapiebereich sind ein Quick-Wert von 15–25% und ein Thrombotestwert von 5–15% der Norm anzusehen. Zu Beginn der Therapie sind häufige Quick-Kontrollen notwendig (s. Kap. Dosierung). Bei guter und konstanter Einstellung können die Kontrollintervalle auf 2–4 Wochen ausgedehnt werden. Bei zusätzlicher Pharmakotherapie und stark schwankenden Quick-Werten sind häufigere Kontrollen erforderlich. Das Führen eines Antikoagulantienausweises ist unerläßlich.

**Antidot**

- Bei *leichten Blutungen* unter oraler Antikoagulantientherapie genügt eine Reduktion der Antikoagulantiendosis oder ein Absetzen des Präparates für 1–3 Tage.
- Bei *mittelschweren Blutungen* sollten 3–15 mg (3–15 Tropfen einer 2%igen Lösung) Vitamin K (Konakion®) per os verabreicht werden. Die Wirkung setzt nicht sofort ein, der Quick-Wert steigt oft erst nach 12–24 Stunden auf den gewünschten Wert an.
- Bei *lebensbedrohlichen Blutungen* kann die Antikoagulantientherapie akut nur durch eine Normalisierung des Gerinnungspotentials durch Infusion von Prothrombin-Komplex-Präparaten (PPSB) in einer Dosierung von 1000–2000 Einheiten durchbrochen werden. Außerdem sollten 10 mg Konakion® mit eventueller Wiederholung nach 2 Stunden langsam i.v. (cave Schockzustände!) verabreicht werden. Der Wirkungseintritt von Vitamin K erfolgt, wie oben erwähnt, zeitlich protrahiert.

**Sonstige Nebenwirkungen (außer Blutungen)**

- Gelegentlich Haarausfall
- Selten cholestatische Hepatose
- Kumarinnekrose (Häufigkeit 1%).

**Kontraindikationen**

Siehe Kontraindikationen für eine therapeutische Heparinisierung.
Relative Kontraindikationen bestehen bei einer umfangreichen und rasch wechselnden Komedikation von Pharmaka, die mit Kumarinen interagieren können. Weitere Kontraindikationen sind eine unzureichende Kooperationsbereitschaft des Patienten sowie die Gravidität.

# Diagnostik und Behandlung von Herzrhythmusstörungen

Als Ursache von Herzrhythmusstörungen kommen im wesentlichen in Betracht:
- Kardiale Erkrankungen (u. a. koronare Herzkrankheit, Myokardinfarkt, Myokarditis).
- Extrakardiale Erkrankungen (z. B. Hyperthyreose).
- Störungen im Elektrolythaushalt (z. B. Hyperkaliämie, Hypokaliämie).
- Störungen im Säure-Basen-Status (z. B. metabolische Azidose).
- Änderungen der Blutgase (z. B. Hypoxie).

Außerdem können hämodynamische Veränderungen wie Herzinsuffizienz und Schock sowie Glykosidüberdosierungen den Arrhythmien zugrunde liegen. Im Hinblick auf eine Gefährdung durch einen akuten Herztod sind supraventrikuläre Arrhythmien prognostisch günstiger einzuschätzen als ventrikuläre Rhythmusstörungen. Bei Patienten mit spontanen intrakraniellen Blutungen kommt es nicht selten zu einer Verlängerung des frequenzkorrigierten QT-Intervalls und zu beständigen Kammertachykardien. Die Inzidenz des plötzlichen Todes durch Kammerflimmern ist bei verlängertem QT-Intervall deutlich höher.

## Diagnostik

Im intensivmedizinischen Bereich wird das durch aufklebbare Brustwandelelektroden abgeleitete EKG auf einen bettseitigen und zentralen Monitor übertragen und auf ein Magnetband fortlaufend gespeichert. Auftretende Arrhythmien werden entweder sofort oder beim Abspielen des Magnetbandes auf Papier registriert. Ansonsten eignet sich für praktisch-klinische Zwecke am besten ein Rhythmusstreifen, wobei eine Ableitung mit möglichst gut erkennbaren Vorhoferregungen (z. B. $V_1$) und langsamer Geschwindigkeit (25 mm/s) über mehrere Minuten registriert wird.

| | |
|---|---|
| **Gruppe I** | Natriumantagonisten<br>– Leitungsverzögerung und Verlängerung der Aktionspotentialdauer (z. B. Chinidin (Chinidin-Duriles®), Disopyramid (Rythmodul®), Propafenon (Rytmonorm®), Ajmalin (Neo-Gilurytmal®)<br>– Leitungsverzögerung und Verkürzung der Aktionspotentialdauer, z. B. Lidocain (Xylocain®), Mexiletin (Mexitil®), Tocainid (Xylotocan®), Lorcainid (Remivox®) |
| **Gruppe II** | Betarezeptorenblocker |
| **Gruppe III** | Repolarisationsantagonisten, z. B. Amiodaron (Cordarex®), Sotalol (Sotalex®) |
| **Gruppe IV** | Kalziumantagonisten, z. B. Nifedipin (Adalat®), Verapamil (Isoptin®), Diltiazem (Dilzem®) |

**Tab. 42 Klassifizierung von Antiarrhythmika (nach *Vaughan Williams*).**

## Therapie

Die wichtigste Therapiemaßnahme bei der Behandlung von Herzrhythmusstörungen ist die Beseitigung der Ursache (Korrektur von Störungen im Säure-Basen- und Elektrolythaushalt, Behandlung einer Hyperthyreose, Rekompensation einer Herzinsuffizienz, Absetzen von Digitalisglykosiden bei Überdosierung). Gerade bei bedrohlichen Arrhythmien kommt es jedoch häufig darauf an, akut, d. h. symptomatisch, die Rhythmusstörungen zu beseitigen. Ist die Indikation zu einer antiarrhythmischen Therapie gestellt, so stehen folgende Behandlungsmöglichkeiten zur Verfügung:
- Allgemeinmaßnahmen (Bettruhe, Sedierung)
- Medikamentöse Therapie (Tab. 42)

- Karotis-Druck-Versuch
- Elektrotherapie.

**Tachykarde Rhythmusstörungen**

*Sinustachykardie*

Therapie in den meisten Fällen überflüssig. Digitalisierung nur, wenn eine Herzinsuffizienz vorliegt (vgl. aber S. 96).

*Vorhofextrasystolen*

Antiarrhythmische Therapie von vereinzelt auftretenden Vorhofextrasystolen ist bei ansonsten gesundem Herzen nicht notwendig. Bei Herzinsuffizienz sind sie häufig Vorboten von Vorhofflattern bzw. Vorhofflimmern und verschwinden häufig nach Rekompensation (Herzglykoside + Diuretika). Treten Vorhofextrasystolen multifokal und gehäuft auf, so sollte eine Rhythmusstabilisierung mit Digitalisglykosiden und anschließender Chinidinbehandlung (Erhaltungsdosis: Chinidin-Duriles® 2 × 2 Tbl./d) angestrebt werden.

*Paroxysmale supraventrikuläre Tachykardie*

Therapie:
- Vagusreiz (Karotissinusmassage, Vasalvamanöver, Auslösung des Würgereflexes).
- Medikamentöse Unterbrechung: Verapamil (Isoptin®) 5 mg i.v.
- Bei rezidivierenden Vorhoftachykardien ist die Digitalisierung Methode der Wahl. Chinidin-Duriles® 2 × 2 Tbl. tgl. oder Betarezeptorenblocker (z. B. Tenormin® in einer Dosierung von 50–100 mg/d) können zusätzlich zur Rezidivprophylaxe verabreicht werden.

*Vorhofflattern*

Definition: Vorhoffrequenz 220–350/min, Kammerfrequenz je nach Grad der Blockierung.

Therapie bei bedrohlicher Symptomatik (Herzinsuffizienz, RR-Abfall):
- Elektrische Defibrillation.
- Falls elektrische Kardioversion nicht möglich, Digitalisierung mit 0,4 mg β-Acetyldigoxin (Novodigal®), nach 3 bzw. 6 Stunden wiederholen bis die Kammerfrequenz 100/min. Alternativ Verapamil (Isoptin®) 5–10 mg i.v.
- Ist der Sinusrhythmus wieder hergestellt, Rezidivprophylaxe mit Digitalis und Chinidin-Duriles® 2 × 2 Tbl./d p.o. für ca. 3 Monate.

*Vorhofflimmern*

Definition: Vorhoffrequenz 350 und mehr/min. Kammerfrequenz je nach Grad der Blockierung. Die Ursache ist oft nicht eruierbar; abzuklären sind:
- Hyperthyreose (bei paroxysmalem Vorhofflimmern).
- Pericarditis constrictiva.
- Vorhofseptumdefekt.
- Mitralvitium.
- Kranker Sinusknoten bei permanentem Vorhofflimmern.

Therapie:
- Nicht in jedem Fall ist der Versuch der Wiederherstellung des Sinusrhythmus sinnvoll. Liegt der Rhythmusstörung eine irreversible Schädigung des Sinusknotens zugrunde, so stellt das Vorhofflimmern die für den Patienten stabilste Form des Rhythmus dar.
- Digitalisierung (rasche Aufsättigung zur Senkung der Kammerfrequenz).
- Falls Digitalisierung keinen Erfolg zeigt, medikamentöse Kardioversion mit steigenden Chinidindosen (2 × 2 Tabl./d) bis zu einer Dosis von 2 × 4 Tbl./d unter laufender EKG-Kontrolle. Antikoagulation zur Verhinderung arterieller Embolien während der Kardioversion. Fortsetzung der Therapie mit Chinidin-Duriles® 2 × 2 Tbl./d p.o.
- Falls eine Digitalisintoxikation ausgeschlossen ist und eine bedrohliche Situation vorliegt (Herzinsuffizienz, arterielle Embolie, arterielle Hypotension etc.), elektrische Kardioversion unter Sedierung mit Diazepam (Va-

| | |
|---|---|
| 0 | Keine Extrasystolen |
| 1 | < 30/h monomorphe ES |
| 2 | > 30/h monomorphe ES |
| 3 | Polymorphe Extrasystolen |
| 4a | „Couplets" (Paare) |
| 4b | Längere Salve |
| 5 | „R-auf-T-Phänomen" |

**Tab. 43 VES-Klassifikation nach *Lown*.**

lium®) mit 50–400 Ws. Nach Wiederherstellung des Sinusrhythmus Rhythmusstabilisierung mit Digitalisglykosiden und Chinidin.

*Ventrikuläre Extrasystolen*

Die ventrikulären Extrasystolen werden heute üblicherweise nach *Lown* klassifiziert (Tab. 43).
*Typ 1* nach Lown (weniger als 30/h monomorphe ES) bedarf keiner antiarrhythmischen Therapie.
*Typ 2* sollte nur bei schwerer Grunderkrankung wie Myokardinfarkt und nur einer Frequenz von mehr als 5–10 VES/min behandelt werden.
Bei den *Typen 3–5* besteht bei bedeutsamer kardialer Erkrankung eine klare Indikation zur Therapie. Falls bei den Typen 3–5 auch durch eine umfassende kardiologische Diagnostik keine kardiale Erkrankung zu eruieren ist, liegt nur bei entsprechender subjektiver Symptomatik des Patienten eine Indikation zur antiarrhythmischen Behandlung vor.
Beim *Typ 4* sollte jedoch in jedem Fall therapiert werden.

Therapie der Wahl ist bei bedrohlichen Fällen (z. B. frischer Myokardinfarkt) das Lidocain (Xylocain®), Initialdosis 100 mg i.v., Erhaltungsdosis 2–5 mg/min i.v. Extrakardiale Nebenwirkungen sind Benommenheit, Schwindel und zentralnervöse Symptome, insbesondere dann, wenn eine Dosis von 5 mg/min überschritten wird. Alternativ bietet sich Mexiletin (Mexitil®) in einer Initialdosis von 100–250 mg i.v. an. Die Erhaltungsdosis liegt bei 2–3 × 200 mg tgl. p.o. Extrakardiale Nebenwirkungen sind zentralnervöse Symptome, Hypotension und gastrointestinale Beschwerden.
Bei Patienten mit ventrikulären Extrasystolen bzw. ventrikulärer Tachykardie, die unter einer Digitalismedikation stehen, muß an eine Überdosierung als Ursache gedacht werden. Das therapeutische Vorgehen ist dann, wie folgt:
- Digitalis-Präparat absetzen
- Bestimmung des Serumkaliums
- Bei Hypokaliämie Kaliumzufuhr, KCl 40–120 mmol/24 h in der Dauerinfusion in Abhängigkeit vom Serumkaliumwert. Eine Dosis von 20 mmol/h darf nicht überschritten werden
- Diphenylhydantoin (Zentropil®):
  Bei bedrohlichen Rhythmusstörungen 125 mg i.v., dann 3 × 100 mg tgl. p.o.
  Ansonsten 3 × 100 mg tgl. p.o.

*Ventrikuläre Tachykardien*

Kammertachykardien stellen fast immer eine Notfallsituation dar und bedürfen einer unverzüglichen Behandlung. Die Therapie sollte wie folgt durchgeführt werden:
- Injektion von 100 mg Lidocain (Xylocain®) i.v., wenn erfolgreich, Lidocaininfusion 2–5 mg/min über 24 Stunden.
  Wenn erfolglos,
- Defibrillation mit 25, dann 50, dann 100 Ws (J) unter Sedierung mit 10–20 mg Diazepam (Valium® Roche) i.v.
  Wenn erfolgreich, Lidocaininfusionen 2–5 mg/min über 24 Stunden.
- Bei QT-Verlängerung und beständigen Kammertachykardien mit typischer „Torsade de pointes"-Morphologie im Rahmen von spontanen intrakraniellen Blutungen sind Isoprenalin, atriale und ventrikuläre Overdrivestimulation und bei therapierefraktären Fällen die elektrische Defibrillation indiziert. Im Intervall sollten Betarezeptorenblocker (QT-Verkürzung) verabreicht oder in therapierefraktären Fällen eine linksseitige Stellatumblockade durchgeführt werden.

Die medikamentöse Dauerprophylaxe der ventrikulären Tachykardien entspricht der der ventrikulären Extrasystolie.

*Kammerflimmern*

Sofortige Defibrillation und übliche Maßnahmen der Reanimation. Nach erfolgreicher Reanimation medikamentöse Dauerprophylaxe wie bei Kammertachykardien.

### AV-Überleitungsstörungen

*AV-Block I. Grades*

Definition: Eine über die Norm hinausgehende Verlängerung des PQ-Intervalls.

Therapie: In der Regel nicht therapiebedürftig. Bei Patienten, die mit Digitalispräparaten behandelt werden, kann ein AV-Block I. Grades ein Hinweis auf eine Überdosierung sein. In diesen Fällen muß die Digitalistherapie unterbrochen werden.

*AV-Block II. Grades*

Definition:
- Normale bis bradykarde Frequenz
- Vorhoferregung normal
- QRS-Komplex normal
- Überleitung:

*Typ Wenkebach:* von Schlag zu Schlag zunehmende AV-Überleitungsverzögerung, bis P total blockiert wird.
Anschließend Neubeginn der Periodik.
*Typ Mobitz:* Jeder 2. oder 3. vom Sinusknoten kommende Impuls wird nicht auf die Kammer übergeleitet, so daß 2–3mal mehr P als QRS-Komplexe vorhanden sind.

Therapie:
- Behandlung der kardialen Grunderkrankung (z. B. antientzündliche Therapie bei Karditis).
- Gelegentlich kommen Pharmaka wie Digitalisglykoside, Chinidin oder Betarezeptorenblocker als Ursache für einen AV-Block II. Grades in Betracht, die dann abgesetzt werden müssen. Bei Digitalisüberdosierung Serumkaliumkontrolle und evtl. Diphenylhydantoin (Zentropil®), Dosis 3 × 100 mg/d p. o. Bei Vorliegen einer Kammerbradykardie unter 35/min ist die temporäre elektrische Stimulation als Überbrückungsmaßnahme die Methode der Wahl.
- Bei Vorliegen eines frischen Myokardinfarktes läßt sich in der Regel ein ausreichend hohes Frequenzniveau durch Atropin (Dosis 0,5 mg i.v.) erreichen. Gelingt dies nicht, so sollte ein transvenöser Schrittmacher gelegt werden.
- Der AV-Block II. Grades Typ Mobitz ist in der Regel prognostisch ungünstiger. Hier sollte nach dem Auftreten eines bifaszikulären Schenkelblocks mit temporärer Kammerasystolie gefahndet werden.

*AV-Block III. Grades*

Definition: Normale Vorhoffrequenz, Kammerfrequenz meist unter 40/min. Die AV-Überleitung ist vollständig unterbrochen. Vorhöfe und Kammern schlagen unabhägig voneinander.

Therapie:
- Zunächst temporäre elektrische Stimulation und später definitive Schrittmacherversorgung.
- Zur Überbrückung, bis die Schrittmacherelektrode liegt, Atropin 0,5–1 mg i.v., falls die Herzfrequenz unter 40/min abgesunken ist.

*Indikationen zur Schrittmachertherapie*

Eine Schrittmacherimplantation ist erforderlich, wenn Synkopen oder ihre Äquivalente wie Schwindelgefühl, Schwindelattacken oder eine manifeste Herzinsuffizienz im Rahmen und als Folge einer Bradykardie auftreten (*Effert* 1984). Die der Bradykardie zugrundeliegende Leitungsstörung (z. B. atrioventrikulärer oder sinuaurikulärer Block) ist für die Indikationsstellung zur Schrittmachertherapie von untergeordneter Bedeutung. Beim sogenannten bi- bzw. trifaszikulären Block besteht nur dann eine Indikation, wenn im Rahmen dieser Blockbildung Adam-Stokessche Anfälle bzw. im Langzeit-EKG höhergradige AV-Blockierungen auftreten. Auch beim SA-Block bzw. beim sogenannten Syndrom des kranken Sinusknotens sollte nur beim Vorliegen von anamnestisch gesicherten Synkopen eine Schrittmacherversorgung vorgenommen werden. Des weiteren besteht eine Schrittmacherindikation nur beim echten Karotis-Sinus-Syndrom (intermittierend auftretender Herzstillstand bei bestimmter Kopfhaltung oder Kragendruck auf die Karotis-Sinus-Region) und nicht bei gesteigertem Karotis-Sinus-Reflex, der eine günstige Prognose besitzt. Bezüglich der Indikation zur temporären Schrittmacherversorgung beim Guillan-Barré-Syndrom siehe Seite 138ff.

## Behandlung des hypertensiven Notfalls

### Definition und Leitsymptome

Nur in Ausnahmefällen stellt die arterielle Hypertonie eine Notfallsituation dar, die eine rasche Blutdrucknormalisierung erforderlich macht. Definitionsgemäß ist die hypertensive Krise weniger durch die absolute Blutdruckhöhe, als vielmehr durch die akute ungünstige Beeinflussung der Ventrikelfunktion sowie des Hirn-, Koronar- und Nierenkreislaufs charakterisiert. Der Schweregrad der genannten Funktionsstörungen ist vom Ausmaß und der Geschwindigkeit des Blutdruckanstiegs und von den vorbestehenden vaskulären Veränderungen abhängig. Hypertensive Notfallsituationen, die eine unverzügliche Behandlung notwendig machen, können sowohl bei essentieller Hypertonie als auch bei sekundären Hochdruckformen auftreten. Tabelle 44 enthält eine Zusammenstellung der häufigsten und wichtigsten hypertensiven Notfallsituationen.

Hypertensive Enzephalopathie:
- Hirnödem
- Fokale neurologische Ausfälle
- Krampfanfälle

Intrakranielle Massenblutung
Subarachnoidalblutung
Papillenödem
Fundusblutungen
Hypertensives Lungenödem
Akuter Myokardinfarkt
Instabile Angina pectoris
Phäochromozytomkrise
Antikoagulation
Diabetische Retinopathie mit
Mikroaneurysmata und/oder
Fundusblutung

**Tab. 44 Häufigste und wichtigste hypertensive Notfallsituationen, die eine rasche Blutdrucksenkung erforderlich machen (in Anlehnung an *Bertel* et al. 1984).**

Bei Patienten mit intrazerebralen oder subarachnoidalen Blutungen findet man nicht selten stark erhöhte Blutdruckwerte. Ohne Zweifel ist die schwere arterielle Hypertonie ein bedeutender Risikofaktor für das Auftreten einer intrakraniellen Blutung, die ihrerseits infolge des intrakraniellen Druckanstiegs zu einer Akzeleration des Blutdrucks führen kann. Durch das Vorliegen von hypertonen Blutdruckwerten nach einer Erstblutung kann eine zweite Blutungsepisode durchaus begünstigt werden, so daß eine rasche Blutdrucksenkung auf obere Normwerte eine vitale Indikation darstellt.
Auch beim antikoagulantienbehandelten Patienten sollte ein massiv erhöhter Blutdruck gesenkt werden, um das Auftreten einer intrazerebralen Blutung zu verhindern.

### Klinik

#### Anamnese

Die Notfallanamnese muß häufig von den Angehörigen erhoben werden. Es sollte immer nach einer schwer einstellbaren Hypertonie, nach einer vorbestehenden Niereninsuffizienz und nach dem Absetzen von Antihypertensiva in der letzten Zeit gefragt werden. Anamnestisch werden häufig starke Kopfschmerzen, Übelkeit, Erbrechen und Sehstörungen angegeben. Außerdem wird häufig über Ruhe- oder Belastungsdyspnoe sowie Ödemneigung berichtet. Des weiteren können ausgeprägte stenokardische Beschwerden anamnestisch vorhanden sein.

### Symptome

*Hypertensive Enzephalopathie*

Die hypertensive Enzephalopathie ist die gefährlichste Komplikation der hypertensiven Krise. Pathophysiologisch ist sie durch eine druckpassive Hyperperfusion insbesondere der grauen Substanz mit Schädigungen von kleinen Gefäßen und Ödembildung im Bereich des Kortex gekennzeichnet, welche ihrerseits die Gefäße komprimiert und zur Beeinträchtigung der Autoregulation führt.
Klinisch manifestiert sich die hypertensive Enzephalopathie in starken Kopfschmerzen, Übelkeit, Erbrechen und Verwirrtheitszuständen. Neurologisch findet man fokale Zeichen wie Nystagmus, Sehstörungen bis hin zur Erblindung, positiven Babinski, Reflexasymmetrie und lokalisierte Paresen. Bei der Untersuchung des Augenhintergrunds beobachtet man meist ein Papillenödem und frische Netzhautblutungen. Das unbehandelte Finalstadium ist durch Koma und generalisierte Anfälle gekennzeichnet.

*Hypertensives Lungenödem*

Typische klinische Zeichen des Lungenödems wie zentrale Zyanose, Dyspnoe, Schaum vor Mund und Nase, feuchte nicht klingende Rasselgeräusche, Galopprhythmus etc.

*Niereninsuffizienz*

Bei manchen Patienten mit hypertensiver Krise findet sich eine zunehmende Einschränkung der Nierenfunktion.

## Apparative Diagnostik

### Neuroradiologische Diagnostik

Schädel-CT: Blutung, Insult, vorbestehende Mikroangiopathie, Zeichen des Hirnödems.

### Elektrophysiologische Diagnostik

EEG: unspezifische Befunde, Krampfpotentiale.

### Laboruntersuchungen

*Blut:* Übliche Notfallroutine mit CPK, Blutgasanalyse mit Säure-Basen-Status.
*Urin:* Urinstatus mit Sediment, Bestimmung der Katecholamine im 24-Stunden-Urin.

*Weitere Untersuchungen*
- EKG
- UKG
- Röntgen-Thorax
- Beurteilung des Augenhintergrundes.

### Differentialdiagnose

- Intrazerebrale Blutung
- Insult
- Intrakranielle Tumoren.

## Intensivtherapie und Überwachung

Die Behandlung von hypertensiven Notfällen ist mit einer nicht zu unterschätzenden Nebenwirkungsrate verbunden: In der Literatur finden sich zahlreiche Mitteilungen über therapiebedingte schwerwiegende Zwischenfälle bis hin zu Todesfällen. Zerebrale Ischämien zum Teil mit Erblindung und Myokardinfarkte stehen an der Spitze der häufig irreversiblen Organschäden, die infolge einer zu aggressiven antihypertensiven Therapie durch den raschen Abfall des Perfusionsdrucks bei Fehlen intakter Kompensationsmechanismen zustande kommen. Daher sollte der Blutdruck initial möglichst nicht unter ein Niveau von 160–170/100–110 mmHg gesenkt werden. Dieser Bereich sollte in den ersten 24–48 Stunden beibehalten werden. In den folgenden Tagen sollten die Blutdruckwerte um 160/95 mmHg liegen. Im einzelnen empfiehlt sich das folgende Vorgehen:

**Überwachungsmaßnahmen bei bewußtlosen Patienten**

- Magensonde, zentraler Venenkatheter, regelmäßige Blutgasanalysen einschließlich Säure-Basen-Haushalt, kontinuierliche EKG- und Atmungsüberwachung.
- Bei respiratorischer Insuffizienz Intubation und frühzeitige Beatmung.
- Möglichst invasive Blutdruckmessung zur engmaschigen Therapiekontrolle.

**Antihypertensive Therapie**

Initial sollten Pharmaka mit einem möglichst geringen Risiko gefährlicher, unerwünschter Wirkungen eingesetzt werden, die den Blutdruck rasch und wirkungsvoll senken. Hier bietet sich folgender Stufenplan an:

*1. Stufe: Kalziumantagonisten*

Sublinguale Verabreichung von 10 mg Nifedipin (Adalat®).
Wirkungseintritt: 3–5 Minuten. Bei ausbleibender oder ungenügender Wirkung nach ca. 15 Minuten erneute sublinguale Gabe von 10 mg Nifedipin.
Nebenwirkungen: Tachykardie, Kopfschmerz. Eine überschießende Blutdrucksenkung ist selten. Der Blutdruckabfall nach Gabe eines Kalziumantagonisten kann rasch durch Anheben der Beine oder intravenöse Gabe von physiologischer Kochsalzlösung abgeschwächt werden.
Bei Ansprechen der Hypertonie auf Nifedipin (Adalat®) sollte eine orale antihypertensive Dauermedikation nach den gängigen Stufenschemata durchgeführt werden.
Seit kurzer Zeit steht auch Nifedipin (Adalat®) pro infusione zur Therapie der hypertensiven Krise auf Intensivpflegestationen zur Verfügung, wobei 50 ml Infusionslösung 5 mg Nifedipin enthalten. Als Richtdosis gelten 5 mg Nifedipin pro infusione in ca. 4–8 Stunden, d. h. 0,0104–0,0208 mg/min. Die maximale Dosis beträgt 15–30 mg/24 h. Eine Behandlungsdauer bis zu 3 Tagen ist möglich, sollte jedoch nicht überschritten werden.

*2. Stufe: Clonidin (Catapresan®) bzw. Dihydralazin (Nepresol®)*

In der 2. Stufe sollte Clonidin (Catapresan®) in einer Dosierung von 0,075–0,15 mg (1 Ampulle mit NaCl 0,9% auf 10 ml verdünnen) langsam i.v. verabreicht werden. Wirkungseintritt: 10 Minuten.
Nebenwirkung: Sedierung.
Zeigt 0,15 mg Clonidin i.v. keinen ausreichenden Blutdruckeffekt, können nach 30 Minuten nochmals 0,3 mg i.v. (ebenfalls mit NaCl 0,9% auf 10 ml verdünnt) verabreicht werden.
Alternativ bietet sich Dihydralazin (Nepresol®) in einer Dosierung von 6,25 mg (= ¼ Ampulle) langsam i.v. an (1 Ampulle mit 0,9%iger NaCl auf 10 ml verdünnen).
Wirkungseintritt: 5 Minuten. Bei ungenügendem Effekt kann nach etwa 20 Minuten eine weitere ¼–½ Ampulle i.v. appliziert werden.
Bei gutem Ansprechen des Hochdrucks auf Clonidin und Dihydralazin Dauerinfusion mit beiden Antihypertensiva:

- Perfusorspritze mit 0,3 mg Clonidin (2 Ampullen) und 50 mg Dihydralazin (2 Ampullen) in 50 ml NaCl.
- Dosierung: Individuell. Initial 5 ml/h. Titration der Dosis nach dem Effekt. Bei Bradykardie Änderung der Proportion beider Pharmaka in der Perfusorspritze von 2:2 auf 1:3, bei tachykarden Zuständen auf 3:1.

*3. Stufe: Diazoxid (Hypertonalum®)*

Bei nicht ausreichendem Effekt von Clonidin oder Dihydralazin: Diazoxid (Hypertonalum®) 75–150 mg (= ¼ bis ½ Ampulle) i.v., bei fehlender Wirkung nach 15 Minuten 150–300 mg (= ½ bis 1 Ampulle) i.v.
Wirkungseintritt: sofort.
Nebenwirkungen: Tachykardie, Hyperglykämie.

*4. Stufe: Nitroprussidnatrium (nipruss®)*

Bei therapieresistenten Fällen: Nitroprussidnatrium (nipruss®), sofortiger Wirkungseintritt, Wirkung ist streng dosisabhängig, Sistieren der

Wirkung nach Beendigung der Applikation. I.v.-Infusion nur über einen zentralen Venenkatheter mit Infusionspumpe. Engmaschige Überwachung von Blutdruck und Herzfrequenz.
Initialdosis: 0,02 mg/min. Dosissteigerung nach Wirkung. Maximaldosis: 0,9 mg/min.
Nebenwirkungen: Tachykardie, Tachypnoe, gelegentliches Erbrechen. Bei Gesamtdosen über 1 000 mg oder mehrtägiger Infusion von mehr als 100 mg/d müssen die Serumkonzentrationen von Thiocyanat überprüft werden.

*Weitere Therapiemaßnahmen*

Bei gleichzeitigem hypertensivem Lungenödem 20–40 mg Furosemid (Lasix®) i.v. sowie Glyceroltrinitrat (Nitrolingual®) – Perfusor: Dosis 1–6 mg/h.
Bei hyperhydrierten Patienten mit präterminaler oder terminaler Niereninsuffizienz kann die Hochdruckkrise in der Regel nur durch Hämodialyse oder Hämofiltration durchbrochen werden.
Bei Vorliegen eines Phäochromozytoms Phentolamin (Regitin®) 5–10 mg i.v. Fortsetzung der Therapie mit Phenoxybenzamin (Dibenzyran®).

### Verlauf

Sobald die Hochdruckkrise beherrscht ist und der Zustand des Patienten es erlaubt, sollte eine orale antihypertensive Dauertherapie nach den gängigen Stufenschemata eingeleitet werden.

## Allgemeine intensivmedizinische Überwachung und Therapie

Es hat sich auf Intensivstationen bewährt, bestimmte Funktionsabläufe wie Neuaufnahme eines Patienten, Routineüberwachung oder spezielle therapeutische Maßnahmen wie Legen von zentralvenösen Kathetern, Intubation und Reanimation nach festen, eintrainierten Schemata auszuführen. Diese Schemata machen es möglich, die Patienten sehr schnell und zuverlässig zu versorgen. Dabei ist unbestritten, daß für jeden Patienten und jede Erkrankung eine individuelle Vorgehensweise erforderlich ist. Bestimmte Schritte der Basisversorgung werden aber bei nahezu allen Patienten, die auf der neurologischen Intensivstation behandelt werden, in gleicher Weise erforderlich.

### Die Initialversorgung neuaufgenommener Patienten

An erster Stelle stehen Überprüfung, Dokumentation und Überwachung der *Vitalfunktionen* wie Herzfrequenz, Blutdruck und Atmung. Parallel dazu erfolgt die Sicherung eines venösen Zugangs, wobei wir fast immer einen *zentralvenösen Zugang* wählen. Andere, nicht zentralvenöse Zugänge, z. B. vom Transport her, werden entfernt. Zur Wahl der Punktionsstelle und zur Technik der Venenpunktion sei auf allgemeine Lehrbücher der Intensivmedizin verwiesen. Nach Anlage des venösen Zugangs erfolgt die Blutabnahme zur *Notfallblutuntersuchung*. Diese umfaßt immer:
- das sogenannte kleine Blutbild
- die Blutsenkungsgeschwindigkeit
- Elektrolyte (Natrium, Kalium)
- Glukose
- Harnstoff
- CK, GOT, LDH
- Laktat
- Gerinnung mit Thrombozyten, Quick, Thrombinzeit, partieller Thrombinzeit und Fibrinogen.

Es werden ca. 20 ml mehr Blut entnommen, als für diese Untersuchungen erforderlich wäre, um bei Bedarf weitere Parameter wie AT III, Osmolalität etc. bestimmen zu können. Bei allen Patienten wird eine *Blutgasanalyse* (BGA) ausgeführt. Anschließend wird das *EKG* und *Atemmonitoring* angeschlossen (Klebeelektroden). Danach erfolgt die ausführliche neurologische und internistische Notfalluntersuchung.
In den ersten Stunden, bei spezieller Fragestellung auch sofort, wird das *diagnostische EKG*

mit den üblichen Ableitungen registriert und die *Röntgenaufnahmen des Thorax* auf der Station veranlaßt (Routine-Thorax mit Katheterkontrolle).
*Blasenkatheterisierung:* Die Blasenkatheterisierung ist bei nahezu allen Patienten erforderlich, da sie die Voraussetzung für eine exakte Bilanzierung ist. Bei bewußtseinsgestörten Patienten ist die Gefahr des Wundliegens bei häufigem Einnässen zu berücksichtigen. Wir verwenden immer ein geschlossenes Urinsystem. Die *suprapubische Harnableitung* findet immer häufiger Anwendung.
*Magensonde:* Wir bevorzugen doppelläufige Magensonden. Sie werden allen bewußtseinsgestörten Patienten und bei allen Patienten mit Schluckstörungen gelegt.
*Blutige Blutdruckmessung* und *arterieller Zugang:* Die Indikation zur direkten blutigen arteriellen Druckmessung wird in der Schockbehandlung, bei Patienten mit schlecht behandelbarer Hypertonie und bei der Notwendigkeit häufiger arterieller BGA-Kontrollen gestellt. Im akuten Schock bevorzugen wir einen Zugang über die A. femoralis, bei den anderen Indikationen wird der arterielle Zugang meist in die linke A. radialis plaziert. Zuvor wird ein Test zur Überprüfung der arteriellen Kollateralversorgung der Hand ausgeführt. Für die arteriellen Zugänge wird prinzipiell ein Seldinger-Punktionssystem benutzt und eine Dauerspülung mit 500 I. E. Heparin/d angeschlossen.
Die vielen verschiedenen Zugänge erfordern einen erheblichen pflegerischen Aufwand, da jeder Zugang sein eigenes Infektionsrisiko hat. Ziel muß es sein, die Zeit der Behandlung auf der Intensivstation und damit die Zeit, in der eine so umfassende Kontrolle nötig ist, möglichst kurz zu halten. Bei Traumapatienten wird diese Erstversorgung von Patienten häufig in sogenannten Schockräumen durchgeführt. Dann kann in Kliniken mit neurochirurgischen und neurotraumatologisch ausgerichteten Intensivstationen bereits frühzeitig eine *Hirndruckmessung* vorbereitet werden. Die Indikation zu einem *Pulmonaliseinschwemmkatheter* wird bislang in der neurologischen Intensivmedizin zurückhaltend gestellt, was jedoch oft an der mangelhaften Ausbildung in dieser Technik liegen dürfte.

Erst nach der Erstversorgung erfolgt die spezielle *apparative Zusatzdiagnostik.* Von den apparativen Zusatzuntersuchungen sollten das EEG und die EEG-Analyse (s. S. 57), die kontinuierliche und die transkranielle Dopplersonographie (s. S. 72), evozierte Potentiale (s. S. 67) sowie gegebenenfalls. Elektromyographie und Neurographie (s. S. 63) auf der Intensivstation möglich sein, was nicht bedeutet, daß all die hierfür notwendigen Geräte auch kontinuierlich auf der Station verbleiben müßten. Ein EEG gehört jedoch auf jede neurologische Intensivstation, ein Gerät zur transkraniellen Dopplersonographie und zur Ableitung evozierter Potentiale ist für die Intensivstation wünschenswert. Neuroradiologische Untersuchungen müssen im Hause möglich sein.

## Basisüberwachung und Dokumentation

Stündlich werden *Herz- und Atemfrequenzen* protokolliert. Ein kontinuierliches bettseitiges Monitoring dieser Parameter ist notwendig. *Pupillenreaktion* und *Motorik* sowie *Bewußtseinslage* werden stündlich, in Einzelfällen häufiger überprüft. Ebenfalls stündlich werden die *Urinausscheidung* und Blut- bzw. Liquorverluste aus Drainagen protokolliert. Der *zentrale Venendruck* und der *Blutzucker* werden mindestens 3mal täglich gemessen. Eine exakte Bilanzierung sowie bei Bedarf eine EKG-Ableitung und eine Röntgen-Thorax-Aufnahme erfolgen täglich. Eine Möglichkeit zur Röntgen-Thorax-Untersuchung auf der Station ist unerläßlich.
Moderne Überwachungsmonitore gestatten die Online-Registrierung einer Reihe von weiteren Daten. Bereits erwähnt wurde die intraarterielle Druckmessung mit fortlaufender Registrierung der Pulsdruckkurve. Über ein prinzipiell gleiches System kann eine Hirndruckmessung erfolgen, der zentrale Perfusionsdruck kann direkt abgelesen werden. Bei beatmeten Patienten kann die Messung des exspiratorischen $paCO_2$ im

Atemgas erfolgen, wodurch die Häufigkeit von Blutgasanalysen reduziert werden kann. Weiterhin gestatten einige Geräte eine fortlaufende EEG-Registrierung auf 1 oder 2 Kanälen sowie die fortlaufende Registrierung einer Vielzahl von Beatmungsparametern. Eine Temperaturüberwachung ist ebenfalls sinnvoll. Die so zur Verfügung stehende große Datenmenge kann gespeichert, Trendanalysen angeboten und weitere Interkorrelationen berechnet werden.
Bei beatmeten Patienten wird 4–6stündlich eine *Blutgasanalyse* durchgeführt, bei intubierten, nicht beatmeten Patienten mindestens 2mal täglich.
Bei Patienten mit Osmotherapie wird 3mal täglich die *Serumosmolalität* bestimmt. Wünschenswert sind daher stationseigene Blutgasanalysegeräte und ein Osmometer.
Ein funktionierendes *Notfallabor,* in dem auch ein Intoxikationsscreening und Serumspiegelbestimmungen für Antiepileptika möglich sind, ist eine wesentliche Voraussetzung für eine neurologische Intensivstation.

### Basistherapie und Prophylaxe

Bereits bei der Aufnahme eines Patienten auf die neurologische Intensivstation beginnen wir mit einer Reihe von prophylaktischen Maßnahmen. Dazu gehören in erster Linie die Streß-Ulkus-Prophylaxe, die Pneumonieprophylaxe und die Thromboseprophylaxe.
Zur *Streß-Ulkus-Prophylaxe* geben wir $H_2$-Blokker wie Ranitidin (Sostril®) 2 × 1 Tabl. oder 2 × 1 Ampulle i.v. Antazida werden nicht in jedem Fall gegeben, können aber über die liegende Magensonde 3 × täglich gegeben werden.
Zur *Pneumonieprophylaxe* werden Sekretolytika wie Fluimucil®, 3 × 1 Beutel per os oder 3 × 1 Ampulle i.v. neben physikalischen Maßnahmen wie Atemgymnastik, Abklatschen und Thoraxvibration eingesetzt. Die endotracheale Gabe von Aminoglykosiden wird nicht routinemäßig eingesetzt.
Zur *Thromboseprophylaxe* erhalten alle Patienten elastische, dünne Gummistrümpfe in angepaßter Größe. Zusätzlich wird bei den meisten Patienten die sogenannte „Thrombosepumpe" eingesetzt. Es handelt sich hierbei um ein sequentielles Kompressionssystem, bei dem die Beine von distal nach proximal komprimiert werden, wodurch die physiologische Muskelpumpe imitiert werden soll.
Die Indikation zur Heparinisierung wird großzügig gestellt, Durchführung siehe Seite 263. Patienten mit schweren Lähmungen werden so früh wie möglich in regelmäßigen Abständen umgelagert, um frühzeitig mit einer *Dekubitusprophylaxe* zu beginnen. Hierzu gehört auch die Lagerung auf ein Wasserbett oder ein Luftkissen und der Schutz exponierter Körperteile durch Felle.

## Literatur


1. *Asbeck, F.:* Antikoagulantien- und Fibrinolysebehandlung. In: Therapie-Handbuch, Innere Medizin und Allgemeinmedizin. *v. Krück, F., W. Kaufmann, H. Bünte, E. Gladke, R. Tölle* (Hrsg.) Urban & Schwarzenberg, München–Wien–Baltimore 1983
2. *Bertel, O., D. Conen, W. Radü:* Die Behandlung hypertensiver Notfälle. Schweiz. med. Wschr. 114 (1984), 810–819
3. Deutsche Liga zur Bekämpfung des hohen Blutdruckes e.V. Empfehlungen zur Hochdruckbehandlung in der Praxis und zur Behandlung hypertensiver Notfälle. 6. Aufl., Stand Oktober 1984
4. *Eckart, J., G. Wolfram:* Fett in der parenteralen Ernährung 2. Zuckschwerdt, München–Bern–Wien 1982
5. *Effert, S.:* Antwort zur therapeutischen Umfrage: Werden zur viele Schrittmacher implantiert, welche strenge Indikation hierfür stellen Sie? Medsche Welt 35 (1984), 914–915
6. *Faupel, G., H. J. Reulen, D. Müller, K. Schürmann:* Dexamethason bei schweren Schädel-Hirn-Traumen. Akt. traumatol. 8 (1978), 265–281
7. *Flügel, K. A.:* Neurologische und psychiatrische Therapie. perimed, Erlangen 1978
8. *Frohwein, R. A., A. Karimi-Nejad, K. E. Richard:* Influence of ventilation and hyperventilation on brain edema and intracranial pressure. Advances in neurosurgery, vol. 1, pp. 115–127. Springer, Berlin–Heidelberg–New York 1973
9. *Gaab, M., K. W. Pflughaupt, M. Ratzka, R. Wodarz, P. Gruss:* Critical intracranial effects of Osmotherapy. Advances in neurosurgery, vol. 6, pp. 193–205. Springer, Berlin–Heidelberg–New York 1978
10. *Gailicich, J. H., L. A. French, J. C. Melby:* Use of dexamethasone in treatment of cerebral edema associated with brain tumors. Lancet 81 (1961), 46–53

11. *Grünert, A., F. W. Ahnefeld, W. Dick:* Periphervenöse Substitution von Aminosäuren. Infusionstherapie 7 (1980) 131
12. *Hartig, W.:* Moderne Infusionstherapie – parenterale Ernährung. Urban & Schwarzenberg, München–Wien–Baltimore 1984
13. *Hartmann, A.:* Die medikamentöse Behandlung des Hirnödems. Nervenarzt 54 (1983), 277–293
14. *Heinecker, R.:* Bewertung und Therapie tachykarder Rhythmusstörungen. Therapiewoche 34 (1984), 6223–6236
15. *Heinecker, R.:* Übersicht über die heute zur Verfügung stehenden Antiarrhythmika. Therapiewoche 34 (1984), 6238–6254
16. *Hossmann, K.-A., S. Takagi, S. Sakaki:* Barbiturate loading following prolonged ischemia of the cat brain. Acta Neurol. Scand 56, Suppl. 64 (1977)
17. *Jeejeebhoy, K. N.:* Micronutritients – State of the art. In: New aspects of clinical nutrition. *Kleinberger, S., H. Deutsch* (eds.). Karger, Basel–München–Paris–London– New York–Tokyo–Sydney 1983
18. *Kalff, G., F. G. Müller:* Atmung, Beatmung, Schmerztherapie. perimed Fachbuch-Verlagsgesellschaft, Erlangen 1983
19. *Lang, K.:* Biochemie der Ernährung. Steinkopf, Darmstadt 1979
20. *Lawin, P., W. Wendt:* Maschinelle Beatmung – gestern, heute, morgen. Thieme, Stuttgart–New York 1983
21. *Löhlein, D.:* Proteinsparende Mechanismen der parenteralen Ernährung. II. Mitteilung: Klinische Aspekte. Infusionstherapie 11 (1984), 114
22. *Marshall, L. F., R. W. Smith, H. M. Shapiro:* The outcome with aggressive treatment in severe head injuries. J. Neurosurg. 50 (1979), 20–30
23. *Müller, J. M., T. Dienst, M. Arndt, H. Pichlmaier:* Der Einfluß der praeoperativen hochkalorischen parenteralen Ernährung auf die postoperative Komplikationsrate in der Tumorchirurgie. In: Hochkalorische parenterale Ernährung, S. 163. *Müller, J. M., H. Pichlmaier* (Hrsg.). Springer, Berlin–Heidelberg–New York 1981
24. *Rockhoff, M. A., L. F. Marshall, H. M. Shapiro:* High dose barbiturate therapy in humans: a clinical review of 60 patients. Ann. Neurol. 6 (1979), 194–199
25. *Schlimgen, R., F. G. Müller, G. Kalff:* Infusion, Transfusion, enterale und parenterale Ernährung. perimed Fachbuch-Verlagsgesellschaft, Erlangen 1981
26. *Schuster, H. P., T. Pop, L. S. Weilemann,* Checkliste Intensivmedizin. Thieme, Stuttgart–New York 1983
27. *Steinbeck, G., M. Manz, B. Lüderitz:* Neue Möglichkeiten in der Therapie bedrohlicher tachykarder Rhythmusstörungen: Medikamentös – elektrisch – operativ. Internist 25 (1984), 351–358
28. *Wiedemann, K.:* Cerebrale Reanimation: Gibt es neue Gesichtspunkte? Notfallmedizin 9 (1984), 3–15
29. *Wolff, G.:* Die künstliche Beatmung auf Intensivstationen. Springer, Berlin–Heidelberg–New York 1980

# Dissoziierter Hirntod

## Definition und klinische Kriterien

Die Atmung wird durch das Atemzentrum in der Medulla oblongata gesteuert. Kurz nach Ausfall des Atemzentrums folgt durch die Hypoxie auch der Kreislaufstillstand. Im Gehirn sind zwar auch die Kreislaufregulationszentren lokalisiert, diese haben aber nur einen modifizierenden Einfluß auf die Herz-Kreislauf-Funktion. Verliert das Gehirn seine Funktion, so kann, wenn eine künstliche Beatmung durchgeführt wird, das Herz weiterschlagen. Die Dissoziation des Gehirns bei funktionierendem Herz-Kreislauf-System führte zum Begriff des dissoziierten Hirntodes. Ist der Hirntod eingetreten, darf die Therapie eingestellt werden, da der Hirntod nach medizinischer, juristischer und moraltheologischer Auffassung als der eigentliche Individualtod anzusehen ist. Ein sehr wichtiger Aspekt liegt auch in der Möglichkeit der Organentnahme zu Transplantationszwecken bei Patienten mit dissoziiertem Hirntod, aber Fortführung der künstlichen Beatmung und suffizienter Kreislauffunktion.

Supratentoriell raumfordernde Läsionen, hypoxische Hirnschäden nach kurzfristigem reversiblem Kreislaufstillstand und akute infratentorielle Läsionen können zum dissoziierten Hirntod führen. Für Explantationsfragen sind die schweren supratentoriellen Hirnverletzungen, die den Hirnstamm sekundär durch Einklemmung schädigen, besonders wichtig. Bei der transtentoriellen Einklemmung, die auch bei anderen supratentoriell raumfordernden Läsionen gefunden werden kann, fallen die Hirnstammfunktionen von kranial nach kaudal aus. Letzte zentralnervöse Funktionen sind die Spontanatmung und die Schmerzreaktion beim Absaugen, beide im kaudalen Teil des Hirnstamms repräsentiert. Nach der Stellungnahme des *wissenschaftlichen Beirats der Bundesärztekammer* wird der Hirntod durch den irreversiblen Verlust der Großhirn- und Hirnstammfunktionen gekennzeichnet. Die *maßgeblichen klinischen Kriterien* für den Ausfall der Hirnfunktionen sind nach dieser Empfehlung:

- Koma
- Ausfall der Spontanatmung
- Lichtstarre beider wenigstens mittel – meist maximal weiten Pupillen, wobei keine Wirkung eines Mydriatikums vorliegen darf
- Fehlen des okulozephalen Reflexes
- Fehlen des Kornealreflexes
- Fehlen von Reaktionen auf Schmerzreize im Trigeminusbereich
- Fehlen des Pharyngeal-/Trachealreflexes.

Von diesen Kriterien ist die Prüfung der Apnoe besonders wichtig: Das Atemzentrum wird durch $CO_2$-Rezeptoren gesteuert. Patienten mit gesteigertem intrakraniellem Druck werden häufig hyperventiliert. Die Trennung des Patienten für wenige Minuten vom Beatmungsgerät ist zu kurz. Der Anstieg des $paCO_2$ kann weniger als 2 mmHg/min betragen, und bei vorgeschädigtem Atemzentrum ist ein $paCO_2$ von 40 mmHg noch nicht adäquater Reiz für ein erneutes „Anspringen" des Atemzentrums. Daher ist es sinnvoll, die Apnoe-Prüfung unter arterieller Blutgasanalyse bei einem $paCO_2$ von 60 mmHg unter ausreichender Oxygenierung des Blutes durchzuführen. Bei einer 15minütigen Hypoventilationsbeatmung mit 100%igem Sauerstoff erreicht man nahezu immer einen ausreichend hohen $paCO_2$ bei guter Oxygenierung, so daß durch die Apnoe-Prüfung auch theoretisch keine

1. Hypoventilation für 20 min mit 100%igem $O_2$, dann
2. BGA-Kontrolle, ob $paCO_2 > 40$ mmHg ist
3. Falls nein, nochmals 1.
   Falls ja, Diskonnektion vom Beatmungsgerät
4. 6 l $O_2$ (100%) durch Trachealsonde
5. Nach 5–10 min (je nach Ausgangs-$paCO_2$) BGA
   a) Falls $paCO_2 > 60$ mmHg, ist Apnoe erwiesen
   b) Falls $paCO_2 < 60$ mmHg und $paO_2 > 150$ mmHg, Fortsetzung des Apnoe-Tests
   c) Falls $paCO_2 < 60$ mmHg und pa $CO_2 < 150$ mmHg, kurze Beatmung mit 100%igem $O_2$ (Hypoventilation), dann Fortsetzung des Apnoe-Tests

**Tab. 45 Durchführung des Apnoe-Tests.**

zusätzliche Schädigung des Gehirns begründet werden kann.

*Praktische Durchführung der Apnoe-Prüfung:* Vor der Apnoe-Prüfung wird der Patient mit 100%igem $O_2$ hypoventiliert, um den $paCO_2$ anzuheben. Während der Diskonnektion vom Beatmungsgerät sollten 6 l 100%iger $O_2$ pro Minute durch eine Trachealsonde insuffiert werden. Diese „apnoeische" Oxygenisierung ist ein weiterer Schutz gegen die Hypoxie während des Apnoe-Tests. Die genaue Durchführung der Apnoe-Prüfung ist der Tabelle 45 zu entnehmen.

Bestehen bei Erwachsenen mit schweren primären Hirnschädigungen die klinischen Kriterien länger als 12 Stunden, kann die Diagnose des Hirntodes gestellt werden. Die Kriterien müssen von 2 unabhängigen Untersuchern, von denen einer über mehrjährige Erfahrung in der Intensivbehandlung von Patienten mit schwerer Hirnschädigung verfügen muß und die beide unabhängig von einem Transplantationsteam sein müssen, wiederholt festgestellt werden. Die 12-Stunden-Frist gilt auch für ältere Kinder, für Kinder bis zum 2. Lebensjahr wird eine Beobachtungszeit von 24 Stunden verlangt. Auszuschließen sind eine Intoxikation, eine neuromuskuläre Blockade, Unterkühlung, Kreislaufschock oder endogene bzw. metabolische Ursachen des Komas. Bei sekundären Hirnschädigungen erhöht sich die Beobachtungsdauer auf 72 Stunden.

Die klinischen Kriterien überprüfen aber nur Funktionen des Hirnstamms. Bei den häufigen supratentoriellen Läsionen ist dies auch folgerichtig, bei primär infratentoriellen Läsionen (Hirnstammtraumen, spontane Hirnstammblutungen, Basilaristhrombosen) kann jedoch auch ein Ausfall der Hirnstammfunktionen dem Ausfall der kortikalen Funktionen vorausgehen (isolierter Hirnstammtod, s. u.).

# Apparative Befunde

## Elektroenzephalogramm

Die Diagnose des Hirntodes kann nach den Empfehlungen der Bundesärztekammer bei Erwachsenen mit primärer Hirnschädigung schneller gestellt werden, wenn nach der ersten, unabhängigen Befunderhebung durch 2 Untersucher ein mindestens 30minütiges, artefaktfreies EEG nach den technischen Richtlinien der Deutschen EEG-Gesellschaft durchgeführt und ein isoelektrisches EEG abgeleitet wurde. Diese Aussage gilt nur für Patienten mit primären oder schweren sekundären Hirnschädigungen mit den oben angegebenen Einschränkungen.

- 30minütige, artefaktfreie Ableitung
- Zeitkonstante 1,0, obere Grenzfrequenz 70 c/s
- Neben der üblichen Verstärkung (7 mm/ 50 μV) zwischenzeitlich auch höhere Verstärkung mit 12–14 bzw. 20 mm/ 50 μV
- Der Elektrodenabstand darf 8 cm nicht unter- und 10 cm nicht überschreiten
- Alle Elektrodenwiderstände unter 10 kΩ
- Mitregistrierung des EKGs
- Registrierung eines Elektromyogramms (M. orbicularis oris)

**Tab. 46 Empfehlungen der Deutschen EEG-Gesellschaft zur EEG-Ableitung im Hirntod.**

Das EEG im Hirntod ist isoelektrisch und zeigt damit die erloschene Großhirnfunktion an. Ein Nullinien-EEG ist aber nicht pathognomonisch für den Hirntod; das EEG kann schon isoelektrisch sein, wenn noch Hirnstammreflexe vorhanden sind. Auch schwere Intoxikationen können ein Nullinien-EEG hervorrufen. Im sogenannten kompletten apallischen Syndrom gehört das Nullinien-EEG zur Definition eines Zustandes, der durch zumindest teilweise erhaltene Funktionen des Hirnstamms charakterisiert ist. Im EEG können aber auch Zeichen einer erhaltenen Großhirnfunktion gefunden werden, wenn klinisch und auch mit Hilfe anderer elektrophysiologischer Untersuchungen der Nachweis eines vollständigen Verlustes der Hirnstammfunktion geführt werden kann. Dieses Syndrom wird als *isolierter Hirnstammtod* bezeichnet. Er ist nicht mit dem Hirntod gleichzusetzen.
Die technischen Anforderungen an die EEG-Ableitung zur Feststellung des Hirntodes sind in Tabelle 46 zusammengefaßt.

## Evozierte Potentiale

Während die EEG-Ableitung auf Intensivstationen manchmal mit erheblichen methodischen Problemen verbunden ist, ist die Ableitung evozierter Potentiale unproblematisch. Die akustisch evozierten Hirnstammpotentiale (AEHP) und die somatosensibel evozierten Potentiale (SEP) können eine wichtige Ergänzung in der Hirntoddiagnostik darstellen, sind jedoch als Zusatzuntersuchungen noch nicht akzeptiert.
Die AEHP können in manchen Fällen schwerer Intoxikationen, bei denen ein Nullinien-EEG vorliegt und alle klinischen Kriterien des Hirntodes gefunden werden, noch eine Teilfunktion des Hirnstamms beweisen. Als charakteristische Veränderungen der AEHP im Hirntod gelten:

- Vollständiger Verlust aller Wellen des AEHP
- Verlust der AEHP mit erhaltener Welle I oder
- Verlust der AEHP mit erhaltener Welle I und amplitudengeminderter Welle II.

Die Generatoren der Wellen I und II liegen im N. acusticus, also außerhalb des Hirnstamms. Die AEHP dürfen für die Diagnose des Hirntods nur herangezogen werden, wenn vorher der eindeutige Nachweis von im Hirnstamm generierten Wellenanteilen gelungen ist. Bei supratentoriellen einklemmenden Läsionen findet man den charakteristischen kraniokaudalen Verlust der Wellen IV, V und III.
Die SEP tragen zur Hirntoddiagnose weniger bei als die AEHP. Im Hirntod sind die kortikalen SEP ausgefallen und die spinalen SEP über dem 7. Halswirbelkörper noch normal. Der Verlust der kortikalen SEP kann jedoch auch durch doppelseitige supratentorielle Läsionen entstehen. In einzelnen Fällen kann man einen Amplitudenabfall des über dem zweiten Halswirbelkörper abgeleiteten spinalen Potentials bei erhaltenem C7-Potential beobachten, was auf einen Funktionsverlust der Hinterstrangkerne in der Medulla oblongata hinweist und damit die Diagnose des Hirntods stützen kann. Durch Untersuchung der AEHP und SEP kann die Diagnose des Hirntodes bislang nicht früher bestätigt werden.
Visuell evozierte Potentiale sind für die Hirntoddiagnose nicht wichtig, in Fällen des isolierten

Hirnstammtodes können erhaltene visuell evozierte Potentiale bei erhaltenem EEG, aber völligem Verlust der Hirnstammfunktionen gefunden werden.

### Intrakranielle Druckmessung

Die intrakranielle Druckmessung kann in der Schweiz für die Hirntoddiagnostik herangezogen werden, wenn der zerebrale Perfusionsdruck über längere Zeit gleich Null ist. Diese Methode ist in Deutschland noch nicht in die Empfehlungen zur Hirntoddiagnose aufgenommen.

### Angiographie

Die sicherste Methode zur Feststellung des Hirntodes ist die Vier-Gefäß-Angiographie. Durch den stark erhöhten Schädelinnendruck gelangt kein Blut und damit auch kein Kontrastmittel mehr in das Schädelinnere. Die Angiographie ist aufwendig und juristisch problematisch. Sie darf nach der gültigen Rechtssprechung nur zur Diagnose der dem Koma zugrundeliegenden Erkrankung durchgeführt werden. In den Empfehlungen der Bundesärztekammer wird daher auch von einer „zur Klärung der Art der Hirnschädigung durchgeführten beidseitigen Angiographie" gesprochen. Grund für die juristische Zurückhaltung bei der Angiographie ist – dies sei ohne Wertung wiedergegeben – die Möglichkeit, daß sich der Zustand des Patienten durch die Angiographie verschlechtern könnte. Dies darf nur in Kauf genommen werden, wenn man von der Angiographie die Entscheidung über eine noch mögliche Behandlungsmaßnahme erwarten könnte. Wir teilen diese Auffassung aus medizinischer Sicht nicht, müssen sie aber respektieren. Mancherorts wird die Angiographie diskutiert, wenn eine Organexplantation geplant ist. Auch hierüber ist die Diskussion nicht abgeschlossen. In jedem Fall sollte die Bezeichnung der beidseitigen Karotisangiographie zugunsten der transfemoralen Aortenbogenangiographie (DSA) oder selektiven Vier-Gefäß-Angiographie geändert werden.

### Dopplersonographie

Mit Hilfe der Dopplersonographie können ebenfalls Hinweise auf einen eingetretenen zerebralen Zirkulationsstillstand erhalten werden. Über den extrakraniellen hirnversorgenden Arterien ist der typische Befund im Hirntod die diastolische Flußumkehr (Pendelfluß). Auch bei dieser Untersuchung müssen die Vertebralarterien beurteilt werden. Erste Erfahrungen mit der transkraniellen Dopplersonographie zeigen, daß im Hirntod von der A. cerebri media kein Signal oder ein Pendelflußsignal abzuleiten ist.

### Relevanz der Zusatzdiagnostik

Die akustisch evozierten Hirnstammpotentiale, die somatosensibel evozierten Potentiale, die intrakranielle Drucküberwachung und beide Arten der Dopplersonographie sind in den Empfehlungen des wissenschaftlichen Beirats der Bundesärztekammer zwar erwähnt, können aber zum jetzigen Zeitpunkt noch nicht als den Hirntod beweisende Hilfsuntersuchungen angesehen werden. In manchen Fällen kann aber bei klinischem Hirntodsyndrom und Nullinien-EEG noch eine erhaltene Restfunktion im Hirnstamm (AEHP) gefunden werden, die mit der Annahme, der Hirntod sei eingetreten, nicht zu vereinbaren ist.
Zum jetzigen Zeitpunkt kann nur das EEG und mit den oben gemachten Einschränkungen die Vier-Gefäß-Angiographie die Diagnose des dissoziierten Hirntodes beschleunigen. Zur Dokumentation der klinischen und apparativen Befunde im Hirntod verwenden wir das in Tabelle 47 abgedruckte Formular.

## Organspende

Bei der großen Anzahl von Patienten, die auf ein Spenderorgan warten, sollte bei der Hirntodfeststellung auch an die Möglichkeit einer Explantation gedacht werden. Eine Reihe von dem Hirntod vorausgehenden Erkrankungen verbietet die Entnahme von Spenderorganen. Genaue Infor-

**Hirntod-Kriterien-Protokoll:** Klinik: ____________________

Patient: ____________ Vorname: ____________ geb.: ________ Alter: ____ J.

Protokoll Nr.: ____________

**Voraussetzungen:**

1.1 Diagnose ____________________

Zeitpunkt des Unfalls/Krankheitsbeginn: ____________________

Untersuchungsdatum: ____________ Uhrzeit: ____________

Feststellungen und Befunde beantworten mit ja oder nein:

| | | 1. Untersucher | 2. Untersucher |
|---|---|---|---|
| 1.2 Intoxikation | ausgeschlossen | ______ | ______ |
| Relaxation | ausgeschlossen | ______ | ______ |
| Primäre Hypothermie | ausgeschlossen | ______ | ______ |
| Hypovolämischer Schock | ausgeschlossen | ______ | ______ |
| Metab. od. endokr. Koma | ausgeschlossen | ______ | ______ |
| Blutdruck, mmHg syst. | | ______ | ______ |
| **Maßgebliche Symptome des Ausfalls der Hirnfunktion:** | | | |
| 2.1 Koma | | ______ | ______ |
| 2.2 Ausfall der Spontanatmung | | ______ | ______ |
| 2.3 Pupillen mittelweit/weit | | ______ | ______ |
| Pupillen-Licht-Reflex fehlt beidseits | | ______ | ______ |
| 2.4 Okulozephaler Reflex (Puppenkopfphänomen) fehlt | | ______ | ______ |
| 2.5 Kornealreflex erloschen beidseits | | ______ | ______ |
| 2.6 Trigeminus-Schmerzreaktion erloschen | | ______ | ______ |
| 2.7 Pharyngeal-/Trachealreflex erloschen | | ______ | ______ |
| Gegebenenfalls weitere Feststellungen | | ______ | ______ |

Untersuchende Ärzte (Druckbuchstaben) ____________________

(Unterschrift) ____________________

**Gegebenenfalls ergänzende Untersuchungen:**

3.1 Isoelektrisches (Null-Linien) EEG 30 Min. abgeleitet ____________, Uhr ______

Arzt ____________________

3.2 Zerebrale Angiographie: Zirkulationsstillstand festgestellt: Datum ____________, Uhr ________, Arzt: ____________

Gegebenenfalls Beobachtungszeit:

4. Zum Zeitpunkt der hier protokollierten Untersuchungen besteht das eindeutige Hirntod-Syndrom seit ____________ Stunden.

Weitere Beobachtung erforderlich (Lebensalter!) ja ☐ nein ☐

Zusammen mit den Befunden in den Protokollbögen Nr. ____________ wird der Hirntod und somit der Tod des Patienten diagnostiziert am ____________

um ______ Uhr

Ärzte: 1. ____________ 2. ____________ (Druckbuchstaben)

____________ ____________ (Unterschrift)

**Tab. 47 Hirntod-Kriterien-Protokoll (aus 6).**

**1. Spendereignung für Nierenspende:**
- Alter bis 50 (maximal 60) Jahre (biologisches Alter entscheidend)
- Stabile Kreislauffunktion
- Alle erfolgversprechenden Therapiemaßnahmen ausgeschöpft
- Feststellung des dissoziierten Hirntodes nach klinischen Kriterien
- Spenderausweis vorhanden oder schriftliches Einverständnis der nächsten Verwandten vorliegend

**2. Kontraindikationen zur Nierenspende:**
- Vorerkrankung der Niere bekannt (Anamnese, Sonographiebefund)
- Urinausscheidung unter 1000 ml/Tag, Makrohämaturie
- Fixierter Hypertonus, Arteriosklerose
- Längere präfinale Hypotoniephase oder Schock
- Protrahierter präfinaler Verlauf
- Infekt, Sepsis, Hepatitis, Pankreatitis, Peritonitis
- Stoffwechsel- oder Systemerkrankung
- Malignom (außer primärer Hirntumor)

**Tab. 48 Dissoziierter Hirntod und Organspende (Niere). Kriterien des Transplantationszentrums, Klinikum der RWTH Aachen.**

mationen sind im Einzelfall beim Arbeitskreis Organspende unter der Telefonnummer 06102/39999 oder bei lokalen Transplantationszentren zu erfragen. Die Kriterien des Aachener Transplantationszentrums werden in Tabelle 48 aufgeführt.

## Durchführung der Diskonnektion

Ist der Hirntod festgestellt, kann die Therapie abgebrochen und die künstliche Beatmung beendet werden. Auch wenn man den völligen Funktionsverlust des zentralen Nervensystems als für den Individualtod beweisend rational anerkennt, stellt die Diskonnektion von der bis dahin lebenserhaltenden Beatmungsmaschine ein psychologisches Problem dar. Dies wird noch größer, wenn die Angehörigen der Patienten, die selbstverständlich über die schlechte Prognose und den eingetretenen Hirntod aufgeklärt werden müssen, beim Patienten bleiben wollen. Neben der Diskonnektion selbst sind auch die oft noch verstärkt auftretenden spinalen Automatismen erschreckende und Angehörige wie Personal zweifeln lassende Symptome. Die Totraumventilation unter Beibehaltung der bisherigen Atemfrequenz, jedoch unter Herabsetzung des Atemhubvolumens auf 60–80 ml wird von den Angehörigen des Patienten meist nicht als Beendigung der Beatmung erkannt, führt aber auch zur Hypoxie und damit zum konsekutiven Herz-Kreislauf-Stillstand, der eher als „natürlicher" Tod akzeptiert ist. Die Muskelrelaxation mit 3–4 ml Pancuronium verhindert das Auftreten der spinalen Automatismen. Akustische Alarmfunktionen sollten abgeschaltet werden.

## Literatur


1. *Anziska, J. B., R. Q. Cracco:* Short latency somatosensory evoked potentials in brain dead patients. Archs Neurol., Chicago 37 (1980), 222–225
2. *Bennett, D. R., J. R. Hughes, J. Korein, J. K. Merlis, C. Suter:* Atlas of electroencephalography in coma and cerebral death. Raven Press, New York 1976
3. *Büdingen, H. J., G. M. von Reutern:* Atraumatische Vorfelddiagnostik des Hirntodes mit der Dopplersonographie. Dt. med. Wschr. 104 (1979), 1347–1351
4. *Chatrian, G. E.:* Electrophysiological evaluation of brain death. A critical appraisal. In: Electrodiagnosis in clinical neurology, pp. 525–588. *Aminoff, M. J.* (ed.). Churchill Livingstone, New York 1980
5. Collaborative Study. An appraisal of the criteria of cerebral death. A summary statement. J. Am. med. Ass. 237 (1977), 982–986
6. Empfehlungen des wissenschaftlichen Beirates der Bundesärztekammer. Dt. Ärzteblatt 79 (1982), 45 ff.
7. *Ferbert, A., H. Buchner, E. B. Ringelstein, W. Hacke:* Der Hirnstammtod bei Basilaristhrombose, eine besondere Variante des Hirntodes? In: Verhandlungen der Deutschen Gesellschaft für Neurologie, Bd. 3. *Gänshirt, H., B. Berlit, G. Haack* (Hrsg.). Springer, Berlin–Heidelberg–New York 1985
8. *Goldie, W. D., K. H. Chiappa, R. R. Young, E. B. Brooks:* Brainstem auditory and short latency somato-

sensory evoked responses in brain death. Neurology 31 (1981), 248–256
9. *Hacke, W., E. B. Ringelstein, H. Buchner, A. Ferbert:* Neurophysiologische und neurosonologische Verlaufsuntersuchungen beim drohenden Hirntod. In: Verhandlungen der Deutschen Gesellschaft für Neurologie, Bd. 3. *Gänshirt, H., B. Berlit, G. Haack* (Hrsg.). Springer, Berlin–Heidelberg–New York 1985
10. *Hirsch, H., S. T. Kubicki, J. Kugler, H. Penin:* Empfehlungen der Deutschen EEG-Gesellschaft zur Bestimmung des Hirntodes. Z. EEG EMG 1 (1970), 53–54
11. *Klug, N.:* Brainstem auditory evoked potentials in syndromes of decerebration, the bulbar syndrome and in central death. J. neurol. Sci. 227 (1982), 219–228
12. *Leestma, J. E., J. R. Huges, E. R. Diamond:* Temporal correlates in brain death. EEG and clinical relationships to the respirator brain. Archs Neurol., Chicago 41 (1984), 147–152
13. *Starr, A.:* Auditory brainstem responses in brain death. Brain 99 (1976), 543–554

| Autoren | Bearbeitete Themen |
|---|---|
| OA Dr. med. Dieter Adelt<br>Abt. Neurochirurgie<br>Klinikum der RWTH Aachen<br>Pauwelsstr., D-5100 Aachen | Intrakranielle Druckmessung<br>Spontane intrazerebrale Blutungen<br>Spontane Subarachnoidalblutung<br>Hirnabszesse<br>Rückenmarkskrankheiten |
| OA Dr. med. Walter Behrendt<br>Abt. Anästhesie<br>Klinikum der RWTH Aachen<br>Pauwelsstr., D-5100 Aachen | Konzepte der klinischen Ernährungstherapie |
| OA Dr. med. Johannes Bröcheler<br>Abt. Neurochirurgie<br>Klinikum der RWTH Aachen<br>Pauwelsstr., D-5100 Aachen | Schädel-Hirn-Traumen |
| Dr. med. Helmut Buchner<br>Abt. Neurologie<br>Klinikum der RWTH Aachen<br>Pauwelsstr., D-5100 Aachen | Evozierte Potentiale<br>Liquordiagnostik<br>Parainfektiöse u. postvakzinale Enzephalitiden<br>Akute Virusenzephalitiden<br>Slow-Virus-Infektionen des ZNS<br>Konservative Hirndrucktherapie<br>Sedierung, Schmerzbehandlung und Behandlung vegetativer Krisen<br>Allgemeine intensivmedizinische Überwachung und Therapie |
| Dr. med. Dipl.-Psych. Andreas Ferbert<br>Abt. Neurologie<br>Klinikum der RWTH Aachen<br>Pauwelsstr., D-5100 Aachen | Evozierte Potentiale<br>Embolische Herdenzephalitis<br>Akute Rückenmarkkrankheiten<br>Seltene Krankheiten<br>Konservative Hirndrucktherapie<br>Dissoziierter Hirntod |
| PD Dr. med. Wolfgang M. Glöckner<br>Abt. Innere Medizin II<br>Klinikum der RWTH Aachen<br>Pauwelsstr., D-5100 Aachen | Paraproteinämien<br>Aspekte der Behandlung von Intoxikationen<br>Immunsuppression |

PD Dr. med. Dipl.-Psych. Werner Hacke
Abt. Neurologie
Klinikum der RWTH Aachen
Pauwelsstr., D-5100 Aachen

Klinische Untersuchung
Elektroenzephalographie
Elektromyographie und Elektroneurographie
Evozierte Potentiale
Dopplersonographie
Ischämische Insulte
Spontane Subarachnoidalblutung
Akute Virusenzephalitiden
Neuromuskuläre Krankheiten
Epileptische Anfälle
Seltene Krankheiten
Dissoziierter Hirntod

OA Dr. med. Martin Hassel
Abt. Neurologie
Klinikum der RWTH Aachen
Pauwelsstr., D-5100 Aachen

Krankheiten peripherer Nerven
Neuropsychiatrische Krankheiten
Parkinson-Krise
Schlafapnoe-Syndrom

Dr. med. Rudolf Hündgen
Arzt f. Neurologie und Psychiatrie
D-5100 Aachen

Bakterielle Meningitis
Hirntumoren und Meningeosen

Prof. Dr. med. Joachim Kindler
Abt. Innere Medizin II
Klinikum der RWTH Aachen
Pauwelsstr., D-5100 Aachen

Neurologische Manifestationen bei internistischen Krankheiten
Systemische Antikoagulation und Thromboseprophylaxe
Diagnostik und Behandung von Herzrhythmusstörungen
Behandlung des hypertensiven Notfalls

Dr. med. Gabriele Korbmacher
Abt. Neurologie
Klinikum der RWTH Aachen
Pauwelsstr., D-5100 Aachen

Bakterielle Meningitiden
Tuberkulöse Meningitis
Pilzinfektionen
Parasitäre Infektionen
Allgemeine intensivmedizinische Überwachung und Therapie

PD Dr. med. Rita Schlimgen
Abt. Anästhesiologie und operat. Intensivmedizin
Knappschaftskrankenhaus
D-4350 Recklinghausen

Beatmung in der neurologischen Intensivmedizin

Prof. Dr. med. H. Zeumer
Abt. Neurologie/Neuroradiologie
Klinikum der RWTH Aachen
Pauwelsstr., D-5100 Aachen

Neuroradiologie
Ischämische Insulte
Sinusthrombosen
Spontane intrazerebrale Blutungen
Spontane Subarachnoidalblutung

# Sachregister